普通高等教育制药类专业规划教材
"双一流"高校本科规划教材

药理学(第二版)

刘建文　主编

梁　欣　杨靖亚　孔德新　**副主编**

华东理工大学出版社
EAST CHINA UNIVERSITY OF SCIENCE AND TECHNOLOGY PRESS
·上海·

图书在版编目(CIP)数据

药理学 / 刘建文主编. —2 版. —上海：华东理工
大学出版社，2020.12
普通高等教育制药类专业规划教材
ISBN 978 - 7 - 5628 - 6137 - 9

Ⅰ. ①药…　Ⅱ. ①刘…　Ⅲ. ①药理学-高等学校-教
材　Ⅳ. ①R96

中国版本图书馆 CIP 数据核字(2020)第 028298 号

内容提要

本书是"普通高等教育制药类专业规划教材"之一，全书共分为 14 章，主要对药理学的基础知识做了介绍，具体内容包括药理学概论、药物代谢动力学、药物效应动力学、传出神经系统药理学、中枢神经系统药理学、心血管系统药理学、激素类药物药理学、消化系统药理学、呼吸系统药理学、血液与造血系统药理学、抗病原微生物药理学、寄生虫病与病毒药理学、肿瘤药理学、免疫系统药理学的内容。

该书可供普通高等院校制药类专业的师生作为教材使用，也可供从事相关工作的人员作为参考用书使用。

责任编辑 / 李甜禄　赵子艳

装帧设计 / 徐　蓉

出版发行 / 华东理工大学出版社有限公司

地址：上海市梅陇路 130 号,200237

电话：021 - 64250306

网址：www.ecustpress.cn

邮箱：zongbianban@ecustpress.cn

印　　刷 / 广东虎彩云印刷有限公司

开　　本 / 787 mm×1092 mm　1/16

印　　张 / 26.25

字　　数 / 572 千字

版　　次 / 2020 年 12 月第 2 版

印　　次 / 2020 年 12 月第 1 次

定　　价 / 198.00 元

编 委 会 名 单

主　编　刘建文(华东理工大学　教授)

副主编　梁　欣(华东理工大学　副教授)

　　　　杨靖亚(上海海洋大学　副教授)

　　　　孔德新(天津医科大学　教授)

编　委　胡泽岚(华东理工大学　副教授)

　　　　赵宇侠(上海健康医学院　副教授)

　　　　朱　进(华东理工大学　副教授)

　　　　洪鸣凰(华东理工大学　副教授)

　　　　张　哲(天津医科大学　讲师)

　　　　秦嘉辉(上海海洋大学)

再版前言

普通高等院校规划教材《药理学》的出版已经 10 年。随着药理学的不断发展，该教材的再版更新已是刻不容缓。针对理工科院校药理学教学的"针对性、新颖性和实用性"，我们组织一线的科研和教学老师，在原版的基础上，立足于药理学研究近年来突飞猛进的发展，精心编写此教材，供理工科院校制药工程、药学、药剂学等专业的师生使用，也可供相关的科技工作人员参考。

教材针对理工科院校的特点，紧紧围绕理工科专业教育的培养目标，以"精理论，强实践；精基础，强研发；培养应用型、技能型的实用人才"为教材编写的核心指导思想。编写过程中力求体现教材必备的思想性、科学性、先进性、启发性和适用性。在遵循药理学的基本规律和系统性的基础上，根据理工类教学的需要，按照基本理论和基本知识"必需、够用"的原则，对章节结构和内容做了必要的更新调整和优化，突出理工专业特色，收编了比较成熟的新理论和新药物，强调内容的新颖性和实用性。在内容编排上图文并茂，力争做到符合教学规律，使教师易教、学生易懂。

全书共分为 14 章，主要对药理学的基础知识做了介绍，具体内容包括药理学概论、药物代谢动力学、药物效应动力学、传出神经系统药理学、中枢神经系统药理学、心血管系统药理学、激素类药物药理学、消化系统药理学、呼吸系统药理学、血液与造血系统药理学、抗病原微生物药理学、寄生虫病与病毒药理学、肿瘤药理学、免疫系统药理学。

刘建文、梁欣编写第 1～3 章和第 13 章内容，梁欣编写第 14 章内容，杨靖亚编写第 8～11 章内容，孔德新、张哲编写第 5 章和第 12 章内容，胡泽岚编写第 7 章内容，赵宇侠编写第 4 章和第 6 章内容。全书图表由秦嘉辉绘制编写而成，全书由刘建文、梁欣统稿，朱进、洪鸣凰校对。在编写过程中，本教研室的宋长丰、李月琪、马晓莹、亓莹雪、徐白雪等博士研究生做了很多辅助工作，在此表示感谢！

本书的编写得到了华东理工大学出版社的大力支持和帮助，在此表示衷心的感谢！

由于时间仓促、编者水平有限，书中难免存在不足和错误之处，敬请读者不吝赐教。

刘建文

2020 年 1 月

前言

普通高等院校规划教材《药理学》,是根据 2009 年 4 月在武汉召开的"2009 年全国高校制药工程专业(本科)教学研讨会暨教指委分委员会第五次全会会议"精神编写而成的,供理工类制药工程、药学等专业使用,也可供相关的科技工作人员参考。

教材紧紧围绕制药工程专业教育的培养目标,以"精理论,强实践;精基础,强研发;培养应用型、技能型的实用人才"为教材编写的核心指导思想。编写过程中力求体现教材必备的思想性、科学性、先进性、启发性和适用性。在遵循药理学的基本规律和系统性的基础上,根据理工类制药工程专业教学的需要,按照基本理论和基本知识"必需、够用"的原则,对章节结构和内容做了必要的调整和优化,删繁就简,突出本专业特色,收编了比较成熟的新理论和新药物,强调内容的新颖性和实用性。在内容编排上力争做到符合教学规律,使教师易教、学生易学。

全书共分为 14 章,主要对药理学的基础知识做了介绍,具体内容包括药理学概论、药物代谢动力学、药物效应动力学、传出神经系统药理学、中枢神经系统药理学、心血管系统药理学、激素类药物药理学、消化系统药理学、呼吸系统药理学、血液与造血系统药理学、抗病原微生物药理学、寄生虫病与病毒药理学、肿瘤药理学、免疫系统药理学。

本书由刘建文、梁欣编写第 1~3 章、13 章内容,梁欣编写第 14 章内容,杨靖亚编写第 8~11 章内容,孔德新、张哲编写第 5 章、12 章内容,胡泽岚编写第 7 章内容,赵宇侠编写第 4 章、6 章内容。全书图表由秦嘉辉绘制编写而成,全书由刘建文、梁欣统稿,朱进、洪鸣凰校对。在编写过程中,本教研室的宋长丰、李月琪、马晓莹、亓莹雪、徐白雪等研究生帮助做了很多辅助工作,在此表示感谢!

本书的编写得到了华东理工大学出版社的大力支持和帮助,对此表示衷心的感谢!

由于时间仓促,对书中存在的不足和错误之处,敬请读者不吝赐教,以便再版时予以修订、充实和完善。

目录

第1章 药理学概论

1.1 药理学的研究内容和研究任务

药理学(Pharmacology)是一门研究药物与人体(包括病原体)之间相互作用及其规律的学科,为临床疾病预防和合理用药提供基本理论知识和科学思维方法。现代药理学研究已从宏观发展到微观,也就是说,从药物功效的传统评价到药物对细胞的影响、作用的分子机制、基因和蛋白的药物调节以及药物对受体和信号转导通路的影响。药物是指能影响人体组织器官生理功能,改变细胞代谢的物质,包括天然药物、合成药物、生物制品和基因工程药物。通常避孕药和保健药也列入药物的范畴。据统计,过去20年在美国市场上列出的70%的药物均来自天然产物资源。现代化学、生物技术的发展,基因组学、蛋白组学研究的快速发展,计算机辅助药物设计的广泛应用,使得药理学的研究已突破传统药理研究的思路,快速地向分子药理学发展。无论是来自天然产物,或者通过化学方法制备的合成物质,还是使用生物技术获得的产品,如要将其制成药物,安全有效地进行临床应用,就必须进行大量且极其严格的临床前和临床药理学研究。

1.1.1 药理学的研究内容

药理学是药学的核心基础课程之一。药理学研究一般包括两个方面,一是研究药物对机体的作用及机制,即药物效应动力学(简称药效学);二是研究药物的体内过程以及所产生的变化和规律,即药物代谢动力学(简称药动学)。药理学作为基础课程,是新药开发的关键课程。

1. 药效学研究

新药的药效学研究主要涉及发现新药和评价新药。所谓新药的发现是基于实验药物的来源,采用多种技术手段充分了解化合物的药理作用及特点。所谓新药的评价是经过科学严谨的实验设计,与上市且公认的有效药物进行比较,客观评价新药的优缺点,进而权衡取舍。药效学研究是指根据新药的分类和药理作用,研究与药物的预防和治疗有关的主要药理作用。

2. 药动学研究

药动学研究旨在研究动物体内药物的动态变化和特点。该研究包括实验动物对药物的吸收、分布、转化和排泄,以及基于数学模型计算重要的药代动力学参数。该试验可为合理用药提供参考,对药物设计、配方改进、药效提高或毒性降低等具有指导意义和参考价值。同时,它也为药效学研究和毒理学研究提供参考,也是药物应用临床试验的重要数据。

药理学与许多学科密切相关,是医药学学科中不可或缺的重要学科。药理学在新药开发中起着积极的作用。关注药理学的发展是确保新药开发的关键条件。从药物靶点和作用机制到药物发现,药理作用到药效,药物体内过程评价到安全性评价和临床研究,以及指导临床应用,都是药理学研究的内容。因此,药理学对于促进新药的研发和确保合理用药具有重要意义。

1.1.2　药理学的研究任务

药理学发展的任务主要有三个方面。一是合理用药。这是药理学研究的重要组成部分,也是其发展的重要任务。药理学研究的进展使临床用药更加科学、合理。二是新药研发。人类对药物的需求是长期的,并且是不断得到促进、改善和发展的。药理学的作用贯穿于新药研发的整个发展过程。三是生命科学进步。药理学发展的另一个重要任务是促进医药科学和生命科学的进步。药物的药理学作为一种特殊的工具和手段,在生命科学和医药科学的发展中具有独特的优势。

近年来,广泛的社会需求促进了中国新药研发的发展,中国医药领域的创新能力不断提高,新药的研究和开发引起广泛关注,并且已经实现了从"仿制"到"仿制和创造结合"的过渡。在新药研发过程中,药理学的发展起到了积极的作用,同样,药理学的发展是开发新药的关键条件。

1.2　药物发现与药理学的发展史

药理学的发展历史可追溯到公元前一世纪,它的建立和发展与现代科学技术的发展密切相关。近年来,随着生理学、生物化学、免疫学、微生物学、病理学、分子生物学和细胞生物学等的迅猛发展及相互融合,以及新技术如细胞和组织培养、微电子检测、同位素技术、电子计算机技术以及各种生物色谱技术、生物工程技术等的广泛应用,药理学有突飞猛进的发展。药理学的发展史主要分为以下五个阶段。

第一阶段:人类主要采用反复试验的方法来探索药物的预防和治疗。例如,《神农本草经》记载的大黄导泄、饮酒止痛以及麻黄止喘等就是反映人类在药理学探索中的实践经验。由于这个阶段人类仍然处于被动的自由探索阶段,该阶段没有形成足够的经验,所以此阶段被称为初步阶段。

第二阶段:大约在公元前1550年,如《埃伯斯纸草文稿》一书所标记,药理学的发展进入第二阶段。应该指出的是,在这一阶段无机药物的成分也开始变得清晰。然而,在这个阶段发现的无机物的作用主要取决于它们的物理和化学性质,例如,碳酸钠和硅酸的应用。在这个阶段,可以使用药物来治疗常见性疾病,但很难应对突发性疾病,特别是传染性疾病。

第三阶段：1805 年，德国科学家从阿片中提取吗啡，并且用狗进行试验证明吗啡有镇痛的作用，其作为药理学进展中的标志性事件，表明药理学的发展进入了第三阶段。另有科学家用青蛙证明士的宁作用于脊髓，而后用青蛙进行试验证明发现筒箭毒碱作用于神经肌肉接头，发现了它的药理特点，为药理学的发展提供了可靠的试验方法。后来，不断发现有一定生物活性的天然产物，如奎宁和水杨酸。从此，药物的化学本质开始清晰。进入此阶段后，人们对于药理学的研究越来越重视药物的化学本质。之后伴随着有机化学的不断发展，化学合成物开始成为药物，如阿司匹林。在实践中，发现胂凡纳明能治疗锥虫病和梅毒，进而开始采用合成药物来治疗部分传染病，这为疾病预防和治疗提供了新的手段。然而，由于该阶段人们对药物作用的靶点认识不明确，此阶段很难开发出高效低毒的药物。

第四阶段：活性成分找到后，通过结构改造获得新型药物。例如，对青霉素的核心骨架进行修饰，克服原青霉素抗菌谱窄、对绿脓杆菌无效和不能经口缺点。然而，滥用青霉素等抗菌药物会加速细菌的进化，最终产生没有药物治愈的"超级细菌"。由此可以发现，药理学整体的发展处于一个"被动"状态。1905 年，科学家证实了受体的存在，这一事件标志着对于药物作用的靶标逐步明确，药理学发展步入一个新的高潮。在这个阶段，伴随生物化学和分子生物学的发展，不断发现生物大分子，包括受体、离子通道、酶和核酸。人们对药物作用机制的研究，已经从原来的系统和器官水平发展到细胞、受体、分子和量子的水平。然而，该阶段在活性信息方面缺少靶点三维结构的指导，许多突破性活性成分的发现来自"偶然"或大规模的"盲目"活性筛选。

第五阶段：人类逐渐认识到药物的化学本质和靶点的本质，并且根据药物靶点设计药物。例如，根据酪氨酸激酶的结构成功设计出伊马替尼。除此以外，在此阶段人们对于抗体药物的研究也逐步开展起来。该阶段研发的药物具有高效低毒的特点，并且为临床应用提供了新的选择。对于这个阶段来讲，药理学的发展是"或然"走向"必然"的过程，主动药理学阶段的到来表现出极大的创造力。

近年来，随着生命科学的不断发展，药理学已经形成了各种具有特色的分支学科，如分子药理学、生化药理学、免疫药理学、遗传药理学以及临床药理学等。其次，生物信息学的建立，生物芯片的研发以及各种信息技术的开发，使得研究水平和研发效率均大幅度地提高。21 世纪以来，由于基因重组技术、单克隆技术、基因敲除技术、蛋白组技术和基因靶向治疗等分子生物学技术的不断应用，药理学研究可以在分子水平和整体动物的水平上更为准确地阐明药物特异性药理作用。随着药理学的逐步发展，未来将会出现针对个体的基因特异性治疗药物。近年来不断兴起的通过增强或抑制机体免疫功能以达到治疗目的的免疫治疗，其通过调节机体的特异性免疫应答来治疗疾病，目前效果显著。现阶段，基于药理学研究方法研制的新药不断扩增，这大大促进了医药科学的快速发展。

1.3　新药研发过程中的药理学研究

药品是特殊的商品，它们的应用对象是人体。因此，各国为药品开发研制、审批、生产和销售的规范化管理制定了相应的法律法规。

　　新药指中国未生产的药物,其来源包括天然产物、半合成和全合成化学品以及基因工程药物。此外,改变已生产药物类型,改变给药途径,添加新的适应证或制备新的复方制剂,都属于新药的范围。新药的开发是一个非常严格和复杂的过程。药物研发分为药物开发期间的临床前研究和临床试验研究。从新药的发现到临床应用,药理学研究起着十分重要的作用,是药物开发过程中最关键的步骤之一。所有药物必须经过临床前药理学试验和临床药理研究,并确认其安全性和有效性,再经过国家食品药品监督管理总局严格审批后,才可以上市。

1.3.1　临床前研究

　　临床前研究是从实验研究到临床应用的新药研究发展不可或缺的一个阶段,主要包括药物化学研究和药理学研究。药物化学研究主要包括药物的制备工艺路线,提取纯化方法,理化性质、纯度、稳定性研究,处方筛选,制备工艺,检测方法和质量指标。药理学研究包括对动物的系统性药理学研究和急性/慢性毒性观察。对于具有选择性药理作用的药物,有必要在进行临床试验之前确定药物在动物体内的吸收、分布及消除的过程。临床前研究旨在阐明新药的作用范围和可能的毒性。临床试验只能在管理部门初步审批后进行。但是,由于人体和动物对药物作用具有种属差异性,且一些药物不良反应由于检测手段或难以量化而无法在动物模型中得到准确观察。因此,最终有必要依靠临床前研究来评估药物,以确保药物安全。

1.3.2　新药临床试验

　　临床研究以人体为基础,研究药物对人体的影响,包括临床试验和生物等效性试验,都是根据药理学和临床医学来进行评估的。

　　临床试验分为以下几个阶段:

　　Ⅰ期临床试验是初步评估临床药理学及人体安全性试验。对于健康志愿者,观察已通过临床前安全性和疗效评估的新的人体耐药性和人体药代动力学,为后续研究提供依据。Ⅰ期临床试验所需要的总病例数通常为20～30。

　　Ⅱ期临床试验是初步评估治疗效果的阶段,随机双盲对照临床试验。主要是对新药的有效性和安全性进行初步评估,为Ⅲ期临床试验的设计和给药方案提供一定依据。在Ⅱ期临床试验中,通常观察病例数为200～300。

　　Ⅲ期临床试验是验证治疗效果的阶段。在新药批准上市之前,多中心临床试验在试验期间扩大。目的是进一步验证新药的安全性、有效性,评估实际药物作用的风险,并为药物注册申请提供依据。在此期间完成药物试验所需的病例数为400或更多,通常根据具体的研究药物设定,而对照病例的数量未指定。

　　Ⅳ期临床试验是申请人在新药上市后申请的应用研究阶段。目的是在长期广泛使用的条件下检查药效和不良反应的情况,以及改善给药剂量。此期即上市后药物监测期

（Post-market Surveillance）。新药的监测期应自批准该新药生产之日起计算，并且不超过 5 年。对于不同新药，根据其现有的安全性研究数据和国内外研究状况确定不同的监测期。Ⅳ期临床试验还将允许更多的临床医生了解新药，认识新药和合理地应用新药。

　　药物临床研究是药理学研究中最重要的研究内容，也是获得某种药物药理参数的重要途径。通过临床研究获取药物在人体的相关数据，可直接用于评价药物的有效性和安全性，是药物开发最重要的阶段。新药临床研究的全部内容都与药理学问题密切相关，临床研究的质量直接关系到药理学基本知识的应用。只有通过合理的药理学设计才有可能获得理想的研究成果和有效数据。由于人体的复杂性和多样性，不同的人对药物的反应可能有很大差别，很难得到有效的研究结果。

　　临床研究需要解释药物的有效性和安全性，通过评估有效性和安全性可以获得大量的药理学科学数据，包括药量、作用效果的强度、持续的时间、安全性评价等。通过这些研究数据，形成了对药物药理学的整体认识，并指导药物的临床应用。

1.3.3　潜在有效药物的发现

　　近年来，精准医学的概念使药物作用的准确性得到了更广泛的认可，并且这种精密治疗的理想状态，只能通过广泛的临床研究和对药物药理作用的深入理解逐步实现。药物的临床研究是药物的综合药理学研究和获得药理学知识的重要途径。药理学知识的丰富和发展不仅有利于指导临床合理用药，而且更有利于指导新药的发现和研发。

　　药理学不仅在药物开发过程中起着重要作用，而且在临床应用过程中也起着重要作用。首先是指导药物的临床合理应用。只有掌握作用机制和作用特点，才能够在临床指导下合理使用药物，达到最佳治疗效果，并确保药物应用的安全性。在药物的临床应用中，对药物的药理学性能进行深入观察和研究不仅可以促进对药理学的理解，还可以为药物找到新的应用途径。目前临床实践中的一些重要药物是通过临床应用过程中对其药理学作用的认识和发现，如阿司匹林抑制血栓形成作用，西地那非治疗男性性功能障碍等方面的功效，这说明了药理学研究在临床应用中的重要性。新药的临床药理研究是新药研究过程中不可逾越的一个阶段。它可以使高效、低毒的药物尽快为人类疾病服务，造福于人类，保护人类的健康安全。它是新药研究的关键阶段，是对新药实际应用价值的最终验证。

　　如果我们认真分析药物的发现历史，会发现新药的发现也是临床药理学的发展，与古代的"神农尝百草"有重要联系，可以说发现新药的"尝味道"方法是最初始的临床药理学研究。临床应用中经常发现许多新药，或药物的新的药理作用和适应证，例如，苦参总碱抗病毒等，都不是这些药物本来发现的作用，也不是开始推荐到临床试用的目的，临床应用中发现的药理作用对临床使用是肯定的。此外，在临床研究中发现的新药有时有导向性，如甲苯磺丁脲的发现引导了一半经口降糖药的研制。新药临床药理研究中偶尔发现的新的药理作用和适应证可以打破人们原有的认识极限，发现和开发具有导向意义的新药。因此，新药的临床药理学研究也是发现新药和发现老药新用途的过程。

　　临床药理学是近代从药理学科迅速发展起来的,是临床医学和药理学紧密结合的新学科,其主要任务是通过临床药理学研究评价新药的安全性和有效性,促进新药的研发,重新评估市场药物监测的药物不良反应,确保人们安全使用药物。

　　综上所述,新药临床药理研究是新药研究的关键阶段,新药实际应用价值的最终验证,是新药开发的一个不可逾越的阶段。同时,新药的临床药理研究也是发现新药和培养临床药理学专业人才的重要途径。

1.4　药理学基础理论

1.4.1　药物的基本作用

　　药物作用是指药物对身体各部位组织和器官的直接作用。药物效应或称药理效应是指药物初始作用后身体组织和器官的生理和生化功能的改变,它是身体对药物作用的具体表现,是药物反应的结果。如临床眼科治疗青光眼常用的 M 胆碱受体激动剂毛果芸香碱,可以刺激眼睛虹膜中瞳孔括约肌(环状肌)的 M 胆碱受体,括约肌收缩导致瞳孔变小,虹膜周围前房角间隙变大,房水回流通畅,眼压降低。前者是药物作用,后者是药物效应,两者从不同角度描述药物—机体作用,一般可相互通用。

　　药理效应主要表现为身体器官原有形态和功能水平的改变。以机体器官功能改变为分类标准,其基本作用方式分为两种:功能水平升高称为兴奋(Excitation)、激动(Augmentation);功能水平降低称为抑制(Depression)、麻痹(Paralysis)。如强心苷可增强心肌收缩性,增加心输出量,改善动脉缺血;另一个是抑制中枢神经系统的巴比妥类药物,用于镇静和催眠;药物对机体作用后,由过度兴奋转为衰竭,则是一种特殊形式的抑制。

1.4.2　药物的构效关系与剂量—效应关系

　　药物的本质是一种化合物,其物理和化学性质与药物药理作用密切相关。不同药物的化学结构决定了其药理效应,如官能团相同,结构相似的药物一般具有类似的药理效应,而同一化合物由于其空间立体构象不同,其药物效应很可能完全不同。同时,药物作用效果还取决于药物的血药浓度,药物剂量与效果之间存在重要关系。

1. 构效关系

　　药物小分子进入机体后,通过与相应的靶点结合起作用。构效关系(Structure-activity Relationship)是指药物的化学结构与其药物效应之间的关系。早期的构效关系研究以定性和直观的方式推测药物的化学结构与药物的作用结果的关系,从而推测靶活性位点的结构,设计新的活性物质结构。随着信息技术的发展,以计算机为辅助工具的三维模拟技术成为构效关系研究的主要手段,定量构效关系也已成为合理药物设计的重要方法之一。

　　药效功能基团(Functional Group)理论认为,药物与靶点作用是靶点对药物的识别,继而结合发挥药物作用,其功能基团是符合靶点对药物分子识别结合的主要立体空间化学分子结构要素——特定的基团或结构骨架。一般来讲,具备功能基团的药物,就具备发挥特定药物效应特性的潜力,其具体效果可待进一步验证。早期药物化学理论认为功能基团对于发挥药物效应是必要的,如苯二氮䓬(Benzodiazepines,BDZ)类药物多为 1,4-苯并二氮䓬衍生物,具有相同的母核化合物结构,临床常用作镇静催眠药。随着计算机模拟技术的兴起,功能基团概念进一步扩充,从一系列特定的化学基团、相似的骨架结构,外延为具有相似化学基团在空间特定位置的组合,如吗啡与哌替啶并不具有相同的结构骨架,但却具有相同的药效团,因而可以产生相接近的生理活性。

药物进入机体后,以一定空间结构作用于机体,其空间立体构象对药物效应产生重要影响。这种影响主要体现在光学异构(Opitical Isomerism)、几何异构(Geometric Isomerism)及空间构象异构(Conformational Isomerism)这三个不同的方面。光学异构分子存在手性中心,两个对映体互为镜像和实物,除光学特性不一致,其理化性质相同,但药理活性则有许多不同的情况。如 D-(−)-异丙肾上腺素作为支气管舒张剂,比 L-(＋)-异丙肾上腺素作用强 800 倍;D-(−)-肾上腺素的血管收缩作用比 L-(＋)-肾上腺素强 10 倍以上。几何异构是由双键或环等刚性或半刚性系统导致基团旋转角度不同而产生的异构现象。如在雌激素构效研究中发现,顺式己烯雌酚两个羟基距离为 0.72 nm,反式己烯雌酚两个羟基之间的距离为 1.45 nm,反式构型的药物药效大大提高。有些药物会以不同的空间立体构象与不同的靶点结合,所起药物作用亦不相同。例如,组胺可以偏转式构象与 H_1 受体结合,诱导炎症反应,同时又以反式构象与 H_2 受体结合以抑制胃酸分泌。

2. 剂量—效应关系

剂量—效应关系(Dose-effect Relationship)是在一定剂量范围内,药物效应随药物剂量减少或浓度降低而降低,随着药物剂量的增加或浓度增加而增强,药物剂量大小与血药浓度成正比,这被称为量效关系。药物的剂量—效应曲线以药物效应为纵坐标、药物剂量或药物浓度为横坐标,药物效应与血药浓度关系更密切,血药浓度—效应关系通常用于药理学研究以使其关系可视化。通过将药物剂量或药物浓度绘制成对数值来显示典型的对称 S 型曲线。通过量效曲线,可直观分析药物剂量—效应之间的关系,有助于了解药物的性质和药物使用规律,更好地指导临床用药。

药理效应按性质可分为两种类型:量反应和质反应。药物效应强度是连续性量变,并且变化量高低和多少可以用特定数值或量表示,称为量反应。如药物作用后血压的升降、平滑肌收缩或舒张的程度、脑部电流变化量等,可用具体数值或最大反应的百分率表示;有些药理效应只能用全或无、阳性或阴性表示,并称为质反应。例如,死亡与生存、抽搐与不抽搐等,需多个动物或多个实验标本来表达阳性反应率。

1.4.3　药物的安全性评价

任何不符合治疗目的并且引起患者不适的反应统称为不良反应(Adverse Reaction)。大多数药物的不良反应是药物内在作用的延伸,药物安全性评估通常是可以预知的,但不一定都能避免。一些严重的反应往往很难恢复,称为药源性疾病,例如庆大霉素引起的耳聋,肼苯哒嗪引起的系统性红斑狼疮。近几年来,频频见诸报端的大规模恶性不良反应,令人震惊。2006年7月底,"欣弗"事件爆发,涉及15个省,造成9人死亡,80人出现不良反应,部分患者出现胸闷、心悸、心慌、寒战、胃痛、腹痛、腹泻、恶心、呕吐、过敏性休克、肝肾功能不全;2008年10月5日,红河州第四人民医院患者在使用黑龙江省完达山制药厂生产的"刺五加注射液"时,突然出现昏迷、血压降低等症状。随后,红河州蒙自和泸西两个县在完达山制药厂生产的"刺五加注射液"的使用中也出现不良反应。7日,卫生部通知停用该注射液。湖北省累计150人发生不良反应,全国多地发现不良反应事例。

1. 副反应

副反应(Side Reaction)通常也称副作用,它是指药物在治疗剂量的药理学作用与治疗目的无关且引起患者的不适。这是由于药理效应选择性不高,药理效应除影响靶器官外,同时还影响其他多个组织器官,当某一效应用于治疗目的时,其他效应就成为副反应。如阿托品用于解除胃肠痉挛时,可引起口干、心悸、便秘等副反应。副反应通常是较轻微的可逆功能性变化,常难以避免,一般不太严重,停药后能较快恢复,对身体危害不大。

2. 毒性反应

毒性反应(Toxic Reaction)是指药物剂量过大、积蓄过多或作用时间过长发生的危害性反应。药物毒性反应根据发生过程分为急性毒性和慢性毒性。急性毒性发生得更快,对循环、呼吸及神经系统功能造成损害,如一次性误服或其他原因服食巴比妥类药物,可导致严重急性中毒;慢性毒性一般发生缓慢,对肝、肾、骨髓、内分泌等功能的损害更大。致癌、致畸和致突变即通常所说的"三致反应"也是慢性毒性范畴。如长期超量摄入含中药朱砂的药品,很容易导致人体汞中毒,危害人体健康。

3. 后遗效应与停药反应

后遗效应(Residual Effect)是指停止给药后血药浓度降至最低有效浓度(阈浓度)以下后剩余的药理效应。如对于全身免疫性疾病的治疗,长期使用肾上腺皮质激素,停药后肾上腺皮质功能低下,几个月内难以恢复。

停药反应(Withdrawal Reaction)指突然停药导致原发病或症状加重,又称回跃反应。如高血压患者长期服用降压药物,突然停药第二天血压将显著回升。

4. 变态反应

变态反应(Allergic Reaction)是一类免疫反应。非肽类药物通常作为半抗原和机体蛋白结合为抗原,并且在暴露于致敏过程10天左右发生反应,也称过敏反应。常见于过敏体质患者,临床表现反应从轻度皮疹、发热到造血系统抑制、肝肾功能不全和休克等。根据不同药物和个体,反应的严重程度是完全不同的,反应性质也与药物剂量和原有效应无关。停止给药后反应逐渐消失,再次使用时可能复发。变态反应致敏物质可能是药剂中的杂质、药物本身或者代谢物。皮肤过敏测试通常在临床使用前进行,以预防过敏反应,但仍有少数假阳性或假阴性反应。

5. 特异质反应

特异质反应(Idiosyncrasy Reaction)指少数具有特殊体质的患者对某些药物反应特别敏感,反应的性质也与普通人不同,但基本上与药物的固有药理作用和反应的严重程度一致。药理拮抗药救治可能有效。这种类型的反应不是免疫反应,而是与患者遗传异常有关。例如,对骨骼肌松弛药琥珀胆碱特异质反应是由于先天性血浆胆碱酯酶缺乏。这些药理遗传异常不是遗传疾病,只在有关药物触发时才出现异常症状。

在药物的早期开发中,应密切关注药物的不良反应,治疗效果良好、不良反应少的药物可以在以后的临床应用中更有效,并降低开发成本;在药物后期临床检验过程中,更应时刻监测不良反应,加大实验样本,扩大标本选择范围,从多个方面、多个层次、多个角度考虑药物的实际用药情况,确保药品质量以及人民的健康安全。值得一提的是,在药物生产过程中,生产应符合 GMP(Good Manufacturing Practice)生产流程规范,严格把关药品的原料、辅料的采购,严格控制药品质量。若质量控制不严,监管不到位,无意或刻意带入非药物成分,患者长期服用后会引起严重的毒性反应和变态反应,甚至危及患者的生命。如 2006 年的"齐二药"注射剂事件,由于生产供货商用工业级丙二醇代替药用级丙二醇,后来直接改成完全不一样的工业二甘醇,才导致 13 人死亡,多达 80 人产生毒性反应,严重影响了群众的生命健康。在这种情况下,不法商人出售假冒药用辅料,"齐二药"采购和质量检验人员严重违反规定,导致假冒药用辅料制成假药投放市场并造成死亡。同时,相关的药品监督管理部门和工商行政管理部门没有很好地进行监管,工作严重失职。

目前世界上许多国家建立了不良反应报告体系。近年来,我国也建立了层层监管,定期报告药品不良反应,收紧药品申报,切实保护人民群众的利益,自下而上地建立药品安全评价网络,为人民的健康和安全建立坚实的保护墙。

第2章 药物代谢动力学

药物代谢动力学(Pharmacokinetics),主要研究药物在体内的吸收(Absorption)、分布(Distribution)、代谢(Metabolism)和排泄(Excretion)过程,简称药动学。药动学是采取数学方法,对体内药物动态过程进行定量分析、描述的一门学科。药物代谢动力学的研究对新药研发具有重要的指导意义。

2.1 药物的体内过程

药物的体内过程是指药物通过不同途径进入体内,再到排出体外的过程,包括药物的吸收、分布、代谢和排泄。药物的体内过程又称为药物处置(Drug Disposition)。药物在体内的吸收、分布和排泄过程中没有化学结构的变化,但空间位置发生变化,统称为药物转运(Transportation of Drug);代谢变化过程也称为生物转化(Biotransformation)。药物代谢和排泄过程合称为消除(Elimination)。大多数药物在组织器官如肝脏中进行代谢,药物及其代谢产物通过胆汁和肾脏排出体外。当静脉给药时,药物可直接进入血液,因此没有吸收过程。药物在体内的转运与转化可用图2-1描述。

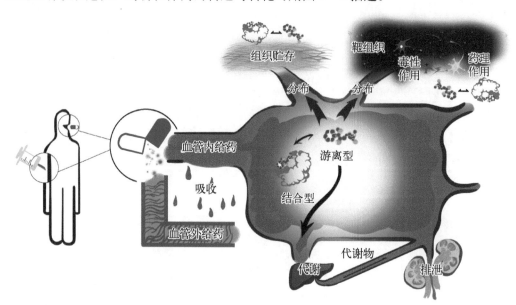

图 2-1 药物在体内的转运与转化

药动学研究分析了药物在人类或动物体内的动态变化,是药效学和毒理学研究的重要依据,同时也是新药的研发、先导化合物的设计与筛选以及申报临床研究和药品生产前必须提交的重要材料。其研究结果对适应证的确定、给药途径及剂型的选择和给药方案的优化(如调整给药剂量与间隔时间)等临床应用具有重要参考意义。

2.1.1　药物的跨膜转运

体内药物的吸收、分布、代谢和排泄涉及跨膜转运。生物膜是细胞外表面的质膜(Plasma Membrane)和胞内所有细胞器膜的总称,包括核膜、线粒体膜、内质网膜等。脂质、蛋白质和多糖是构成生物膜的主要成分。在普遍接受的生物膜模型(图2-2)中,脂质双分子层作为基本框架,蛋白质镶嵌在其中,大多数蛋白质是用于物质运输的相关载体、受体或酶,起到物质转运和信号传递作用。此外,生物膜中还有一些孔道,可以通过一些小分子化合物,如水和尿素。生物膜的脂质特性允许一些药物可顺浓度梯度差,从膜的一侧运输到另一侧。

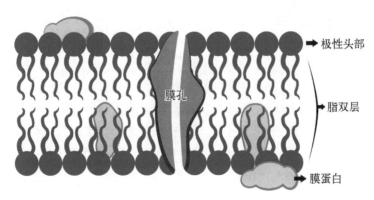

图 2-2　生物膜模型

药物的跨膜转运(图 2-3)主要包括三种类型,分别是被动转运、主动转运与膜动转运。

1. 被动转运

被动转运(Passive Transport)是指药物以电化学势能差作为驱动力,从浓度高的一侧扩散到浓度低的一侧的过程。被动转运不消耗 ATP,其转运速率与膜两侧的浓度差成正比。药物浓度梯度越大,扩散速率越快。生物膜脂质双层分子的内部是疏水的,诸如离子等带电物质很难通过。脂溶性药物因其在生物膜双脂质层结构中的相溶性而更容易通过生物膜结构。水溶性药物则可以通过细胞膜上的水通道或孔隙穿过细胞膜。被动转运可分为两类,简单扩散和异化扩散。

(1) 简单扩散

简单扩散(Simple Diffusion)又可分为两种情况,脂溶扩散和水溶扩散。脂溶扩散(Lipid Diffusion),即药物通过溶解在脂质膜中而被动地扩散。这是药物转运中最常见和最重要的转运形式,大多数药物采用这种方式进行运输。水溶扩散(Aqueous Diffusion),

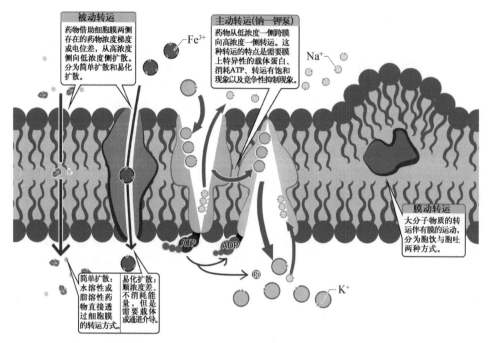

图 2-3　药物的跨膜转运

又称为膜孔扩散,一些水溶性的极性或非极性药物,它们的直径小于膜孔,在膜两侧的流体静压与渗透压差的影响下,药物随水由高压侧转向低压侧的过程。相对扩散系数与膜两侧药物浓度的差值成正比,分子量小于 100 的水溶性药物与不带电荷的极性分子药物可通过水溶性扩散进行跨膜传输。大多数药物的转运方式都属于简单扩散。药物的扩散速率 R 与其扩散常数 D'、膜的面积 A 以及药物的浓度梯度(C_1-C_2)成正比;与膜的厚度 X 成反比。其中,最主要的因素是浓度梯度。一般而言,符合 Fick 定律:

$$R = D'A(C_1 - C_2)/X$$

药物的解离程度也对简单扩散有很大影响。大多数药物是弱酸性或弱碱性的有机化合物,可在体液中发生一定程度解离。解离型的药物通常具有极性大、脂溶性低的性质,难以扩散;非解离型的药物具有极性小、脂溶性大的优点,因此易于进行跨膜扩散。非解离型药物的离子化程度受其解离常数 pK_a 和体液 pH 的影响,并且可以用 Henderson-Hasselbalch 公式表示。其中 pK_a 是药物解离常数的负对数:

$\text{HA} \leftrightarrow \text{H}^+ + \text{A}^-$ 　　　　　　　　　　　$\text{BH}^+ \leftrightarrow \text{H}^+ + \text{B}$

$K_a = [\text{H}^+][\text{A}^-]/[\text{HA}]$ 　　　　　　　　$K_a = [\text{H}^+][\text{B}^-]/[\text{BH}^+]$

$pK_a = \text{pH} + \log([\text{HA}]/[\text{A}^-])$ 　　　　$pK_a = \text{pH} + \log([\text{BH}^+]/[\text{B}])$

$[\text{HA}]/[\text{A}^-] = \log^{-1}(pK_a - \text{pH})$ 　　$[\text{BH}^+]/[\text{B}] = \log^{-1}(pK_a - \text{pH})$

当弱酸性或弱碱性药物解离到 50% 时,pK_a 是溶液的 pH,每种药物有其固定的 pK_a。当 pK_a 与 pH 的差值变化时,离子与非离子药物浓度的比值也相应以指数值变化,

pH 的变化又可显著影响弱酸性或弱碱性药物的解离程度。离子药物比非离子药物跨膜转运速度慢,这种现象被称为离子障(Ion Trapping)。利用这一原理可以改变药物吸收或排泄的速度,对于促进药物吸收、加速体内毒物和代谢产物排泄具有重要的临床意义。例如,弱酸性药物在酸性胃液中离子型少,因此可以在胃中被吸收。弱碱性的药物在酸性胃液中更具离子性,主要在小肠吸收。

从上述分析可知,弱酸性药物在酸性环境中不容易解离,在碱性环境中容易解离,而弱碱性药物则相反。在生理环境 pH 变化的范围内,大多数弱酸性或弱碱性药物是非离子的,易于被动扩散。通常,一些 pK_a 为 3～7.5 的弱酸药及 pK_a 为 7～10 的弱碱性药物受 pH 的影响很大。强酸、强碱和强极性的季铵盐可以完全解离,因此不被生物膜吸收。

（2）易化扩散

易化扩散(Facilitated Diffusion)也是被动转运的一种类型,该转运方式的特点是顺浓度梯度差、不消耗能量,但是需要载体介导,因此会发生饱和与竞争性抑制现象。例如铁剂转运时需要转铁蛋白;胆碱进入胆碱能神经末梢、氨甲蝶呤进入白细胞时都分别通过特异性通透酶,或是与这种分子或离子的结构非常相似的物质。当药物浓度过高时,会导致载体饱和。易化扩散的扩散速度比简单扩散更快,该方式可以加速药物的转运速度。

2. 主动转运

主动转运(Active Transport)是指药物从低浓度一侧跨膜向高浓度一侧转运。主动转运需要膜上特定的载体蛋白、消耗 ATP、存在转运饱和现象和转运竞争性抑制。如 Na^+,K^+-ATP 酶(钠钾泵);Ca^{2+},Mg^{2+}-ATP 酶(钙离子泵);质子泵以及用于儿茶酚胺再摄取的胺泵等。生物膜的双层脂质分子中镶嵌的蛋白质具有载体的功能,当蛋白质被催化激活时能与药物进行结合,构型发生改变,承载药物通过生物膜进行解离,最后载体可恢复原状并回到原位置。主动转运是反向药物浓度梯度的载体转运,而具有顺式浓度梯度的载体转运被称为被动转运,如易化扩散。常见的主动转运方式可分为原发性主动转运和继发性主动转运,它们直接或间接地利用细胞代谢生成的能量来转运。与被动扩散相比,主动转运速率大大增加,其特点是对转运的药物具有选择性。

（1）原发性主动转运(Primary Active Transport),又称为一次性主动转运。其特点是:① 转运蛋白的结构是不对称的,需要消耗 ATP;② 把酶反应(ATP 分解为 ADP+Pi)与离子转运进行结合,改变转运蛋白的构象以进行离子的单向转运。

（2）继发性主动转运(Secondary Active Transport),又称二次性主动转运。也就是说,不直接利用由 ATP 分解产生的能量,并且通过与原发性主动转运相关的转运离子作用,间接利用细胞中产生的代谢能量来传输物质。在二次主动转运中,当转运离子和被运输物质沿同一方向运输时,则称为协同转运;当以相反方向运输时,被称为交换转运、反向转运或逆转运。

3. 膜动转运

大分子物质转运时常伴有膜的运动,称为膜动转运(Cytosis),该转运方式又分为两种情况:

（1）胞饮（Pinocytosis），又称为吞饮或入胞。例如，一些液体蛋白和大分子是被生物膜内陷形成的小胞吞噬并进入细胞内。

（2）胞吐（Exocytosis），也被称为胞裂外排或出胞作用。

2.1.2　药物的吸收

药物的吸收（Absorption）是指药物从体外或给药部位开始，通过细胞之间的屏障，最后进入血液循环的过程。静脉给药时，药物直接进入体循环，没有吸收过程。此外，药物吸收的速率和吸收的药物剂量通常与给药途径、药物的物理化学特性以及吸收环境相关。一般而言，常用药物给药途径的吸收速率依次为：雾化吸入给药吸收速率＞腹腔给药吸收速率＞舌下给药吸收速率＞直肠给药吸收速率＞肌内注射给药吸收速率＞经口给药吸收速率＞皮肤给药吸收速率。

1. 药物的理化性质

除血管内给药外，药物通过其他途径给药时都要经过跨膜转运，且多以被动转运方式吸收。影响药物被动运输的主要因素有以下几点：

（1）脂溶性：脂溶性的药物可溶于生物膜中，通过扩散作用，易被人体吸收。而水溶性的药物通过被动扩散机制进行转运时，不易被吸收，但如果能经主动转运方式吸收，经转运体转运，则易被吸收。

（2）解离度：由于体内 pH 的影响，弱酸性和弱碱性的药物通常不会完全解离，以非解离和解离型两种形式存在。在碱性环境中，弱酸性药物会发生很大程度的解离，并且产生的离子型药物不易被吸收，因此当临床遇到弱酸性药物中毒时，弱碱性药物应用于碱化尿液，减少弱酸性药物的重吸收，促进解毒。

（3）分子量：药物的吸收与其分子量有关。大分子水溶性药物不易被人体吸收，小分子水溶性药物经过生物膜膜孔扩散被吸收。大分子药物，即使它们是脂溶性的，也难以被吸收。

2. 药物的剂量与剂型

（1）剂量

同种药物在不同浓度或不同剂量时，作用强度也不同，有时可适用于不同用途。如防腐消毒药乙醇，用于皮肤及体温计消毒时使用浓度为 75%（按容积计算），较低浓度乙醇（40%～50%）涂擦皮肤可防止褥疮；而用低于 30% 的乙醇涂擦皮肤，能使局部血管扩张，改善血液循环，从而为高烧病人降低体温；又比如小剂量催眠药能产生镇静作用，增加剂量则有催眠效果，继续增加剂量可出现抗惊厥作用。

（2）剂型

药物可被制成气雾剂、注射剂、溶液剂、糖浆剂、片剂、胶囊、颗粒剂、栓剂和贴皮剂等各种剂型，都各自适用于相应的给药途径。药物剂型会影响药物的体内过程，主要表现在吸收和消除过程。如水溶剂注射液的吸收比油剂和混悬剂要迅速，但药物在体内的维持时间较短。经口给药的吸收速率为水溶液经口给药吸收速率＞散剂经口给药吸收速率＞

片剂经口给药吸收速率。但散剂、片剂或胶囊等给药时,可减轻药物对胃的刺激。缓释制剂可使药物缓慢释放,吸收过程和药效维持时间也较长。此外如将药物与某些载体结合,能使药物导向分布到靶器官,减少不良反应并提高疗效。

3. 给药途径

不同给药途径也可影响药物作用,不同给药途径的药物,吸收速率也不同,一般情况下,吸收速率如下:静脉注射给药吸收速率＞吸入给药吸收速率＞肌肉注射给药吸收速率＞皮下注射给药吸收速率＞经口给药吸收速率＞直肠给药吸收速率＞贴皮给药吸收速率。不同给药途径治疗时,给药剂量可能相差很大,如硝酸甘油静脉注射时为 $5\sim10$ μg,舌下含服时为 $0.2\sim0.4$ mg,经口时为 $2.5\sim5$ mg,贴皮则需 10 mg,分别用于急救、常规或长期防治心绞痛。

（1）经口给药

经口(Oral Administration)给药是最常用的通过胃肠道吸收的给药途径。小肠的pH 接近中性,肠黏膜上吸收面积大,血管密集,血流量大。药物通过消化道吸收后,通过肝门静脉进入肝脏,最终进入人体。有些药物在通过肠黏膜和肝脏时会发生代谢反应,导致药物失活,使得进入体循环量的药量减少,称为首过效应(First Pass Effect)。舌下给药(Sublingual Administration)或直肠给药(Rectum Administration)的方式是分别通过口腔、直肠及结肠的黏膜吸收,尽管吸收表面积相对较小,但可以避免首过效应。但其缺点是给药量有限,有时吸收不完全。

影响胃肠道药物吸收的主要因素是药物的剂型、药片的崩解性、胃的排空速率、胃液的 pH、胃内容物的多少和性质等。当胃排空过快、胃肠蠕动增加或内容物较多时,会减少药物与吸收部位的接触面积或时间,使吸收减慢变少。

（2）注射给药

肌内注射(Intramuscular Injection)和皮下注射(Subcutaneous Injection)是指药物注射后,沿着结缔组织,从毛细血管和淋巴内皮细胞进入血液循环并被人体吸收。毛细血管上有许多微孔,药物通常以简单的扩散和过滤来运输。肌肉组织的血流量比皮下组织丰富,因此肌内注射时药物吸收更快。当通过注射给药时,药物的水溶液快速吸收,而油、混悬剂和植入片局部保留在组织中,并且吸收缓慢,效果也得以维持。

（3）呼吸道给药

肺泡表面积大,肺泡和血液仅由一层肺泡上皮和毛细血管内皮连接,血流量大。当药物到达肺泡时,它可以很快被吸收。气雾剂(Aerosol)是呼吸道给药的主要剂型。气雾剂为分散在空气中的极细气体或固体颗粒,颗粒的大小与药物的吸收密切相关。

（4）透皮(Transdermal)给药

完整的皮肤吸收药物能力差,除汗腺外,皮肤不透水,但脂溶性药物可以被渗透吸收。局部用药主要在皮肤的浅表皮发挥局部作用,药物和赋形剂可以混合涂在皮肤上,药物溶解后可以释放到表皮。如硝酸甘油易于被皮肤吸收,可以制成缓释皮肤贴剂预防心绞痛。

2.1.3　药物的分布及药物与血浆蛋白的结合

药物的分布是指吸收药物后,药物随着体液循环到达各个组织器官并达到平衡的过程。血浆中游离型药物的浓度可以反映出药物的分布情况。由于药物分布进入靶器官的速率和浓度不同,因此各组织器官的药物浓度都处于动态变化当中。

药物的物理化学性质、器官血流量以及膜渗透性在一定程度上决定了药物分布的速率。药物分布与药物效应和药物毒性反应关系密切,对指导安全有效用药有重要意义。

1. 药物与血浆蛋白的结合

大多数药物与血浆蛋白的结合是可逆的过程,并且会发生饱和现象。弱酸性药物如阿司匹林等与白蛋白以静电疏水键结合,碱性药物如米帕明等多与 AGP 结合,在白蛋白出现饱和现象时,脂蛋白也会与药物结合。药物效应的产生主要和游离型药物有关,这是因为药物与血浆蛋白结合后不能发生跨膜转运和代谢排泄。结合型药物和游离型药物处于相互转化的动态变化之中,因此可以作为药物效应的"贮存器"暂时存储在血液中。当游离型药物通过药物代谢浓度降低时,结合型药物可转变成游离型药物以维持两者的体内平衡。通常,具有高蛋白结合率的药物进入组织的能力低,在体内消除缓慢,药理作用持续时间长。

大多数药物与血浆蛋白结合时选择性不高,但是蛋白与药物分子的结合部位有一定的空间构象选择性。因此,两种药物竞争结合同一种血浆蛋白时就会产生药物和药物之间的相互作用。在结合型药物含量高达 99% 的情况下,如果和另一种药物发生竞争,可能会导致血浆蛋白结合率下降至 1%,游离型药物浓度上升,如果游离型药物浓度超出治疗窗就会导致中毒。然而,在实际检测中发现,若游离型药物在竞争过程中的消除同时被加速,血浆中游离型药物浓度就无法持续上升至中毒剂量。内源性代谢物与药物也会竞争性结合血浆蛋白,例如新生儿黄疸,其病因就是胆红素竞争性结合血浆蛋白,导致胆红素浓度过高。在血浆蛋白数量或质量下降的特殊病症治疗过程中,例如肝硬化或尿毒症,药物的血浆蛋白结合率下降,会造成一定的毒性。

2. 局部器官血流量

人体组织脏器的局部器官按血流量大小的分布依次为肝、肾、脑、心,因此药物吸收后的分布途径依次为静脉→心脏→动脉→体循环。以硫喷妥钠为例,该药为脂溶性麻醉药,先分布到血流量大的脑中,然后再将其分配到脂肪等组织,此时脑中药物浓度迅速下降,麻醉效应很快消失,这种现象称为再分布(Redistribution)。药物进入体内经过一段时间后,药物在体内的分布达到平衡,但这并不意味着各器官间血液中的药物浓度一致,即使是血浆中和组织中的血药浓度也有很大的差异。药物和组织之间亲和力的差异是造成这种情况的主要原因。此时,血液中的药物浓度可以反映靶器官对药物的亲和力。靶器官中游离型药物的浓度决定了药效的强弱,因此可以通过测定血液中解离型药物浓度来估计药效。

3. 体液的 pH

药物的 pK_a 及体液的 pH 可以极大地影响药物在体内的分布。细胞外液 pH(约为 7.4)略高于细胞内液 pH(约为 7.0),细胞外液 pH 与血液相同,弱碱性药物很少在细胞外液 pH 下解离,因此细胞内液浓度较高,细胞外液浓度较低;弱酸性药物在细胞外液的 pH 下很容易发生解离。经口碳酸氢钠可以升高血液及尿液的 pH,降低脑组织中的游离型苯巴比妥类药物含量,增加血浆中的药物浓度并加速经尿液排泄,可以缓解苯巴比妥类药物中毒症状。

4. 体内屏障

血脑屏障、胎盘屏障及血眼屏障等具有特殊的屏障作用,小分子化合物很难透过这些屏障。

(1) 血脑屏障(Blood-brain Barrier)

指的是血—脑屏障、血—脑脊液屏障及脑脊液—脑屏障。在药物穿透作用中起主要作用的是血—脑屏障、血—脑脊液屏障。脑毛细血管内皮细胞连接紧密,一层星状细胞缠绕在基底膜周围。脑脊液中不含蛋白质,因此易于与血浆蛋白结合的药物不能通过与蛋白结合进入脑脊液。即使少量脂溶性药物穿透血脑屏障进入脑脊液,穿透速率也比药物吸收进入体液循环的速率低得多。高脂溶性、多游离型分子、分子量较小的药物更易透过血脑屏障。当患脑膜炎时,血脑屏障通透性增加,脂溶性药物磺胺嘧啶可进入脑脊液,因此磺胺嘧啶可用于治疗化脓性脑膜炎。在对药物结构进行改造的时候,为了减少中枢神经系统的不良反应,可以将生物碱类药物季铵化,药物极性升高后更难以通过血脑屏障。例如将阿托品季铵化成甲基阿托品后,甲基阿托品不能通过血脑屏障,大大减少了中枢神经不良反应的发生。

(2) 胎盘屏障(Placenta Barrier)

位于母体血液循环和胎儿血液循环之间,起到重要的屏障作用。胎盘的生理作用是在母亲与胎儿间交换营养物质与代谢废物,药物必须通过胎盘才能进入胎儿血液,其通透性与毛细血管相似。例如将磺胺嘧啶注射给药进入母体后两个小时可与胎儿达到平衡。有一点需要特别注意,大部分药物都能穿过胎盘屏障进入胎儿体液循环。因此,女性在妊娠期间用药应谨遵医嘱。

(3) 血眼屏障(Blood-eye Barrier)

包括血液与视网膜、血液与房水、血液与玻璃体屏障。血眼屏障的作用是调节药物在眼睛内的蓄积浓度。只有适宜的亲水亲油比例的药物分子才能通过血眼屏障,脂溶性高的药物及分子量小于 100 的水溶性药物比较容易通过血眼屏障。全身给药时药物在眼内的药物浓度很低,因此治疗眼球后部组织疾病常采用局部滴眼或眼周边给药等方式。

2.1.4 药物的代谢

1. 药物的代谢部位和代谢酶

药物在体内被吸收后,在药物代谢酶的作用下会发生化学结构的变化,这种变化称为药物的生物转化,又称药物代谢。

药物代谢的临床意义主要可以分为：(1) 药物发生一系列代谢反应后，从活性药物转化为无活性代谢物，称为灭活(Inactivation)；(2) 药物经过代谢反应后，从无活性或低活性的药物原型转化为有活性或强活性药物，发挥药理作用，这一过程称为活化(Activation)。大多数亲脂性药物在体内代谢成高极性或水溶性代谢产物，可以经过肾脏和肝脏排出体外。

药物代谢主要在肝脏、胃肠道黏膜、肾脏、肺脏、体液和血液中进行，通常分为 I 相反应和 II 相反应。I 相反应包括氧化(Oxidation)反应、还原(Reduction)反应或水解(Hydrolysis)反应；II 相反应为结合(Conjugation)反应。I 相反应主要是在肝脏微粒体酶的催化下进行，并且在药物分子中引入或除去一些官能团如羟基、羧基和氨基，使原型药物成为高极性的代谢产物，药理活性降低(灭活)，但少数例外(活化)。II 相反应是真正的解毒过程，生成的代谢产物通常具有更好的水溶性。II 相反应和部分 I 相反应的代谢物很容易以结合形式通过尿液和胆汁排出。

体内药物的生物转化是在细胞中特异酶的催化下进行的，这一系列反应的本质是酶促反应，主要可分为两大类：特异性酶促反应与非特异性酶促反应。特异性酶是指具有高选择性、高活性催化作用的酶，如乙酰胆碱酯酶(AChE)特异性灭活乙酰胆碱(ACh)、单胺氧化酶(Monoamin Oxidase, MAO)转化单胺类药物。

药物代谢中起主要作用的非特异性酶是指存在于肝脏的细胞色素 P450(Cytochrome P450)酶，又被称为肝药酶。它由许多结构和功能相似的细胞色素 P450 同工酶组成。细胞色素 P450 酶系统对药物氧化过程示意图如图 2-4 所示，由于该酶的结合位点有限，因此药物之间对此酶容易发生竞争性结合。结构不稳定，不同患者之间该酶表达量差异较大，且该酶易受药物诱导或抑制。例如使用苯巴比妥类药物会使细胞色素 P450 酶系统活性增加，加速药物生物转化；西咪替丁能使细胞色素 P450 酶活性降低，可减缓药物生物转化的速率。

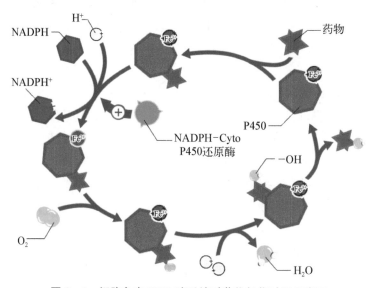

图 2-4　细胞色素 P450 酶系统对药物氧化过程示意图

2. 影响药物代谢的因素

机体内有许多因素影响药物代谢的速率,最终表现为药物代谢的加快或减慢。如果药物代谢速率加快,可能药物还未完全发挥作用就从体内消除,无法达到预期的治疗效果;如果减缓代谢速率,可能会导致体内药物浓度过高,导致药物在体内积聚,这可能导致治疗窗狭窄的药物造成毒副作用。了解影响药物代谢的因素具有重要意义,可以结合患者的生理特点制订合适的治疗方案,充分发挥药物疗效、降低或抑制药物毒副作用。

(1) 年龄

1) 儿童

新生儿与早产儿机体尚未完全发育,对药物的反应通常很敏感,用药方案与成年人有很大区别。新药批准上市时不需要提供小儿临床治疗资料,因此缺少儿童的药动学数据,临床用药量时常根据体重由成年人剂量换算得到。但儿童的机体有以下特点:体液占体重的比例高,水盐转换率较成人快;可与药物结合的血浆蛋白总量较少;肝肾功能未发育成熟,药物清除率低;体力与智力都处于迅速发育阶段,易受中枢抑制剂影响。这些特点决定了儿童血液中的游离药物及进入组织的药量比成年人多。例如极其凶险的新生儿疾病——灰婴综合征,其病因就是在新生儿葡萄糖醛酸结合能力未发育完全时应用氯霉素。

2) 老年人

老年人也是用药的高危群体。老人的血浆总蛋白含量较低,体液较少、脂肪较多,肝肾功能随着年龄增长而自然下降。随着身体的老化,药物的血浆蛋白结合率变低,水溶性药物在血液中的分布降低,脂溶性药物的分布增加,机体对药物的清除率下降,许多药物的血浆半衰期都出现了不同程度的延长。老人比青年人更容易出现药物不良反应,例如服用中枢神经药物容易出现精神错乱的副反应,服用心血管药容易出现血压下降及心律失常的副反应,服用非甾体抗炎药易致胃肠出血,服用抗 M 胆碱可能会导致毒副作用,如尿潴留、便秘和青光眼发作。因此老年人用药应慎重,制订给药方案时应适当降低用药剂量,避免不良反应的发生。

(2) 性别

性别差异可导致某些药物的代谢异常,这种异常主要是由激素调控的。女性与男性相比有以下特点:体重较男性轻,脂肪占体重比例高,体液总量占体重比例低于男性,这些因素均可影响药物分布。正常女性有月经、妊娠、分娩、哺乳等生理阶段,月经期间禁止使用抗凝血药物。妊娠期前三个月是胎儿发育的关键时期,禁用抗代谢药、激素等易致畸、致突变药物,防止影响胎儿。20 世纪 50 年代末期在西欧发生了一起药物不良反应事件,由于孕妇服用止吐药反应停(沙利度胺,催眠镇静药)而生产了大约 10 000 个海豹胎儿,这一悲惨结果使人们对孕妇服用药物更持谨慎态度,也引起了人们对用药安全的思考。目前已知的怀孕期间应严格禁止使用锂盐、酒精、华法林、苯妥英及性激素等致畸药物。此后,在妊娠晚期及哺乳期间,还应考虑药物通过胎盘及乳汁对胎儿及婴儿的发育的影响。孕妇本身也是一个特殊的群体,如生产前适当增加癫痫病人药量,避免服用阿司匹林等影响子宫肌肉收缩或抑制胎儿呼吸的药物。

（3）遗传因素

个别患者使用治疗药物后出现极其敏感或极不敏感反应，称为特异质反应（Idiosyncrasy Reaction）。对某些药物的个体特异质反应与遗传异常有关。已发现超过100种与药物作用相关的遗传异常基因。大多数特定的药物反应可以在遗传水平上获得解释，从而形成了遗传药理学（Genetic Pharmacology）这门学科。遗传因素对药代动力学的影响主要在于药物转化功能的异常。可分为快代谢型（Extensive Metabolizer，EM）及慢代谢型（Poor Metabolizer，PM）。快代谢型人群会使药物快速灭活，慢代谢型人群代谢药物的速率比较缓慢。遗传因素对药效学的影响不涉及药物的吸收和分布，即在不影响血液中药物浓度的情况下发生的机体对药物的异常反应，例如，缺乏 6-磷酸葡萄糖脱氢酶（G6PD）的患者服用伯氨喹、磺胺药、砜类等药物后容易出现溶血反应，药效学方面的遗传异常只有在受到药物激发时才会出现，因此不被算作遗传学疾病。

（4）心理因素

患者的精神状态与药物疗效关系密切，尤其是在治疗头痛、心绞痛、手术后痛、感冒咳嗽、神经症等病症时。30%～50%的药效是通过心理因素取得的。安慰剂可以调节患者的精神状态，进而调节自主神经系统的功能，如血压、心率、胃分泌、呕吐、性功能等。当病人信心低时，安慰剂也会引起不良反应。安慰剂在新药临床研究中有极大的用途，可用作双盲对照，排除假阳性疗效或假阳性不良反应。医生的言行举止都有安慰剂效应，可利用这种效果增强患者治愈的信心。但是如果使用安慰剂没有效果，它将延误疾病的诊断和治疗，并将损害患者对医生的信任。对于情绪低落且缺乏信心的患者，氯丙嗪、利血平、肾上腺皮质激素及一些中枢抑制性药物可能会导致患者抑郁，应谨慎使用。

（5）病理因素

疾病的严重度、患者是否有并发症出现与药物疗效密切相关。肝功能不足会影响肝脏中药物的转化，肾功能不足会影响药物的排泄，对这类代谢功能缺陷的患者，可以适当延长给药间隔，减少剂量。例如当患者出现巴比妥类药物中毒导致的神经功能抑制时，患者可以耐受大剂量的中枢兴奋药而没有惊厥；当患者惊厥时，可以耐受更大剂量的苯巴比妥。除治疗的目标病症外，应注意患者有无影响药物疗效的潜在性疾病，例如氯丙嗪会导致癫痫加重，抗 M 胆碱药引发青光眼等。

（6）机体对药物的反应变化

经过一段时间的连续给药后，身体对药物的反应与初次给药时的反应发生改变，这种变化严重需要调整给药方案以适应药效。

1）致敏反应（Sensitization）。产生变态反应，前文已述。

2）快速耐受性（Tachyphylaxis）。在短时间内，对患者反复给药数次，导致药物作用减少直至消失。例如静脉注射麻黄碱 3～4 次后药效逐渐下降至消失，临床使用两三天后，支气管哮喘的症状无法用麻黄碱缓解。因为其作用机制是促进神经末梢释放儿茶酚胺，儿茶酚胺耗尽时，药理作用消失。

3）耐受性（Tolerance）。随着药物给药次数的增加，人体对药物的反应强度递减，但药物反应不会消失,可以增加剂量以维持疗效。一些药物在出现耐药后,一旦停药,就会产生主观不适的感觉。精神上对药物的依赖性称为习惯性(Habituation),停药不会对身体造成实质性伤害。另一些称为麻醉剂的药物在给药时会产生欣快感(Euphoria),停药后会出现生理机能的严重紊乱,称为成瘾(Addiction)。由于习惯性和成瘾性具有精神依赖性,因此它们统称为依赖性(Dependence)。药物滥用(Drug Abuse)是指没有病症的病人长期用药,也是产生药物依赖性的原因。滥用麻醉药品对社会极为有害。吗啡,可卡因,印度大麻和类似药物都是麻醉药。巴比妥类,苯二氮类药物等都是成瘾性精神药物。

4) 耐药性。对病人长期给药后,病原体及肿瘤细胞等对治疗药物会出现敏感性下降的现象,称为耐药性。

2.1.5　药物的排泄

药物在体内被吸收、分布、代谢后,最终以原型或代谢产物经尿液、汗液等不同途径排出体外,称为药物的排泄(Excretion)。肾脏是主要器官,非挥发性药物主要由肾脏以尿液的形式排出;气体及挥发性药物则主要通过呼气排出肺部;某些药物也可以从胆汁、乳腺、汗腺、唾液腺和泪腺、头发、皮肤等排出。

1. 肾脏排泄

肾脏是主要排泄器官。肾小球毛细血管膜具有大孔径、高滤过压等特点,因此通透性也比较高。游离型药物可以通过肾小球过滤到肾小管中。随着从原尿中回收一定的水分,肾小管中的药物浓度升高。当肾小管中的药物浓度超过血浆浓度时,低极性和脂溶性高的药物倾向于扩散到血浆中,缓慢排出体外。由药物代谢产生的高极性、低脂溶性代谢物不能被重新吸收而顺利排出。一些药物被迅速转运进入肾小管,排泄速率比其他药物快。肾小管主动分泌通道有两个,根据其酸碱性分为弱酸类通道和弱碱类通道,这两类通道分布有不同的载体。在类似药物之间对主动分泌通道有竞争性抑制(Competitive Inhibition)的现象。例如丙磺舒和青霉素,丙磺舒会抑制青霉素的主动分泌,使后者排泄减慢,药效延长并增强作用。药物中毒后,还可以利用离子障原理加速药物排泄,碱化尿液使酸性药物在尿中离子化,酸化尿液使碱性药物在尿中离子化。

2. 胆汁排泄

胆汁排泄不是药物排泄的主要途径,有些药物及其代谢产物可自胆汁排泄,原理与肾排泄相似。某些药物在发生药物代谢Ⅱ相反应后,排入胆中,随着胆汁到达小肠后被水解成游离型药物,继而被重吸收进入血液循环,这一套循环反应称为肝肠循环。由于肝肠循环这一生理现象的存在,服用氯霉素和洋地黄等药物后,胆道引流病人的药物半衰期明显缩短。

3. 乳腺排泄

血浆的 pH 略高于乳汁 pH,因此哺乳期妇女应谨慎使用可以自乳汁排泄的碱性药物,以免对婴儿生长发育造成伤害。

4. 肠道排泄

药物也可以经肠道排泄,也就是说,药物从血浆中以被动扩散的方式排入胃肠道中。

位于肠上皮细胞的 P-gp 将药物及其代谢物直接从血液排出至肠道。通过肠道排泄药物可以减少药物的吸收,对药物解毒有一定的临床意义。

5. 其他

药物还能以唾液、泪水或汗液的形式排泄。胃液酸度高,注射给药某些生物碱(如吗啡等)后会扩散到胃液中。药物还常以唾液及汗液的形式排泄。经粪便排泄的药物大多数都未被吸收至血液循环中。

2.2 体内药量变化过程的速率

2.2.1 药物的浓度—时间曲线

在药代动力学研究中,体内的药物浓度变化是核心研究问题。药物在体内变化的动态过程,可以用体内药量或血药浓度随时间的变化来表示。以时间为横轴、以血药浓度为纵轴,可以绘制出药物浓度—时间曲线图(Drug Concentration-time Curve,简称药—时曲线)。基于此定量分析体内药物的动态变化过程。

图 2-5 为单次非血管给药后,体内药物的浓度随时间的变化情况。药时曲线可分为三期:潜伏期(Latent Period)、持续期(Persistent Period)及残留期(Residual Period)。给药之后直到出现药物疗效的这段时间为潜伏期,这段时期主要体现了药物的吸收及其分布的过程。静脉注射给药一般无潜伏期。药物的吸收与消除速率相等时,体内药物达到最大浓度(Maximum Concentration,$C_{\max}$)。从给药开始到峰值浓度的时间即为峰值时间(Peak Time,T_{peak})。维持药物有效浓度的时间称为持续时间,另外,该时期的长短与药物的吸收及消除速率有关;在曲线图中,位于最低有效浓度(Minimal Effect Concentration,MEC)以上的时段称为有效维持时间(Duration of Effect)。药物在体内的浓度低于有效浓度但尚未完全消除的时间称为残留期,该期间的长度与消除率有关。药—时曲线与横轴形成的区域面积称为线下面积(Area Under the Curve,AUC),反映进入体循环的药物

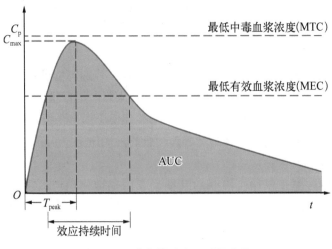

图 2-5 药物的浓度—时间曲线

的相对量,其大小与进入体内的药物量成正比。

2.2.2 药代动力学模型

根据药物在体内转运的速率和差异性,并结合实验数据可以构建数学模型。目前广泛使用的是房室模型(Compartment Model)。在房室模型中,人体被视为一个系统,按照动力学的特点将其分为多个房室。房室的概念与解剖部位和生理功能没有关系,而将那些药物转运速率相同的部位视为同一房室。目前,经常使用的有一房室模型(One Compartment Model)、二房室模型(Two Compartment Model)和非房室模型(Non-compartment Model)动力学分析。

1. 开放性一房室模型

给药后,药物进入血液循环,分布到全身体液和各种组织器官中并且迅速达到动态平衡,如图 2-6。D 表示药物剂量,K_a 表示吸收速率常数,C 表示血药浓度,V_d 表示表观分布容积,CV_d 表示体内药量,K_e 表示消除速率常数,E 表示消除药量。

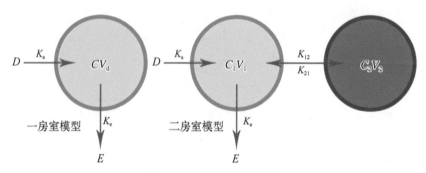

图 2-6 药代动力学模型

2. 开放性二房室模型

体内组织和器官中药物的分布速率不同,即中央室(血流丰富的组织器官,如心、肝、肾)以及周边室(血流量较少的组织器官,如骨、脂肪)。药物进入体内会迅速分配到中央室,随后再缓慢分布到周边室。药物在中央室和周边室之间的运输是可逆的,K_{12} 代表药物通过中央室到周边室的一级速率常数,即 $K_{12} = K_{21}$。但药物只能从中央室消除。多数药物在体内的转运和分配符合二室模型。

2.2.3 药物消除动力学模型

从生理学角度来看,体液可分为血浆、细胞间液与细胞内液等几个部分。现假设机体为一个整体,这样可以更好地说明药动学的基本概念和规律。体液在单一空间中存在,药物的分布将在瞬间达到平衡(一房室模型)。问题虽然变得简单了,但得到的理论公式可为临床应用提供基本规律。根据这一假设,体内药物随时间的变化可用下式表示:

$$dC/dt = kCn$$

式中,C 为血药浓度,常用血浆药物浓度;k 为常数;t 为时间。

由于 C 是单位血浆容积中的药物剂量(A),C 也可以用 A 代替:$dA/dt = kCn$,式中 $n = 0$ 时为零级动力学(Zero-order Kinetics),$n = 1$ 时为一级动力学(First-order Kinetics),药物吸收时 C(或 A)为正值,消除时 C(或 A)为负值(图 2-7)。

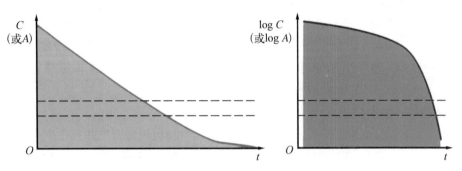

图 2-7　药物在体内消除过程的时量曲线

1. 零级动力学消除

在单位时间内,体内药物以恒定量消除,称为零级动力学消除,又称恒量消除。公式为

$$dC/dt = -kCn$$

当 $n = 0$ 时,$-dC/dt = KC_0 = K$(为了与一级动力学的消除速率常数区分,用 K 代 k)。药物浓度—时间曲线的下降部分,是在半对数坐标上呈曲线状,称为非线性动力学。当药物在体内浓度远高于机体的最大消除能力时,机体只能以最大消除速率来消除体内的药物。消除的速率与 C_0 的高低没有关系,称作恒速消除。例如饮酒过量时,普通人只能以 10 mL/h 的恒定速率消除乙醇。当血药浓度低于机体最大消除能力时,将通过一级动力学消除。通过零级动力学消除的药物,$t_{1/2}$ 不是恒定值,可随着血药浓度变化而发生变化。

2. 一级动力学消除

体内药物在单位时间内按恒定的比例消除,称为一级动力学消除,又称恒比消除。公式为

$$dC/dt = -kCn$$

当 $n = 1$ 时,$-dC/dt = k_e C_1 = k_e C$,式中用 k_e 代替 k 表示消除速率常数(Elimination Rate Constant)。当机体消除能力远大于血药浓度时,药物通过一级动力学在体内消除。进入机体内的药物大都是以一级动力学消除的,药物的 $t_{1/2}$ 为恒定值。对 $C_t = C_0 e^{-kt}$ 取自然对数,得到 $\ln C_t = \ln C_0 - kt$,换算成常用对数,即 $\log C_t = \log C_0 - \dfrac{k_e}{2.303} t$,由此可得

$$t = \log \frac{C_0}{C_t} \times \frac{2.303}{k_e}$$

当 $C_t = 1/2C_0$ 时，t 为药物半衰期 $t_{1/2}$，

$$t_{1/2} = \log 2 \times \frac{2.303}{k_e} = \frac{0.693}{k_e}$$

可以看出，通过一级动力学消除的药物的半衰期与 C 无关，为恒定值。体内的药以瞬时血药浓度（或体内药量）按恒定的百分比来消除，此外，在单位时间内实际上消除的药量会随时间的推移而减少。消除速率常数（k_e）单位为 h^{-1}，它并不是单位时间内实际消除的药物量，而是药物在体内瞬时消除的百分率。例如 $k_e = 0.5\ h^{-1}$ 并不意味着每小时会消除 50%（如果 $t_{1/2} = 1\ h$，则表示每小时消除 50%）。按 $t_{1/2} = 0.693/k_e$ 计算 $t_{1/2} = 1.39\ h$，即需 $1.39\ h$ 后才消除 50%。再按计算，$1\ h$ 后体内尚存 60.7%。大部分药物都通过一级动力学消除，这些药物在体内经过 t 后尚存。

$$A_t = A_0 C^{-k_e t}, \quad k_e = \frac{0.693}{t_{1/2}}$$

t 以 $t_{1/2}$ 为单位计算 $\left(即\ t = n \times t_{1/2} \right)$，则

$$A_t = A_0^{0.693n} = A_0 \left(\frac{1}{2} \right)^n$$

当 $n = 5$ 时，$A_t \approx 3\% A_0$，即经过 5 个 $t_{1/2}$ 后体内药物已基本消除干净。与此相近，假如药物（A_0）每隔一个 $t_{1/2}$ 给药一次，那么体内的药物（或血药浓度）将会渐渐累积，经过 5 个 $t_{1/2}$ 后，消除速率等于给药速率，同时达到稳态（Steady State）。

2.2.4　药动学的重要参数

1. 生物利用度

生物利用度（Bioavailability）是指经过肝脏的首过效应后，药物进入体循环的相对量以及速率，可分为绝对生物利用度和相对生物利用度。

绝对生物利用度是血管外给药的 AUC 与静脉给药的 AUC 比值的百分率；而相对生物利用度是根据相同给药途径来比较药物的 AUC 与对照标准药物 AUC 比值的百分率，常用来评价不同生产厂家的同一剂型或同一厂家同一剂型的不同批次的吸收率，是衡量药物制剂质量的重要指标。

其计算公式为

绝对生物利用度：$F = (AUC\ 血管外/AUC\ 血管内) \times 100\%$

相对生物利用度：$F = (AUC\ 受试制剂/AUC\ 标准制剂) \times 100\%$

从图 2-8 可以看出，剂量相同，剂型不同的药物，它们的 F（AUC）相等，但 T_{peak} 及 C_{max} 不等。

2. 血浆清除率

血浆清除率（Plasma Clearance, CL）是指肝脏和肾脏等的药物消除率之和，即在单位时间内消除多少容积血浆中的药物，单位用 L/h 或 mL/min，计算公式为

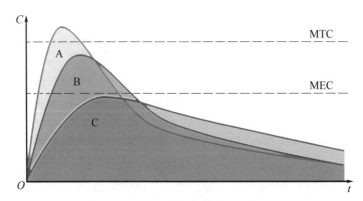

图 2-8　三种相同剂量,不同剂型药物的生物利用度比较

$$CL = k_e V_d = C_0 V_d / AUC = A/AUC$$

以一级动力学消除的那些药物,V_d(表观分布容积)和 CL 都是十分重要的药动学参数。V_d 可以由药物的理化性质决定,而 CL 则由机体主要清除药物的那些组织器官的清除能力来决定。因而

$$CL = CL_{肾脏} + CL_{肝脏} + CL_{其他组织}$$

可见药物的血浆清除率受多个器官功能的影响,当某个重要脏器如肝或肾的功能下降时,CL 值将下降,从而影响机体的血浆清除率。肝脏功能的下降常常会影响脂溶性药物的清除率,而肾脏功能的下降主要会影响那些水溶性药物的清除率。

3. 表观分布容积

表观分布容积(Volume of Distribution)是指一定量(A)的药物经静脉注射分布平衡以后,根据实验测得的血浆中药物浓度计算该药所应占据的血浆容积。

计算公式为

$$V_d = A/C_0 = FD/C_0$$

式中,A 是体内已经知道的药物的总量;C_0 是药物在机体内达平衡时所测得的药物浓度;F 为生物利用度;D 为给药量;V_d 是表观数值,不是实际的体液间隔大小。除了少量不能够透过血管的那些大分子药物之外,大多数药物的 V_d 值都大于血浆的容积。脂溶性药物对组织具有更大的亲和力,因此它们的 V_d 可能会比实际更大。

4. 血浆半衰期

血浆半衰期(Half-life, $t_{1/2}$)是指血浆中药物浓度降低一半需要的时间。通过一级动力学消除的药物的一级动力学消除公式为

$$t_{1/2} = 0.693/k_e$$

由此看出,通过一级动力学消除的药物,具有与浓度无关的 $t_{1/2}$(恒定值),体内药物的

总量每隔 $t_{1/2}$ 会消除掉一半。

零级消除动力学的半衰期 $t_{1/2}=0.5C_0/k$。

$t_{1/2}$ 在临床的治疗中有十分重要的意义：① $t_{1/2}$ 反映了人体对药物消除的能力和消除的快慢；② 以一级动力学消除的药物，用药一次以后，经过 5 个 $t_{1/2}$ 后便可认为体内的药物达到基本消除的情况（<5%）；然而，如果间隔 1 个 $t_{1/2}$ 给一次药，那么连续 5 个 $t_{1/2}$ 后机体内药物浓度便会达稳态水平；③ 肝脏肾脏功能不全的患者，其机体对药物的清除能力下降，因此药物的 $t_{1/2}$ 延长。

2.2.5　连续多次给药的代谢动力学

临床治疗通常需要接连给药，来维持有效的血药浓度。在一级动力学药物中，恒速给药开始以后，药物的吸收速率比药物在体内的消除速率更快，因此药物将会在体内累积。

根据计算，大约需 5 个 $t_{1/2}$ 方可达到稳态血药浓度（C_{ss}）（图 2-9），并且这时给药速率（RA）等于消除的速率（RE）。

$$C_{ss}=\frac{RE}{CL}=\frac{RA}{CL}=\frac{D_m/\tau}{CL}=\frac{D_m/\tau}{k_e V_d}$$

式中，D_m 为维持剂量；τ 为给药间隔时间。

由此可以看出 C_{ss} 随着给药速率（$RA=D_m/\tau$）的变化而变化，达到 C_{ss} 时间取决于药物的 k_e 或 $t_{1/2}$。由此，可用 $k_e V_d$ 或者 CL 来计算给药速率，从而达到所需的有效的药物浓度。

当以恒定速率进行静脉滴注时，血药浓度可稳定地达到 C_{ss}。给药多次的平均血药浓度的上升和静脉滴注虽然相同，但实际血药浓度不断波动。相隔的时间越长其波动将会越大。

约经过 5 个半衰期血药浓度达到稳态。给药时间间隔越短，血药浓度的波动就会越小。而给药的剂量越高，血药浓度也将会越高。

图 2-9 显示了不同给药方式的时量曲线，A 为静脉滴注给药的时量曲线，由 $D_m/t_{1/2}$ 计算所得，可见血药浓度的波动很小；B 和 C 为肌肉注射给药的时量曲线，B 由 $D_m/t_{1/2}$ 计算所得，C 将 B 中的维持剂量 D_m 减半，给药间隔时间延长为 2 个血浆半衰期（$t_{1/2}$），即由 $1/[2D_m/(2t_{1/2})]$ 计算所得。在药物的吸收水平达稳态血药浓度后，如调整剂量，则需再经过 5 个血浆半衰期才能够达到所需要的稳态血药浓度。

在病人病危情况下需立即达到有效的血药浓度，可在初次给药时使用负荷剂量（Loading Dose，D_1），即每间隔一个 $t_{1/2}$ 给一次药时，使用首次剂量加倍剂量的 D_1 能够使血药浓度快速达到 C_{ss}。

优选的给药方案应使 C_{ss-max} 略低于最低中毒血浆浓度（MTC），而 C_{ss-min} 稍稍高于最低有效血浆浓度（MEC），即血药浓度的大小浮动于 MTC 与 MEC 之间的治疗窗，D_m 可

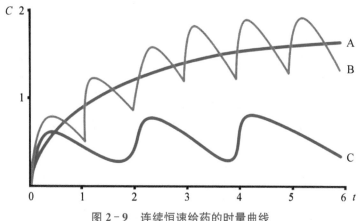

图 2-9　连续恒速给药的时量曲线

以根据以下公式计算

$$D_m = (MTC - MEC)V_d$$

　　负荷剂量计算法与上同,即 $D_1 = ASS = 1.44t_{1/2}$ $RA = 1.44t_{1/2} D_m/\tau$,$\tau$ 为给药间隔时间。τ 可按一级动力学消除公式推算得 $t = \left(\log \dfrac{C_0}{C_t}\right) \times \dfrac{2.303}{K_c}$。令 $C_0 = MTC$,$C_t = MEC$,此时

$$\tau = \left(\log \frac{MTC}{MEC}\right) \times \frac{2.303}{0.693/t_{1/2}} = 3.323t_{1/2}\log \frac{MTC}{MEC}$$

　　因此可以根据药物的 MTC 及 MEC 利用这些公式计算出 D_1,D_m 及 τ。注意此时 $\tau \neq t_{1/2}$,$D_1 \neq 2D_m$ (图 2-10)。

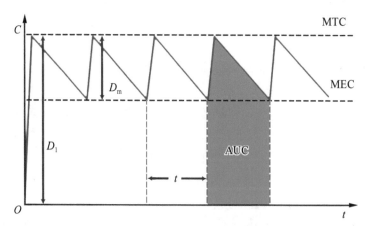

图 2-10　负荷剂量、维持剂量、给药间隔与血药浓度之间的关系

　　此外,在零级动力学药物中,体内的药量高于机体能消除的最大量。如果以恒定的速率给药,RA>RE,药物将在体内累积,血药浓度会一直升高。停止给药后药物消除的时间将更长,超过 5 个 $t_{1/2}$。

　　临床上用药可按照药动学参数如 V_d、CL、k_e、$t_{1/2}$ 及 AUC 等,结合上面各公式来设计剂量以及给药方案从而达到并保持体内有效的血药浓度。除了那些为数不多的 $t_{1/2}$ 极长或极短的药物,又或是零级动力学药物之外,通常使用一个半衰期给半个有效药量,并且首次给药的剂量加倍的给药方法,该方法不仅安全快速而且十分有效。有些药物被人体吸收后会转化为活性产物,此时需要关注该活性产物的药动学。

第 3 章　药物效应动力学

药物在作用部位与生物靶标发生相互作用,直接引发生物化学或生物物理学变化,或通过放大作用、级联反应导致宏观上可以观测到的生理效应,即药物效应。药物效应动力学主要研究药物对人体的影响,包括药物的药理作用、作用机制和临床应用。

3.1　药物作用概述

3.1.1　药物的基本作用

药物是能够影响身体器官功能、代谢活动的化学物质,可以用于疾病的治疗、诊断和预防。早期的医药知识始于古代。人类不断地积累生存经验,认识到环境中的某些动物、植物以及矿物质可以用于治疗疾病,从而逐渐地形成早期医药知识。现代药理学于 19 世纪初期在欧洲诞生。伴随着有机化学合成技术和实验生理学的发展,药物研究领域迈进了一个新时代。其中一项突出成就是从具有疾病治疗效果的植物中分离并提纯有效成分。例如,1823 年从金鸡纳树皮中分离提纯出奎宁。在此期间,基于化学合成技术和实验生理学方法的发展,建立了可以用于研究整体动物和部分离体器官的实验方法。随着化学制药技术的不断发展和生物学研究的不断深入,药物作用机制的研究也逐渐深入,逐步扩展到细胞层面,生物大分子层面(如基因、蛋白质、功能结构域等)。

研究药物的作用机制,主要是研究从药物作用开始到药物发挥作用的过程。大多数药物作用产生的原因都根植于人体内的生物大分子和药物分子间的相互作用,由于该相互作用引起了人体生理和生化功能的改变,从而发挥治疗效应。人体中药物结合的目标被称为药物作用靶点。药物作用靶点涉及多个方面,几乎包含整个生命代谢过程,在器官、组织和分子细胞水平上发挥作用;依据其不同的功能分类,这些靶点可分为受体、酶类、核酸和膜表面离子通道等。

药物的作用简要概述如下:

(1) 参与简单的理化反应。通过简单的物理作用或化学作用发挥治疗效果。例如抗酸剂通过中和多余的胃酸,用于治疗胃部消化性溃疡。

(2) 干扰细胞代谢。参与并影响生命代谢过程。例如,缺铁性贫血通过服用铁剂来补充体内所缺乏的铁,缺乏胰岛素的糖尿病患者通过用胰岛素替代疗法进行治疗。此外,通过使用具有类似于正常代谢物质的化学结构的药物,掺入代谢过程从而生成不具有正常功能的产物,可抑制或者阻断原有的代谢途径,这类药物被称为抗代谢药。例如,氟尿嘧啶在化学结构上与尿嘧啶相似,然而其代谢产物却不参与核酸形成,因此氟尿嘧啶可以通过抑制核酸合成,杀伤增殖活跃的肿瘤细胞。

(3)影响物质转运。维持人体内环境的稳态,需要包括无机离子、激素以及神经递质等在内的大量物质的跨膜转运正常进行。药物通过影响物质转运也可以发挥特定的药理作用。例如,利尿剂通过影响肾小管对 Na^+ 的重吸收作用,发挥促尿作用。

(4)影响酶的功能。生物体内的酶不仅种类繁多而且分布广泛。所有细胞生命活动都离不开酶的参与。通过药物抑制某条代谢途径中的关键酶,可对其功能进行选择性的调节。例如,卡托普利,作为血管紧张素转化酶抑制剂,可用于高血压以及心衰的治疗。

(5)作用于细胞膜上的离子通道。特异性离子通道参与无机离子的跨膜转运,在维持细胞的兴奋性和功能方面发挥关键作用。药物通过干扰特异性离子通道的功能,可产生特定的药理作用。例如,一些抗心律失常的药物通过这一途径发挥功能。

(6)影响核酸代谢。依据分子生物学的中心法则,各种细胞内信号通路调控蛋白或基因活动,导致细胞周期性分裂增殖和死亡。核酸是细胞中关键的大分子,控制蛋白质合成及细胞分裂,干扰核酸的正常功能可能导致细胞死亡。例如,利福平作为抗菌药,通过干扰细菌的核酸代谢发挥治疗作用。抗肿瘤药物也可以通过干扰肿瘤细胞的核酸合成、破坏其 DNA 结构和功能发挥治疗作用。

(7)作用于受体。受体作为一类特异性地介导细胞信号转导的蛋白质,是重要的药物作用靶点(将在第 3.3 节中进行阐述)。

3.1.2　构效关系

1. 构效关系的基本概念

药物的化学结构和其生理活性之间的关系被称为构效关系(Structure Activity Relationship,SAR)。通过对药物的构效关系进行研究,可以逐步发现药物发挥功能的机制。尤其在受体分子结构未知时,通过分析构效关系可以推测受体与药物结合的特征,为合理设计新药提供依据。

随着药物化学这一学科的出现和不断发展,逐渐形成了药物的构效关系这一概念。自 19 世纪中期,从用作药物的植物中提取得到了一系列化合物,并对其结构进行了解析。药物化学家对这些化合物进行归纳分析,发现某些具有相似结构的药物同时也具有相同的生理活性,由此提出药效团的概念。药效团这一概念的提出标志着人类开始理解分子结构和生理活性之间的关联和规律。

在药物和受体的作用过程中,并非分子中的所有原子和基团都发挥功能,而仅是有限的一部分原子和基团参与和靶标的相互作用,最终发挥药理学功能。通过已知活性的一系列化合物进行结构的相似性分析,即可以获得化合物发挥特定药理活性所需的物理化学特征和其空间分布的特点,即药效团特征。药效团的类型包括 6 种:芳环和疏水中心、氢键受体和供体、正电荷中心和负电荷中心。

2. 定量构效关系

依据候选化合物的物理化学性质或者结构参数,通过使用数学方法将结构和生理活性的关系进行定量分析,这一方法被称为药物的定量构效关系研究。研究药物的定量构效关系需要三个要素:小分子理化性质的参数化;化合物生物活性的定量标识;用于关联小分子理化性质和化合物生物活性的数学模型。

定量构效关系的概念出现后,对于药物化学研究领域产生了巨大影响。人们对于药物构效关系的理解也从传统的定性水平上升到了定量水平。定量构效关系在一定程度上也揭示了药物分子和生物体内大分子的结合模式。而在三维结构信息被引入化合物的定量构效关系之后,药物分子和生物体内大分子之间的非键相互作用得以被考量。更清晰更丰富的药物分子的物理信息的引入,丰富补充了原有的二维定量构效关系研究。

3.1.3 量效关系

药物发挥生物学功能与其使用剂量以及在血液中的药物浓度有着一定的关联,这种关系被称为药物的量效关系。量化药物的生物学效应,并将其作为纵坐标;将药物剂量或者血药浓度作为横坐标,作图得到的曲线被称为药物的量效曲线。根据药理效应的性质不同可以划分为两类。

1. 量反应

效果可以由连续数值表示的反应。例如,心率、血压或尿量的变化可以表示为连续数值。测量的时候,通过逐渐增加或者减少药物的剂量,检测相应的药理学效应的变化,并取实验对象观测值的平均值,绘制得到量效曲线图。常用的绘图方式包括:(1) 将药物的剂量或者浓度作为横坐标,将药理学效应的强度作为纵坐标,绘制直方图或者双曲线图;(2) 将药物的剂量或者浓度的对数作为横坐标,将药理学效应的强度作为纵坐标,绘制 S型曲线图;(3) 进一步研究药物的量效关系曲线时,通常进行数学转化,将图像直线化处理,对相关的参数进行研究(图 3 - 1)。

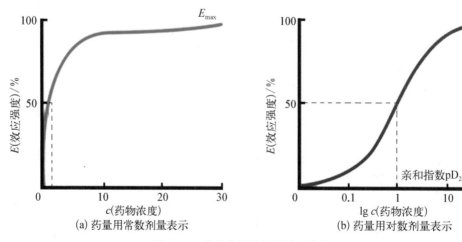

图 3 - 1   药物作用的量效关系曲线

量反应中有关量效曲线的概念：

（1）最小有效剂量或者最小有效浓度。能够产生药理学效应所需的最小药物剂量或者最小药物浓度，也被称为阈剂量或者阈浓度。

（2）效能。药物产生的药理学效应的最大值，也被称为药物的最大效应。

（3）效价强度。将药理学效应性质相同的药物进行比较，药理学效应和药物剂量之间的关系被定义为效价强度。药物的效价强度和达到相同水平的效应时需要使用的药物剂量成反比，效价强度越大，需要使用的药物剂量就越少。

2. 质反应

一些药物的药理学效应只存在全或无的表现方式。例如，有效或者无效、阳性或者阴性、生存或者死亡等。在实验过程中，根据不同的用药剂量进行分组给药，将数据的阳性百分率作为纵坐标，将药物剂量或者药物浓度作为横坐标，绘制直方图或者曲线图。在处理量反应的实验数据时，如果指定某一效应强度为分界点，将等于或者超过的结果定义为阳性、未达到该分界点的结果定义为阴性，也可以将量反应的数据转化为质反应的数据。

质反应中有关量效曲线的概念：

（1）半数有效剂量（50% Effective Dose，ED_{50}）若药物的量效关系类型是量反应，ED_{50} 指引起最大反应强度的一半的药物剂量；若药物的量效关系类型是质反应，ED_{50} 指引起一半的实验对象中发生阳性反应的药物剂量。相关的概念还有半数致死量（50% Lethal Dose，LD_{50}）、半数中毒量（50% Toxic Dose，TD_{50}）和半数有效浓度（50% Effective Concentration，EC_{50}）等。

（2）治疗指数（Therapeutic Index，TI）为 LD_{50}/EC_{50} 的比值，用以表征药物的安全性。此外，LD_5/ED_{95} 的值和 $LD_5 \sim ED_{95}$ 之间的距离被定义为安全范围，可以用来表征药物的安全性。

3.2　影响药效的因素

进入体内的药物在产生药理学效应的过程中会受到机体内外多方面因素影响，导致药效减弱，甚至引发不良反应。其中，这些影响分别为药物方面的因素和机体方面的因素。

3.2.1　药物方面

1. 药物理化性质

药物的作用取决于药物是否能够被跨膜转运并在靶组织达到所需的治疗浓度。因此，药物理化性质是对药效产生影响的重要因素之一。例如，药物溶解性影响药物在机体内的吸收与分布，且溶解度大的药物相对更容易被机体吸收。此外，药物的稳定性和解离度等指标均可对药效产生不同程度的影响。

2. 药物剂型

根据临床治疗需求和药物理化性质的不同，需要将药物制备成不同的剂型，再通过不同的给药途径应用到治疗过程中。经口制剂中片剂、胶囊中药物崩解、溶解速率不同,吸收速率与程度各异。给药途径不同,药物吸收效率也不尽相同。药剂学的不断发展,为药物的临床应用提供了很多新剂型。例如,缓释制剂通过使用无药理活性的基质包衣阻碍药物的迅速溶出,以达到缓慢释放药物的效果;而控释制剂可以按零级动力学恒速或近恒速释放药物,维持药物吸收速率的恒定。

3. 给药方法

不同的给药时间也可以改变药物的作用或者影响不良反应的发生。例如,饭前空腹服药,因为吸收快速充分,可以更好更快地发挥药效;而具有强烈刺激作用的药物,例如解热镇痛抗炎药阿司匹林,为避免直接服用损伤胃肠黏膜,需要在饭后服用药物。

给药次数通常根据疾病的状况和药物的半衰期($t_{1/2}$)来决定。$t_{1/2}$是用于确定给药次数的关键药代动力学参数。一般来说 $t_{1/2}$ 较短的药物需要适当增加给药次数。长期服用药物还应当注意避免药物在体内积蓄,特别是在肝肾的功能不全时,应当注意减少给药剂量和给药次数。在使用毒性较大的药物时更应注意。

4. 长期用药

连续使用药物时,某些药物的药理学作用会逐渐减弱,需要加大剂量来发挥治疗效应,这种现象被称为药物的耐受性。部分肿瘤或者病原体在长期使用某种药物后,对该药物的敏感性会降低,需要加大药物使用剂量甚至更换其他药物,这一现象被称为耐药性(Resistance)。耐药性产生主要是由于病原体在长期使用药物后产生了遗传变异。此外,一些药物直接作用于中枢神经系统,在反复使用后可能会产生生理或者心理依赖性(Drug Dependence)。

5. 药物相互作用

在临床治疗时,通常需要联合使用两种或者两种以上的药物对某种疾病进行治疗,通过利用不同药物之间的协同作用增加疗效,或者通过利用不同药物之间的拮抗作用减少不良反应的发生。

药动学方面的作用机制:(1)阻碍药物的吸收(导致胃肠道 pH 变化、形成络合物、影响胃排空和肠道蠕动);(2)竞争性地与血浆蛋白结合;(3)影响药物代谢途径(加速或者减缓药物的代谢);(4)影响药物排泄。

药效学方面的作用机制:(1)协同作用(药物的加和作用、互相增强作用、某种药物对另一类药物的增敏作用);(2)拮抗作用(药理效应拮抗作用、生理功能拮抗作用、生物化学反应拮抗作用)。

3.2.2　机体方面

在药物使用过程中,机体的状态可能对药物发挥作用产生影响,具体包括生理因素、精神因素、疾病因素和遗传因素等。

1. 生理因素

(1)年龄。随着年龄的变化,机体内许多组织器官的生理功能会出现一定的差异,这主要表现在儿童和老年阶段。在药物的临床使用中,有必要考虑患者的年龄因素选择合适的治疗药物,并确定给药方法和给药剂量。儿童和老年人的用药剂量需要根据成人剂量酌情减量。

儿童的组织和器官处于生长发育阶段,肝、肾以及脑等重要器官的功能尚未完全发育。由于儿童的肝脏和肾脏功能尚未发育完全,其机体对药物代谢、排泄的能力较差。使用经肝脏代谢、经肾脏排泄的药物时,易出现消除减慢、体内药物浓度过高的现象。例如,新生儿使用氯霉素后,由于其肝脏代谢能力低,可能出现灰婴综合征。因为儿童血脑屏障和脑组织发育不完善,很多药物及其代谢产物易分布入脑,发挥药理作用或产生不良反应。例如,儿童对于中枢神经抑制剂和中枢神经兴奋剂非常敏感,使用吗啡或者哌替啶容易发生呼吸抑制,而使用氨茶碱或者麻黄碱容易出现中枢神经兴奋从而导致惊厥。与成年人相比,体液在儿童体重中所占的比例较大,并且儿童机体调节水和电解质平衡的能力较弱。儿童高热时如果使用退热药物可能导致出汗过多造成脱水。而且儿童对利尿药的作用也特别敏感,使用利尿药容易导致水和电解质的紊乱。此外,儿童的骨骼和牙齿生长也容易受药物影响。例如,四环素类药物很容易在骨骼和牙齿上沉积,影响儿童骨骼发育和导致牙齿变黄。

随着年龄的增长,在老年阶段,人体的组织、器官及其功能将经历不同程度的衰退,这也会对药物发挥效应产生影响。老年人的体内体液相对较少,脂肪占比增加,脂溶性药物的表观分布容积增加,从而导致药物在体内的半衰期延长,如地西泮。而且老年人体内蛋白质的合成减少,血浆蛋白结合率降低,血液中游离药物的浓度明显高于年轻人。其肝脏功能和肾脏功能也随年龄增长逐渐减弱,药物代谢和药物排泄的速率相应减缓。这导致老年人对多种中枢抑制药如地西泮、巴比妥类药物等的反应增强,而使用利血平和氯丙嗪等药物容易引起精神抑郁。老年人心血管系统中的 β 受体数目也较少,因此对异丙肾上腺素等激动剂类药物的反应性降低。对老年人使用抗高血压药物容易引发直立性低血压。大多数老年人罹患不同程度的老年病,如心脑血管疾病、阿尔茨海默病、糖尿病、骨代谢疾病和胃肠疾病等。为提高老年人用药的依从性,应适当控制用药种类。

(2)体重。不同年龄段的患者之间体重存在着显著差异,同一年龄段内的不同患者之间体重也存在一定差别。给予相同剂量药物时,体重较轻的患者血药浓度会高于体重较重的患者;而如果患者体重相近但是体内的脂肪含量差异显著时,则会影响水溶性和脂溶性药物的体内分布。

(3)性别。虽然性别对于药物发挥效应无显著影响,但女性在使用药物时应注意月经、妊娠、分娩和哺乳等特殊生理周期对药物效应的影响。月经期女性对泻药、刺激胃肠道的药物和能够引起子宫收缩的药物敏感,用药不当容易导致子宫收缩、盆腔充血、月经过多和痛经等。妊娠期间,一些药物容易引起流产、早产等。此外,大多数药物均可经胎盘屏障进入胎儿体内,胎盘屏障并不能完全保护胎儿不受药物作用的影响。因此,妊娠期间应当谨慎使用药物,避免使用对胎儿生长、发育产生不良影响的药物。在分娩期间,使用药物时应当同时注意其对产妇、胎儿或新生儿的影响。在分娩之前使用药物需注意药物在母体内的维持时间,由于胎儿离开母体后其体内的药物无法依靠自身机体清除,而易导致药物在新生儿体内的滞留产生毒性作用。而在哺乳期使用药物,部分药物可通过血乳屏障分泌至乳汁中,导致部分药物为乳儿所吸收,有可能对乳儿的生长发育产生影响。

2. 精神因素

药物治疗作用并不仅仅是药物本身单独的作用,患者的精神因素对药物的疗效也具有很大的影响。特别是对于一些慢性疾病,如高血压、失眠和神经官能症,患者的精神状态可能会对药物效果产生影响。患者精神兴奋、情绪激动时可能影响抗高血压药物和镇静催眠药物的治疗效果。

在新药研发过程中,为了排除精神因素对药物作用的影响,常使用安慰剂进行对照试验。所谓的安慰剂是指不含有药理活性成分而仅仅含有赋形剂的制剂,其在外观与口味和含有药理活性成分的药物完全相同。安慰剂产生的效应被称为安慰剂效应,包括阳性安慰剂效应与阴性安慰剂效应。前者意味着安慰剂的作用与待测试药物完全一致,后者意味着安慰剂的作用与待测试药物完全相反。

3. 疾病因素

多种疾病能够改变各组织器官的功能,并进一步导致药理效应的变化。

心衰时由于体循环淤血,药物在胃肠道的吸收减少、分布容积减少,血药浓度相对升高。

肝脏是进行药物代谢的主要场所。发生肝脏疾病时,大部分药物的代谢速率和代谢程度均降低,血液中的药物水平增加,可由此导致药物的药理效应增加甚至引发不良反应。部分须经肝脏活化才能具有活性的前体药物,不适宜用于肝功能不全的患者。

发生肾脏疾病时,机体排泄药物的功能被削弱。例如,卡那霉素的半衰期在正常人体中为 1.5h,而在肾脏衰竭患者体内其半衰期延长数倍。如果不调整给药剂量或者给药次数,将导致药物在体内积聚,可能会导致神经损伤,引起听力衰退,甚至可能会导致耳聋。

药物经口给药时,胃肠道是主要吸收部位。胃肠道的 pH 变化会影响弱酸性或者弱碱性药物的吸收。胃排空时间的延长或者缩短也会影响药物在小肠部分的吸收。患者发生腹泻时,机体对药物的吸收往往减少,而患者发生便秘时,机体对药物的吸收往往增加。

营养不良或者其他疾病引起的低蛋白血症,由于降低了血液中可结合药物的蛋白质水平,抑制了血液中药物和蛋白质的结合,导致血液中游离的药物增加,从而增强药物作用甚至引发毒性。而当患者体内酸碱的平衡失调时,体液 pH 的变化则会影响体内的药物分布。

4. 遗传因素

由于药物靶标、药物转运蛋白和药物代谢相关酶类都是由特定基因编码的。基因的多态性也使得药物靶标、药物转运蛋白和药物代谢相关酶类也呈现出多态性,这进一步导致了不同患者对药物反应的差异。这种差异分别体现在种属、种族与个体三个层面上。

(1)种属差异。不同种属的动物对同一药物的反应同时有着质和量的差别。例如,吗啡在人、狗、大鼠和小鼠体内发挥行为抑制作用,而在猫、虎和马的体内发挥行为兴奋作用,这是同一种药物在不同种属的动物中的反应存在质的差别。而量的差异表现更为普遍。因此,临床前药理实验在考虑剂量折算问题时,也应当考虑到实验动物种属的选择。

(2)种族差异。不同种族在药物的代谢和发挥作用方面存在一定的差异。例如,部分药物的代谢涉及乙酰化过程,这一过程需要乙酰转移酶的参与。而该酶在不同种族中的体内分布情况呈现出多态性,可大致划分为快速代谢人群和慢速代谢人群两类。由于药物的代谢速率不同,两类人群使用同一剂量的药物,可出现不完全相同的疗效及不良反应。

(3)个体差异。即便属于同一种族,不同的个体之间对同一药物的反应也存在一定的差异,这一现象被称为影响药物效应的个体差异。这种差异同时包括量反应和质反应的差异。有一些个体对某些药物的剂量反应比较敏感,治疗所需药物的剂量往往低于通常的剂量,这一现象被称为高敏性。与此相反,有一些个体则需要使用高于通常剂量的药物方能达到治疗效果,这一现象被称为低敏性或者耐受性。而另外有一些具有过敏体质的个体,在使用某种药物后会引发过敏反应,这一现象也被称为变态反应。

3.2.3　合理用药原则

(1)明确诊断。必须对疾病做出明确诊断,在此基础上再进行药物的选择,即根据适应证选择合适的药物。同时还应当考虑避免使用患者所患病症禁忌使用的药物。

(2)非必要情况下避免多药联合使用。这种做法不仅会增加患者的经济负担,且难以避免不同药物之间发生相互作用从而影响药效。

(3)个体化用药。充分了解可能影响药物效应的各方面因素,基于患者的具体情况选择合适的药物和合适的治疗方案。

(4)兼顾对因治疗和对症治疗。在对患者进行对因治疗的同时,应当同时进行对症治疗支持疗效。例如,在癌症化疗中,在杀伤肿瘤细胞的同时应当注意结合使用增强机体免疫功能的药物。

(5)及时调整治疗方案。在治疗过程中,必须密切注意患者病情的变化,并及时调整药物剂量或者替换治疗药物。

3.3　受体与药物效应

3.3.1　受体的概念和特征

受体是由一个或多个亚基或亚单位组成的存在于细胞中的一类蛋白质大分子。大多数受体存在于细胞膜上,镶嵌在双层脂质膜中,少数受体位于细胞质或细胞核中。特异性结合受体并发挥特定生物学功能的物质被称为配体。受体上特异性结合配体的部位被称为结合位点。通常,每种受体在体内都存在对应的内源性配体,可能是激素、神经递质或者自身活性物质;而外源性药物在化学结构上通常与内源性物质具有相似的结构。受体能识别和传递信息,与配体结合后,通过一系列信息传导机制如细胞内第二信使激活细胞产生后续的生理反应或药理效应。

无论是内源性的生物活性物质(如神经递质、激素、代谢产物、抗原、抗体、生长因子、细胞因子等),还是外源性的生物活性物质(药物、毒物等)都必须与机体内某一特定生物分子相互作用,才可能产生随后的效应。

在1878年,Langley发现阿托品和毛果芸香碱分别对猫的唾液分泌具有拮抗和促进的作用,他据此提出细胞中可能存在能够与药物结合的某种物质。这一发现为建立受体学说奠定了基础。在1908年,Ehrlich提出并阐释了受体的概念,他认为:(1)药物必须与受体进行可逆或者非可逆地结合才能发挥作用;(2)受体应具有两个基本特征:能够特异性识别相应配体或者药物,在与配体或者药物结合后引起生物学效应的变化。随后,很多研究人员针对受体特性方面做了大量工作,并提出几种药物与受体相互作用的模式,例如占领假说和速率假说等。

Earl W. Sutherland在1965年提出了第二信使的概念,将环腺苷酸(cAMP)视作激素作用的第二信使,而激素本身则充当第一信使:在不同的细胞中包含不同激素的受体,激素—受体相互作用激活腺苷酸环化酶,导致cAMP含量增加;随后cAMP在细胞内发挥作用改变一种或多种细胞进程。由于不同的细胞中包含不同的酶,不同类型的细胞中cAMP引起变化的结果也不同。

受体作为一种功能蛋白,通过特异性地介导细胞信号转导发挥作用,是一类重要的药物靶标。受体可以由一个或多个亚单位组成。受体和配体的结合具有高亲和力和高敏感性,并且可以高度特异性地识别并结合特定的药物或配体。在这一过程中,药物和配体作为第一信使,在与受体结合后触发第二信使的功能,传递信息并将信息进行放大,最终导致特定的生理反应或者药理学效应的产生。在不同组织和不同细胞中,同种受体的数量和分布也可能不同;不同的生理条件和药物影响也可能改变受体的数量和分布。

受体与配体或者受体与药物之间的结合具有饱和性、特异性、可逆性和多样性。

1. 饱和性

每个细胞上的受体数目是恒定的。因此,受体与配体结合的剂量效应曲线存在可饱和性。激动剂通过受体引发效应的剂量—效应曲线同样具有可饱和性。

2. 特异性

受体与配体的结合作用、受体与药物的结合作用具有特异性,特定配体只能与特定受体进行结合。通常使用亲和力水平来表征药物与受体的结合特异性。特异性越高往往药物和受体的亲和力越高,反之亦然。这也就是说,具有特异性的配基只需很小的浓度就能与受体结合,并且能导致其产生生物效应。值得注意的是,有些配体存在对应的光学异构体,因而它们与受体的结合也存在立体特异性。

3. 可逆性

配体与其受体的结合是可逆的。亦即配体与受体的结合主要是通过非化学键如范德瓦尔斯力、氢键等实现。一般情况下配体和受体的结合并不依赖共价键。因此在一定条件下,配体与受体能够解离。配体本身不会由于其与受体的结合或者解离而被代谢或者改变。

4. 多样性

同一类受体可广泛分布到不同组织器官的不同细胞中,并发挥不同的效应。

3.3.2 受体的类型及调节

目前,已鉴定发现 30 多种受体。这些受体在细胞中分布在不同的位置,可分为细胞表面受体和细胞内受体,而细胞内受体又可继续分为细胞质受体和核受体。例如,肾上腺皮质激素受体和性激素受体都是细胞质受体;胆碱受体、肾上腺素受体、多巴胺受体分布于细胞膜上,被称为膜受体。嵌在膜上的受体又可以分为三类:G 蛋白偶联受体、离子通道受体和酶活性受体。

1. G 蛋白偶联受体

Alfred Gilman 和 Martin Rodbell 发现 G 蛋白可以作为一种信息偶联蛋白质,在细胞膜外受体和效应分子之间发挥信息偶联功能。G 蛋白偶联受体能够将从胞外接受到的信息进行调整、集合、放大,传递到细胞内信号通路和效应器上。它广泛地参与多种生理功能的调节作用,例如参与细胞增殖、分化和迁移。其基本结构为偶联受体与 G 蛋白的单一肽链,以 α-螺旋结构为基础的 7 次跨膜区段在每个跨膜区域的细胞膜内侧和外侧均分布有 3 个亲水性肽环,氨基端位于膜外识别并结合配体,羧基端位于膜内参与信号转导(图 3-2)。

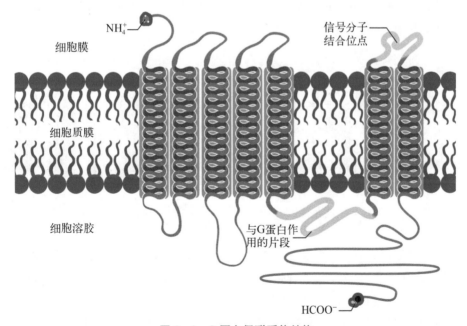

图 3-2 G 蛋白偶联受体结构

受体通过与特定化学信号结合而被激活时,它将作用于膜中另一类蛋白质——G 蛋白。G 蛋白是鸟苷酸结合蛋白的简称,根据其序列中个别氨基酸残基的差异,目前已鉴定出数十种 G 蛋白,但是这些结构和功能都非常相似。G 蛋白通常由 α、β 和 γ 3 个亚单位组成;α 亚单位发挥催化作用,在 G 蛋白未被激活时,它结合一分子鸟苷二磷酸(GDP);受体被激活后,α 亚单位和 GDP 分离,而重新与一分子鸟苷三磷酸(GTP)结合,随后 α 亚单位与其他两个亚单位分离,并作用于膜结构中的效应酶(位于膜内侧),后者的激活(或者被抑制)会导致细胞质中第二信使物质的增加(或者减少)。例如,肾上腺素发挥作用,首先通过激活膜上受体,随后通过 G 蛋白的介导,激活效应器酶——腺苷酸环化酶,在细胞质中生成第二信使 cAMP。由于在细胞质中生成第二信使物质这一过程受到多级催化作用的调节,少量的膜外信号分子结合并激活受体后,即可以在细胞质中生成大量第二信使分子,这也是这类跨膜信号传递的一个重要特征。

目前,已经发现被确证的膜的效应器酶有多种,并不仅是腺苷酸环化酶。第二信使物质也有多种,不仅只有 cAMP。受体受到大量外界信号刺激后,可以激活膜效应器酶——磷脂酶 C,以磷脂酰肌醇磷脂分子为底物,产生两种第二信使——肌醇三磷酸(IP3)和二酰甘油(DAG)。尽管如此,相比于细胞受到的多种刺激和含有的受体数量,膜内 G 蛋白的种类、效应器酶的类型和生成的第二信使类物质的种类,数量还是相对很少。这意味着,上述信号转导机制相对来说具有普遍适用性。

2. 离子通道受体

受体操控的离子通道是位于细胞膜上或者细胞中内质网上的跨膜蛋白,由 2～5 个亚基构成。受体操控的离子通道是与受体连接的构象可变蛋白,包含配体结合部位和离子通道这两部分。通道的开启或关闭取决于和通道偶联着的受体的状态以及相应配体或药物的调节作用(图 3 - 3)。

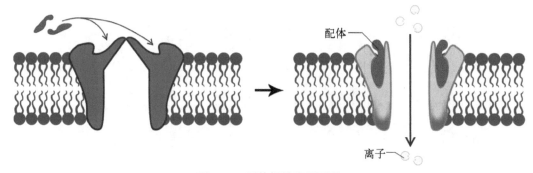

配体

离子

图 3 - 3　受体操控离子通道

由于这一类受体能够直接操控离子通道的开启或者关闭,直接改变细胞膜对特定离子的通透性,因此它们大多可以介导快速信号传递,而不依赖于其他的细胞内信使物质的产生。其中一个典型的例子是 N 乙酰胆碱受体,该受体是由 α 亚基、β 亚基、γ 亚基和 δ 亚基 4 种亚基组成的 $\alpha\alpha\beta\gamma\delta$ 五聚体。若干个跨膜区段构成单个亚基,这些亚基又围绕形成单个离子通道。

3. 酶活性受体

酶活性受体主要指酪氨酸激酶受体,这类受体包括大多数的细胞因子受体和神经营养因子受体。当激动剂和细胞膜外受体识别位点结合后,激活细胞膜内酪氨酸激酶,受体聚拢并且发生自身的磷酸化,随后磷酸化激活效应蛋白中的酪氨酸残基,从而改变效应分子的活性。这一体系的特点是能够对细胞产生快速而且持久的影响。在这一途径被激活数小时后,还会对 DNA 合成方面产生影响。酶活性受体往往参与细胞对各种复杂信息的响应过程。

受体酪氨酸激酶是由四种主要组分构成的。识别并结合配体的位点在细胞膜的外侧,用于接收外来信息;一段跨膜结构与之相连,以 α-螺旋结构穿过脂质双层;酪氨酸激酶催化部位位于细胞内侧,这一组分负责催化磷酸化多种蛋白质底物,从而传递胞外信息至细胞内部;位于羧基末端的肽端,存在一个或几个调节位点,这些位点能够催化发生自身磷酸化反应,在不同的受体之间这一部分存在显著差异。由于根据基因可以推断出许多受体酪氨酸激酶的一级结构,根据受体位于细胞外的部分是否富含半胱氨酸,又可以将这类蛋白质分成两大类。

4. 细胞核受体

核受体也被称为核激素受体。核受体属于转录因子超家族,参与多种生理功能的调节。例如,核受体参与调控胚胎发育、器官形成、细胞分化和稳态。除了发挥正常生理学功能外,核受体还参与多种病理学进程。例如,核受体参与糖尿病、癌症、哮喘、类风湿关节炎和激素抵抗综合征等多种疾病的发生发展过程。核受体蛋白通常是可溶性的。它们可以结合特定 DNA 反应元件,并且在基因转录过程中发挥调节功能。与其他转录因子不同的是,通过结合相应配体,核受体的活性是可变的。其配体多为小的亲脂性分子,能够轻易穿透生物膜入核。通常,核受体作为均聚物和异源二聚体与 DNA 反应元件结合。目前的研究发现,很多启动子的转录依赖核受体的调节。

3.3.3　受体介导的信号转导

1. 第二信使的概念

细胞外的信号分子被称为第一信使。细胞膜受体在接受细胞外信号后激活产生的细胞内信号分子被称为第二信使。第二信使学说最早于 1965 年由 Earl W. Sutherland 提出。他认为人体内的各种含氮激素(包括蛋白质、多肽以及氨基酸衍生物)通过细胞内的 cAMP 发挥功能,也是他首次将 cAMP 称为第二信使,将激素等称为第一信使。目前已知的第二信使种类有限,但是却能够介导多种细胞信号的转导,调节多种不同的生物学进程。这一现象意味着细胞内信号转导通路可能具有通用性。

综合目前的研究,第二信使至少有两点基本特性:(1)在第一信使激活膜受体后第二信使第一时间在细胞质中出现,并且仅在细胞质内发挥作用;(2)参与下游信号转导的启动或者调解。第二信使都是小的分子或者离子,目前发现的第二信使包括:环腺苷酸、环鸟苷酸(cGMP)、二酰甘油、肌醇三磷酸、钙离子(Ca^{2+})、一氧化氮等。在细胞信号转导过程中这些第二信使发挥重要作用,它们可以激活信号级联系统中酶以及非酶蛋白质。胞外的第一信使调节胞内第二信使的浓度,这一过程的发生通常十分迅速,也因此可以对细胞内代谢系统进行快速的调节作用。这类信号分子控制着多种重要的细胞生命活动,例如:葡萄糖的摄取与利用、脂肪的储存和转运以及细胞分泌。第二信使还参与细胞的增殖、分化、生存以及多种基因的转录调节,第二信使通路简要示意图如图 3-4 所示。

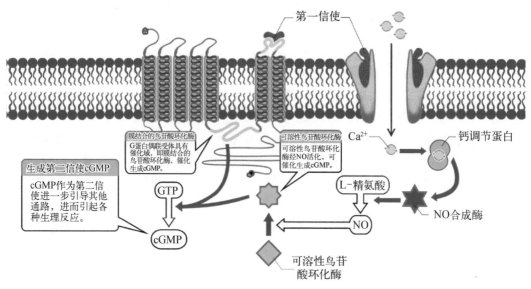

图 3-4　第二信使通路简要示意图

2. G 蛋白偶联受体介导的信号转导

G 蛋白位于细胞膜的细胞质一侧,由 Gα、Gβ、Gγ 三种亚基构成,Gβ 和 Gγ 亚基组成异二聚体,Gα 和 Gβγ 亚基分别通过共价键结合脂分子,锚定在细胞膜上。Gα 亚基本身具有 GTPase 活性,是分子开关蛋白。配体结合并激活受体后,原本是三聚体状态的 G 蛋白解离,发生 GDP 和 GTP 转化,游离的 Gα - GTP 是被激活的状态,可以结合并激活效应蛋白质分子,进行信号转导;当 Gα - GTP 被水解成 Gα - GDP 后,转变为失活的状态,终止信号转导,且重新组成三聚体的 G 蛋白,恢复到静息状态。

由 G 蛋白偶联受体介导的信号转导通路根据其效应分子不同,又可以被分为三类:(1) 激活离子通道的 G 蛋白偶联受体;(2) 激活或者抑制腺苷酸环化酶,以 cAMP 作为第二信使的 G 蛋白偶联受体;(3) 激活磷脂酶 C 的 G 蛋白偶联受体。

3. 影响离子通道的 G 蛋白偶联受体

当受体与配体的结合被激活时,通过 G 蛋白调控跨膜离子通道的打开或者关闭,从而影响靶细胞的功能,例如,心肌细胞中的 M 胆碱受体以及视杆细胞中的光敏感受体,这两种受体都是通过调节离子通道发挥功能的 G 蛋白偶联受体。

(1) 在心肌细胞中,M 胆碱受体与 G 蛋白偶联,在其被激活后能够进一步激活 G 蛋白,导致 G 蛋白上的 GDP 转化为 GTP,G 蛋白三聚体解离,释放出活性亚基,打开 K^+ 通道,引发细胞质内 K^+ 的外流,最终导致细胞膜的超极化,从而减缓心肌细胞收缩频率。该结果已通过体外试验证实,神经递质通过与受体结合能够引发 G 蛋白偶联的离子通道的开放或关闭,进而改变细胞膜电位。

（2）G 蛋白偶联光敏受体 cGMP 配体门控的阳离子通道

人类的视网膜含两种类型的光感受器,主要由它们负责感知视觉刺激。视锥细胞光感受器与颜色感知相关,而视杆细胞光感受器则处理弱光刺激的信息。视紫红质是存在于视杆细胞中的 G 蛋白偶联的光受体,三聚体 G 蛋白与视紫红质偶联,被称为传导素。

4. 酶联受体

与酶连接的细胞膜受体被称为酶联受体,也被称为催化性受体。目前研究发现的这类受体都是跨膜蛋白受体。细胞外的配体结合并激活胞内酶的活性。这类受体可分为五类:（1）酪氨酸激酶受体;（2）丝氨酸/苏氨酸激酶受体;（3）酪氨酸磷酸酯酶受体;（4）鸟苷酸环化酶受体;（5）酪氨酸蛋白激酶联受体。

5. 胞内受体介导的细胞信号传递

因为受体在细胞中的分布不同,所以信号转导的方式也存在一定差异。能够结合细胞内受体的信号分子多是一些亲脂类小分子,这些物质易于穿过疏水性的细胞质膜进入细胞内与目标受体结合。例如,类固醇（Steroid）激素、视黄酸（Retinoic Acid）、维生素 D 和甲状腺素（Thyroid Hormone）的受体在细胞核内。这些信号分子和血清蛋白结合,通过血液循环被运输至靶组织后穿过质膜进入细胞内,通过核孔进入细胞核后与特异性核受体结合形成激素—受体复合物并改变受体构象;激素—受体复合物能够和基因上的特殊调节区结合,调控基因的转录。类固醇激素调节基因活化的过程通常可以分为两个阶段:（1）快速初级反应期,直接激活少量特殊基因转录;（2）缓慢次级反应期,初级反应中激活转录的基因产物进一步激活其他的基因转录活性,放大初级反应的效果。甲状腺素也是一种亲脂小分子,具有与类固醇激素相似的作用机制。但是也有个别的亲脂小分子（如前列腺素）的受体位于细胞膜上。

3.3.4 药物与受体的相互作用

药物在机体内发挥作用的关键在于其在作用部位的浓度及其与生物靶点的相互作用（激动或拮抗）的能力。药物的结构决定了其理化性质,其理化性质决定了其与相应靶点的结合能力,进而直接决定了药物效应。药物作用于相应的受体,从而影响整个的细胞信号转导通路,进一步发挥对机体的影响作用。如何控制药物和受体的结合,是靶向给药研究领域的热点和难点之一。

1. 占领学说

占领学说（Occupation Theory）是由 Clark 于 1926 年,Gaddum 于 1937 年分别提出的。受体占领学说提出,受体与配体结合,并且只有在这种结合发生,受体才能被激活并产生生物学效应。产生的生物学效应的强度和被配体占领的受体数量成正比,如果细胞上全部的受体被占领,则产生最大的药物效应。在 1954 年,Ariens 修正了占领学说,提出了内在活性的概念。内在活性指药物与受体结合时可以产生的生物学效应的能力大小,

用 α 值(0~1)表示。完全激动剂的 α 值定义为 1,完全拮抗剂的 α 值定义为 0,部分激动剂的 α 值为 0~1。完善后的占领学说认为药物和受体有效结合不仅需要两者存在亲和力,还需要有药物具有能够激动受体产生效应的内在活性。如果一种化合物只具有结合受体的亲和力而不具备内在活性,那么该化合物即便能够与受体结合,也不能够激活受体产生相应的生物学效应。

2. 速率学说

Paton 在 1961 年提出了速率学说(Rate Theory)。他认为药物和受体之间能够产生相互作用的最重要的因素就是药物分子和受体结合、解离的速率,即在单位时间内药物与受体的碰撞频率。完全激动剂和受体解离的速率较大,部分激动剂和受体解离的速率较小,而拮抗剂和受体的解离速率最小。这种假说认为,药物分子和受体碰撞时产生单位量的刺激,在经过层层信号转导后产生生物学效应,药物发挥效应的量值不受受体数量的影响。

3. 二态模型学说

二态模型学说(Two State Theory)将受体蛋白大分子的构象状态划分成两种类型,即活性构象和静息构象。两种构象之间可以相互转化并处于动态平衡。药物作用于受体的过程中均可与活性和静息两种状态的受体结合,其功能决定于药物和两种状态的受体之间亲和力的大小。激动剂和处于活性构象状态的受体之间亲和力更大,结合之后产生相应的生物学效应,并且会促进静息状态的受体转变成活性状态;而拮抗药和处于静息状态的受体之间亲和力更大,结合之后不产生生物学效应,并且会促进活性状态的受体转变成静息状态。当激动剂和拮抗剂都进入机体后,两者之间产生竞争性抑制,其最终的作用效应取决于活性状态受体—激动剂复合物与静息状态受体—拮抗剂复合物之间的比例。若后者的浓度较高,则削弱甚至可能阻断激动剂的作用。因为一些激动剂对活性状态和静息状态的受体都具有亲和作用,只是对两者的亲和力大小不同。因此这样的药物既能引起部分激动作用,也能部分阻断激动剂的药理学功能。

3.3.5　作用于受体的药物分类

1. 激动剂

激动剂具有结合受体的亲和力,同时也具有内在活性,是可结合并激活受体产生相应生物学效应的一类药物。需要指出的是,激动剂产生的作用既有可能是兴奋作用也有可能是抑制作用。例如,肾上腺素作为激动剂可以激动心脏的 β 受体,导致传导加快、心率加快以及心输出量增加等兴奋作用;而乙酰胆碱作为激动剂可以激动心脏的 M 受体,导致传导减慢、心率减慢以及心输出量减少等抑制作用。

2. 拮抗剂

拮抗剂是指具有较强受体亲和力却没有内在活性的一类药物。拮抗剂本身不能发挥生物学效应,但通过占据受体可以拮抗激动剂产生功能。例如,纳洛酮和普萘洛尔均属于拮抗剂。

根据拮抗剂和受体之间结合作用是否可逆,将其分为竞争性拮抗剂与非竞争性拮抗剂。竞争性拮抗剂和受体之间的结合作用是可逆的,能够与激动剂竞争同一受体。增加激动剂的用量可以使治疗曲线平行右移,但是治疗的最大效能不发生变化。非竞争性拮抗剂和激动剂同时使用时,可同时降低激动剂对受体的亲和力和活性,不仅导致激动剂的治疗曲线平行右移,而且同时也会降低其治疗的最大效能。能和受体之间产生共价结合的药物也可产生类似的效果。

3.4　药物效应动力学研究现状

3.4.1　分子细胞水平

1. 细胞原代培养

细胞原代培养指直接从机体上获取器官、组织或者细胞,在体外继续维持它们的生长。这种培养方式又被称为初代培养。原代细胞通常以刚从机体剥离的细胞或者组织器官为培养对象,它们的生物学状态还未发生很大改变,在一定程度上能够反映它们的体内生长状态,表现出一定程度的来源组织器官或者细胞的特性。因此可被应用于药物研究相关实验,尤其是研究药物对细胞结构、代谢的影响。常见原代培养的方法包括组织块培养和消化培养两种方法。前一种方法操作简单,细胞也更容易生长,特别是在培养心肌的过程中,有时还能够观察到心肌组织块搏动。细胞从离体培养的组织块向外生长,在细胞铺满培养皿或者培养瓶后可以进行细胞传代。

当细胞生长到单层汇合的状态时,需要对细胞进行分离传代。否则如果细胞生长过密或者营养耗竭会抑制细胞的正常生长,甚至导致细胞成片脱离基质悬浮起来,导致细胞死亡。因此,当细胞生长达到一定密度后,必须进行传代培养,一方面获得更多细胞用于实验研究,另一方面也是为了防止细胞死亡。

2. MTT 分析

MTT 全称为 3-(4,5-dimethyl-2-thiazolyl)-2,5-diphenyl tetrazolium bromide,中文化学名为 3-(4,5-二甲基-2-噻唑基)-2,5-二苯基四氮唑溴盐,商品名为噻唑蓝。是一种黄颜色的染料。MTT 比色法可用于检测细胞活力,反映药物对细胞的毒性。其检测原理为在活细胞线粒体中的琥珀酸脱氢酶能够还原外源性噻唑蓝为不溶于水的蓝紫色甲臜结晶,而在死细胞中无法进行该反应。二甲基亚砜(DMSO)可以溶解细胞中的蓝紫色甲臜晶体,用酶标仪在 490 nm 波长下测定光吸收值,间接反映活细胞量。在一定范围内,吸光值与活细胞的量成正比。该方法被广泛应用于生物活性因子的功能检测、大规模抗肿瘤药物的筛选以及肿瘤对于放射的敏感性测定等。

3. 克隆形成实验

对于可持续增殖的细胞,当单个细胞连续分裂 6 代以后,可以形成含 50 个以上细胞的集落,对集落进行计数可间接地对克隆原细胞进行定量分析。由于集落的形成反映了细胞的增殖潜力,因此可以通过这种方法测定抗癌药物对肿瘤细胞的抑制效果,目前被认为是一种较为理想的方法,常用的克隆方法可分为贴壁法与半固体法。

4. 流式细胞术

流式细胞术(Flow Cytometry, FCM)是一种细胞分析和分选技术,可以快速对细胞或亚细胞结构进行定量分析。其特点是:(1)测量迅速,可在数秒内对数万个细胞进行分析检测;(2)可进行多参数检测,可以对同一细胞进行理化性质的多参数测量;(3)综合性强,这种检测方法结合使用了流体力学、激光技术、细胞化学、计算机技术和图像处理技术等多个领域的知识成果;(4)既是细胞分析技术,又是精确的分选技术。流式细胞仪作为进行流式细胞术分析的装置可以对细胞进行自动分析分选。能够快速测量显示并存储悬浮在液体中的待测细胞的一系列重要理化特性和生物学特性参数,可以根据预先选定的参量范围分选出指定的细胞亚群。大多数流式细胞计是一种零分辨率仪器,只能用于测量一个细胞整体指标,诸如总核酸量或者某种蛋白质的总量,而不能检测出某一指定部位的核酸和蛋白质的量。

5. 免疫荧光实验

免疫荧光实验中使用荧光素标记的已知抗体为探针,检测待测组织标本或者细胞样本中的抗原,形成带有荧光素的复合物。在荧光显微镜观测时,在高压汞灯光源的紫外光照射,荧光素发出荧光,这样就能观测到待测抗原所在位置及其性质,并可通过荧光定量技术半定量地计算得到抗原含量。

6. 转染技术

运用转染技术的目的是将诸如质粒、siRNA 等外源核酸转入真核细胞并使之异位表达。将外源核酸导入细胞的方法包括病毒颗粒转导,磷酸钙转染,DEAE-葡聚糖转染,DMSO 转染,脂质体介导、显微注射(基因枪)和电穿孔等多种方法。其中最常用到的就是脂质体介导法。脂质体的结构与细胞膜的双层磷脂结构类似,可以夹带外源核酸进入细胞质,甚至可以将核酸带入细胞核内。

7. 细胞周期检测

正常人体体细胞在静息状态下包含 46 条染色体,是二倍体细胞。在细胞的正常增殖过程中,细胞中的 DNA 含量随细胞周期发生变化:在 G1 期,细胞开始合成 RNA 和蛋白质,但 DNA 含量未发生变化;进入 S 期,DNA 开始合成,细胞核内 DNA 的含量处于 G1 期和 G2 期的 DNA 含量之间;当 DNA 复制结束,细胞成为四倍体时,进入 G2 期,在这一时期细胞继续合成 RNA 和蛋白质,直到细胞进入 M 期,因此,无法单纯根据 DNA 含量区分细胞处于 G2 期还是处于 M 期;有丝分裂发生,细胞分裂成两个子细胞,新生成的细胞进入下一个细胞周期或进入静止状态(G0 期),而 G0 期在 DNA 含量上同样无法与 G1 期区分。因此,整个复制周期可以被描述为 G0/G1、S、G2/M 期。使用核酸染料标记 DNA 并用流式细胞仪对细胞中的 DNA 含量进行分析,可以推算得到细胞在各个时期的分布状态,计算出 G0/G1、S 及 G2/M 的百分含量,了解细胞的增殖能力;结合 DNA 含量分析,还可检测细胞凋亡状态和异倍体情况。

8. Transwell 实验

Transwell 实验的主要材料是 Transwell 小室(Transwell Chamber, Transwell

Insert),其外形为一个可放置在孔板里的小杯子,杯子底部有一张通透膜,杯子其余部分与孔板所用材质相同(图3-5)。该通透膜上带有孔径为 $0.1\sim12.0\ \mu m$ 的微孔,根据不同的研究目的和实验需求可选用不同的材质,目前常用的材质是聚碳酸酯膜。将Transwell小室置于培养板中,小

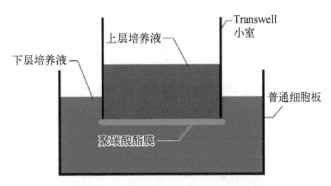

图3-5 Transwell培养实验示意图

室内部空间被称为上室,培养板内的空间称下室,上室内添加上层培养液,下室内添加下层培养液,上下层培养液用聚碳酸酯膜间隔。将细胞接种到上室内,聚碳酸酯膜具有通透性,下层培养液中的成分能够对上室中的细胞产生影响。使用不同孔径或者经过不同方式处理的聚碳酸酯膜,就可以进行不同细胞共培养、细胞趋化性、细胞迁移能力和侵袭能力等多方面的研究。

9. DNA 分子克隆

在将 DNA 片段和载体 DNA 片段连接,并将其转入细胞获得大量目标拷贝的过程被称为 DNA 分子克隆。其基本步骤包括首先通过设计特异性引物,通过聚合酶链反应(PCR)特异性扩增得到目的基因;通过琼脂糖凝胶电泳,分析分离 PCR 产物;通过胶回收,纯化目的片段;分别使用相同的一对限制性内切酶处理目的基因片段和载体,以产生相同的黏性末端;使用 DNA 连接目的片段和载体得到 DNA 分子克隆;将构建得到的 DNA 分子克隆宿主细胞,并进行筛选、鉴定;最终获得目的基因的大量拷贝。在这一过程中需要根据不同的实验目的,选择适宜的载体,所选载体应能够在细胞内进行自我复制,并可以扩增得到重组的目的分子片段。获得这些 DNA 分子克隆之后,可以将其应用于分析基因的结构与功能。根据引入的 DNA 片段不同,可以使用这种方法构建两种不同的 DNA 库,一种是基因组文库(Genomic Library),另一种是 cDNA 库。

10. 核酸序列测定

DNA 碱基序列决定了基因的特征,而 DNA 序列分析(Sequencing,测序)是分子生物学中重要的基础技术。无论从基因库中筛选还是经 PCR 法扩增的致癌基因,最终都需要分析其核酸序列。随着 DNA 测序技术的不断完善和应用范围的不断扩展,人们可以了解基因的一级结构,获得其某一种属基因的限制性内切酶图谱,分析基因的突变情况并对基因功能进行研究,从而帮助人工合成基因、设计引物以及研究肿瘤的分子发病机制等。现在的 DNA 测序技术是在高分辨率的变性聚丙烯酰胺凝胶电泳技术的基础上发展而来的。目前常用的测序方法有 Maxam-Gilbert 的化学降解法和 Sanger 的双脱氧法,近年来 DNA 序列自动测定仪的广泛应用为基因相关研究提供了很大的便利。其中,化学降解方法是在待测 DNA 片段的 5′端标记核素,然后用特定化学试剂特异性降解 DNA,在进行电泳和放射自显影后,从标记端延伸的片段可用于测读和比较序列。一般能读出

200～250 个核苷酸序列。双脱氧法则是采用核苷酸链延伸终止剂,如:$2', 3'$-双脱氧核苷三磷酸 ddNTP(通常是 ddTTP、ddTTP、ddGTP 和 ddCTP 中的一种)掺入 DNA 链中以终止链延伸,加入 4 种正常 dNTP 的混合物,分成 4 组进行反应,这样可得到一系列长短不同以终止剂结尾的 DNA 片段,使用凝胶电泳分析分离和放射自显影,可读出合成的 DNA 核苷酸序列,根据碱基互补原理推算出模板 DNA 分子的序列。

11. DNA 芯片技术

DNA 芯片技术(DNA Chip)是 20 世纪 90 年代之后发展起来的一项 DNA 分析技术。通过联合使用计算机技术、激光共聚焦扫描技术、荧光探针标记和 DNA 合成,用于基因的定位、DNA 的测序和遗传图谱的构建等研究。在基因突变检测方面,DNA 芯片也有着广阔的应用前景,将众多序列已知的寡核苷酸 DNA 进行集成排列,覆盖所有待检测的基因,使用荧光标记的 DNA 探针进行分子杂交,正常 DNA 和突变的 DNA 会得到不同的图谱,使用共聚焦显微镜分别测定两种 DNA 分子产生的荧光信号的强弱,可以确定基因是否发生了突变。

12. 染色体检测

染色体发现已经历了 100 多年。染色体检测目前也被广泛地应用到了动植物和人类细胞遗传学的研究中。随着染色体分离分析技术以及分子生物学技术的不断发展,染色体的研究范围也在不断扩大,特别是染色体研究可以对肿瘤进行分子诊断。肿瘤细胞中普遍存在染色体的变化,这一变化又包括原发性改变和继发性改变两大类。肿瘤中原发性的染色体变化与肿瘤发生的直接原因相关,在肿瘤细胞中可发现各种形式的染色体畸变,包括染色体缺失、染色体重复、染色体易位、染色体重排和染色体单体断裂等;肿瘤中继发性的染色体变化主要指肿瘤细胞的核型改变。染色体检测对于肿瘤的诊断有着重要的意义。

13. 受体及离子通道

受体是一类能够识别并选择性与配体分子结合的一类大分子物质,多为糖蛋白。通常包括至少两个功能区域:配体结合区域和效应产生的区域,在受体与配体结合之后,受体的构象改变并且产生活性,启动下游的一系列生理进程,最终表现为生物学效应。目前对此类研究多集中在采用生物物理及生物化学手段,例如光镜、电镜、激光共聚焦、膜片钳等手段,检测药物的影响作用,观测药物引发的一系列生化反应等,以解释其药理效应。

14. 核酸和蛋白检测

(1) 聚合酶链反应

DNA 半保留复制是核酸遗传的基本途径。双链 DNA 在酶的作用下解旋变成单链,由 DNA 聚合酶参与并根据碱基互补配对原则复制得到同样的 DNA 拷贝。在实验条件下,DNA 在高温下也会发生解链变性,当降低温度后可以复性成双链。因此,通过控制温度变化可以程序性进行 DNA 的变性和复性,加入特异性引物、DNA 聚合酶、dNTP 可以在体外实验环境中完成特定基因的复制。

然而,哺乳动物体内的 DNA 聚合酶在高温下失活。如果每次循环都加入新的 DNA

聚合酶,操作烦琐且价格昂贵,大大制约了 PCR 技术的广泛应用和发展。因此,耐热 Taq DNA 聚合酶的发现对于聚合酶链反应的应用推广有着重要意义,这种酶可以承受 90℃ 以上的高温而被灭活。不需要反复添加酶即可进入下一轮的循环反应,这使得 PCR 技术变得非常便捷并且大大降低了成本。

PCR 技术的基本原理与 DNA 的天然复制过程类似,其扩增的特异性取决于加入的与靶序列匹配的上下游引物。PCR 由"变性—退火—延伸"三个基本反应步骤构成。① 模板 DNA 的变性。模板 DNA 加热至约 93℃ 一定时间后,DNA 双链解旋成为单链,单链可以与引物结合,为下一轮的反应做好准备。② 模板 DNA 与引物的退火(复性)。模板 DNA 解旋变成单链后,温度降至 55℃ 左右,引物结合模板 DNA 单链。③ 引物的延伸。DNA 模板——引物结合物在 Taq DNA 聚合酶的作用下,以 dNTP 为反应原料,依据碱基互补配对原则和半保留复制的原理,合成一条新的与模板 DNA 链互补的复制链,重复循环"变性—退火—延伸"三步骤可获得更多"半保留复制链",而且新链又成为下次循环的模板。每完成一个循环仅需 2～4 min,2～3 h 即可将待扩增的基因数目放大几百万倍。

PCR 五要素:特异性的上下游引物、Taq 酶、dNTP、核酸模板以及缓冲体系(其中需要 Mg^{2+})。

(2)琼脂糖凝胶电泳检测 DNA

琼脂糖凝胶可作为分子筛对 DNA 分子进行分离分析,当 DNA 分子在凝胶中进行泳动时受自身电荷效应和分子大小的影响。DNA 分子在 pH 高于等电点的溶液中带负电荷,外加电场后带负电荷的 DNA 分子向正极移动。由于糖—磷酸骨架重复出现在 DNA 分子结构中,相同分子量的双链 DNA 由于具有等量的电荷数,能够按照相同的速率向正极移动。外加电场强度确定时,DNA 分子的迁移速率取决于分子筛效应,即受到分子大小和分子构型的影响。具有不同的分子量的 DNA 分子电泳速率不同,因此可通过这种方式进行分离。DNA 分子的电泳速率与其相对量的对数成反比。

凝胶电泳不仅仅可用于分离分子量不同的 DNA 分子,也可以用于分离分子量相同而构型不同的 DNA 分子。例如,HVG18 质粒有三种构型:超螺旋的共价闭合环状 DNA (covalelltly closed circular DNA,cccDNA);开环 DNA(open circular DNA,ocDNA),即共价闭合环状 DNA 分子的 1 条链断裂;线状 DNA(linear DNA,lDNA),共价闭合环状质粒 DNA 分子的 2 条链发生断裂。这三种构型的 DNA 分子在进行凝胶电泳时有着不同的迁移速率。电泳结果呈现三条亮带,其中超螺旋的共价闭合环状 DNA 分子泳动最快,其次是线状 DNA 分子,迁移速率最慢的是开环 DNA 分子。

(3)核酸分子杂交

由于核酸分子杂交具有高特异性且检测方法极其灵敏,使得这种技术已成为分子生物学中一项常用基本技术,广泛用于筛选基因克隆,描绘限制性内切酶图,基因序列的定量定性分析以及基因突变的检测等方面。基本原理是有着一定同源性的两条核酸单链在适宜的温度和离子条件下可依据碱基互补配对原则形成双链。杂交的两条链一条是待测核酸序列,另一条已知且被标记的探针,待检测的核酸序列可能是克隆基因片段,可能是基因组 DNA 或者细胞的总 RNA。核酸探针多用放射性核素、生物素、荧光基团或者其他物质进行标记,可以是 DNA 片段,也可以是 RNA 片段。根据探针的来源和性质不同又可将其分为 cDNA、基因组、寡核苷酸或者 RNA 探针等。

(4) ELISA 双抗体夹心法

ELISA 是酶联免疫吸附测定(Enzyme-Linked Immunosorbent Assay)的简称。这项技术于 20 世纪 70 年代初期问世,随后得到迅速发展,现在已广泛应用到生物学和医药科学等多个研究领域。

ELISA 是将免疫学反应作为基本原理,同时结合使用了酶对于底物的高效催化作用(图 3-6)。免疫学反应依托固相载体在微孔板中进行,每加入一种试剂后孵育使反应充分进行,随后通过洗涤去除未参与反应的游离物,保证试验分析的特异性和稳定性。在实际应用过程中,往往根据不同的检测目的进行不同的设计。例如,用于检测抗体的间接法,用于检测抗原的双抗体夹心方法,用于检测小分子抗原或半抗原的抗原竞争法等。比较常见的基本检测方法是 ELISA 双抗体夹心法(图 3-6)。

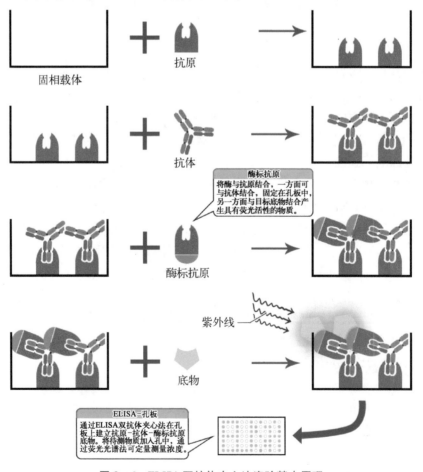

图 3-6　ELISA 双抗体夹心法实验基本原理

（5）SDS 聚丙烯酰胺凝胶电泳和蛋白质印迹法分析

SDS 聚丙烯酰胺凝胶电泳最早在 1967 年由 Shapiro 等建立，主要用于确定蛋白质的分子量。蛋白质印迹法（Western Blot）分析是在进行 SDS 聚丙烯酰胺凝胶电泳的基础上，将电泳分离的蛋白质组分从凝胶中转移到固相支持物上，由于抗体可以和附着在固相支持物上的目的蛋白质发生特异性的结合反应，可以鉴别特定蛋白质并进行定性分析。

SDS 作为一种阴离子表面活性剂，可用作变性剂、助溶剂，它能破坏分子内和分子间的氢键，破坏蛋白质分子的二级结构和三级结构。强还原剂，例如巯基乙醇和二硫苏糖醇破坏半胱氨酸残基之间的二硫键。在样品和凝胶中加入 SDS 和还原剂后，蛋白质分子解聚，其氨基酸侧链和 SDS 充分结合，形成带负电荷的蛋白质 - SDS 胶束，由于所带的负电荷远远超出蛋白质分子原有的电荷量，这就消除了不同蛋白质分子之间原有的电荷差异。在水溶液中蛋白质 - SDS 胶束的长度与分子量大小成正比。这种情况下胶束在电泳迁移过程中不再受蛋白质原有电荷差异的影响，其迁移速率主要取决于蛋白质或者蛋白质亚基的分子量大小。当蛋白质的分子量为 15ku～200 ku 时，电泳迁移率与分子量的对数呈线性关系。SDS 聚丙烯酰胺凝胶电泳不仅可以用于分离蛋白质，而且可以依据迁移率推断蛋白质的分子量。

在蛋白质印迹法分析中，将待测样品溶解到去污剂、还原剂溶液中，首先进行 SDS 聚丙烯酰胺凝胶电泳，随后被转移到固相支持物上（常用硝酸纤维素滤膜），随后滤膜可与抗目的蛋白质的一抗反应，而结合上的一抗可使用多种二级免疫学试剂（与辣根过氧化物酶或者碱性磷酸酶偶联的二抗或抗免疫球蛋白）进行检测。蛋白质印迹法甚至可以测出 1～5 ng 的蛋白质。

15. 基因组学及蛋白质组学

在 20 世纪 80 年代出现的基因组学主要研究生物基因组的构成，基因组内基因的精确结构、基因组内不同基因之间的相互关系及表达调控，同时也涉及基因如何利用的命题。该学科通过提供基因组信息以及对相关数据进行系统分析利用，研究基因组在遗传中特征和功能，试图解决生物学、医药和工业领域面临的重大问题。在 20 世纪 90 年代随着基因组计划的启动，基因组学研究取得了长足进步。在 2001 年，人类基因组计划公布了人类基因组草图，标志着基因组学研究开启了新的篇章。随着人类基因组草图完成，很多学者开始探索基因与蛋白质如何通过相互作用来影响其他蛋白质的合成，出现蛋白质组学（Proteomics）研究。蛋白质组学以蛋白质全体为研究对象，特别关注蛋白质的结构和功能。和基因组相比，蛋白质组学要更复杂——基因组相对来说较为稳定，而蛋白质组通过与基因组的相互作用不断变化。机体的不同部分和生命周期的不同阶段，其蛋白表达可能发生巨大的变化。鉴于在药物作用于机体前后，基因组和蛋白质组的水平会发生一定变化，人们设计了一系列检测方法，尝试解释这种差异，从分子组学的角度说明药物效应。如近几年兴起的核酸探针、微阵列检测及高通量的基因芯片、蛋白芯片等，均从不同角度阐释了药物的作用及机制。

3.4.2　组织器官水平

与细胞水平研究相比较而言,器官水平研究药理作用更能直接反映药物的分布及药理作用。通常用于离体器官研究的有心脏、血管、肠道、子宫和神经肌肉样本。检测药物在离体状态下的靶器官中的药理功能。不同动物标本可用于确定不同类别的药物的效果。

1. 心血管类

离体的蛙心脏或者兔心脏是最常见的用于检测药物对心脏功能影响的标本。离体的猫、兔、犬和豚鼠的乳头肌标本制备比较方便,是较好的用于检测药物对心肌影响的实验标本。兔的主动脉条对于 α 受体兴奋剂非常敏感,可以用于 α 受体兴奋剂的检测。

2. 胃肠道类

豚鼠的回肠较少发生自发活动,在测定时基线也较稳定,可用这一模型来测定拟胆碱药的剂量—效应曲线。而兔的空肠具有规则的节律性收缩活动,可以用这一模型来检测拟肾上腺素药物和抗肾上腺素药物,拟胆碱药物和抗胆碱药物对肠道活动的影响。

3. 其他类

未发生妊娠的兔子宫对于 α 受体激动剂非常敏感,可以用于检测 α 受体激动剂或阻断剂。离体的豚鼠气管片中含大量 β 受体,可以用于检测作用于 β 受体的药物。蛙的坐骨神经腓肠肌标本,小鸡的颈半棘肌和大白鼠的膈神经标本可以用来检测作用于骨骼肌的药物。而利用离体的脂肪组织培养可以通过检测游离脂肪酸的水平用于研究作用于 β 受体的药物。

在离体器官检测法中,不同动物的不同器官所需要的最适培养条件不同,需要选择最适合的营养环境、渗透压、离子强度和酸碱度等。各种动物的离体器官在培养过程中使用的人工生理溶液组分有所区别,在离体器官的研究和培养过程中应特别注意。

3.4.3　整体动物水平

1. 动物模型

动物实验模型推动着现代医学发展。药物的研发阶段,离不开各种动物实验模型。

动物实验模型研究是在实验环境下使用动物模拟体内情况,从而解决有关生物学、医药学等领域问题的一项基础的科学研究。新技术、新疗法、新药物的发明发现和动物实验密不可分。实验者可以根据不同的研究目的选择不同的动物实验模型进行研究。动物模型需要进行严密设计,确定实验目的、实验对象、实验方法、设立对照组、设定实验动物数量和指标并进行随机分组,在实验过程中正确记录实验数据并选择适当的统计学方法进行分析。但是,动物实验研究也有一定的局限性,并非所有的医药研究都需要进行动物实验研究。已经得到临床证明的药物和治疗方案,无须再使用动物实验研究来证明。尽管很多动物实验模型可以模拟人体的生理病理情况,但是人体和动物实验模型之间存在巨大差异。动物实验研究的结果,可以供给临床参考却无法代替临床研究。通常一种新的药物或者新的治疗方案是否能在临床使用,必须进行充分的动物实验模型研究。但是这种新的药物或者新的治疗方案是否真正有效、能否推广使用,必须经过临床研究确定。通常一种新的药物或者治疗方案如果在动物实验研究中有效,可能在临床研究中也有效,但很多时候两者的结果并不完全一致。

动物实验模型可以进一步分为自发性动物模型以及诱发性动物模型。

自发性动物模型(Naturally Occurring or Spontaneous Animal Models)一般指实验动物没有经过有意识的人工诱导或者处置,在自然情况下就可发生疾病,这一类动物模型中常见的有突变系遗传疾病模型和近交系肿瘤模型。突变系遗传疾病可以进一步分为很多种,包括代谢性相关疾病、分子病或者特定蛋白质异常合成的疾病,例如无胸腺裸鼠、肥胖症小鼠、肌肉萎缩症小鼠、无脾脏小鼠、癫痫大鼠、高血压大鼠和青光眼兔等。实验动物的种属、品系不同,其近交系肿瘤模型中出现的肿瘤类型和肿瘤发病率也有着巨大差异。自发性动物模型在人类疾病研究中发挥着重要的作用,具有其独特的优势,但也有明显的缺点。自发性实验动物的最大优点就是疾病的产生,疾病是在自然情况下发生的,这一点与对应人类疾病相似,可以较广泛用于遗传方面疾病、免疫缺陷相关疾病和肿瘤等的研究。但是另一方面,这类实验动物模型的获得比较困难。实验过程中所需要的饲养条件也更高,实验周期更长,实验成本也更加高昂,有时会难以获得充足的实验材料。此外部分人类疾病还没有建立起成熟的自发性实验动物模型,而且实验模型与疾病之间也存在着巨大差异。近年来,发现并建立新的自发性动物疾病模型用于实验研究也是十分重要的工作。

诱发性或者实验性动物模型(Induced or Experimental Animal Models)通过人为地使用一种或多种致病因素作用于实验动物,诱导实验动物产生类似于人体疾病的特征。诱发性的动物模型的优点是便于控制实验条件、实验的重复性好、诱导方法更简便,实验周期也更短,可以用于新的候选药物的筛选、毒理学研究、传染病学研究以及肿瘤治疗等方面的研究。然而,由于诱发性动物模型是人为诱发产生的,不同于与自然状况下产生的疾病模型和临床所见的疾病。况且,目前还有很多人类疾病未能通过人工诱发的方法在实验动物中复制,所以这一模型也具有一定的局限性。在选择和设计诱发性动物模型时,需要克服其缺点并发挥其特征。

2. 其他动物模型:斑马鱼模型

斑马鱼(Danio rerio)是一种属于辐鳍亚纲(Actinopterygii)鲤科(Cyprinidae)短担尼鱼属(Danio)的硬骨鱼,原产自南亚,原本是一种常见的观赏鱼,由于具有类似斑马的条纹而得名。

斑马鱼体型较小,易于饲养,可以在有限的空间里高密度饲养,能够满足需要大量样本的研究。斑马鱼的生长发育迅速,受精 24 小时后即可形成主要器官原基,相当于发育

28天的人类胚胎,孵出后约3个月的时间达到性成熟。斑马鱼的胚体透明,便于观察研究。受精卵的直径约为1 mm,可以进行显微注射或者细胞移植等操作。

斑马鱼的基因有87%与人类同源,早期胚胎发育和人类非常相似,又因为其实验周期短,观察方便,斑马鱼已成为研究疾病基因的最佳候选模式生物。通过对斑马鱼胚胎或者成鱼基因库进行筛选发现与人类致病基因或者特定功能基因相似的基因,将筛选到的基因导入斑马鱼受精卵,用来观察特定的基因在斑马鱼胚胎发育过程中所起的作用。斑马鱼胚胎是完全透明的,可以便捷地观察胚胎发育全程并研究发育情况。目前,斑马鱼作为模式生物,其使用范围正逐步拓展到多种疾病的研究,而且也被用于大规模的新药筛选。与传统的动物模型相比,这种实验动物模型更为便捷迅速。

3. 转基因及基因敲除动物

通过实验方法将在宿主受精卵和早期胚胎细胞中导入外源基因,并使其稳定整合到宿主细胞的基因组内,以能够稳定遗传。这种实验方法主要使用显微注射的方法、逆转录病毒载体感染的方法、以精子作为载体的方法、电刺激转移的方法和胚胎干细胞的方法导入外源基因。

转基因动物模型促进了肿瘤在分子水平上的研究进展。转基因动物模型使人们意识到肿瘤发生初级阶段中,原癌基因的激活、异常表达和功能失常的重要作用。联系原癌基因和特定细胞的调控通路,研究特性细胞或者细胞中癌基因的表达情况,分析目的细胞中不同原癌基因的易感性,可以解释原癌基因对于肿瘤细胞生长、分化及功能的影响;这种实验模型还可以用于研究多种基因的协同作用,深入探讨肿瘤的发展机制。

转基因小鼠实验模型不仅可以用于研究原癌基因功能,还能够通过人工去除某一基因的功能(例如使用基因敲除技术)研究抑癌基因在肿瘤发生发展进程中的作用。另外,通过使用转基因小鼠实验模型测试致癌原,对于研究肿瘤发生机制和肿瘤的预防、治疗以及发现新的致癌物质都提供了可靠的实验依据。

基因敲除(Knock Out)是通过遗传工程技术使得某一特定基因功能丧失,从而研究该基因对机体的影响,推断该基因的生物学功能。基因敲除技术最早出现在20世纪80年代,该分子生物学技术建立在同源基因重组技术和胚胎干细胞技术充分发展的基础之上。胚胎干细胞(Embryonic Stem Cell, ES 细胞)是从着床前胚胎中(孕3~5天)分离出的内细胞团(Inner Cell Mass, ICM)细胞。胚胎干细胞具有向多种细胞分化的潜能,可在体外培养并且保留有发育全能性。体外实施遗传操作后,将转基因的胚胎干细胞重新植入小鼠胚胎中,这样的细胞经过了人工改造,且能够发育成胚胎的各种组织。同源基因重组指外源DNA片段比较大而且能够与宿主基因的片段中同源性较高的部分互补并结合,结合区的外源DNA片段具有与宿主的相应片段发生重组的可能,这种重组被称为同源重组。

基因敲除通过同源重组将外源基因整合进目的细胞的基因组上特定位点,是对某一特定基因进行定点修饰的一种生物实验技术。它克服了随机整合具有的盲目性和偶然性的缺点,是对遗传物质进行修饰的理想实验方法(图3-7)。

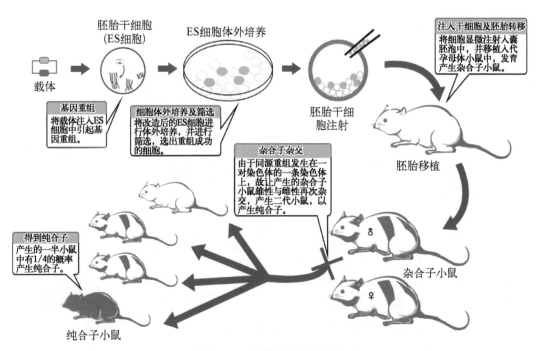

图 3 - 7 基因敲除简要步骤

第4章 传出神经系统药理学

解剖学可以将神经系统(图4-1)分为两部分：由大脑和脊髓组成的中枢神经系统，以及由位于大脑和脊髓之外的神经元、所有进入或离开中枢神经系统的神经纤维所组成的外周神经系统。外周神经系统可再分为：传出神经分支——神经元将来自大脑和脊髓的神经信号向外周组织传播；传入神经分支——神经元将来自外周的信号传入中枢神经系统。传入神经分支提供感觉传入信号，通过反射弧以调节传出神经分支的功能，这就是调节反射作用的神经通路。本章主要介绍传出神经系统的自主神经系统。

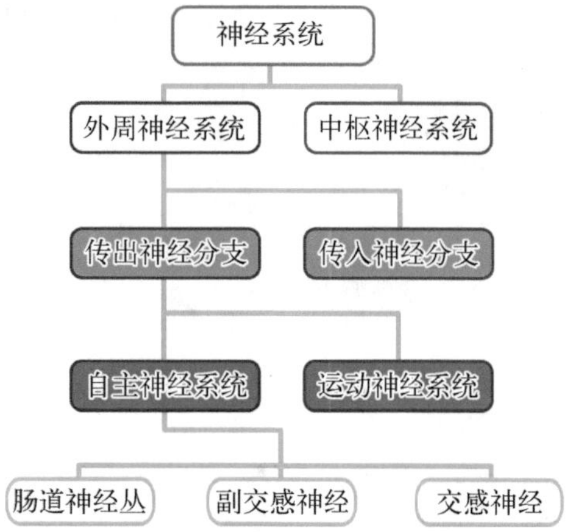

图 4-1 神经系统组成示意图

4.1 传出神经系统药理学概论

传出神经系统包括自主神经系统和运动神经系统。自主神经系统(Autonomic Nervous System)主要支配心肌、平滑肌和腺体等效应器；运动神经系统则支配骨骼肌。

4.1.1 传出神经系统的分类

1. 按结构与功能分类

（1）自主神经

基于不同的形态结构和生理功能，自主神经系统可以分成交感神经和副交感神经两部分，两者均要经过神经节中的突触，然后更换神经元，才达到效应器(Effector)。自主神经系统分布示意图如图4-2所示。

结构：交感神经中枢位于脊髓胸腰段灰质侧角，交感神经节多数离效应器较远；而副交感神经起源于脑干内位于第Ⅲ、Ⅶ、Ⅸ、Ⅹ对脑神经的神经核以及脊髓骶段，其神经节多靠近效应器或在效应器内。

功能：通常大多数内脏器官及其组织(心脏、血管、腺体和平滑肌等)具有交感与副交感神经纤维的双重优势，而交感与副交感神经在功能上表现兴奋或抑制性的相互拮抗效应，并通过这种拮抗效应从正反两面调节内脏器官的活性，以维持所支配组织器官的功能平衡与协调，发挥既对立又统一的作用，见表4-1。

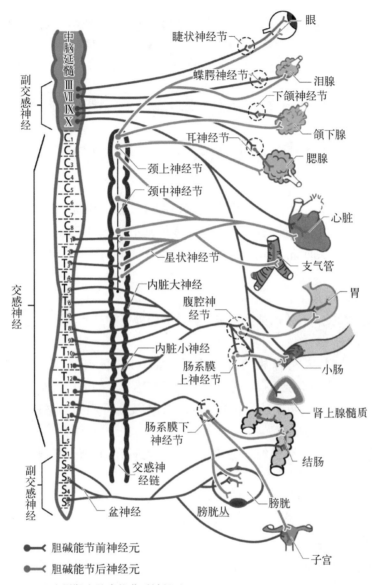

图 4－2　自主神经系统分布示意图

表 4－1　自主神经系统功能

器官及组织	交感神经系统作用	副交感神经系统作用
循环器官	心率增加,心肌收缩力增强,内脏与皮肤血管收缩,血压升高	心率减慢,心肌收缩力减弱,血压降低
呼吸器官	支气管扩张	支气管收缩,黏膜分泌增多
消化器官	抑制胃肠运动及胆囊收缩,促进括约肌收缩	促进胃肠蠕动及胆囊收缩,增加消化腺分泌,括约肌舒张

续　表

器官及组织	交感神经系统作用	副交感神经系统作用
泌尿器官	肾血管收缩,膀胱逼尿肌舒张,括约肌收缩	膀胱逼尿肌收缩,括约肌舒张
眼	瞳孔辐射肌收缩,瞳孔扩大	瞳孔括约肌收缩,瞳孔缩小
皮肤	汗腺分泌	
代谢	促进糖原分解及肾上腺素分泌	促进胰岛素分泌

（2）运动神经

运动神经自中枢发出后,中间不更换神经元,直接达到骨骼肌,因此没有节前和节后纤维。运动神经系统可随意控制,而自主神经系统则不能自由控制。机体的运动功能从肌张力和腱反射到复杂的随意运动,都由中枢神经系统的调节和控制下支配骨骼肌的运动神经来完成。

2. 按神经递质分类

根据释放递质的不同,传出神经系统主要分为胆碱能神经和去甲肾上腺素能神经。

（1）胆碱能神经

当神经兴奋时,其末梢释放的乙酰胆碱（Acetylcholine，ACh）称为胆碱能神经（Cholinergic Nerve）。它包括：（1）所有交感和副交感神经的节前纤维；（2）所有副交感神经的节后纤维；（3）极少数交感神经的节后纤维,如支配汗腺的分泌和骨骼肌血管的舒张的交感神经；（4）运动神经。

此外,肾上腺髓质受交感神经支配,但也属胆碱能神经,兴奋时末梢释放乙酰胆碱。

（2）去甲肾上腺素能神经

当神经兴奋时,其末梢释放的去甲肾上腺素（Noradrenaline，NA）称为去甲肾上腺素能神经（Noradrenergic Nerve）或肾上腺素能神经（Adrenergic Nerve）。绝大多数交感神经的节后纤维都属此类。

除上述两种经典的传出神经外,某些外周交感纤维还存在多巴胺能神经,兴奋时末梢释放多巴胺（Dopamine，DA）,如支配肾血管的交感神经节后纤维；在某些组织如胃肠壁神经,还存在非肾上腺素能非胆碱能神经,末梢贮存释放的递质为肽类和一氧化氮（NO）等。事实上神经兴奋时释放的物质很少是单一的化学物质,常同时释放多种物质,虽然种类很多,但一个神经细胞的不同末梢释放的递质相同。

4.1.2　传出神经系统的递质及受体

所有神经元都是独特的解剖单元,且大多数神经元之间没有结构连续性。神经系统中神经元间、神经元与效应器间的兴奋性传递是通过神经末梢释放化学物质来完成,这种化学物质称为神经递质（Neurotransmitter）,主要有乙酰胆碱和去甲肾上腺素。

　　动作电位到达神经末梢后，产生去极化，触发神经递质的释放。神经递质快速扩散穿过神经元间的突触间隙，与突触细胞（靶细胞）上的特定受体结合而发生效应，从而完成神经冲动的传递过程。

1. 传出神经突触及其超微结构

　　突触（Synapse）是神经元与次级神经元或神经末梢和相应效应器间的连接；运动神经末梢和骨骼肌的相交处称为神经肌肉接头（Neuromuscular Junction），也被称为运动终板。突触由三部分组成：突触前膜、突触间隙和突触后膜。突触的上一级神经末梢细胞膜形成突触前膜，次级神经元或效应器的细胞膜被称为突触后膜，突触前、后膜之间的部分称为突触间隙。靠近突触前膜的神经纤维内存在一些亚细胞结构如线粒体和囊泡等，其具有合成、贮存神经递质的作用。运动神经末梢的超微结构如图 4-3 所示。

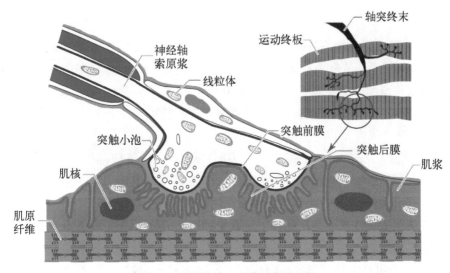

图 4-3　运动神经末梢的超微结构

2. 传出神经系统的神经递质分类

　　胆碱能神经的递质为乙酰胆碱，肾上腺素能神经的递质为去甲肾上腺素。两种神经递质的合成、储存和代谢过程如图 4-4 所示。

　　（1）乙酰胆碱

　　1）生物合成。在胆碱能神经末梢的细胞质中，乙酰胆碱经胆碱乙酰化酶（Choline Acetylase）催化由胆碱和乙酰辅酶 A（Acetyl Coenzyme A，在末梢线粒体内合成）合成然后沿着轴突运送到末端。

　　2）储存。乙酰胆碱形成后立即进入囊泡，与 ATP 和囊泡蛋白一起贮存在囊泡中。

　　3）释放。当神经冲动传导到神经末梢时，神经细胞膜产生去极化，细胞膜上的电压依赖性钙通道打开，Ca^{2+} 内流，细胞内 Ca^{2+} 浓度增加，导致囊泡靠近突触前膜并融合形成孔，囊泡中的递质和内容物被排放到突触间隙，这一过程称为胞吐。

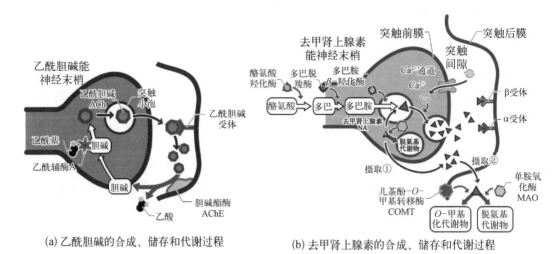

图 4-4　神经递质的合成、储存和代谢过程

4）消除。释放到突触间隙的乙酰胆碱与胆碱受体结合产生生物学效应,并被突触间隙中的乙酰胆碱酯酶(Acetylcholinesterase,AChE)快速水解,形成醋酸和胆碱,作用消失。囊泡释放乙酰胆碱时呈量子式,也称量子释放,即每一个囊泡释放一次乙酰胆碱的量为一个量子,胞吐可同时有 200~300 个的囊泡释放乙酰胆碱。

（2）去甲肾上腺素

1）生物合成。主要部位是神经末梢,多巴(Dopa)由酪氨酸羟化酶催化的酪氨酸产生,再通过多巴脱羧酶的催化脱羧生成多巴胺,其在胞浆中进行。多巴胺进入囊泡中,并被多巴胺 β-羟化酶催化产生去甲肾上腺素。

酪氨酸被钠依赖性载体运送到肾上腺素能神经元的轴浆,然后经羟化酶催化,羟基化生成二羟基苯丙氨酸(也称为左旋多巴),这一环节是去甲肾上腺素生物合成的限速环节。

2）储存。去甲肾上腺素形成后,与 ATP 的嗜铬粒蛋白结合,贮存在囊泡中,可防止其被细胞质中的单胺氧化酶破坏。

3）释放。当神经冲动到达末端时,Ca^{2+} 进入细胞质,囊泡与突触前膜融合,囊泡内容物(NA、ATP、DA 等)被释放到突触间隙,并与突触后膜上的受体结合,引起此级神经细胞或效应器产生效应;还可与突触前膜上的特异受体结合,反馈性调节递质的释放。

4）消除。去甲肾上腺素释放后,降解过程如下：① 位于突触间隙的去甲肾上腺素被转运到神经末梢,效应消失,称为摄取 1;② 摄取 1 后被细胞内的儿茶酚-O-甲基转移酶(Catechol-O-methyltransferase,COMT)和 MAO 所破坏;平滑肌等非神经组织降解去甲肾上腺素,称为摄取 2;③ 释放少量去甲肾上腺素后,其从突触间隙进入血液中,最终被肝脏、肾脏等的 COMT 和 MAO 破坏。

3. 传出神经系统的受体分类

受体的命名与分类,通常根据可选择性地与其结合的递质或药物而定。因此,传出神经系统的受体可分为胆碱受体和肾上腺素受体两种类型。

（1）胆碱受体

胆碱受体可以分为两大类：毒蕈碱型胆碱受体（Muscarinic ACh Receptor），简称 M 胆碱受体或 M 受体；烟碱型胆碱受体（Nicotinic ACh Receptor）简称 N 胆碱受体或 N 受体。分别对毒蕈碱和烟碱敏感。

M 受体属于 G 蛋白偶联受体，主要分布由胆碱能神经节后纤维支配的效应器的细胞膜中，如心脏、膀胱逼尿肌、胃肠道平滑肌、瞳孔括约肌和各种腺体。M 受体又可分为 5 种亚型，M_1、M_2、M_3、M_4、M_5，其中前三种最为主要：① M_1 受体主要分布在胃壁细胞、神经节和中枢神经系统；② M_2 受体主要分布在心肌和外周神经细胞；③ M_3 主要分布在外分泌腺和血管平滑肌等。

N 受体为配体门控型离子通道受体，根据不同分布可分为 N_1 和 N_2 受体。N_1 受体主要分布于神经节，而 N_2 受体分布在神经肌肉接头的骨骼肌细胞上。

（2）肾上腺素受体

肾上腺素受体（Adrenoceptor）是与去甲肾上腺素或肾上腺素结合的受体，也是 G 蛋白偶联受体。根据其对肾上腺素药物的敏感性和阻断剂的差异，可分为 α 肾上腺素受体（简称 α 受体）和 β 肾上腺素受体（简称 β 受体）。

α 受体又可分为 α_1 和 α_2 型受体：① α_1 型受体主要分布于血管平滑肌、瞳孔开大肌、心脏和肝脏等；② α_2 型受体存在于去甲肾上腺素能和胆碱能神经末梢的突触前膜中，对神经递质的释放有负反馈性抑制作用，调节神经和组织反应，在诸如肝细胞、血小板、脂肪和血管平滑肌的细胞上，α_2 型受体也存在于突触后膜中。

β 受体可分为 β_1、β_2、β_3 三种亚型，β_1 型受体主要分布在心脏中，β_2 型受体主要存在于支气管与血管平滑肌中，β_3 型受体主要分布在脂肪细胞中。

4.1.3 传出神经系统的作用方式和分类

1. 药物作用方式

（1）直接作用于受体。许多药物可直接与胆碱受体或肾上腺素能受体结合，激动受体产生与相应递质相似的作用，称为激动药（Agonist）；相反，药物与受体结合后不激动受体，且妨碍递质或激动药与受体的结合，具有拮抗或阻断的作用称为拮抗药（Antagonist）或阻断药（Blocking Agent）。

（2）影响递质。① 影响递质的合成：有些药物可抑制递质的合成，如抑制乙酰胆碱合成的药物密胆碱，抑制去甲肾上腺素合成的 α-甲基酪氨酸，抑制多巴胺合成的卡比多巴。这类药物的数量少，临床应用价值不大。② 影响递质的转化：有些药物可抑制胆碱酯酶的活性，减少胆碱酯酶的水解，增加突触间隙乙酰胆碱的浓度而产生胆碱受体激动作用，如新斯的明和有机磷酯类农药。③ 影响递质的贮存与释放：一些药物通过影响递质在神经末梢的贮存发挥作用，如利血平抑制神经末梢摄取去甲肾上腺素，减少囊泡递质的贮存甚至耗尽。有些药物可加速递质的释放，如麻黄碱、间羟胺等能促进去甲肾上腺素的释放，氨甲酰胆碱促进乙酰胆碱的释放，递质释放增加而产生相应受体的激动作用。

2. 药物的分类

依据传出神经系统药物的作用方式和受体选择性,可以对传出神经系统药物进行以下分类(表 4-2),其中括号内为代表药物。

表 4-2　传出神经系统药物分类

胆碱能神经	
拟似药	拮抗药
1. 胆碱受体激动药	1. 胆碱受体阻断药
M、N 受体激动药(氨甲酰胆碱)	M 受体阻断药(阿托品)
M 受体激动药(毛果芸香碱)	M_1 受体阻断药(哌仑西平)
N 受体激动药(烟碱)	N_1 受体阻断药(六甲双铵)
	N_2 受体阻断药(琥珀胆碱)
2. 胆碱酯酶抑制剂(新斯的明)	2. 胆碱酯酶活化药(碘解磷定)
去甲肾上腺素能神经	
拟似药	拮抗药
1. 肾上腺素受体激动药	1. 肾上腺素受体阻断药
α、β 受体激动药(肾上腺素)	α_1、α_2 受体阻断药(酚妥拉明)
α_1、α_2 受体激动药(去甲肾上腺素)	α_1 受体阻断药(哌唑嗪)
α_1 受体激动药(去氧肾上腺素)	α_2 受体阻断药(育亨宾)
α_2 受体激动药(可乐定)	β_1、β_2 受体阻断药(普萘洛尔)
β_1、β_2 受体激动药(异丙肾上腺素)	β_1 受体阻断药(阿替洛尔)
β_1 受体激动药(多巴酚丁胺)	β_2 受体阻断药(布他沙明)
β_2 受体激动药(沙丁胺醇)	α、β 受体阻断药(拉贝洛尔)
2. 间接作用的拟似药(麻黄碱)	2. 去甲肾上腺素能神经阻滞药(利血平)

4.2　拟胆碱药

拟胆碱药(Cholinomimetic)也被称为胆碱受体激动药(Cholinoreceptor Agonist),是一类与乙酰胆碱有相似作用的药物,激活胆碱能神经支配的效应器、神经节和神经肌肉接头等部位的胆碱受体,产生拟胆碱样作用。由于乙酰胆碱主要通过胆碱酯酶水解而灭活,因此抑制胆碱酯酶活性的药物也产生拟胆碱样作用。

4.2.1　胆碱受体激动药

基于药物对不同胆碱受体亚型的选择性,胆碱受体激动药可分为 3 类:M 胆碱受体激动药,N 胆碱受体激动药和 M、N 胆碱受体激动药。

1. 药理作用

（1）M 样作用

激动 M 胆碱受体，发挥胆碱能神经所有节后纤维兴奋所产生的作用，如对心血管系统产生负性抑制，心率变缓、心肌收缩力减弱、血管扩张、血压下降；对消化道、泌尿道和支气管平滑肌产生兴奋作用，增强平滑肌收缩力，增加腺体的分泌；还引起瞳孔括约肌和睫状肌收缩等。

（2）N 样作用

1）激动 N_1 胆碱受体：引起类似所有自主神经节兴奋作用，包括交感和副交感神经节后纤维兴奋性，以及肾上腺髓质嗜铬细胞激动而释放肾上腺素。结果胃肠道、膀胱等器官的平滑肌收缩力增强，增加腺体的分泌，心肌收缩力增强且血管收缩，导致血压升高。在大多数器官组织中，交感与副交感神经的作用相互拮抗，因此 N_1 胆碱受体激动所产生的效应相当复杂，主要由组织中占优势的受体种类决定。

2）激动 N_2 胆碱受体：N_2 受体分布于运动神经肌肉接头处，兴奋后骨骼肌收缩，若剂量较大可引起肌肉痉挛，但激动过度也会导致肌肉麻痹。

2. 临床应用

具有上述药理作用的化合物较多，但由于选择性、毒性等原因，临床上使用的药物只有少数几个。主要用于治疗术后腹气胀、尿潴留，局部用于青光眼。

3. 代表性药物

（1）M 胆碱受体激动药

毛果芸香碱（Pilocarpine）

一种从南美洲小灌木毛果芸香属植物 *Pilocarpus Jaborandi* 中提取的生物碱，属于叔胺化合物，已可人工合成，对乙酰胆碱酯酶的水解作用稳定，与乙酰胆碱及其衍生物相比，毛果芸香碱的作用强度很低，然而，由于其药物分子不带电荷，药物的治疗剂量可进入中枢神经系统。

［药理作用与临床应用］

由于激动 M 受体而发挥 M 样作用，对眼和腺体有较强作用，对心血管系统影响较小，主要用于临床眼科。

1）眼：具有缩瞳、降低眼内压和调节痉挛的作用。M 胆碱受体激动药和阻断药对眼的作用以及房水出路见图 4-5。

① 缩瞳。使用 1‰ 毛果芸香碱溶液滴眼可出现瞳孔缩小，括约肌收缩，用来抑制某些扩瞳药作用；如果与阿托品交替使用，使瞳孔收缩与扩张反复交替，防止虹膜在炎症期间与晶状体粘连。

② 降低眼内压。由于激动 M 受体，使虹膜收缩变薄，扩大前房角间隙，房水易于回流进入巩膜静脉窦，增加房水流出量，降低眼内压，用于青光眼的治疗。

③ 调节痉挛。正常的眼睛是基于调节晶状体的屈曲度，改变其折光性能以满足近视或远视的需求。晶状体具有弹性且凸出，受悬韧带牵拉而保证相对扁平。但悬韧带受睫状肌控制，因此激动睫状肌上的 M 受体，收缩睫状肌，悬韧带松弛，对晶状体的牵拉作用

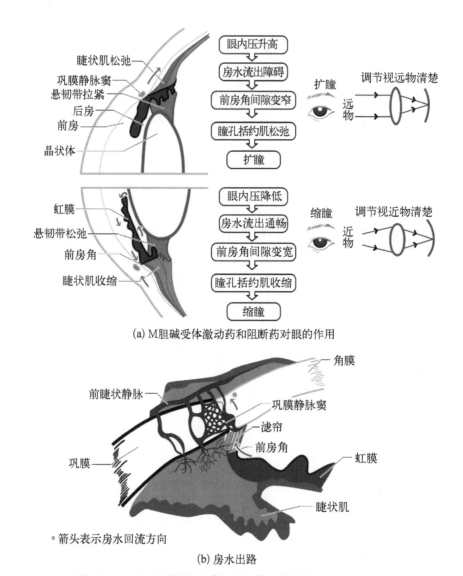

（a）M胆碱受体激动药和阻断药对眼的作用

*箭头表示房水回流方向

（b）房水出路

图4-5　M胆碱受体激动药和阻断药对眼的作用以及房水出路

减轻,晶状体变凸,屈光度增大,产生近物清楚、远物模糊的作用。

2）腺体：可以增强唾液腺、汗腺、泪腺以及胰腺的分泌,增加消化道和呼吸道黏膜的分泌。用于治疗口腔干燥等。

3）其他：被吸收入体内后,可兴奋胃肠道、呼吸道、胆道、子宫及膀胱平滑肌上的 M 受体,增强平滑肌的收缩,增强胃肠蠕动,诱发支气管哮喘等。过量吸收引起的不良反应为 M 样作用的表现,可用阿托品对症治疗。

[不良反应]

毛果芸香碱可进入大脑,引起中枢神经系统障碍。可刺激机体产生大量汗液和流涎。

氨甲酰甲胆碱(Carbamylmethylcholine)

化学结构与氨甲酰胆碱相似,稳定性好,能耐受胆碱酯酶和非特异性胆碱酯酶。仅作用于 M 受体,经口有效。其对胃肠道以及膀胱平滑肌有较强的选择性,对心血管无明显影响。临床上用于经口或皮下注射治疗腹气胀、减轻胃张力、术后或产后尿潴留,也可用于口腔黏膜干燥症。

[不良反应]

脸红、出汗、头痛、流涎、视力模糊和腹痛等(可用阿托品处理)。

(2)N 胆碱受体激动药

该类药物有烟碱(Nicotine)、洛贝林(Lobeline)和合成的化合物四甲铵(Tetro-methyl ammonium,TMA)等。其中烟碱和洛贝林为生物碱。

烟碱从烟叶中提取,是 N 胆碱受体激动药的代表,对 N_1、N_2 受体及中枢神经系统均有作用,小剂量激动受体,大剂量则有阻断受体。烟碱作用复杂,无临床应用价值。

洛贝林是山梗菜中提取的生物碱,现已可人工合成,能兴奋 N_1 胆碱受体,但是弱于烟碱。基于激动颈动脉体和主动脉体化学感受器的 N 胆碱受体,兴奋延髓呼吸中枢,可以用于治疗呼吸衰竭。

(3)M、N 胆碱受体激动药

1)乙酰胆碱

为胆碱与乙酸形成的酯,为季铵类化合物,脂溶性低,不易通过血脑屏障。在水溶液中不稳定,可自行水解。在体内很快被乙酰胆碱酯酶水解,迅速失去活性。作用广泛而复杂,所以有很少的临床应用价值,仅有理论意义。

2)氨甲酰胆碱

本药作用与递质乙酰胆碱相似,对 M、N 受体都有作用,且不易被胆碱酯酶破坏,作用相对持久。胃肠、泌尿道平滑肌具有稍高的选择性和强烈的兴奋作用,用于术后腹气胀和尿潴留。然而其选择性差,效果广泛,不良反应多,阿托品解毒作用差,全身应用受限。滴眼液可以缩小瞳孔,降低眼内压。主要用 0.5%～1.5%溶液治疗青光眼。

4.2.2 胆碱酯酶抑制剂

胆碱酯酶抑制剂,也称间接激动胆碱受体药,与对胆碱酯酶的亲和力高于乙酰胆碱,且易于与胆碱酯酶结合;此外,复合物不易分解,导致胆碱酯酶难以水解乙酰胆碱。因此,从胆碱能神经末梢释放的乙酰胆碱大量累积,表现为 M 及 N 样效果。本类药物基于与胆碱酯酶结合后形成的复合物水解难易程度分为两类,易逆性胆碱酯酶抑制剂和难逆性胆碱酯酶抑制剂。

1. 易逆性胆碱酯酶抑制剂

大多本类药物带有季铵基团,且与 ChE 结合形成的氨甲酰化 ChE 具有缓慢的水解速率,ChE 长时间被抑制,导致乙酰胆碱的积累,胆碱受体兴奋,但药物与 ChE 结合较不稳定,被抑制的酶易于复活。本类以新斯的明为代表,有吡斯的明、加兰他敏、安贝氯铵等多种类似药物,其作用机制与用途都相似。

新斯的明(Neostigmine)

是一种人工合成品,属季铵类化合物。

体内过程:经口吸收少且不规则,经口给药 1～2 h 后达到血浆峰值,血浆蛋白结合率为 15%～25%,生物利用度仅 1%～2%。肌肉注射给药后,血浆半衰期约为 1 h。在血浆中被 ChE 水解,也在肝脏代谢。给药量的 80% 可在 24 h 内经尿排泄,其中原型药约占 50%。其不易通过血脑屏障,进入中枢神经系统的药物量很少。

[药理作用与临床应用]

ChE 活性抑制,发挥完全拟胆碱作用,即副交感神经激动,可以直接结合骨骼肌运动终板上的 N_2 受体,激动 N_2 受体,增强骨骼肌收缩。其特点是对腺体、眼、心血管及支气管平滑肌作用较弱,对胃肠道和膀胱平滑肌作用较强,对骨骼肌作用最强。临床主要应用于治疗如下疾病:

1)重症肌无力与体内产生抗 N 胆碱受体的抗体,以及损害神经肌肉接头处的胆碱受体有关,导致受体不被乙酰胆碱激动,肌肉收缩无力。主要临床表现为眼睑下垂和肢体无力等。一般经口给药,可缓解症状。

2)术后腹气胀和尿潴留服用新斯的明,增加肠蠕动和膀胱逼尿肌张力,促进排气和排尿。

3)用于抑制非去极化型肌松剂引起的肌肉松弛。

4)阵发性、室上性心动过速基于兴奋 M 胆碱受体,本药可抑制心电传导和心肌收缩。

5)外用治疗青光眼。

[不良反应]

主要与胆碱能神经过度兴奋相关,出现进行性流涎、恶心呕吐、腹痛腹泻等现象。过量会导致"胆碱能危象",其特征是出汗过多、瞳孔缩小、大小便失禁、心动过缓、血压下降、肌肉无力或麻痹、呼吸困难等。可用阿托品对抗。

其他胆碱酯酶抑制剂如表 4-3 所示。

表 4-3　其他胆碱酯酶抑制剂

药　物	结　构	作　用　特　点
毒扁豆碱(Physostigmine)	叔铵类	外周作用较强且持久,可进入中枢,小剂量兴奋但大剂量抑制。用于治疗青光眼和重症肌无力
吡斯的明(Pyridostigmine)	叔铵类	作用比新斯的明弱,但维持时间长,用于重症肌无力,腹气胀和尿潴留
加兰他敏(Galanthamine)	叔铵类	作用较弱,用于治疗重症肌无力,脊髓灰质炎(小儿麻痹症)后遗症
安贝氯铵(Ambenonium Chloride)	双季铵类	作用较新斯的明强而持久,副作用较少,经口用于重症肌无力治疗

2. 难逆性胆碱酯酶抑制剂

该类化合物与胆碱酯酶的结合稳定，抑制时间长，酶活性难以恢复。有乙硫磷、异氟磷的医用价值；其他主要包括多种有机磷酸酯类农业杀虫剂和战争毒剂，如敌百虫、乐果和沙林、梭曼等。

（1）有机磷酸酯类（Organophosphate）

主要包括杀虫剂，如乐果、敌敌畏、敌百虫、马拉硫磷、对硫磷、内吸磷等。

这些杀虫剂的特点是脂溶性高，挥发性强，可经呼吸、消化道黏膜以及皮肤吸收。进入体内后分布全身，并通过氧化与水解反应发生生物转化。一般氧化后毒性增加，而水解后毒性降低，最后经肾脏排泄。

［中毒机制］

有机磷酸酯类进入体内后，其亲电子性的磷共价结合胆碱酯酶的酯解部位中丝氨酸的羟基，形成磷酰化胆碱酯酶，其不易水解且难以恢复活性。另外，中毒时间过长，称之为酶"老化"现象，即磷酰化胆碱酯酶的磷酰基团上的烷氧基被破坏，酶蛋白的体外结构发生改变，使酶无法复活。

［中毒症状］

中毒症状是由于乙酰胆碱大量积聚引起，表现复杂，可归纳为如下三个方面。

1）M样作用症状。瞳孔括约肌收缩，瞳孔缩小；腺体分泌增加，流涎、出汗，支气管分泌物增多；平滑肌收缩，恶心、呕吐、腹痛腹泻，大小便失禁，支气管痉挛；心动过缓，血压降低。

2）N样作用症状。神经肌肉接头中 N_2 受体兴奋，发生肌肉震颤、抽搐，重症肌无力及呼吸肌麻痹症状。

3）中枢神经系统症状。中枢神经系统先兴奋后抑制，发生烦躁、不安、神志模糊甚至昏迷。血管运动与呼吸中枢受到抑制，导致血压下降，呼吸困难或停止。

［解救原则］

首先清除中毒物，避免进一步吸收，采取清洗皮肤，洗胃以及导泻等措施。尽可能多地使用阿托品来消除 M 样作用，缓解症状。阿托品与碘解磷定等胆碱酯酶复活剂合用，可以促进酶活性的恢复，降低乙酰胆碱的含量，消除病因与症状。

（2）乙硫磷

一种难逆性的抗 ChE 药物，其效果类似于新斯的明，然而持续时间较长。主要在眼科局部给药，10 min 后发生缩瞳现象，可持续 1～4 周；降低眼内压，约 24 h 到达峰值，可维持数日至数周。在临床上主要应用在无晶状体畸形的开角型青光眼。由于其持续时间长，易产生虹膜炎、视网膜剥离、晶状体混浊等不良反应。

4.3　胆碱受体阻断药

胆碱受体阻断药是阻断胆碱受体并发挥抗胆碱能作用的药物，因其与胆碱受体具有较强的亲和力,可以与乙酰胆碱及其类似药物竞争结合受体,且本身没有内在活性,从而阻断乙酰胆碱和拟胆碱药的受体结合与兴奋作用。基于其对 M 或 N 受体的不同选择性,可以分为 M 胆碱受体阻断药和 N 胆碱受体阻断药,后者对 N 受体亚型的不同选择性,可以分 N_1 胆碱受体和 N_2 胆碱受体阻断药。

M 胆碱受体阻断药阻断节后胆碱能神经支配的效应器上的胆碱受体,产生抗 M 样作用,如平滑肌松弛、腺体分泌抑制、瞳孔扩大、心率加快等。也称为节后抗胆碱药或平滑肌解痉药。阿托品是代表药物。

N_1 胆碱受体阻断药可以阻断神经节细胞上的 N_1 胆碱受体,因此也称为神经节阻断药,具有抗高血压作用,代表药物有美加明、樟黄咪芬等。

N_2 胆碱受体阻断药可以阻断运动终板突触后膜上的 N_2 胆碱受体,有骨骼肌松弛,也被称为骨骼肌松弛剂。以筒箭毒碱、琥珀胆碱为代表。

4.3.1　M 胆碱受体阻断药

该类药物包括阿托品类生物碱及其合成替代品,生物碱包括阿托品、东莨菪碱、山莨菪碱和樟柳碱等,来源于颠茄科植物颠茄、曼陀罗和莨菪,为芳香族托品酸和有机碱托品或莨菪品结合而成的有机酯,有机酯的形式与药理活性关系密切,而有机酯酸部分的羟基与抗胆碱酯酶活性有关。通过改变化学结构合成替代品,能提高疗效并减少副作用,这些药物可分为季铵类、叔胺类和选择性 M 胆碱受体阻断药等,如异丙托品、后马托品和哌仑西平等。

(1) 阿托品(Atropine)

阿托品是一种叔胺类颠茄生物碱,对 M 受体具有高亲和力,可与乙酰胆碱发生竞争,防止乙酰胆碱与 M 受体结合。

[体内过程]

经口或黏膜给药都容易吸收,吸收后分布全身,可通过胎盘和血脑屏障,经口给药 1 h 达到血药峰值。清除也迅速,半衰期约为 2 h,60% 以原型,其余以代谢产物从尿排泄。阿托品对多数器官的作用维持 4 h,但对眼虹膜与睫状肌的作用可持续 72 h。

[药理作用]

阿托品可与 M 胆碱受体结合,竞争性阻断 ACh 和拟胆碱药物与 M 受体的结合,发挥抗胆碱能作用。阿托品对 M 受体的 M_1、M_2、M_3 三种不同亚型没有选择性,因此作用广泛。然而唾液腺、汗腺及支气管腺体对阿托品高度敏感,对内脏平滑肌和心脏中度敏感。

1) 腺体分泌

阿托品明显抑制唾液腺和汗腺分泌,治疗量可以引起口干、皮肤干燥,减少泪腺与支气管腺体的分泌;可以减少胃液分泌,但因胰液、肠液的分泌不受迷走神经调节,所以阿托品的影响较小。

2）眼

阿托品阻断了虹膜瞳孔括约肌和睫状肌的 M 受体，导致扩瞳与调节麻痹。

① 扩瞳：由于阻断了瞳孔括约肌上的 M 受体，导致括约肌松弛，致使肾上腺素能神经支配的瞳孔开大肌张力占优势，因此瞳孔出现扩大。当局部用药时，扩瞳效应可持续 7～12 d。

② 调节麻痹：阿托品松弛睫状肌并退向到外缘，导致悬韧带紧张，晶状体扁平，屈光度变小，眼调整成远视状态，视近物模糊。

③ 升高眼内压：阿托品将虹膜排斥到边缘，前房角间隙变窄，房水回流受阻，导致眼内压升高。故青光眼患者禁用。

3）内脏平滑肌

松弛内脏平滑肌，尤其在平滑肌处于痉挛状态时，效果更明显。

① 胃肠道：其可以减轻胃肠平滑肌的张力以及蠕动频率，缓解平滑肌痉挛的效果明显。

② 其他：其可以减弱膀胱逼尿肌的张力和收缩力，对胆囊、胆道以及输尿管平滑肌有轻微的解痉作用。拮抗炎症介质，如组胺、缓激肽等引起的支气管收缩。

4）心血管系统

阿托品减弱迷走神经对心脏的抑制作用，使心率加快，并扩张皮肤血管，减缓毛细血管痉挛。

① 心脏：主要作用是加快心率。然而低剂量阿托品通常会短暂性减缓心率，原因是副交感神经节纤维上的 M_1 受体阻断，这是 ACh 负反馈地抑制自身释放的功能减弱所致。较大剂量的阿托品可以阻断窦房结中 M_2 受体，迷走神经的抑制作用减弱，窦房结的兴奋性增加，导致心率加快。心率加快的速度取决于迷走张力的水平，因此对于迷走张力高的青年人作用较明显。阿托品还可以拮抗由于过度兴奋迷走引起的房室传导阻滞并加速房室传导。

② 血管与血压：由于大多数血管缺乏胆碱能神经支配，因此阿托品对血管和血压几乎无影响。然而，中毒剂量的阿托品会诱发皮肤血管扩张，尤其是脸部血管的扩张和潮红。可能与机体对阿托品的代偿反应有关，抑制汗腺分泌，有利于皮肤血管扩张散热。大剂量的阿托品可以消除毛细血管痉挛，改善微循环，缓解中毒性休克。这种作用可能与阿托品通过增加细胞对缺血、缺氧和内毒素的耐受力，拮抗各种引起微循环障碍的炎症因子有关，而不是直接作用于血管。

5）中枢神经系统

治疗量（0.5～1.0 mg）对中枢作用轻微，较大剂量（1.0～2.0 mg）可激动延髓呼吸中枢。毒性剂量引起显著的脑兴奋性，如烦躁不安、幻觉、定向障碍、谵妄和惊厥等。出现更严重中毒则中枢由兴奋转为抑制，出现昏迷和呼吸麻痹，最后由于循环与呼吸衰竭而导致死亡。

[临床应用]

1) 解痉止痛

由于其能够松弛内脏平滑肌,适于各种内脏绞痛,特别是胃肠平滑肌痉挛的快速缓解,通常用于治疗胃肠痉挛的症状。对于胆囊和肾绞痛的症状,需要联合使用镇痛药。因为其能够减轻胃肠平滑肌张力与蠕动,所以可应用于肠道激惹综合征。又因能够降低膀胱张力,减少小便次数,因此可用于小儿遗尿症和尿频尿急症。

2) 抑制腺体分泌

也可治疗盗汗和流涎,如帕金森病引起的流涎。减少呼吸道腺体分泌,可防止呼吸道阻塞并诱发吸入性肺炎。麻醉前给药以及支气管哮喘的辅助治疗。

3) 眼科

利用扩瞳进行眼底检查,治疗虹膜睫状体炎、角膜炎,并预防炎症粘连。阿托品使睫状肌松弛,有益于准确测定晶状体的屈光度,也被用于验光。

4) 抗心律失常

阿托品拮抗迷走神经抑制心脏,治疗因迷走过度兴奋引起的心律失常,如窦性心动过缓,颈动脉窦反射性亢进诱发的晕厥,窦房与房室传导阻滞等。

5) 抗休克

阿托品通过改善微循环,增强组织灌注量和细胞保护作用,有益于缓解休克的症状。临床主要治疗感染中毒性休克,尤其是休克早期阶段。

6) 中毒解救

用于有机磷杀虫剂以及拟胆碱药物如新斯的明的中毒解救。在清除毒物的基础上,大剂量的阿托品注射是消除有机磷酸酯中毒的重要措施。根据中毒程度,阿托品需要足量和反复持续使用。严重中毒昏迷患者,更需大量使用以达到"阿托品化",出现瞳孔扩大、面部潮红、口干及轻微躁动等迹象。然后适当减量,同时联合使用胆碱酯酶活化药,改善挽救效果。

[不良反应]

阿托品具有多种药理作用,当利用其中一种药理作用进行治疗时,其他药理作用则成为其副作用。常见的不良反应包括口干、心率加快、心悸、视力模糊、瞳孔扩大、皮肤潮红、排尿困难和便秘等。其不良反应和所用剂量有关。当剂量达到 10 mg 或以上时,症状恶化,出现烦躁不安,皮肤干燥和炎热,脉搏快而弱,视物不清,幻觉和谵妄等症状,然后昏迷。阿托品中毒的解救方法主要是对症治疗,除了限制阿托品的进一步吸收外,可用拟胆碱药对抗其外周作用,如新斯的明或毒扁豆碱,并配合镇静与抗惊厥药缓解中枢兴奋症状,如地西泮等。

(2) 东莨菪碱(Scopolamine)

东莨菪碱与阿托品具有相似的作用。但该药容易透过血脑屏障,并对中枢神经系统具有显著的抑制,小剂量时镇静,大剂量时催眠。可引起疲乏困倦,少梦遗忘等。此外尚有欣快作用,可成瘾。偶可发生躁动不安、幻觉与谵妄等中枢兴奋现象。

东莨菪碱抑制腺体分泌的作用强于阿托品,同时还具有中枢镇静作用,更适合麻醉前给药。扩瞳与调节麻痹的作用时间为 3～7 d,短于阿托品。对内脏平滑肌和心脏的作用弱于阿托品。

东莨菪碱有较强的防晕止吐作用,有效防止晕动症的发作,用于晕船晕车,也可用于妊娠或放射病引起的呕吐。机制可能与其对大脑皮层及前庭器的抑制作用有关。还用于辅助治疗帕金森病,可以缓解流涎、震颤和肌强直等症状。

(3) 山莨菪碱(Anisodamine)

山莨菪碱是一种从颠茄科植物唐古特莨菪中分离出的生物碱,人工合成品为 654-2,不易透过血脑屏障,中枢兴奋作用较弱。外周抗胆碱能作用明显,与阿托品具有相似的药理作用。对唾液分泌与瞳孔扩张抑制的作用弱于阿托品,但对平滑肌解痉及心血管抑制性与阿托品相似,其可以缓解微血管痉挛,抑制血小板聚集,降低血液黏度,对改善微循环有较强作用。主要用于治疗各种感染中毒性休克,也可治疗胃肠道痉挛、胆道疼痛、急性胰腺炎等。

4.3.2 N胆碱受体阻断药

基于药物阻断 N 胆碱受体亚型的不同,分为 N_1 胆碱受体阻滞药和 N_2 胆碱受体阻滞药两类,前者可以阻断神经节的传递功能,也被称为神经节阻断药;后者诱发骨骼肌松弛,所以也称为骨骼肌松弛药,因为其作用于神经肌肉接头的 N_2 胆碱受体,产生神经肌肉阻滞,也称神经肌肉阻滞药。

1. 神经节阻断药

按作用方式不同,可分为去极化型神经节阻断药与非去极化型(竞争型)神经节阻断药。

去极化型药物作用类似于大剂量乙酰胆碱,先兴奋神经节使节细胞膜去极化,然后由于其持久的去极化状态而阻断神经节的传递功能。

非去极化型药物不是通过兴奋神经节,而是和乙酰胆碱竞争相应受体或阻断相应受体通道,如樟磺咪芬通过和乙酰胆碱竞争胆碱受体,而六甲双铵则通过阻断离子通道。

本类药物可以阻断交感神经节和副交感神经节,具有广泛的作用和副作用,临床已不常用。交感神经节阻断后引起血管扩张,血压下降,以坐位或立位时血压下降明显,卧位则血压变化不大,血压下降一般伴有心率加快。阻断副交感神经后,胃肠道平滑肌张力减弱、蠕动降低,胃肠道分泌减少,瞳孔扩大,排尿受到影响等。

该类药物被用于抗高血压,现已被其他降压药所取代。尚可用于麻醉时控制血压,以减少手术区出血,亦可用于处理自主神经反射亢进。

樟磺咪芬

竞争型神经节阻断药，作用时间短（10～30 min），用于主动脉瘤切除术以控制血压和抑制交感反射。也可用于麻醉时控制血压，以减少手术区出血。尚可处理自主神经反射亢进，如脊髓上部损伤综合征等。

2. 骨骼肌松弛药（肌肉松弛药）

对神经肌肉接头后膜的 N_2 胆碱受体选择性作用，阻碍神经兴奋传递到肌肉，松弛骨骼肌。基于作用机制，可分为非去极化型（竞争型）肌松药和去极化型肌松药。

非去极化型肌肉松弛药与乙酰胆碱竞争神经肌肉接头的 N_2 受体，阻断乙酰胆碱对 N_2 受体的激动作用，抑制神经肌肉的兴奋性传递，胆碱酯酶抑制剂可以拮抗此类药物的肌肉松弛作用。

去极化型肌肉松弛药与 N_2 胆碱受体结合，诱发后膜去极化并产生终板电位，出现短暂的肌肉收缩，其作用方式与乙酰胆碱相似，但不易被胆碱酯酶破坏，使肌膜持续去极化并失去兴奋性，对再次兴奋不发生反应，导致肌肉松弛，此为去极化型肌松药的 I 相阻断阶段，抗胆碱酯酶药可使 I 相阻断加强。随着药物作用的持续，肌膜虽逐渐复极化，但对乙酰胆碱没有反应，不再发生去极化，此时成为 II 相阻断，其机制尚不清楚。II 相阻断，对递质敏感性降低，相当于受体脱敏，所以又称脱敏阻断。

（1）筒箭毒碱（Tubocurarine）

竞争性肌肉松弛药是一种从南美防己科植物等数种植物浸膏箭毒中提取的生物碱，右旋体有效。

[体内过程]

经口吸收不良，静脉注射后 2 min 显效，持续 40 min 左右。大部分药物以原型形式从尿中排泄，少量经肝脏代谢。作用的消失主要是由于药物在体内的再分布，故重复用药须减量，以免发生蓄积中毒。

[药理作用]

1）肌松作用。筒箭毒碱可以与 N_2 受体结合，竞争性阻断乙酰胆碱的作用。给药后从眼部开始肌肉松弛，然后至四肢、颈部、躯干肌肉、肋间肌，最后膈肌松弛。停药后恢复，次序与肌松相反。

2）组胺释放作用。可出现组胺样斑疹、支气管痉挛、血压下降和唾液分泌等。

3）神经节阻断作用。部分阻断了自主神经节的功能，导致血压下降和心率增加。

[临床应用]

用作麻醉辅助药，适于胸腹部手术及气管插管等。乙醚可显著增强其肌肉松弛效果，联合使用须适当减量，避免中毒。

[不良反应]

常用剂量会产生副作用，如血压下降、心率增加和支气管痉挛等。过量会导致呼吸肌麻痹,应及时进行人工呼吸,并用新斯的明和阿托品改善中毒症状。

（2）阿曲库铵（Atracurium）

作用与筒箭毒碱相似,但降解快,作用时间短,为麻醉辅助药,适用于需短时肌松的气管内插管和胸腹部手术等。具有选择性高、副作用少的特点,无明显的神经节阻断以及迷走兴奋的现象。

（3）琥珀胆碱（Succinylcholine）

去极化型肌松药,其由琥珀酸和两分子胆碱组成,性质不稳定,易溶于水,室温下易分解。

[体内过程]

经口不吸收,由于代谢迅速,因此需要连续注射或静脉滴注给药,其中大部分被血浆和肝脏中的胆碱酯酶水解为琥珀酸与胆碱,效果消失。胆碱酯酶抑制药如新斯的明可延长和增强琥珀胆碱的作用。

[药理作用]

起效快,静脉滴注后先出现肌束震颤,1 min 后从颈肌开始松弛,依次累及四肢、面部与咽喉及腹部等肌肉。5～10 min 作用消失。持续静滴使作用延长,肌松强度可通过滴速调节,不阻断神经节并释放组胺,血压稳定。

[临床应用]

适用于短期操作手术的肌肉松弛需要,如气管内插管、气管镜或食道镜检查等,也可用作全身麻醉的辅助药,以减少全身麻醉药剂量。

[不良反应]

较大剂量琥珀胆碱兴奋迷走神经,引起心率减缓,血压下降,可用阿托品拮抗。此外,由于持续去极化,肌肉释放的钾可导致血钾升高,引起严重的心律失常。

本节小结见表 4-4。

表 4-4　小结

药物及分类	药理作用	药动学	临床应用	不良反应
M胆碱受体激动药				
毛果芸香碱	直接作用于副交感神经节后纤维支配的效应器官的M胆碱受体,尤其对眼和腺体作用较明显		青光眼和虹膜炎	过量会出现类似毒蕈碱样中毒的症状,表现为M胆碱受体过度兴奋
M胆碱受体阻断药				
阿托品	主要作用于心血管、平滑肌、眼和腺体等组织器官,大剂量可以作用于中枢神经系统	经口后由胃肠道迅速吸收,1 h后血药浓度达峰值,$t_{1/2}$约为 4 h	缓解各种症状,如内脏绞痛、虹膜睫状体炎、全身麻醉前给药、抗心律失常和抗休克、有机磷酸酯类中毒	小剂量有心率轻度减慢,略有口干、少汗;较大剂量有口渴、心率加快、瞳孔扩大、调节麻痹、近视物模糊等症状

续　表

药物及分类	药理作用	药动学	临床应用	不良反应
东莨菪碱	不仅能抑制腺体分泌,且能抑制中枢神经系统		麻醉前给药;晕船晕车;妊娠或放射病所致的呕吐;帕金森病	与阿托品相似
山莨菪碱	具有明显的外周抗胆碱作用	不易通过血脑屏障	中毒性休克,内脏平滑肌绞痛、眩晕症、血管神经性头痛等	与阿托品相似,但毒性较低
胆碱酯酶抑制剂				
新斯的明	抗胆碱酯酶药		拮抗竞争性神经肌肉阻滞剂;经口治疗重症肌无力;腹气胀和尿潴留	胆碱能神经过度兴奋
N胆碱受体阻断药				
琥珀胆碱	骨骼肌松弛作用快且短暂,易于控制	连续注射给药,体内分布均匀,代谢快,经肾排泄	气管内插管、食管镜等短时操作;全麻的辅助药;电休克治疗	可出现窒息或呼吸暂停、肌束颤动,血钾升高,发热等不良反应
阿曲库铵	非去极化型肌松药	起效快、持续时间短、半衰期约为20 min。通过霍夫曼(Hofmann)降解和酯性水解代谢、经尿或胆汁中排出	各种手术时需肌松或控制呼吸	大剂量快速静脉注射,可引起低血压和心动过速,支气管痉挛

4.4　肾上腺素受体激动药

　　肾上腺素受体激动药(Adrenoceptor-Agonists)与肾上腺素受体结合并激动,产生相似的肾上腺素作用,也称为拟肾上腺素药。因为在化学结构上多属胺类,交感神经的效应故又称为拟交感胺(Sympathomimetic Amines)。

　　作用上类似于兴奋该类药物的基本化学结构是 β-苯乙胺,其中肾上腺素、去甲肾上腺素和多巴胺等在苯环的第 3 和 4 位碳上具有羟基,因具有两个邻位羟基的苯环一般称为儿茶酚,所以这些药被称为儿茶酚胺(Catecholamine, CA)类药物。

　　该类药物的基本药理作用取决于分布在各组织器官中肾上腺素受体的类型与密度,以及药物对各型肾上腺素受体的选择性,在整体情况下也与机体自身调节机制有关。主要有以下几个方面的作用:(1)对心率与心肌的兴奋作用;(2)对血管平滑肌及腺体的兴奋作用;(3)对支气管等其他平滑肌的抑制作用;(4)对代谢的作用,如加速糖原分解等;(5)对中枢神经系统的作用。

该类药基于其对肾上腺素受体的不同选择性分为三大类：α 受体激动药；α、β 受体激动药；β 受体激动药。由 α 和 β 介导的主要效应如图 4 - 6 所示。

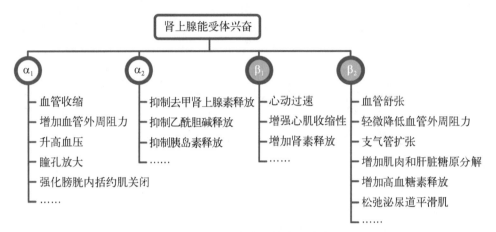

图 4 - 6 α 和 β 介导的主要效应

4.4.1 α 受体激动药

根据对 α 肾上腺素受体亚型的不同选择性，又可分为 $α_1$、$α_2$ 受体激动药，$α_1$ 受体激动药和 $α_2$ 受体激动药。

1. $α_1$、$α_2$ 受体激动药

去甲肾上腺素(Noradrenaline，NA)

NA 是去甲肾上腺素能神经末梢释放的递质，肾上腺髓质分泌量较少。药用 NA 是人工合成的左旋体。其化学性质不稳定，见光容易失效，在酸性溶液中较稳定，碱性溶液中迅速氧化，因此禁与碱性药物联用。

[体内过程]

经口时因为胃黏膜血管收缩而极少吸收，且容易被碱性肠液破坏，因此效果极低。皮下或肌肉注射也是由于局部血管严重收缩，吸收缓慢，因此通常采用静脉滴注给药。

在 NA 进入体内后，其中大部分被去甲肾上腺素能神经末梢迅速吸收并贮存在囊泡中，最终由儿茶酚-O-甲基转移酶（COMT）和单胺氧化酶（MAO）在肝脏或其他组织中代谢形成 3 -甲氧基- 4 羟基扁桃酸（VMA），经尿排出体外。NA 可通过胎盘进入胎儿血液，但其不易透过血脑屏障进入大脑。

[药理作用]

直接兴奋 α 肾上腺素受体，对 $α_1$ 和 $α_2$ 受体亚型无选择性；其对 $β_1$ 受体影响很小，对 $β_2$ 受体几乎无影响。

（1）血管。兴奋血管 $α_1$ 受体后，血管的平滑肌收缩。除了冠状动脉，几乎所有小动脉和小静脉都出现强烈收缩效应。全身各部位的血管收缩情况与 α 受体的分布部位有关，皮肤和黏膜的血管收缩最显著，其次是肾脏。冠状动脉的扩张可能与心肌收缩增强、氧消耗增加和腺苷的释放相关。

(2)心脏。NA 主要激动心脏 β_1 受体,增强心肌收缩力,加速心率和传导。但作用比肾上腺素弱。在整体情况下,由于血压急剧升高,反射性激动迷走神经,从而减慢心率。由于血管的强烈收缩和外周阻力的增加,因此心输出量不会显著增加甚至减少。

(3)血压。NA 具有较强升压作用,小剂量时外周血管收缩,心肌收缩力增加,导致外周阻力和心输出量增加,因此收缩压很高,舒张压微增。较大剂量时血管收缩强烈,血压升高且脉压变小。

(4)其他。对其他平滑肌和代谢影响较小,只有在大剂量时才会升高血糖。使孕妇子宫收缩频率增加。对中枢神经系统无显著影响。

[临床应用]

(1)休克。NA 已不作为抗休克的主要药物。用于血容量充足下某些休克,或由于小动脉扩张、外周阻力降低所致的休克早期的血压下降现象,如早期神经源性或中毒性休克及嗜铬细胞瘤切除后的血压下降。

(2)上消化道出血。食管静脉扩张破裂而引起的出血,可将 NA 1～3 mg 适当稀释后经口给药,促使食管及胃黏膜血管收缩,可以实现止血。

[不良反应]

静脉注射时若药物浓度过高或从血管漏出,可能引起局部血管收缩和组织缺血性坏死;过久或过量使用该药物会导致肾脏血管强烈收缩,并且肾血流量显著减少,诱发急性肾功能衰竭,少尿或无尿。长时间静脉滴注后突然停药,会导致血压骤降,因此应减缓滴速后停药。本品禁用于高血压、器质性心脏病、动脉粥样硬化等。

间羟胺(Metaraminol)

间羟胺不仅可以直接激动 α 受体,也能促进去甲肾上腺素能神经末梢释放 NA。主要作用是收缩血管,升高血压,其升压效果弱于 NA,缓慢但持久。对肾血管的影响小于NA,且不易引起诸如少尿及心律失常等不良反应。

该药经口吸收不完全,可以通过肌肉或静脉注射。主要用于早期休克或其他低血压状态,也可用于阵发性室上性心动过速,尤其是伴有低血压者。

2. α₁ 受体激动药

去氧肾上腺素(Phenylephrine)

本品主要激动 α_1 受体,对 β 受体基本无作用。效果弱于 NA,但是不会被体内的COMT 代谢,因此作用时间更长。主要表现为收缩血管,血压升高,皮肤、黏膜、内脏及四肢的血流量都减少。由于血压升高,可反射性减慢心率。由于去氧肾上腺素能显著降低肾血流量,因此很少用于抗休克。可用于防治脊椎麻醉或全身麻醉以及由药物如吩噻嗪类引起的低血压。

该产品能激动瞳孔扩大肌的 α_1 受体,使瞳孔收缩,产生扩张效果,作用弱于阿托品,但是起效速度快且维持时间短,可作为眼底检查的快速短效扩瞳药。

3. α₂ 受体激动药

可乐定(Clonidine)

可乐定可与中枢 α₂ 受体结合,影响交感神经中枢发挥降压作用,如通过激动延髓孤束核 α₂ 受体,导致支配心血管系统的外周交感神经兴奋性降低。此外兴奋外周交感神经突触前膜的 α₂ 受体,负反馈导致去甲肾上腺素释放减少,这也有利于血压下降。其对脑组织中的阿片受体也有兴奋作用。可用于治疗高血压和减缓阿片类药物的戒断症状。

4.4.2　β 受体激动药

1. β₁、β₂ 受体激动药

异丙肾上腺素(Isoprenaline)

异丙肾上腺素是一种常用其硫酸盐或盐酸盐形成的人工合成品。

[体内过程]

经口吸收少,舌下给药吸收迅速但不规则,注射维持时间短,吸入给药 $2\sim5$ min 生效,持续 $0.5\sim2$ h。吸收后主要通过肝、肺等组织的 COMT 代谢,不被去甲肾上腺素能神经降解,作用长于肾上腺素。代谢产物经尿排出。

[药理作用]

对 β₁、β₂ 受体有强烈的兴奋作用,对 α 受体无影响。

(1)心脏。激动 β₁ 受体,兴奋心脏。增强心率与心肌收缩力,加快传导,缩短心动周期,增加心输出量。对正位起搏点的影响很强,不容易引起心律失常。

(2)血管。激动 β₂ 受体,使血管扩张。主要舒张骨骼肌血管,松弛支气管平滑肌和扩张骨骼肌血管。对肾脏、肠系膜血管及冠状动脉舒张影响较小。尽管会导致心输出量增加,但是由于血管扩张,收缩压升高常不显著而导致舒张压微降,脉压增加。

(3)支气管。激动 β₂ 受体,虽然也可使其他平滑肌松弛,但对支气管的作用强于肾上腺素。能松弛支气管平滑肌,缓解支气管痉挛。

(4)其他。抑制抗原引起的组胺和其他炎症介质的释放,有利于平喘。可促进糖原的分解和游离脂肪酸的释放,但升高血糖作用弱于肾上腺素。

[临床应用]

(1)支气管哮喘。气雾剂吸入给药可以迅速缓解急性发作。

(2)房室传导阻滞。可以加速房室传导,治疗房室传导阻滞,可舌下给药;静脉滴注时,依据心率调整滴速。

(3)休克。异丙肾上腺增加心输出量,扩张血管,改善微循环,用于补足血容量、外周阻力较高的休克状态。

(4)心脏骤停。心室内注射以激动心脏。

[不良反应]

以心悸、头晕、皮肤潮红等最为普遍。过量可致心律失常、室颤。长期使用可产生耐受性,并在停药 1 或 2 周后恢复。心绞痛、甲亢和嗜铬细胞瘤等患者禁用。

2. β₁ 受体激动药

多巴酚丁胺(Dobutamine)

药用是(−)-多巴酚丁胺和(＋)-多巴酚丁胺的外消旋混合物。

[体内过程]

经口无效,静脉注射时血浆 $t_{1/2}$ 为 2 min,应用需要连续静脉滴注给药。通过与肾上腺素相似的过程而失活。

[药理作用]

对 β₁ 受体的兴奋作用强于对 β₂ 受体的作用,对 α₁ 受体作用较弱。激动 β₁ 受体可以增强心肌收缩力,增加心输出量,其正性肌力作用强于正性心率。由于 α₁ 受体的血管收缩与 β₂ 受体的血管舒张效果相互拮抗,对外周阻力影响不显著。持续用药可由于 β 受体下调而呈现耐受性。

[临床应用]

适用于短期治疗急性心肌梗死、充血性心力衰竭或心脏外科手术后伴有低心输出量的心力衰竭。

[不良反应]

剂量过大或静脉注射速度过快,可能会诱发血压升高、心率加快等。心律失常、心房颤动、室性心律失常患者谨慎使用。

3. β₂ 受体的激动药

这类药物对 β₂ 受体具有强烈激动作用,对 β₁ 受体作用较弱,且具有相对选择性。沙丁胺醇为典型药物。经化学结构的改进,目前有选择性相对更高的药物,如特布他林(Terbutaline)、克伦特罗(Clenbuterol)等。临床上主要用于治疗支气管哮喘。

沙丁胺醇(Salbutamol)

选择性激动 β₂ 受体,对支气管平滑肌的松弛作用强烈且持久,对心血管系统的影响不大。静脉注射沙丁胺醇影响小于异丙肾上腺素,但经口或吸入给药对支气管扩张的强度比异丙肾上腺素高约 10 倍,持续时间长。其主要用于防治和治疗支气管哮喘,气雾吸入后,5 min 内即可生效,15~60 min 达到最大效应,可维持 4~6 h。经口还可预防慢性支气管哮喘的发作。

4.4.3　α、β 受体激动药

(1) 肾上腺素(Adrenaline)

肾上腺素是一种主要由肾上腺质嗜铬细胞分泌的激素。从家畜肾上腺中提取或人工合成得到药用肾上腺素。相对于 NA,其化学结构在氨基氮原子上的一个氢原子被甲基取代,其性质不稳定且遇光易分解,在中性尤其是碱性溶液中快速氧化而失活。

[体内过程]

经口后在肠、肝时经结合作用与氧化反应而被破坏,故无效。肌肉注射吸收更快,维持时间约 30 min。皮下注射时,因为局部血管收缩,可以延缓吸收,因此作用时间较长,可维持 1 h。肾上腺素被吸收后,在体内的摄取、代谢与 NA 相似。

[药理作用]

肾上腺素是 α、β 受体激动药,作用广泛且复杂。

1) 心血管系统

① 心脏:心脏中兴奋 α、β 受体,其中以 $β_1$ 受体占多数,肾上腺素兴奋心脏是通过激动 $β_1$ 受体,使心率加快,传导加速,心肌收缩力加强,心输出量增加。并舒张管状血管,增加心肌血液供应,是一个强效的心脏兴奋药。

② 血管:主要收缩小动脉和毛细血管前括约肌。对不同部位的血管影响取决于该部血管受体分布的类型与密度。肾上腺素激动 $α_1$ 受体并产生缩血管;激动 $β_2$ 受体,产生扩血管作用。

皮肤和黏膜血管 $α_1$ 受体占主导地位,因此出现明显的收缩反应;肾血管也以 $α_1$ 受体为主,收缩明显,肾血流量减少。骨骼肌血管中主要受体为 $β_2$ 受体,表现出显著的扩张。冠状动脉血管血流量增加可能与心脏舒张期延长与腺苷释放相关。

③ 血压:肾上腺素对血压的影响随剂量和给药途径而异。在治疗量范围或缓慢静脉滴注时,由于心输出量增大、收缩压上升、骨骼肌血管舒张,抵消或超过皮肤、黏膜和内脏血管的收缩,因此舒张压不变或下降,脉压增加。较大剂量或快速静脉滴注时,血管 $α_1$ 受体激动占主导,外周阻力增大,收缩压和舒张压增加。

2) 平滑肌肾上腺素兴奋支气管平滑肌的 $β_2$ 受体,从而扩张支气管,当支气管处于痉挛状态时,效果更显著。胃肠平滑肌通常表现为松弛状态,张力下降且蠕动频率降低。

3) 代谢促进糖原的分解和糖原异生,提高血糖与乳酸含量等。促进脂肪分解,使血液中游离脂肪酸含量增加。

4) 该药在中枢神经系统中不易透过血脑屏障,因此对中枢神经系统无显著影响,只在大剂量时才出现中枢激动。

[临床应用]

1) 心脏停搏。用于麻醉和手术事故、溺水、药物中毒或阻断房室传导诱发的心脏停搏,通常是心室内注射,同时配合心脏按压、人工呼吸。

2) 过敏性休克。肾上腺素能兴奋 α、$β_1$、$β_2$ 受体,收缩血管,激动心脏,升高血压;舒张支气管平滑肌,消除黏膜水肿,减轻呼吸困难,因此可以迅速缓解休克症状。

3) 支气管哮喘。由于其扩张支气管的效应快且强,通常用于控制哮喘急性发作。另外,由于支气管黏膜的血管收缩,毛细血管的通透性降低,消除该处的水肿,可以帮助缓解支气管哮喘的症状。

4) 减少局部麻醉药吸收。在局部麻醉药注射液中加入少量肾上腺素,以减缓局部血管收缩,延长局部麻醉时间。

5) 局部止血。牙龈或鼻子出血时,可使用 1∶1 000 的肾上腺素棉球或纱布压迫局部达到止血的目的。

[不良反应]

一般有头痛、心悸、不安等。较大剂量会诱发心律失常和血压骤升,可能导致脑出血。

(2) 多巴胺(Dopamine)

多巴胺是生物合成 NA 的前体物质,也是中枢神经系统黑质—纹状体通路等部位的递质。药用多巴胺为人工合成品。

[体内过程]

经口给药,体内过程类似于肾上腺素,在肠和肝中被 COMT 和 MAO 迅速代谢,因此效果较弱。因为局部血管收缩,皮下与肌肉注射时难以吸收,主要通过静脉注射给药。静脉注射后75%很快转化为代谢产物,其余则作为前体合成 NA,代谢产物 3,4-二羟苯乙酸和 3-甲基-4-羟苯乙酸随尿排出,作用时间短暂。外源性多巴胺不易透过血脑屏障,几乎无中枢作用。

[药理作用]

主要激动多巴胺受体(D 受体),还能兴奋 α 及 β 受体发挥外周作用。

小剂量时兴奋血管的 D_1 受体,血管舒张,特别是在肾脏以及肠系膜血管与冠状血管。增加肾血流量及肾小球过滤率,降低由于收缩血管引起的肾衰竭的风险。

较高剂量时,多巴胺兴奋心肌 $β_1$ 受体,增强心肌收缩力,收缩压增加,但对心率几乎没有影响。

大剂量时,兴奋 α 受体占优势,血管收缩,外周血管阻力增加,肾血流量和尿量减少。

[临床应用]

用于抗休克,治疗感染性、心源性休克等。特别适用于休克伴有心收缩力降低且尿量减少者。此外,该品可与利尿药联合使用治疗急性肾功能衰竭。

[不良反应]

偶见恶心、呕吐。静脉滴注过快或用量过大也会诱发心动过速、心律失常和肾血管收缩,导致肾功能下降。

(3) 麻黄碱(Ephedrine)

麻黄碱是一种从中药麻黄中提取的生物碱,已可通过人工合成,其化学性质较稳定,通常使用其左旋体或外消旋体。中医学上作为辛温解表和平喘药用于临床,已有悠久历史。

[体内过程]

经口服用吸收容易而完全,一小时血药浓度达到峰值。由于仅少量经脱胺氧化,作用时间较久,经口一次可维持 3~6 h。皮下及肌注吸收更快。在体内,60%~70% 以原型形式随尿排出。可通过血脑屏障,中枢兴奋作用明显。

[药理作用]

能直接激动 α 和 β 受体,也可间接促进去甲肾上腺素能神经末梢释放递质。与肾上腺素比较,其特点是中枢激动作用显著,外周效应持久。连续使用会产生快速耐受性。

1) 中枢作用:较大剂量可以激动大脑皮层和皮层下中枢,引起精神兴奋、失眠、不安和肌肉震颤等症状。

2) 心脏:增强心肌收缩力,加速心率,增加心输出量。但整体上由于反射性迷走神经兴奋,心率变化不大。

3) 血管:对皮肤、黏膜和内在血管产生收缩效果,比肾上腺素(AD)持久且弱。

4) 血压:升压效果缓慢持久,收缩压比舒张压升高程度显著,脉压增加。

5) 平滑肌:松弛支气管平滑肌效果弱且持久,具有抑制胃肠道平滑肌和扩瞳作用。

6) 快速耐受性:在短时间内反复使用,其疗效逐渐减弱,停药后恢复。快速耐受机制可能与连续给药引起的递质消耗和受体的亲和力降低有关。

［临床应用］

1) 腰麻或硬膜外麻醉时防治可能出现的低血压。

2) 防治轻度支气管哮喘。

3) 缓解过敏反应症状,如荨麻疹和血管神经性水肿时出现的皮肤和黏膜症状。

4) 0.5% 滴鼻液可消除因鼻黏膜充血和肿胀引起的鼻塞。

［不良反应］

过量、长期使用可引起失眠、焦虑不安、头痛、心悸等症状。高血压、冠心病、甲状腺功能亢进等患者禁用。

4.5　肾上腺素受体阻断药

肾上腺素受体阻断药(Adrenoceptor Blocking Drugs)与肾上腺素受体结合后,很少或不会兴奋肾上腺素受体,但是能阻断去甲肾上腺素能神经递质或拟交感药与受体的结合,从而产生拮抗作用。基于所阻断的受体类型,可分为三类:α 受体阻断药,β 受体阻断药和 α、β 受体阻断药。

4.5.1　α 受体阻断药

与 α 受体激动药或去甲肾上腺素同时竞争 α 受体,拮抗其对 α 受体的兴奋效应,且对 β 受体基本上无影响。基于对 α 受体亚型的不同选择,又可分为 α_1、α_2 受体阻断药,α_1 受体阻断药和 α_2 受体阻断药。根据化学结构不同又可分为烷基化物类(酚苄明)、咪唑啉类(酚妥拉明)、哌嗪喹唑啉类(哌唑嗪)和吲哚类(吲哚拉明)。

［药理作用］

(1) 心血管系统的作用

本类药物一般通过阻断 α_1 或 α_2 受体,对心血管系统的心脏、血管和血压产生影响。

① 阻断 α_1 受体,可抑制内源性和外源性儿茶酚胺类药物引起的血管收缩,诱发动脉和静脉扩张,外周阻力降低和血压降低。降压作用与交感神经活性有关,对卧位时的作用弱于直立时,在低血容量时最为明显。血压下降可反射性地引起心率的增加,心输出量增加和水钠潴留等。

当与肾上腺素联合使用时,可以部分拮抗肾上腺素的升压作用,称为肾上腺素作用翻转(Adrenaline Reversal)。这是因为在 α 受体被阻断后,肾上腺素上的血管收缩作用被消除,且舒血管作用仍存在。

② 阻断交感神经节突触前膜上的 α_2 受体,从而增加神经末梢对去甲肾上腺素的释放,继而激动心脏与血管的 β_1 和 α_1 受体,产生血压升高的作用。阻断中枢 α_2 受体,也增强了交感神经系统的活性。

(2) 其他作用

α 受体阻断药还可以阻断血管以外平滑肌的 α 受体,例如阻断膀胱括约肌的 α 受体,减少括约肌张力,降低尿阻力。阻断胰岛 α_2 受体可促进胰岛素的释放。

1. α_1、α_2 受体阻断药

根据药物作用时间的长短可分为两类:长效 α 受体阻断药和短效 α 受体阻断药。

(1) 酚妥拉明(Phentolamine)

短效 α 受体阻断药。

[体内过程]

生物利用度低,经口给药效果仅为注射给药的 20%。经口 30 min 后血药浓度达到峰值,并快速转化为无活性的代谢物随尿排泄,作用持续 3~6 h。肌肉注射作用维持 30~50 min。

[药理作用]

对 α_1 和 α_2 受体具有相同的亲和力,且通过阻断 α_1 受体和直接作用使血管扩张,外周阻力和血压降低,此作用会导致反射性心率加快,阻断突触前膜 α_2 受体,促进神经末梢 NA 的释放,增强心肌收缩力和心率,剂量过大时可导致心律失常。

尚有拟胆碱和促进肥大细胞释放组胺,增加胃肠道平滑肌张力和胃肠腺体分泌、引起皮肤潮红等作用。

[临床应用]

1) 用于治疗外周血管痉挛性疾病,如手足发绀和血栓闭塞性脉管炎等。

2) 抗休克,因其可以扩张小动脉与小静脉,增加心输出量并改善微循环。可用于感染性、心源性休克等。

3) 用于嗜铬细胞瘤患者突发高血压危象,也用于嗜铬细胞瘤的诊断与鉴别诊断,但可靠性及安全性较差。

4) 用作局部浸润注射,以拮抗 NA 静滴时外漏所致血管过度收缩,防止组织缺血性坏死。

[不良反应]

常见低血压反应,如体位性低血压。胃肠道兴奋导致的恶心、呕吐、腹痛和溃疡加重等。当注射量较大时,可引起心动过速甚至心绞痛。消化道溃疡和冠心病患者谨慎使用。

（2）酚苄明（Phenoxybenzamine）

长效 α 受体阻断药。进入体内后,与 α 受体形成稳定的共价键。即使高浓度的儿茶酚胺类药物也很难与之竞争,因此也称为非竞争性 α 受体阻断药。

[体内过程]

经口仅吸收 20%～30%。由于局部刺激性,不能肌肉或皮下注射。主要以经口或静脉注射给药。起效慢,静注 1 h 后效果显著。该品脂溶性大,药物多在脂肪组织中蓄积,然后缓慢释放。在血浆中半衰期约为 24 h。通过肝脏代谢,经尿和胆汁排泄。

[药理作用]

在体内转化后,通过共价键与 α 受体结合并阻断 α 受体,舒张血管,降低外周阻力,效果强且久。对于正常人血压影响轻微,但当病人血容量减少或体位直立时,会使血压下降。又引起反射性交感神经兴奋,加上阻断突触前膜 α_2 受体抑制神经末梢对 NA 的再摄取,使心率加快。

[临床应用]

主要用于嗜铬细胞瘤的治疗,包括发作时、手术前准备以及不宜手术治疗患者的内科治疗。也可用于外周血管痉挛性疾病和抗休克。

[不良反应]

常见体位性低血压、心悸、鼻塞、口干等。

2. α_1 受体阻断药

哌唑嗪（Parzosin）

α_1 受体阻断药类药物的典型药。选择性地阻断 α_1 受体,对突触前膜 α_2 受体的影响极小,因此降低血压时,对末梢 NA 的释放无影响,无加快心率的副作用。本类药还有特拉唑嗪（Terazosin）等。

3. α_2 受体阻断药

育亨宾（Yohimbine）

无论外周还是中枢系统,α_2 受体对于交感神经系统的活性起到重要作用。育亨宾易于进入中枢神经系统,阻断 α_2 受体,加速去甲肾上腺素的释放,兴奋交感神经,导致血压升高,心率加快。育亨宾也是 5-羟色胺（5-HT）的拮抗剂。

临床上用于治疗男性性功能障碍,但疗效未明确。主要用作实验室工具药。

4.5.2 β 受体阻断药

β 受体阻断药（β-receptor Antagonists）可以和去甲肾上腺素能神经递质或 β 受体激动药竞争 β 受体。该类药具有相似的化学结构,都包括一个芳香环和一个乙胺基链,其中大多为异丙肾上腺素的衍生物,且对β受体具有高度选择性。当某些β受体阻断药和β受体结合时,除了发挥阻断作用外,还具有部分激动活性,也称内在拟交感活性。通常具有内在拟交感活性的β受体阻断药可以减轻由于β受体阻断而导致的不良反应如支气管收缩、心衰和房室传导阻滞等。

β受体阻断药基于其对受体亚型的不同选择性,通常可分为 β₁、β₂ 受体阻断药,β₁ 受体阻断药和 α、β 受体阻断药。

基本药理作用

(1)心血管系统:对于心血管系统的作用是本类药物的主要药理作用之一。

β受体阻断药可以拮抗儿茶酚胺对心脏的激动作用,导致心率减慢,心收缩力减弱,心输出量下降,心肌耗氧量降低。这种作用与机体交感神经的张力相关。当交感兴奋性高(如激动、高血压及心绞痛)时,作用明显,但当交感张力低时,作用弱。β受体阻断药通过降低窦性节律,且延长房室结的有效不应期,导致房室传导时间延长。具有内在拟交感活性的此类药,对安静状态下的心脏影响不显著。

短期使用β受体阻断药时,由于心脏功能被抑制,心输出量下降,反射性兴奋交感神经,导致血管收缩且外周阻力增加。但长期使用β受体阻断药,外周阻力可降至原来水平,收缩压与舒张压均显著降低,这是β受体阻断药治疗高血压的药理学基础。

(2)支气管平滑肌:支气管平滑肌在 β₂ 受体兴奋时松弛,使用β受体阻断药则发生支气管收缩,增加呼吸道阻力。这种作用对正常人影响不大,对支气管哮喘患者,则会诱发或加重哮喘的急性发作。

(3)代谢:β受体兴奋加速脂肪和糖原的分解,因此β受体阻断药可拮抗由拟交感药诱发的血糖和游离脂肪酸含量的升高。这类药物不影响胰岛素的降血糖作用,但可以延缓胰岛素诱发低血糖反应后的血糖回升速度。

(4)肾素:β受体阻断药通过阻断肾脏球旁细胞的 β₁ 受体发挥抑制肾素释放的作用。但降低血浆肾素水平与降压关系并不一致,故非本类药物的主要作用机制。

(5)膜稳定作用:是指药物抑制细胞膜对离子的通透性。当神经细胞膜稳定时产生局部麻醉作用;心肌细胞膜电位的稳定可降低心肌兴奋性,与其抗心律失常和抑制心肌作用一致。然而发挥膜稳定作用所需的药物浓度高于治疗时体内的浓度,故与一般治疗无关。

1. β₁、β₂ 受体阻断药

无内在活性的 β₁、β₂ 受体阻断药对 β₁ 和 β₂ 受体的亲和力相似,无选择性且无内在拟交感活性。早先发展的药物多属此类,而且目前仍是应用最广泛的一类,普萘洛尔为典型的代表性药物。

(1)普萘洛尔(Propranolol)

普萘洛尔是临床上最早应用的β受体阻断药,有旋光性,左旋体有β受体阻断作用。

[体内过程]

脂溶性高,经口易吸收,首过效应为 $60\%\sim70\%$,生物利用度低,血浆蛋白结合率约为 90％。主要在肝脏代谢,代谢产物从肾脏排除。易透过血脑屏障。

[药理作用]

普萘洛尔通过阻断 β 受体,导致心率减慢,心收缩力和输出量降低,减慢房室的传递和降低血压。冠状动脉血流量降低并伴有心肌耗氧量显著减少,可增加支气管阻力,还可以稍降低葡萄糖耐量,增加甘油三酯含量。

[临床应用]

用于高血压、心律失常、心绞痛、心肌梗死和肥厚性心肌病。治疗甲状腺功能亢进、偏头痛和焦虑症等。

[不良反应]

通常不良反应有恶心、腹泻、乏力、多梦、失眠和皮疹等。少数病人会出现心力衰竭和外周血管痉挛。糖尿病人慎用,禁用于支气管哮喘及房室传导阻滞者。

(2) 噻吗洛尔(Timolol)

心血管效应与普萘洛尔相似,基本无膜稳定作用。β 受体阻断作用很强,其有效血药浓度仅为普萘洛尔的 1/10。该药经口吸收良好,首过效应中等,也可通过皮肤吸收,大部分通过肝脏代谢。临床上,局部滴眼用于治疗青光眼,其降低眼内压的机制与减少睫状体房水的生成有关,且对缩瞳和调节痉挛影响不大。经口用于治疗高血压、心绞痛和偏头痛等。

(3) 纳多洛尔(Nadolol)

本品水溶性高,30％经肠道吸收,无首过效应,生物利用度为 25％,大部分以原型形式经尿排出,半衰期约为 20 h,是长效 β 受体阻断药。

纳多洛尔作用与普萘洛尔类似,但强度比其大 2 倍。用于治疗高血压、心绞痛,也用于抗心律失常,治疗嗜铬细胞瘤和甲状腺功能亢进。不良反应较少而轻微。最常见为疲乏、眩晕、心动过缓等。

吲哚洛尔、阿普洛尔等具有内在活性的 β_1、β_2 受体阻断药均为非选择性 β 受体阻断药,对 β 受体有部分兴奋作用,其中吲哚洛尔的作用较明显。普萘洛尔对心肌抑制、房室传导阻滞、诱发呼吸困难等作用强于吲哚洛尔。

(4) 吲哚洛尔(Pindolol)

该药经口吸收迅速且完全,生物利用度为 85％～90％,半衰期为 2～5 h。约 50％在肝脏中代谢,主要代谢产物为羟基化衍生物,其余以原型形式随尿排出。

吲哚洛尔的应用同普萘洛尔。对正常人静息状态下心率和心肌收缩功能的抑制作用较小,引起肺功能的损害少于普萘洛尔。心动过缓、心功能不全、支气管哮喘、糖尿病等患者应谨慎使用。

2. β_1 受体阻断药

可以选择性阻断 β_1 受体,对 β_2 受体也有作用,但其所需药物浓度明显高于对 β_1 受体作用的浓度。

（1）无内在活性的 β_1 受体阻断药

阿替洛尔(Atenolol)

一种选择性 β_1 受体阻断药,无内在拟交感活性且无膜稳定的作用。对心脏有很强的选择性,作用类似普萘洛尔,能够降低自律性,延缓房室传导,减慢心率,降低心肌收缩力。对血管和支气管的收缩效果不显著。可轻微升高血糖和延长胰岛素所致低血糖的恢复时间,长期服用也可增加血浆胆固醇与甘油三酯含量等。临床应用类似普萘洛尔,可用于高血压、心绞痛、心律失常、心肌梗死、甲状腺功能亢进和特发性震颤等症状。该药易溶于水,经口吸收率约为 50%,生物利用度约为 50%,广泛分布于各组织,可通过胎盘但不易透过血脑屏障。肝脏代谢少,85%以上以原型形式经肾排出。

（2）有内在活性的 β_1 受体阻断药

醋丁洛尔(Acebutolol)

一种中长效的 β_1 受体阻断药,阻断效果弱于普萘洛尔,其具有内在拟交感活性和膜稳定性。该药易溶于脂肪,易被肠道吸收,难以穿透血脑屏障。大多在肝脏中转化,主要代谢终产物是二醋洛尔(Diacetolol),且同样具有 β 受体阻断作用,该代谢物的半衰期较长,为 $8\sim12\ h$。适用于高血压,心绞痛,抗心律失常和甲状腺功能亢进的治疗。

不良反应和其他 β 受体阻断药相似,因为其内在拟交感活性,减慢心率要轻于普萘洛尔和阿替洛尔,偶见过敏反应如皮疹等。

3. α、β 受体阻断药

该类药物对 β 和 α 受体都有阻断作用,且对 β 受体的阻断效果强于 α 受体。临床上应用的药物有拉贝洛尔、地瓦洛尔、卡维地洛等。

拉贝洛尔(Labetalol)

药用拉贝洛尔是四种不同非对映异构体的混合物,因此药理作用是四种异构物的总和。

对 α 和 β 受体都有阻断作用,阻断 β 受体的作用比 α 受体强 $4\sim8$ 倍。β_1 受体的阻断作用微强于 β_2 受体。

该药降压作用起效快,尤其在立位或交感活性增加时,血压降低程度更显著,这可能与阻断 α_1 受体而致血管的舒张有关。其心率的减慢效果较差,可以增加肾血流量。

该药易溶于脂肪中,经口吸收好,但首过效应为 $60\%\sim70\%$,$t_{1/2}$ 为 $3.5\sim4.5\ h$。主要通过肝脏代谢,95%的药物代谢成非活性产物,且极少数以原型形式经肾脏排出。

主要用于治疗中重度高血压,静脉滴注可用于治疗高血压危象。

不良反应有胃肠道功能失调,头痛、乏力和皮疹等。由于 α 受体被阻断,可引起直立性低血压,可能引发肝损害。支气管哮喘患者谨慎使用。

第5章 中枢神经系统药理学

人体复杂而精细的生命活动机能主要依靠神经、内分泌系统调节,其中中枢神经系统(Central Nervous System,CNS)可维持内环境稳定性,并及时对外界环境变化做出反应,发挥主导和协调作用。CNS与外周神经系统相比,结构和功能更为复杂,包含大量神经元,且神经元之间存在复杂的突触联系。在现阶段用于临床的药物中,无论是哪种中枢神经系统疾病治疗药物,都会或多或少影响CNS的功能,产生中枢症状,这些中枢症状有些被用于临床治疗用途,而另一些则会引发不良反应,甚至会产生生理以及精神依赖性。CNS的药物主要通过递质、受体、受体后的信号转导等途径影响中枢突触传递,进而改变人体生理功能。因此,理解和掌握突触传递的基本知识,对学习作用于CNS的药物是非常有帮助的。

中枢神经系统药物的分类:全身麻醉药;局部麻醉药;抗焦虑药和催眠药;抗癫痫药和抗惊厥药;治疗中枢神经系统退行性疾病药;抗精神失常药;镇痛药及解热镇痛抗炎药。

5.1 中枢神经系统药理学概论

5.1.1 中枢神经系统的细胞学基础

1. 神经元

神经元是CNS的基本结构和功能单位,人脑中的神经元总数有 $10^{10} \sim 10^{12}$ 个,比胶质细胞多出 $10 \sim 50$ 倍。神经元的主要功能是传递生物电和化学信息。突触是实现神经元间或者神经元与效应器之间信息传递的中心。典型的神经元由树突、胞体和轴索三个部分组成。在胞体中含有大的细胞核和一些重要的细胞器,如粗面内质网、高尔基器、线粒体、溶酶体等,它们发挥的功能与其他组织细胞的细胞器一样。神经元胞浆中含有一些内含物,主要有致密小体和色素颗粒等。内含物出现在成年时期,并会随着年龄的增长而增加。神经元的细胞骨架由丝状结构组成,其中包括微管、微丝和神经细丝,这与其他细胞一样。这些成分组成的框架,起支持延长的神经元突起、调节神经元形状的作用,除此之外,它们也参与神经元内物质的运输等。在病理状态如慢性铝中毒脑病、阿尔茨海默病时,受累神经元微管可出现异常磷酸化,这与神经纤维缠结的形成有关。

2. 神经胶质细胞

神经胶质细胞(Neuroglial Cell)根据形态可分成星形胶质细胞(Astrocyte)、少突胶质细胞(Oligodendrocyte)以及小胶质细胞(Microglia),这些均起源于中胚层。CNS中的神经元间空隙绝大多数由胶质细胞填充,故几乎没有细胞间隙。包括同样在脑毛细血管周围的细胞和室管膜细胞(Ependymal Cell)也都是胶质细胞。髓鞘是一种少突胶质细胞,它由 Schwann 细胞包围裹叠而成。胶质细胞的主要功能是支持和绝缘作用,并维持神经组织内环境稳定。它具有在 CNS 发育过程中调节神经元走向的作用。在突触周围的胶质细胞能摄取递质,参与递质的灭活(如谷氨酸转运体对谷氨酸的再摄取),防止递质向其他方向弥散。除此之外,胶质细胞也参与了修复与神经再生的调节。神经胶质细胞与 CNS 生理机能的调节,与部分神经精神疾病(如帕金森病、脑中风、精神分裂症、药物成瘾等)的发生发展有很大关系,已成为研发治疗神经精神系统疾病药物的重要靶点。

3. 神经环路

神经调节活动中的神经元参与了主要由不同神经元组成的各种神经环路,通过这些神经环路处理和整合大量复杂信息。神经环路中进行信息传递的部位是突触。一个神经元的树突或胞体可以接受很多轴突末梢的突触联系,而这些轴突来自一个或多个神经元,这种多信息影响同一个神经元的调节,称为聚合。一个神经元也可以同时与多个神经元建立突触联系,把信息放大,称为辐散。CNS 中各种不同的神经环路均包含着多次的辐散、聚合形式,使信息处理出现扩散或聚合、时空模式的叠加,它构成了一个复杂的神经网络,使信息处理和整合更加精确,调节活动更加准确和协调。神经元的树突和轴突可以与其他神经元各个部分建立突触联系,组成具有各种特殊功能的微环路。CNS 有很多具有短轴突、胞体较小的中间神经元,并且人脑中的中间神经元数量占神经元总数的 99%。这些中间神经元参与脑中细胞核或细胞核之间的局部神经环路的组成。中间神经元在 CNS 的作用变得越来越重要,CNS 活动的复杂性主要是由神经回路的多样性决定的。相同的输入信息可以通过不同的途径传输到大脑的各个层面,也可以通过不同的途径传输给效应器。许多中间神经元与各种长投射系统的神经元相连,以形成复杂的多形式局部神经环路,深度处理信息并不断地调制所传输的信息。不同水平的神经环路的基本处理方式或许很相似,然而在某一特定行为的调节中,不同等级或水平上信息处理的相对重要性以及各个环路之间交互作用产生的相应的变化,使神经活动调节更加复杂。

4. 突触与信息传递

神经元的主要功能是传递信息。神经元之间或神经元与效应细胞之间的信息传递通常通过突触进行。突触的基本结构构成包括突触前组分、突触后组分以及突触间隙等。根据突触传递的方式及特征,可分为电突触、化学突触和混合突触。在哺乳动物大脑中,除少数脑区存在部分电突触外,几乎所有的突触都是化学突触,这是中枢神经系统最重要的信息传递结构。

神经递质将信息从突触前神经元传递到突触后神经元。当突触前神经元被激发时,峰值电位沿着细胞膜传播到突触前膜,导致膜去极化,启动电压依赖性钙离子通道,细胞外的钙离子流入,细胞内游离钙浓度升高。钙与钙调蛋白结合并激活钙调素依赖性蛋白激酶 B(PKB),导致一些底物蛋白磷酸化。在突触前膜中含有神经递质的囊泡静息时通过突触素Ⅰ(Synapsin Ⅰ)固定在神经元末梢的骨架(微管或长丝)上,在囊泡膜上的突触素Ⅰ被蛋白激酶 B 磷酸化后,囊泡从固定点分离并移动到突触前膜的活动区域。突触囊泡通过一些突触蛋白的作用,到达突触前膜活动区。神经冲动向突触前膜的传递通常仅使固定在突触前膜的囊泡与突触前膜融合并释放到突触间隙中。经过胞裂外排后,突触小泡的内容物以量子形式释放。神经递质弥散后作用于突触后膜上的受体,其触发突触后神经元一系列生化或膜电位变化,产生突触后效应,并完成突触间的信息传递过程。

释放的神经递质需要迅速消除并终止其作用,以确保突触传递的效率;另一方面,需要回收突触囊泡蛋白,通过神经末梢膜的内吞作用合成新的囊泡,形成囊泡再循环,并准备新一轮的递质合成、贮存和释放。突触间隙神经递质的消除主要是通过突触前膜及神经胶质细胞。

5.1.2　中枢神经递质及其受体

CNS 的调控方式在许多方面都与前面介绍的自主神经相似,例如 CNS 与外周神经系统的信息传递都涉及神经递质的释放,递质弥散分布于突触间隙中,与突触后神经元的细胞膜上的受体结合,并且突触后膜受体可以在识别递质后引起细胞内效应。CNS 的神经回路比在自主神经中更为复杂,CNS 中突触的数量也远远超过自主神经。CNS 中存在功能强大的抑制性神经元。这些抑制性神经元形成功能网络,不断调节神经传递的速率。另外 CNS 中至少存在 30 多种神经递质。根据递质所发挥效应的性质不同,它可分为兴奋性递质和抑制性递质。下面简单介绍几种。

1. 乙酰胆碱(ACh)

乙酰胆碱是第一个被发现的脑内神经递质。由于大脑中目前仍然缺乏检测 ACh 的高灵敏和特异性的方法,因此,对脑内 ACh 的认识仍不及单胺类递质。

乙酰胆碱广泛分布于中枢区域,在由中枢所发出的运动神经、脑干网状上行激活系统、纹状体、边缘系统以及大脑皮层等都有分布。脑内绝大多数胆碱能受体是 M 受体,而 N 受体却不到 10%。脑内的 M、N 受体的药理特性与外周类似。M 受体是 G 蛋白偶联受体,由含有 7 个跨膜区域的单一肽链组成。已发现 5 种不同的 M 受体亚型($M_1 \sim M_5$),M_1、M_3 以及 M_5 通过 G 蛋白和磷脂酶 C 与膜磷脂酰肌醇解偶联,IP_3 和 DG 是它们的第二信使分子,M_2、M_4 亚型受体也通过 G 蛋白抑制腺苷酸环化酶从而降低细胞内 cAMP 或者作用于离子通道。不同组织细胞中,M_2、M_4 受体与 G 蛋白能偶联不同的第二信使,从而引起系统的生物学效应。常用的 M 受体阻断药如阿托品、东莨菪碱等与上述亚型受体都有相似的亲和力。M 受体广泛分布于大脑,高密度脑区包括大脑皮层、海马、纹状体、伏隔核、缰核、脚间核、上丘、下丘和顶盖前区等。脑内主要以 M_1 受体为主,占 M 受体总数的 50%~80%。中枢神经系统中 N 受体主要功能是在突触前易化其他神经递质的释放。

中枢的 ACh 主要涉及觉醒、学习、记忆以及运动调节。脑干的上行激动系统主要有胆碱能纤维,激活该系统有维持觉醒状态的作用。学习和记忆功能障碍是阿尔茨海默病的主要症状,研究显示,迈纳特(Meynert)基底核胆碱能神经元显著减少、神经元丢失程度与学习和记忆功能障碍的程度高度相关。目前用于治疗阿尔茨海默病的药物主要是中枢拟胆碱药。纹状体是人类调节锥体外系运动最高级的中枢。ACh 和多巴胺功能间的平衡失调会引发严重的神经障碍,例如多巴胺系统功能低下造成 ACh 系统功能相对亢进。从而出现帕金森病症状。相反,则会出现亨廷顿(Huntington)舞蹈病的症状,前者可使用 M 受体阻断药,后者可使用 M 受体激动剂。

2. γ-氨基丁酸(GABA)

GABA 是大脑中最重要的抑制性神经递质。它主要存在于大脑中,分布广泛但不均匀,黑质、苍白球中含量最高。癫痫患者大脑皮层缺乏 GABA 可引起惊厥症状,丙戊酸钠对各种癫痫发作有效,因为它能抑制 GABA 的降解。其受体主要有 $GABA_A$ 和 $GABA_B$ 两种,前者是配体—门控 Cl^- 通道,兴奋时 Cl^- 内流增加;后者是 G 蛋白偶联受体,兴奋时 K^+ 通道电导,抑制腺苷酸环化酶并减少 Ca^{2+} 内流。

GABA 激活不同 GABA 亚型受体从而产生突触前或突触后抑制。苯二氮䓬类以及巴比妥类药物能通过增强中枢 GABA 系统传递功能,产生镇静、抗焦虑、抗惊厥等作用。最近的研究发现,GABA 在癫痫、阿尔茨海默病、帕金森病和亨廷顿病的发病机制中同样具有重要的作用。此外,GABA 也参与调节疼痛、神经内分泌以及摄食行为。

3. 5-羟色胺(5-HT)

5-HT 神经元分布与 NA 分布类似,主要集中在脑桥、延脑中线旁的中缝核群,组成 9 个 5-HT 能神经核团。脑内有许多 5-HT 受体亚型,目前为止,已经有 $5-HT_1 \sim 5-HT_7$ 并且有亚型存在。除 $5-HT_3$ 是离子通道外,剩余大多数与 G 蛋白以及腺苷酸环化酶或磷脂酶 C 偶联。在 5-HT 受体亚型分布中同样存在不同的模式,因此单一的一种物质 5-HT 能够同时在不同的脑区产生不同的效应,体现了脑处理信息的多样性和灵活性。

大脑中的 5-HT 具有广泛功能,参与调节心血管活动、觉醒—睡眠周期、痛觉、精神情感活动以及下丘脑—垂体的神经内分泌活动。5-HT 的主要功能是抑制、稳定,而 NA 则是兴奋、激动。中枢 $5-HT_3$ 受体参与痛觉传递、焦虑、认知、药物依赖等调节。$5-HT_3$ 受体阻滞剂在临床上有很强的镇吐作用,在肿瘤化疗中可用于辅助治疗。$5-HT_{4\sim7}$ 受体主要分布在海马、嗅结节、四叠体、伏隔核、黑质、苍白球以及大脑皮层,可参与精神运动、情感、觉醒、视觉以及学习记忆等活动。

5-HT 转运体是抗抑郁症药物的主要作用靶点,目前临床使用的抗抑郁症药的主要作用机制是抑制 5-HT、DA 以及 NA 的再摄取。

4. 去甲肾上腺素(NA)

脑内 NA 能神经元胞体主要分布在脑桥及延髓,但 NA 能神经元胞体密集分布在蓝斑核,受体分为 α 和 β 两型。该功能与警觉、睡眠、情绪等的调节有关,中枢 NA 能神经元活性增高时,表现为愉快、激动等效应。值得注意的是,大脑中儿茶酚胺类神经递质和 5-

HT 摄取转运体的研究越来越多地受到关注。临床上一些药物（如抗忧郁药）的主要作用机制就是抑制这些再摄取转运系统，从而间接增强 NA 能、5 - HT 能和 DA 能的传递功能。苯丙胺、可卡因的药理作用也与上述转运系统的抑制有关。

5. 多巴胺(DA)

DA 是脑内非常重要的神经递质。DA 神经元相对集中地分布在 CNS 中，投射通路清晰，支配范围局限，在大脑的运动控制、情感思维以及神经内分泌方面发挥重要的作用，与帕金森病、精神分裂症、药物依赖与成瘾的发生发展密切相关。大脑中 DA 主要分布在纹状体、黑质和苍白球。现在已经克隆了 5 种受体，受体 $D_1 \sim D_5$ 型，它们都是 G 蛋白偶联受体。D_1、D_5 为 D_1 样受体，它的激活会升高胞内 cAMP 水平；而 D_2、D_3、D_4 为 D_2 样受体，激活后胞内 cAMP 水平降低。

脑内有 4 条 DA 功能神经通路：

（1）黑质—纹状体通路：属于锥体外系，使运动协调。当此通路的功能减弱时引起帕金森病，功能亢进则出现多动症。

（2）中脑—边缘系统通路：功能与情绪、情感有关。

（3）中脑—皮质通路：功能与精神、理智有关。

（4）结节—漏斗通路：主管垂体前叶的内分泌功能。

目前认为 I 型精神分裂症患者的第（2）、（3）条通路功能失常并且脑内 DA 受体增加。抗精神分裂症药物通过阻断这两条通路的 D_2 受体发挥疗效。阻断黑质—纹状体通路以及结节—漏斗通路分别导致锥体外系副作用和内分泌方面的变化。

在突触间隙释放的 DA 的灭活主要通过突触前膜 DA 转运体的再摄取而实现。已经阐明，DA 转运体参与多种神经精神疾病的发生发展，DA 转运体功能的减退是帕金森病早期的重要病理机制之一。因此，DA 转运体已成为神经精神疾病治疗药物研发的重要靶点。

6. 谷氨酸(Glutamic Acid, Glu)

Glu 是中枢神经系统内主要的兴奋性递质，脑内超过 50% 的突触是以 Glu 为递质的兴奋性突触，大脑皮层投射到纹状体、丘脑、黑质、红核、楔形核、脊髓的纤维，内嗅皮层至海马下脚及海马投射到隔核、斜角带核、伏隔核、新纹状体等核团的投射纤维均是 Glu 能纤维。除 Glu 外，天冬氨酸也起着类似的作用。Glu 是哺乳动物大脑中含量最丰富的氨基酸，它是体内物质代谢的中间产物，也是合成 GABA 的前体物质。Glu 递质可贮存在突触囊泡内或末梢胞浆中。

当 Glu 或天冬氨酸释放后，会结合不同的兴奋性氨基酸受体，诱发突触后神经元兴奋，产生兴奋性突触后膜电位。Glu 受体根据对不同激动剂的选择性可分为三类，它们都属配体门控离子通道受体。其中，NMDA 受体广泛分布于脑内，但在海马及大脑皮层中分布最为密集，NMDA 受体现已成为多种神经精神疾病治疗药物研发的重要靶点。

兴奋性氨基酸通过受体介导，不仅参与快速兴奋性突触传递，而且还参与学习、记忆、神经系统发育以及一些疾病发病机制,如缺血性脑病、低血糖脑损害、癫痫、脑外伤和老年性中枢神经系统退行性疾病等。对 Glu 受体的研究已成为神经科学研究的前沿领域,这为寻找高效、安全的新药提供了有益的靶标。

7. 内阿片肽

内阿片肽是内源性阿片样肽的简称,目前已发现有超过 20 种,其在脑内以纹状体、下丘脑垂体含量最高。已确定的阿片受体有 μ、κ、δ 以及 σ,每种受体又具有不同的亚型。在丘脑内侧、脊髓胶质区、脑室及导水管周围灰质、边缘系统、蓝斑核、孤束核、脑干、极后区及迷走神经背核等,阿片受体分布密度较高,与疼痛刺激传入、痛觉的整合、情绪与精神活动、呼吸及胃肠道活动调节有关。阿片的主要作用有镇静、催眠、镇咳、抑制呼吸等。

8. 神经肽

20 世纪 50 年代中期,已从下丘脑分离纯化出加压素和催产素,这是最早确定的神经肽(Neuropeptides)。随后相继在脑内发现几十种神经肽,目前所知作为激素发挥作用的神经肽仅占少部分,多数神经肽参与突触的信息传递,以及发挥神经递质或调质的作用。神经肽的发现是近代神经科学的重大突破,神经肽是当今生命科学中一个非常活跃的研究领域,但很多神经肽的确切功能至今仍不清楚。限于篇幅,本节仅着重论述与突触传递有关的共同特性。

(1) 神经肽的代谢

具有合成和释放神经肽功能的神经元称为肽能神经元。神经肽在合成、贮存、释放、与受体相互作用及灭活方式上与经典神经递质有所不同。神经肽是多肽,与其他蛋白、多肽合成一样,受基因 DNA 模板控制,经转录成 mRNA 后在核糖体翻译。往往先合成神经肽的前体,之后前体被输入粗面内质网经一系列酶的修饰加工成为神经肽原,再从神经肽原转化为有活性的神经肽。储存神经肽的囊泡明显比储存经典小分子神经递质的囊泡大,常常在这些致密大囊泡中同时贮存经典递质及神经肽,同一神经元中递质与神经肽共存是中枢较为普遍的现象。

作为神经递质的多肽如初级痛觉传入纤维中的 P 物质,可释放到突触间隙中,与突触后受体作用完成递质功能。目前已经知道,大多数神经肽通常与经典递质共存,并在突触传递中发挥神经调质的作用。装有神经肽的大囊泡往往从突触外区释放,以非突触传递形式弥散到附近细胞,即以旁分泌的形式起作用,影响范围比神经递质大,反应潜伏期较长。神经肽还可作为神经激素从神经元释放出来后作用于远处细胞发挥激素作用,如神经垂体释放的加压素、催产素等。

神经肽起效慢、降解也较慢,作用时间相对较长。然而有些神经肽如十肽的血管紧张素 I 经过酶解后变成活性更强的八肽的血管紧张素 II 发挥生理作用。

(2) 神经肽受体

与经典递质相似,各种神经肽都有各自的受体及不同的受体亚型。绝大多数的神经肽受体均属于 G 蛋白偶联受体家族,具有这个家族分子生物学的共同特点。阿片受体 μ、

κ、以及 δ 受体通过 G_i/G_o 蛋白与腺苷酸环化酶或钙通道、钾通道偶联,引起 cAMP 水平下降或膜 Ca^{2+}、K^+ 通道通透性发生改变。

总而言之,经典小分子神经递质由于较易合成,更新率快,释放后被迅速灭活及重新利用,效应潜伏期和持续时间短,易于完成快速而精确的神经活动。与此相反,神经肽合成复杂,更新缓慢,释放量一般较少,失活也较慢,效应潜伏期与作用时间较长,效应较弥散、影响范围广,适合调节缓慢、持久的神经活动。经典递质与神经肽的作用相互补充,使信息处理更精细,同时使调节活动更加精确、协调、和谐。

除上述几种外,还有如甘氨酸、门冬氨酸、腺苷、组胺、前列腺等物质或神经调质对中枢神经系统进行调节。

5.1.3　中枢神经系统药物作用的基本方式

虽然 CNS 功能非常复杂,但就其功能水平而言,只不过是兴奋和抑制。因此,可以将作用于 CNS 的药物分为中枢兴奋药和中枢抑制药两大类。整体水平上,当中枢神经兴奋时,其兴奋性由弱到强表现为欣快、失眠、不安、幻觉、妄想、躁狂以及惊厥等;而中枢神经抑制表现为镇静、抑郁、睡眠、昏迷等。高度进化的脑组织对药物敏感,并且大脑皮层的抑制功能比兴奋功能敏感,容易受到药物的影响。延脑的生命中枢则较稳定,它只有在极度抑制状态下才出现血压下降、呼吸停止的症状。药物可选择性地对中枢某种特殊功能产生作用,如镇痛、抗精神病、解热等。

大多数中枢药物的作用特点是影响突触化学传递的某一个环节,引起相应的功能改变,如影响递质生成、储存、释放以及灭活的过程,激动或阻断受体等。抑制性递质释放增加或激动抑制性受体,均会引起抑制性效应,相反,会引起兴奋;兴奋性递质释放增加或激动兴奋性受体,引起兴奋效应,相反,则导致抑制。因此,阐明中枢药物作用复杂性的关键环节是研究药物对递质和受体的影响,对胞内信使和离子通道及其基因调控的研究则可更进一步探索药物的作用本质。

CNS 药物的作用方式与作用于传出神经的药物类似,也可根据对递质和受体的作用进行归类,见表 5-1。作用方式有:(1)直接作用于受体,激动或阻断受体;(2)影响递质的传递过程,影响合成、储存、释放、再摄取、代谢和灭活;(3)影响神经细胞的能量代谢及膜稳定性。

表 5-1　作用于中枢神经系统的药物

作用靶点	作用机制	代表性药物	主要药理作用和应用
ACh 受体	激动 M_1 受体	毛果芸香碱	觉醒
	阻断 M_1 受体	哌仑西平、东莨菪碱	中枢抑制、抗帕金森病
	激动 M_2 受体	6-β-乙酰氧基去甲托烷	中枢抑制
	阻断 M_2 受体	阿托品	中枢兴奋
	激动 N 受体	烟碱	惊厥
	抑制胆碱酯酶	毒扁豆碱、他克林	催醒、抗阿尔茨海默病

作用靶点	作用机制	代表性药物	主要药理作用和应用
NA 受体	促进 NA 释放 抑制 NA 释放 抑制 NA 摄取 抑制 NA 灭活 耗竭 NA 贮存 激动 α 受体 激动 α_2 受体 阻断 α_2 受体 阻断 β 受体	麻黄碱、苯丙胺 锂盐 可卡因、米帕明 单胺氧化酶抑制剂 利血平 去甲肾上腺素 可乐定 育亨宾 普萘洛尔	中枢兴奋 抗躁狂 欣快、抗抑郁 抗抑郁 安定、抑郁 兴奋 降血压、镇静 升血压、兴奋 降血压、噩梦、幻觉
DA 受体	激动 DA 受体 阻断 DA 受体 合成 DA	阿扑吗啡 氯丙嗪、氯氮平、舒必利 左旋多巴	催吐 安定、抗精神病、镇吐 抗帕金森病
5-HT 受体	激动 5-HT 受体 阻断 5-HT 受体	麦角酸二乙胺 二甲麦角新碱	精神紊乱、幻觉、欣快 中枢抑制
GABA 受体	激动 GABA 受体 阻断 GABA 受体 增强 GABA 作用	蝇蕈醇 荷包牡丹碱 苯二氮䓬类	精神紊乱、抑制兴奋、阵挛抽搐、抗焦虑、抗镇静、催眠、抗惊厥
Gly 受体	阻断 Gly 受体	士的宁	兴奋、强直惊厥
H 受体	阻断 H_1 受体 阻断 H_2 受体	苯海拉明 西咪替丁	抑制、抗晕动、抗过敏 精神紊乱
阿片受体	激动阿片受体 阻断阿片受体	阿片类(吗啡、哌替啶) 纳洛酮	镇痛、镇定、呼吸抑制 吗啡中毒
细胞膜	稳定	乙醚等	全身麻醉

5.2　局部麻醉药

局部麻醉药(Local Anesthetics,局麻药)是一类以适当的浓度应用于局部神经末梢或神经干周围的药物。它能暂时、完全以及可逆性地阻断神经冲动的产生、传导,并在有意识清醒的情况下使局部痛觉暂时消失,局部麻醉作用消失后,神经功能可完全恢复,并且对各类组织都无损伤性作用。

5.2.1　局部麻醉药的药理作用

1. 局麻作用

局麻药对任何神经都有阻断作用,使兴奋阈升高、动作电位降低、传导速度减慢、不应期延长,直至兴奋性和传导性完全丧失。此时,神经细胞膜仍然保持正常的静息跨膜电位,但对任何刺激不再引起除极化。在较高浓度下局麻药也能抑制平滑肌和骨骼肌的活动。

常用的局麻药在化学结构上由三部分组成:芳香族环、中间链以及胺基团。中间链为酯链或酰胺链,其可以直接影响本类药物的作用。根据中间链的结构,常用的局麻药可分为两类：第一类为酯类，结构中有—COO—基团，普鲁卡因、丁卡因等属于这一类药物；第二类为酰胺类，结构中有—CONH—基团，利多卡因、布比卡因等属于这一类的药物。

局麻药对神经、肌肉麻醉的顺序是：痛、温觉纤维＞触、压觉纤维＞中枢抑制性神经元＞中枢兴奋性神经元＞自主神经＞运动神经＞心肌＞血管平滑肌＞胃肠平滑肌＞子宫平滑肌＞骨骼肌。神经冲动传导的恢复则按相反的顺序。

局麻的作用机制：神经细胞膜的除极依赖于 Na^+ 内流，当胞外高 Na^+ 时可减弱麻醉效果，而当细胞外低 Na^+ 时可增强局部麻醉药作用（以局麻药阈浓度的增减为标准），这表明局麻作用与细胞膜 Na^+ 通道的阻滞有关。局麻药在阻滞 Na^+ 内流方面，有使用依赖性（Use Dependence）即频率依赖性。在静息状态下局麻药作用较弱。增加电刺激频率则局部麻醉药作用加强。表明当神经兴奋 Na^+ 通道开放时局麻药能与细胞膜上相应部位结合。实验证明，用 4 种局麻药进行神经轴索内灌流给药时，可产生传导阻滞，而轴索外灌流则不引起明显作用。进一步研究认为本类药物不是作用于细胞膜的外表面，而是以其非解离型进入神经细胞内，并以解离型方式作用于神经细胞膜内表面，与 Na^+ 通道的一个或多个特异性位点结合，产生 Na^+ 通道阻断作用。亲脂性、非解离型是局麻药透入神经的必要条件，而透入神经后则要转变成解离型带电的阳离子才能发挥作用。进一步研究发现局麻药与 Na^+ 通道的内侧受体结合后，会引起 Na^+ 通道蛋白质构象发生变化，促进 Na^+ 通道失活状态闸门关闭，阻滞 Na^+ 内流，从而产生局麻作用。

2. 吸收作用

局麻药吸收并达到足够浓度后，可影响全身神经肌肉的功能，实际上这是局麻药的毒性反应。

中枢神经系统局麻药对中枢神经系统的作用是先兴奋后抑制，刚开始表现为眩晕、烦躁不安和肌肉震颤。然后发展为神志错乱乃至全身强直阵挛惊厥。最后转入昏迷、呼吸麻痹。中枢神经抑制性神经元对局麻药敏感，首先被局麻药所抑制，因而引起脱抑制作用而出现兴奋现象。由局麻药引起的惊厥现象是边缘系统兴奋灶扩散所致。苯二氮䓬类可以增强边缘系统 GABA 对神经元的抑制作用，具有良好的对抗局部麻醉药中毒性惊厥的作用。同时也表明局部麻醉药所致的惊厥是抑制的减弱而不是兴奋的加强。此时禁用中枢抑制性药物。而中毒昏迷时应重在维持呼吸和循环功能。

心血管系统局麻药物对其具有直接的抑制作用。具体表现为心肌收缩性减弱、不应期延长、传导减慢和血管平滑肌松弛等。起初，血压上升、心率加快是中枢兴奋的结果，随后表现为心率减慢、血压下降、传导阻滞直至心搏停止。心肌对局麻药的耐受性较高，中毒后一般呼吸先停止，因此宜采用人工呼吸进行抢救。

5.2.2 局部麻醉的方法

临床常用的局麻方法有以下几种。

1. 表面麻醉(Surface Anaesthesia)

穿透性较强的局麻药涂于黏膜表面以使黏膜下神经末梢麻醉。适用于黏膜部位的浅表手术,如眼、鼻、咽喉、气管、尿道等。常选用丁卡因用作耳鼻喉科手术前咽喉喷雾麻醉。其优点是有麻醉和缩血管作用,并能减少手术创面的出血。

2. 浸润麻醉(Infiltration Anaesthesia)

将局麻药注入皮下或手术的切口部位,使局部神经末梢被麻醉。浸润麻醉的优点是麻醉效果好,对机体正常功能没有影响。缺点是剂量较大,麻醉区域较小做较大的手术时,由于其所需剂量较大而容易产生全身毒性反应。

3. 传导麻醉(Conduction Anaesthesia)

在神经干附近注射局部麻醉药,阻滞它的传导。阻断神经干所需的局麻药浓度较麻醉神经末梢所需的浓度高,但是用量较小,麻醉区域也较大。

4. 硬脊膜外腔麻醉(Epidural Anaesthesia)

将药液注入硬脊膜外腔,使其通过此腔穿出椎间孔的神经根麻醉。用药剂量比腰麻时大5～10倍,起效较慢,对硬脊膜无损伤,不引起麻醉后的头痛反应。硬脊膜外腔与颅腔不相通,注药水平高达颈椎,不会麻痹到呼吸中枢。若插入停留导管,重复注药会延长麻醉时间。硬膜外麻醉也能使交感神经麻醉,从而导致外周血管扩张和心肌抑制,导致血压下降,可注射麻黄碱预防治疗。

5. 蛛网膜下腔麻醉(Subarachnoid Anaesthesia)

将局麻药经过腰椎间隙注入蛛网膜下腔,来阻滞此部位的神经根。适用于腹部或下肢手术。腰麻时,因为交感神经被阻滞,也常常伴有血压的下降,可用麻黄碱进行预防。此外,由于硬脊膜被穿刺,使脑脊液发生渗漏,容易导致麻醉后的头痛,所以还应注意药液注入所达水平面过高导致呼吸肌瘫痪及呼吸中枢的麻痹。

5.2.3　常用的局麻药

常用局麻药的化学结构中含有一个亲水性胺基和一个亲脂性芳香基团,两者通过酯键或酰胺键相互连接。常用局麻药比较见表5-2。

表5-2　常用局麻药比较

分　类	化　学　结　构	pK_a	相对强度(比值)	相对毒性(比值)	作用持续时间/h	一次极量/mg
酯类						
普鲁卡因	NH_2—⬡—$COOCH_2CH_2N$(C$_2$H$_5$)(C$_2$H$_5$)	8.90	1	1	1	1 000
丁卡因	C$_4$H$_9$NH—⬡—$COOCH_2CH_2N$(CH$_3$)(CH$_3$)	8.45	10	10	2～3	100

续　表

分　类	化　学　结　构	pK_a	相对强度（比值）	相对毒性（比值）	作用持续时间/h	一次极量/mg
酰胺类						
利多卡因		7.90	2	2	1～1.5	500
布比卡因		8.20	6.50	>4		150

1. 普鲁卡因（Procaine）

普鲁卡因属于短效酯类局麻药物，是临床常用局麻药。普鲁卡因亲脂性低，不容易穿透黏膜，所以只能作注射用药。广泛应用于浸润麻醉、传导麻醉、蛛网膜下腔麻醉以及硬膜外麻醉。此外，还可用于损伤部位的局部封闭。它的代谢产物对氨基苯甲酸（PABA）可对抗磺胺类药物的抗菌作用。所以避免普鲁卡因与磺胺类药物同用。偶见过敏反应，故用药前应做皮肤过敏试验。若过敏，可用利多卡因替代。

2. 丁卡因（Tetracaine）

又称地卡因（Dicaine），作用和毒性都比普鲁卡因强 10 倍，亲脂性高，穿透力强，容易进入神经，也易被吸收入血。常用作表面麻醉、腰麻及硬脊膜外腔麻醉，一般不用作浸润麻醉。该药物与神经脂质的亲和力较大，血中被胆碱酯酶水解的速度较普鲁卡因慢，故作用较持久，为 2～3 h。

3. 利多卡因（Lidocaine）

它比普鲁卡因快、强而持久，安全范围较大，能够穿透黏膜，用于多种局麻方法。临床上主要用于传导麻醉和硬膜外麻醉。本药属于酰胺类，肝脏中被肝微粒体酶灭活，$t_{1/2}$ 约为 90 min，同时，利多卡因也用于抗心律失常（详见抗心律失常药）。

4. 布比卡因（Bupivacaine）

目前是局麻药中作用维持时间最长的药物，为 5～10 h。其局部麻醉效果比利多卡因强 3～4 倍，安全范围比利多卡因宽，且无舒张血管作用。主要用于浸润麻醉、传导麻醉以及硬膜外麻醉。

5.2.4　影响局部麻醉药作用的因素

1. 神经干或神经纤维的粗细

粗大的神经干有鞘膜包围，局麻药对它的作用不如对神经末梢，所以传导麻醉所需浓度较高,为浸润麻醉浓度的2~3倍。粗神经纤维(如运动神经)对局麻药的敏感性不如细神经纤维(如痛觉神经及交感神经)。

2. 体液 pH

局麻药在体内呈非离子型(RN)与离子型(RNH^+)。非离子型亲脂性高,容易穿透细胞膜进入神经细胞,起到局麻作用。两种形式的百分比由药物的解离常数 K_a 与体液的 pH 决定。体液 pH 升高时,非离子型较多,局麻作用增强;相反,当细胞外液 pH 降低时,非离子型少,局麻效果减弱。炎症区域的 pH 降低,因此局麻药作用减弱。在切开脓肿手术前,如将局麻药注入脓腔就不能取得局麻效果,必须在脓肿周围做环形浸润才能奏效。

3. 药物浓度

局部麻醉药按照一级动力学消除,它的 $t_{1/2}$ 与原始血药浓度无关。增加药物浓度不会按照数学比例延长麻醉时间,相反,会促进吸收引起中毒。因此,不能用加大浓度的方法来延长麻醉时间,应将等浓度药物分次注入。

4. 血管收缩药

在局麻药液里加入微量肾上腺素(1/200 000~1/100 000),可使用药局部的血管收缩,减慢药物的吸收,不仅能延长局麻作用维持时间,还能减少吸收中毒的发生。但是在手指、足趾及阴茎等的末梢部位用药时,应该禁止加入肾上腺素,否则可能引起局部组织的坏死。

5.3　全身麻醉药

全身麻醉药(General Anaesthetics)是一类具有抑制中枢神经系统功能的药物,可逆性的引起意识、感觉(特别是痛觉)和反射暂时消失,可引起骨骼肌松弛,临床上主要用于外科手术麻醉。全身麻醉药一般分为吸入麻醉药和静脉麻醉药。

5.3.1　吸入麻醉药

吸入麻醉药(Inhalation Anaesthetics)是具有挥发性的液体或气体,前者如乙醚(Ether)、氟烷(Halothane)、异氟烷(Isoflurane)、安氟烷(Enflurane)等,后者如氧化亚氮(Nitrous Oxide)。由呼吸道进入体内,麻醉深度可通过调节吸入气体的药物浓度(分压)加以控制,并可以连续维持以满足手术的需要。

1. 作用机制

吸入麻醉药经肺泡入血,进而到达脑组织,阻断其突触的传递功能,从而引起全身麻醉。关于其作用机制的理论有很多,脂溶性理论是各种学说的基础。吸入麻醉药的作用强弱与其化学结构之间以及脂溶性之间存在明显的相关性,脂溶性越高,麻醉效果越强。吸入麻醉药溶解于细胞膜的脂质层中,引起脂质分子排列紊乱,膜蛋白以及钠和钾通道的构象和功能发生改变,抑制神经元的去极化,从而广泛抑制神经冲动的传递,导致全身麻醉。

然而,最近的研究表明,全身麻醉剂可通过抑制兴奋性突触和增强抑制性突触的功能从而产生药理作用,其具有干扰配体门控离子通道功能的特定机制。中枢抑制性神经递质 GABA 的受体 GABA$_A$ 组成神经细胞膜上的 Cl$^-$ 通道,并且大多数的麻醉剂可以结合 GABA$_A$ 受体上的特殊位点,可通过增加 Cl$^-$ 通道的开放,使细胞膜发生超级化,从而提高 GABA$_A$ 受体对 GABA 的敏感性,抑制中枢而起到全身麻醉作用。

2. 麻醉分期

吸入麻醉剂对中枢神经系统各部位的抑制作用是连续的,首先抑制大脑皮质,最后抑制延脑。随着麻醉逐渐加深,会依次出现各种抑制神经功能的症状。通常以乙醚为代表,常将麻醉过程分为四个阶段,如下所述。

第一阶段(镇痛期)从麻醉开始到感觉逐渐消失。此时,大脑皮层和上行网状激活系统受到抑制。第二阶段(兴奋期)出现皮质下中枢神经系统退化的现象:比如挣扎,呼吸不规则,血压心率不稳定。该阶段不宜进行任何手术。第一阶段和第二阶段统称为诱导期,容易引起心脏骤停和其他事故。第三阶段(外科麻醉期)当前时期以兴奋变为安静、平衡的血压为开始的标志。皮质下中枢部位(间脑、中脑、脑桥)从上到下逐渐受到抑制,而脊髓则是由底部到顶部逐渐被抑制。这个时期又分为四个等级,一般情况下手术都在第二和第三级进行,第四级时延脑的生命中枢开始受抑制,出现呼吸严重被抑制,脉搏快而弱,血压降低,此时应立即减少药量或停止用药。在第四阶段(髓质麻醉),呼吸停止,血压急剧下降。如果存在髓质麻醉,则必须立即停药,进行人工呼吸、心脏压迫,尽快使病人苏醒。

在现代临床麻醉中,只要在实践中仔细观察,并合理掌握复合麻醉深度,则可以实现令人满意的外科麻醉效果。

3. 体内过程

麻醉剂的吸收情况及其作用深度首先取决于它们在肺泡中的浓度。在常压下,导致 50% 的病人疼痛缓解的肺泡气体中麻醉剂的浓度称为最小肺泡浓度(Minimal Alveolar Concentration,MAC)。每种药物都有其恒定的 MAC 值,该值反映了每种药物的麻醉强度,当 MAC 值越低,则该药物的麻醉强度越强。

肺泡中的麻醉剂进入血液的速率也与肺通气量、吸入气体中药物的浓度、肺血流量及血气分布系数等因素有关。血气分布系数指的是血液中药物浓度与吸入气体中所含药物浓度达到稳态时的比值。药物从血液分布到大脑中,并受到脑/血和血气的分配系数的影响。前者指的是脑中药物浓度与血液中药物浓度在平衡时的比值,该系数越大,越容易进入脑组织,麻醉作用就越强。

吸入性麻醉药主要通过肺部以原型药物排出,肺通气量大,脑/血和血气分布系数低的药物更容易排出。常用的吸入麻醉药的特性见表 5-3。

4. 常用药物

(1) 乙醚(Anesthetic Ether)

乙醚是一种易挥发的液体,具有特殊气味,无色、透明、易燃易爆,易于氧化生成过氧

表 5-3   吸入麻醉药的特性

	氧化亚氮	乙醚	氟烷	安氟烷	异氟烷
血气分布系数	0.47	12.1	2.3	1.8	1.4
脑/血分布系数	1.06	1.14	2.3~3.5	1.45	4.0
MAC/%	>100	1.92	0.75	1.68	1.15
诱导用吸入气浓度/%	80	10~30	1~4	2.0~2.5	1.5~3.0
维持用吸入气浓度/%	50~70	4~5	0.5~2.0	1.5~2.0	1.0~1.5
诱导期	快	很慢	快	快	快
骨骼肌松弛	很差	很好	差	好	好

化物和乙醛,使其毒性增加。乙醚在达到麻醉浓度时对呼吸功能和血压影响不大,对心、肝、肾的毒性也比较小。乙醚具有箭毒样作用,目前已经较少使用。

(2)氟烷(Halothane)

氟烷是一种无色透明的液体,其沸点是 50.2℃,不燃不爆,但其化学性质并不稳定。氟烷的 MAC 值仅为 0.75,具有较强的麻醉作用。因具有较小的血气分布系数,因此诱导期短,苏醒较快,相对于乙醚而言,氟烷的肌肉松弛作用和镇痛作用较弱;氟烷可扩张脑血管,使颅内压升高;由于使得心肌对儿茶酚胺的敏感性增加,故可诱发心律失常等。连续使用可引起肝炎或肝坏死。此外对子宫肌可以产生松弛作用,经常导致产后出血,所以难产或剖宫产病人禁止使用该药。

异氟烷和安氟烷属于同分异构体,与氟烷相比较,前两者 MAC 值较大,麻醉诱导作用平稳、作用时间短,苏醒较快,对肌肉具有较好的松弛作用,与氟烷不同的是心肌对儿茶酚胺的敏感性并未发生明显变化。重复使用并未产生明显副作用,偶然会出现恶心呕吐等症状。为当前较常用的一种吸入麻醉剂。

(3)氧化亚氮(Nitrous Oxide)

俗名又称为笑气,是一种无色,味微甜,无刺激性的液态气体,不燃不爆,化学性质稳定。当其用于麻醉时,病人体感舒适愉悦,具有较强的镇痛作用,一旦停药,较短时间内就可苏醒,对呼吸系统以及肝、肾等的功能并未产生不良影响。但对心肌有轻微的抑制作用。由于氧化亚氮的 MAC 值大于 100,因此具有较低的麻醉效能。需要和其他麻醉剂配伍,才能达到所需的麻醉效果。血气分布系数低,诱导期较短。它主要用于诱导麻醉或作为其他全身麻醉剂的配伍剂。

5.3.2   静脉麻醉药

静脉麻醉药包括很多种,硫喷妥钠、氯胺铜是用得较多的静脉麻醉剂。

1. 硫喷妥钠(Thiopental)

硫喷妥钠是一类巴比妥类药物,起作用时效超短。脂溶性高,通过静脉注射给药,随后几秒内立即进入脑组织,无兴奋期,作用迅速。由于该药在体内可迅速实现重新分布,可从脑部组织转移到肌肉和脂肪等其他组织部位,因而麻醉作用维持的时间短,在脑中,其 $t_{1/2}$ 只有 5 min。硫喷妥钠的镇痛效果差,对肌肉的松弛作用不明显,临床上主要作为基础麻醉剂、诱导麻醉剂,用于脓肿的切开引流、骨折、脱臼的闭合复位等短时手术。

硫喷妥钠对呼吸中枢具有显著的抑制作用,尤其是新生儿、婴幼儿容易受到抑制,故该类患者禁止使用。此外,它很容易诱发咽喉和支气管痉挛,所以有支气管哮喘病史的患者禁用。

2. 氯胺酮(Ketamine)

氯胺酮可以阻断痛觉冲动传向丘脑和新皮层,同时又可以兴奋脑干、边缘系统,从而引起意识模糊、记忆短暂性缺失,并具有较好的镇痛效果,但是意识并没有完全消失。此外还会使肌张力增加,引起血压上升,此状态又称为分离麻醉(Dissociation Anesthesia)。氯胺酮麻醉时对不同部位的镇痛效果有差异,对体表镇痛作用明显,对内脏的镇痛作用差但诱导迅速。对呼吸的影响较小,可兴奋心血管。在短时的体表小手术中应用比较多如烧伤清创、切痂、植皮等。

5.3.3　复合麻醉

复合麻醉指的是同时或者先后运用两种及以上麻醉剂或其他辅助药物,从而达到较好的手术中和手术后的镇痛效果以及让人满意的外科手术条件。目前各种全麻药在单独使用时,效果都不是很理想。为了克服该不足,常联合用药或者辅助其他药物,故称为复合麻醉(表 5-4)。

表 5-4　复合麻醉

用　药　目　的	常　用　药　物
镇静、解除精神紧张	巴比妥类、地西泮
短暂性记忆缺失	苯二氮䓬类、氯胺酮、东莨菪碱
基础麻醉	巴比妥类、水合氯醛
诱导麻醉	硫喷妥钠、氧化亚氮
镇痛	阿片类
骨骼肌松弛	琥珀胆碱、简箭毒碱类
抑制迷走神经反射	阿托品类
降温	氯丙嗪
控制性降压	硝普钠、钙拮抗剂

1. 麻醉前用药(Premedication)

手术前一晚,使用苯巴比妥或者地西泮(安定)等类药物使患者消除紧张情绪。次日凌晨,再次服用地西泮使患者出现记忆短暂性缺失。同时可注射阿片类镇痛药物,增强其麻醉效果;注射阿托品,可防止唾液以及支气管分泌而引起吸入性肺炎,还可以防止反射性心律失常。

2. 基础麻醉(Basal Anesthesia)

进入手术室前应给予大剂量的催眠药,例如巴比妥类等,使患者进入深度睡眠状态,在此基础上进行麻醉,药量可适当减少,麻醉作用平稳,小儿适用于该法。

3. 麻醉诱导(Induction of Anesthesia)

使用诱导期短的氧化亚氮或者硫喷妥钠,使患者很快进入外科的麻醉期,避免产生诱导期的不良反应,随后采用其他药物来维持麻醉。

4. 合用肌松药

在使用麻醉剂的同时,注射琥珀胆碱或筒箭毒碱肌肉松弛类药物,以满足手术时要求。

5. 低温麻醉(Low Temprature Narcotization)

氯丙嗪的使用可使体温在物理条件降温时下降到较低水平,减少心、脑等重要器官的耗氧量,从而阻断血液流动,以便进行心脏直视手术。

6. 控制性降压(Controlled Hypotension)

联用短效血管扩张药物,如硝普钠或钙拮抗剂,适度降低血压,并抬高手术部位,减少血流量。颅脑手术止血较困难,该法较为适用。

7. 神经安定镇痛术(Neuroleptanalgesia)

静脉注射氟哌利多和芬太尼以 50：1 的比例制成的合剂,使患者出现意识模糊,自主性动作停止,疼痛感消失,用于外科小手术中。与氧化亚氮及肌松药合用可实现较好的外科麻醉效果。

5.4　抗焦虑药和催眠药

焦虑可分为广泛性焦虑和焦虑症。

广泛性焦虑的症状有过度情绪反应,如紧张、激动、焦虑、不安和失眠;也可表现为自主神经功能紊乱,心悸、出汗和胃肠功能障碍。

焦虑症包括恐惧性焦虑(Phobic Anxiety)和恐怖症(Phobia),前者多由不可回避的社交诱发和加剧,可诊断为广场恐怖症(Agoraphobia);后者多伴有躯体症状如胸痛、心悸、发抖以及出汗等难以控制的恐怖。

睡眠是人体的一项重要的生命活动。美国佛罗里达大学免疫学家们对睡眠与人体免疫力之间的关系做了一系列的研究,得出结论:除了可以使人消除疲劳和产生新的活力外,睡眠也与提高免疫力和抵抗疾病的能力有密切的关系。晚上 10 点到次日凌晨 2 点是人体细胞代谢最为活跃的时间段,此时如果不睡觉,将会影响细胞的新陈代谢,长此以往,人就会加速衰老。而且长时间晚睡或睡眠不足,即使次日补足睡眠,也无法挽回对身体造成的损害。因此科学家们喊出了一句响亮的口号:健康的体魄来自睡眠。

临床上对各种不良睡眠(入睡时间大于 30 min,睡眠过程中起床次数大于 1 次,清醒后仍感疲倦),统称为失眠症(Insomnia)。镇静催眠药的作用:缓和激动,消除躁动,恢复安静情绪,促进和维持近似生理睡眠。其作用与剂量之间有一定关系,当药物剂量小时,主要作为镇静剂,剂量大时作为催眠剂。

抗焦虑药和催眠药(Hypnotics)是选择性抑制中枢神经系统的药物,可起到抗焦虑和催眠的作用。

5.4.1　苯二氮䓬类

苯二氮䓬类药物是最常见的镇静催眠药和抗焦虑药。传统的镇静催眠药(巴比妥类药物)都是常见的中枢抑制剂,随着剂量的增加,出现镇静、催眠、嗜睡的症状,具有抗惊厥和麻醉作用,中毒剂量可引起中枢抑制,呼吸麻痹而死亡。但 BDZ 不符合上述规律,即使很大剂量也不引起麻醉、中枢麻痹(由于安全范围大,已基本取代了其他类药物)。

常用 BDZ 类药物结构如表 5-5。

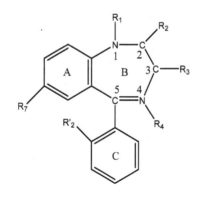

表 5-5　BDZ 类药物结构

药　　物	R_1	R_2	R_3	R_7	R_2'
氯氮䓬(Chlordiazepoxide)	(—)	$NHCH_3$	H	Cl	H
氯硝西泮(Clonazepam)	H	O	H	NO_2	Cl
地西泮(Diazepam)	CH_3	O	H	Cl	H
氟西泮(Flurazepam)	$(CH_2)_2N(C_2H_5)_2$	O	H	Cl	F
劳拉西泮(Lorazepam)	H	O	OH	Cl	Cl
硝西泮(Nitrazepam)	H	O	H	NO_2	H
三唑仑(Triazolam)	甲基三氮唑环		H	Cl	Cl
奥沙西泮(Oxazepam)	H	O	OH	Cl	H

注:除氯氮䓬在 R_4 为 O 外,其他药无 R_4 取代。

常用的苯二氮䓬类药物见表 5-6。

表 5-6 常用苯二氮䓬类药物药代特点及作用

作用时间/h	药 物	达峰浓度时间/h	半衰期/h	代谢物半衰期/h	临床应用
短效类(3~8)	三唑仑(Triazolam)	1	2~3	有活性	各种失眠
	奥沙西泮	2~4	10~20	无活性	焦虑,焦虑伴失眠
中效类(10~20)	阿普唑仑	1~2	12~15	无活性	焦虑
	艾司唑仑(Estazolam)	2	10~24	无活性	各种失眠,焦虑;麻醉前给药
	劳拉西泮(Lorazepam)	2	10~20	无活性	焦虑,焦虑伴失眠;麻醉前给药
	替马西泮	2~3	10~40	无活性	失眠
	氯硝西泮	1	24~48	弱活性	癫痫和惊厥
长效类(24~72)	地西泮	1~2	20~80	有活性	焦虑、失眠、惊厥、癫痫、中枢性肌肉松弛、暂时性记忆缺失
	氟西泮	1~2	40~100	有活性	各种失眠
	氯氮䓬	2~4	15~40	有活性	焦虑、失眠、惊厥、癫痫、中枢性肌肉松弛、暂时性记忆缺失

BDZ 类药物的基本药理作用类似,但由于其选择性不同,加之药代动力学差异较大,因此临床用途并不完全相同。现以地西泮为重点介绍本类药物。

1. 地西泮

[药理作用与临床应用]

地西泮也称为安定,主要对中枢神经系统起作用,起到抗焦虑、镇静、催眠以及抗惊厥作用,另外,还能引起中枢性肌肉松弛和顺行性遗忘。

(1)抗焦虑作用

当 BDZ 低于镇静量时即可产生较好的抗焦虑作用,可显著改善紧张、焦虑、激动、惶恐和不安以及因焦虑引起的胃肠功能紊乱或失眠等状况。焦虑症最为适用,对于持续性焦虑则应该选择长效药。对于间歇性严重焦虑患者。应选用中、短效类药。

(2)镇静催眠作用

增加 BDZ 的剂量,可起到镇静催眠作用,使入睡潜伏期缩短,觉醒次数减少,睡眠持续时间变得更长(主要是第二睡眠时相),但是会缩短 REMS。与巴比妥类和其他催眠药相比,BDZ 类药物对 REMS 影响甚微,停药后几乎无"反跳"现象,停药较为容易。其产生的抗焦虑和中枢性肌肉松弛作用也有助于入眠。抑制边缘系统对网状结构的激活,同时阻止了网状结构由于刺激而产生的觉醒脑电波,这是其发挥镇静催眠作用的机理。

除长效催眠药如地西泮和氟西泮外,中效药物如氯氮䓬、奥沙西泮(Oxazepam)、短效药物如三唑仑也可以用于催眠。

作为抗焦虑和镇静催眠药物,BDZ 类药物几乎完全取代了巴比妥类,其优点有:① 对中枢有抑制,但不引起麻醉、麻痹,治疗指数高(TD_{50}/ED_{50},TC_{50}/EC_{50}),对呼吸系统影响较小,安全范围大(ED_{95} 到 TD_5 之间的距离);② 对 REMS 时相的影响较小,停药后反跳现象(产生依赖性而停药困难)轻微;③ 对肝药酶无诱导作用,对其他药物的代谢几乎无影响;④ 依赖性戒断症状甚微,嗜睡、运动失调等副作用也较小。

(3) 抗惊厥抗癫痫作用

BDZ 药物都具有抗惊厥的作用效果,其中地西泮、氯硝西泮和硝西泮的作用更加明显。临床上主要用于破伤风、子痫、儿童高热惊厥和药物中毒惊厥的辅助治疗。目前癫痫持续状态的首选药为地西泮。对于其他类型癫痫发作,硝西泮和氯硝西泮具有较好的治疗效果(详见抗癫痫药)。

(4) 中枢性肌肉松弛

BDZ 药物有显著的肌肉松弛作用,在静脉给药时,肌肉松弛作用更为明显。其中氯硝西泮中枢肌肉松弛作用最强,即使在非镇静剂量时也可出现。对大脑损伤所引起的肌肉僵直具有缓解作用。发挥作用的机理也许是当给予较小剂量时,抑制了脑干网状结构下行系统对脊髓 γ 神经元的易化作用,当给予较大剂量时,增强了脊髓神经元的突触前抑制,进而抑制多突触反射。

临床上可用于脑瘫、脑血管意外或脊髓损伤引起的肌僵直,也用于缓解关节病变、腰肌劳损等所致的肌肉痉挛。

(5) 暂时性记忆缺失(阻断条件反射的获得)

除作为长效催眠药外,地西泮还可在麻醉前和心脏休克恢复前使用(静脉注射),这可以减轻患者对手术的恐惧。减少麻醉量,增加安全性,暂时性记忆丧失有利于患者在手术过程中忘记不良刺激。

临床上常在有较大痛苦的治疗前使用,比如心脏复律、内窥镜检查等(地西泮静脉注射)。

[作用机制]

放射性配体结合试验:研究证明,脑内有与地西泮亲和力高的结合位点——BDZ 受体,在皮层部位受体密度最高,其次是边缘系统以及中脑,再次是脑干和脊髓。这种分布情况与脑内的 γ 氨基丁酸(GABA)的亚型受体——$GABA_A$ 的受体分布基本保持一致。

GABA 为中枢神经系统内重要的抑制性递质,其受体主要有三种,分别为 $GABA_A$、$GABA_B$ 和 $GABA_C$。$GABA_A$ 主要分布在脑部,该受体与 Cl^- 通道发生偶联。当激活 $GABA_A$ 受体时,Cl^- 通道开放,从而 Cl^- 内流,引起膜电位发生超极化,引起突触后膜抑制性效应。

BDZ 药物与 GABA 均与同一个 $GABA_A$ 受体—Cl^- 通道复合物(图 5-1)结合,BDZ 类药可促进 GABA 与 $GABA_A$ 受体结合而促进 GABA 功能,发挥镇静、催眠、抗焦虑、中枢性肌肉松弛和抗惊厥作用。

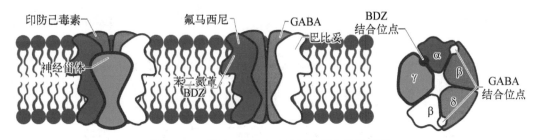

图 5 - 1 GABA$_A$ 受体与 Cl$^-$ 通道复合物模式图

BDZ 类药与产生的复合物结合后使得 GABA 与其结合部位的亲和力增强,进而使Cl$^-$ 通道开放频率增多,但平均开放时间几乎无影响(巴比妥类则增加开放时间,而不增加开放频度)。因此,BDZ 起作用主要依赖于内源性 GABA 的释放,这也就解释了为什么大剂量 BDZ 类药物不会造成过度中枢抑制。

从内源性阿片物质的发现,提出了是否脑内也存在内源性 BDZ 类物质。已经从大脑中分离出一种分子量为 10 000 的肽,定名为地西泮结合抑制因子(Diazepam Binding Inhibitor, DBI)。DBI 与 GABA$_A$ 受体的 BDZ 结合部位结合,抑制 GABA 开放 Cl$^-$ 通道产生与 BDZ 类相反的效应,引起焦虑和抽搐,因此该类物质被称为 BDZ 受体反向激动剂(Inverse Agonists)。

[体内过程]

经口给药后,BDZ 类药吸收迅速而完全,达峰时间为 0.5～1.5 h。肌肉注射,吸收缓慢而不规则。在临床实践中,静脉注射给药可作为急需发挥疗效时的一种方式。地西泮脂溶性较高,在血脑屏障和胎盘屏障中易于渗透,与血浆蛋白结合率高达 95% 以上。地西泮在肝脏代谢,主要活性代谢物为去甲地西泮,还有奥沙西泮和替马西泮(Temazepam),最后,形成葡萄糖醛酸结合物经尿液排出(图 5 - 2)。

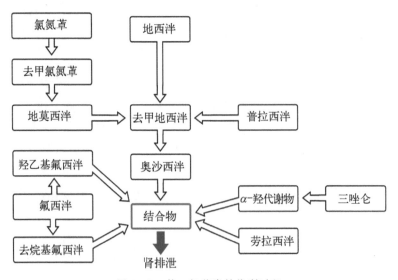

图 5 - 2 苯二氮䓬类的代谢过程

地西泮血浆半衰期是 1～2 d,在 60 h 后,去甲地西泮是其主要代谢物,连续应用要注意药物及其代谢物的体内蓄积。

[不良反应及注意事项]

地西泮常见嗜睡、乏力、头晕、影响技巧性操作和驾驶安全等不良反应。大剂量偶有共济失调。静脉注射地西泮可抑制呼吸和循环系统功能,在老年和心肺功能障碍患者中慎用。药物在数周和数月内即可产生依赖性,若立即停药,可产生戒断症状,如失眠、兴奋、焦虑、抽搐甚至惊厥,与巴比妥类相比,程度较轻。偶有过敏反应,如皮疹、白细胞减少症。

单独应用地西泮毒性很小,但过量服用也会引起运动功能障碍、瘫痪、昏迷和呼吸抑制,较少危及生命,但老年人,应用地西泮时期有过量饮酒,或者同时应用其他中枢抑制药的患者,会出现中毒症状加重,甚至可致死亡。可应用氟马西尼(BDZ 受体拮抗剂)来对抗地西泮引起的深度中枢抑制。

2. 苯二氮䓬拮抗剂

氟马西尼(Flumazenil)是 GABA 受体拮抗剂。该药物只能通过静脉注射给药,起效迅速,但作用持续时间短,半衰期仅约为 1 h。加大给药频率,可逆转长效苯二氮䓬类药物的作用。若给予氟马西尼,可诱导苯二氮䓬类依赖性患者戒断症状。对于使用苯二氮䓬控制发作性疾病的患者,给予本药亦可加剧病情发作。常见的不良反应主要有头晕、恶心、呕吐和情绪兴奋等。

5.4.2 巴比妥类

BDZ 在临床应用前,巴比妥类(Barbiturates)是人们最熟悉且应用最广泛的镇静催眠类药物。

[构效关系]

巴比妥酸自身并没有镇静催眠作用,关键是位于 5 位碳的两个氢被其他基团取代,而产生了不同的药理效应(中枢抑制作用)的衍生物,即巴比妥类药物。

(1)侧链延长,中枢抑制加强,体内稳定性降低,作用持续时间减少(超过 6 个碳,中枢抑制消失,表现出兴奋作用);

(2)侧链不饱和或具有分枝,脂溶性增强,效果快,作用时间短;

(3)C2 位置的 O 被 S 代替,脂溶性最大,效果最强,效果最快,维持时间最短(硫喷妥钠)。

各类巴比妥类药物的作用与用途见表 5-7。

[药理作用和临床应用]

巴比妥类药物对中枢神经系统有抑制作用。其中枢抑制作用呈剂量依赖性增加,相应出现镇静、催眠、抗惊厥、抗癫痫和麻醉等作用效果。当使用较大剂量时,也会抑制心血管系统。当给予催眠剂量的 10 倍时,可导致呼吸中枢麻痹而引起死亡。由于安全性差和依赖性强,其应用一直在减少,目前主要在临床上作为抗惊厥、抗癫痫和麻醉药物。

表 5 - 7　巴比妥类药物的作用与用途

亚　类	药　物	显效时间/h	作用持续时间/h	主　要　用　途
长　效	苯巴比妥 巴比妥	0.5～1 0.5～1	6～8 6～8	抗惊厥 镇静催眠
中　效	戊巴比妥 异戊巴比妥	0.25～0.5 0.25～0.5	3～6 3～6	抗惊厥 镇静催眠
短　效	司可巴比妥	0.25	2～3	抗惊厥、镇静催眠
超短效	硫喷妥钠	静脉注射立即显效	0.25	静脉麻醉

（1）镇静和催眠作用

低剂量巴比妥类药物（用催眠量的 1/4～1/3）可使人处于安静状态，可缓解焦虑、烦躁不安等情绪；中剂量可起到催眠作用，即减少入睡时间，减少觉醒次数并延长睡眠时间。

巴比妥类药物可缩短 REMS 睡眠并可引起非生理性睡眠。当药物长时间停用时，REMS 睡眠可以显著延长，伴多梦并导致睡眠障碍。病人产生精神依赖性和躯体依赖性是其不愿停药的重要原因之一。

巴比妥类作为催眠药的缺点有：① 容易引起耐受现象和产生依赖性，戒断症状较为严重；② 对肝药酶活性产生诱导效应，从而影响其他药物的代谢；③ 不良反应较为常见，过量可引起严重中毒。

（2）抗惊厥和抗癫痫作用

主要用于高热、破伤风、子痫、脑膜炎、脑炎等等原因引发的惊厥。苯巴比妥钠通常采用肌肉注射，在危急情况下，用异戊巴比妥钠等中短效药物，具有起效快的特点，但后者持续时间较短。苯巴比妥还具有很强的抗癫痫作用，可用于治疗癫痫大发作和癫痫持续状态。

（3）静脉麻醉及麻醉前给药

一些短效和超短效巴比妥类药物（如硫喷妥钠），可通过静脉注射而诱导麻醉。长效和中效巴比妥类药物可用于麻醉前给药，缓解病人在手术前的紧张情绪，与地西泮相比，效果较差。

（4）增强中枢抑制药作用

镇静剂量的巴比妥类药物和解热镇痛药的组合可以增强后者的镇痛作用（因此复方镇痛药片常含有巴比妥类药物）。也能增强其他药物的中枢抑制作用。

［作用机制］

巴比妥类药物的中枢作用与 $GABA_A$ 受体的激活有关。巴比妥类是通过延长 Cl^- 通道的开放时间而非增加 Cl^- 通道的开放频率（苯二氮䓬类药物），进而增强 GABA 的抑制效应。另外，巴比妥类药物还可减弱或阻断谷氨酸介导的兴奋性反应，导致中枢抑制。

［不良反应］

（1）后遗效应

服用催眠剂量的巴比妥类药物后，第二天早上可能会出现精细运动不协调、头晕、嗜睡等后遗症,也称为"hang over"现象。这与巴比妥类药物的消除延迟到第二天早晨有关。司机或高空作业人员在服用巴比妥类药物后应高度警惕此后遗效应。

（2）耐受性

在短期内反复使用巴比妥酸盐可产生耐受性,其特征在于功效的逐渐降低,其需要增加剂量以维持预期的效果。

（3）依赖性

长期持续服用巴比妥类药物的病人,会对该药产生精神依赖性和躯体依赖性。一旦躯体依赖性形成,若立即停药,严重的戒断症状将在停药之后的 12～16 h 出现,主要特征为兴奋、失眠、焦虑,甚至会出现抽搐。

5.4.3　新型抗焦虑药和催眠药

1. 丁螺环酮

丁螺环酮、伊沙匹隆、吉吡隆等是开发出的丁螺环酮类抗焦虑药。其药理作用特点具有相似性,将以丁螺环酮作为代表物进行介绍。

丁螺环酮能够明显减轻焦虑,它与苯二氮䓬类有相似疗效。与 BDZ 不同,此药无抗惊厥、催眠以及中枢肌肉松弛的药理作用。对 BDZ 和其他镇静催眠药的戒断症状没有影响。

作用机理与 GABA 系统无直接关系。现有研究表明,它是一种 $5-HT_{1A}$ 受体激动剂,其激动突触前 $5-HT_1$ 受体并且反馈性地抑制 $5-HT$ 释放,从而起到抗焦虑作用。动物实验模型表明,丁螺环酮的抗焦虑作用主要是其作用于脑内神经突触前膜的多巴胺受体。

经口吸收迅速,有明显首过效应,消除 $t_{1/2}$ 为 2～4 h,肝代谢主要经过羟化和 N 位脱烷基,肝功能低下时,其作用时间延长。临床上,主要用于广泛性焦虑,服药后需要一周时间才起效。

不良反应发生频率低,常见头痛、神经过敏和头晕,几乎无依赖性。

2. 佐匹克隆

佐匹克隆,又名伊梦返（Imovane）,与 BDZ 类的化学结构不同,但镇静、抗焦虑、抗惊厥和肌肉松弛的作用相似。它和 $GABA_A$ 受体—Cl^- 通道复合物中异于 BDZ_S 靶点的结合位点相结合。

经口吸收迅速,其血浆蛋白结合率高达 45%,在体内的分布范围较广,主要通过尿液排出,也可通过唾液和乳汁排出,$t_{1/2}$ 为 3.5～6 h。

主要作为催眠剂,具有入睡快、延长睡眠时间、明显增加 SWS、轻度减少 REMS、睡眠质量高、醒后舒适等特点。

哺乳期妇女禁止使用,老年人和肝功能障碍者慎用或减少用量。睡前服用 7.5～15 mg,服药不超过 4 周。久用有成瘾报道。常见副作用有口苦、嗜睡和头痛。

3. 唑吡坦

唑吡坦与佐匹克隆具有相似的作用。唑吡坦的作用部位是苯二氮䓬受体的一个亚型,但唑吡坦不属于苯二氮䓬类。唑吡坦无抗惊厥和肌肉松弛作用,不产生药物戒断反应,很少出现因长期使用而产生耐药的现象。

在胃肠道部位,唑吡坦迅速吸收,起效快,且 $t_{1/2}$ 只有 2 h,生物利用度为 70%,血浆蛋白结合率可达 92%。

催眠效果好,作为催眠剂,其特点是使人快速入睡,显著增加 SWS,不减少 REMS,优质睡眠,醒后舒适。唑吡坦的不良反应比较少,主张短期使用,老年人和肝功能障碍者用药剂量减半。

4. 扎来普隆

扎来普隆(Zaleplon)作用类似唑吡坦,作用部位是苯二氮䓬受体的一个亚型。胃肠道内迅速吸收,起效快,且 $t_{1/2}$ 为 1 h,主要在肝脏内代谢,肝病患者用量减半。西咪替丁对其代谢起抑制作用,肝药酶诱导剂对其代谢起促进作用。

扎来普隆缩短了入睡的潜伏期,但不影响总睡眠时间和睡眠结构,最适合难以入睡的患者。不良反应轻。耐受性和依赖性极少产生。扎来普隆可使乙醇的中枢抑制性增强,故服用该药期间,禁止过量饮酒。

5.5　抗癫痫药和抗惊厥药

5.5.1　抗癫痫药概述

癫痫是一类慢性疾病,其发病率约为 0.5%。癫痫的发作具有突然、短暂、反复等特点,是由各种病因导致的大脑神经元的突发性、异常、高频率的放电并且向周围扩散引起的。由于异常放电的神经元所在部位(即病灶)及其扩散范围不同,运动、感觉、意识以及自主神经功能紊乱的临床症状也有所不同。比如,皮质运动神经元的放电在引起癫痫时会出现惊厥症状;发生在颅顶或枕部皮质的放电则可能会有幻视、幻听、幻嗅等症状。目前,药物疗法在癫痫的治疗中最为有效且应用最广。用药后约 50% 的患者的癫痫发作可得到完全控制,另外至少 25% 的患者的病情可明显得到改善。

1. 发病原因

癫痫发作时的神经元放电实际上是由脑内特定区域中一小簇神经元发放冲动所致,这些神经元所在部位称为原发病灶。一般难以找到明确的癫痫发病原因,许多环境因素的改变如血气成分、血液 pH、血电解质或血糖供应等,均可诱发功能异常的原发病灶神经元产生兴奋。

(1) 原发性癫痫(Primary Epilepsy)

在无明显特殊解剖学原因(如外伤或新生物)存在的情况下发生的癫痫称为特发性或原发性癫痫。可能是由于某种中枢神经系统的遗传异常导致的。这类患者需长期乃至终身进行抗癫痫药物的治疗。

(2) 继发性癫痫(Secondary Epilepsy)

在临床上,脑外伤、颅内肿瘤、感染、低血糖这些病理因素或者酗酒者的猝然戒酒等都可能会引起癫痫发作。对于此类患者应给予抗癫痫药物,直至消除他们的发病原因。而继发于外伤、中风的癫痫可能会导致不可逆转的损伤。

2. 癫痫分类

神经元异常放电的部位,以及异常放电在脑内的扩散分布范围决定了癫痫发作的类型。癫痫发作可分成两大类型:部分性发作(Partial,或称局限性发作)和全身发作(Genenalized Seizure,或称广泛性发作)。部分性发作可逐步加重,继而转变成广泛的强直阵挛癫痫发作。治疗药物的选择需依据其发作类型(表 5 - 8)。

表 5 - 8　癫痫发作类型

发作类型	临 床 特 征	治 疗 药 物
部分性发作		
单纯部分性发作	局部机体运动或者感觉异常,持续 20~60 s	卡马西平、苯妥英钠、苯巴比妥
复合部分性发作(神经运动性发作)	冲动性的神经异常,表现为无意识运动,如唇部抽动、摇头等。其病灶位于颞叶和额叶,持续 30 s~2 min	扑米酮、丙戊酸钠、拉英酸钠
全身发作		
失神发作(小发作)	儿童多见,短暂的意识丧失,脑电图 EEG 上出现同步化棘波,具有 3 Hz/s 的高幅且左右对称,持续时间在 30 s 内	乙琥胺、氯硝西泮、丙戊酸钠、拉莫三嗪
肌阵挛发作	可依年龄分为婴儿、儿童和青春期的肌阵挛,表现为部分肌群的短暂的(持续时间约 1 s)休克样抽动,EEG 上呈现特有的短暂的暴发性多棘波	首选糖皮质激素、丙戊酸钠、氯硝西泮
强直阵挛发作(大发作)	意识突然丧失。全身强直阵挛抽搐。随后在较长时间内,中枢神经系统的功能被全面抑制,持续可达数分钟,EEG 上呈高幅的棘慢波或者棘波	卡马西平、苯巴比妥、苯妥英钠、扑米酮、丙戊酸钠
癫痫持续状态	指大发作的持续状态,表现为反复抽搐,并且持续昏迷,如果不能及时救治,或可危及生命	地西泮、劳拉西泮、苯妥英钠、苯巴比妥

(1)部分性发作

部分性发作的患者大约占总病例的 60%。其中一部分病例是遗传因素所致,另一部分病例是由于发育异常、肿瘤以及外伤或中风等损伤造成大脑皮层病灶。这种病灶很容易通过核磁共振成像(NMRI)技术发现。

① 单纯部分性发作(Simple Partial):此类发作往往是由于一些神经元功能亢进,异常放电所致。通常局限于脑内的单一部位,不会向周围扩散。发作时患者一般不会丧失意识,但异常放电区域所支配的肢体或肌群常出现异常活动。患者也可能出现感觉异常。可发病于任何年龄。

② 复杂部分性发作(Complex Partial):此类发作表现为心智扭曲、幻觉及意识丧失。患者可出现咀嚼运动,大小便失禁等肌运动机能障碍。80% 的患者早期发作出现在 20 岁前。

(2) 全身发作(广泛性)

此类发作开始于局部,但迅速向周围扩散,引发大脑产生遍及双侧半球的异常放电。广泛性发作可伴或不伴惊厥;发作时患者通常立即失去知觉。

全身发作的病例约占总病例数的 40%,其病因往往与遗传因素相关。例如,幼年肌阵挛型癫痫(Juvenil Myoclonic Epilepsy),占癫痫总病例数的 10%,具有明显的家族发病倾向,但同时又不符合孟德尔遗传定律。目前认为,该病可能是一种由多个基因参与调控的遗传性疾病。

① 强直阵挛发作(即大发作,Tonic-clonic Seizure)为最常见、症状最为显著的癫痫的发作形式。患者在发作时会丧失意识,随后会出现强直以及阵挛。发作过后出现一段时间的意识紊乱和虚脱。

② 失神发作(即小发作,Absence Seizure)常表现为突发、自限的短暂的意识丧失。患者早在 3~5 岁时即可出现失神发作,并持续至青春期。

③ 肌阵挛发作(Myoclonic),此类发作主要表现为骨骼肌短时收缩,可在数分钟内反复出现。肌阵挛型癫痫较为罕见,可于任何年龄发病。组织缺氧、尿毒症、脑炎或药物中毒等所致的永久性神经损伤常导致此型癫痫。

④ 癫痫持续状态(Status Epliepticus)指大发作的持续状态,表现为反复抽搐。持续昏迷,救治不及时可危及生命。

3. 抗癫痫药的作用机制

神经元的协调活动有赖于细胞膜上的兴奋性递质以及抑制性递质活动的平衡。其中,兴奋性递质为谷氨酸,抑制性递质为 γ-氨基丁酸(GABA)。而癫痫的形成则往往起源于局部的谷氨酸和 GABA 的失衡。全身性癫痫的发作则往往是由于大量神经网络的异常同步化,尤其是皮层和皮层下的神经元,如下丘脑中神经元的同步化。

谷氨酸受体激活时 Na^+ 和 Ca^{2+} 内流,引起神经元去极化。而 GABA 受体激活时,K^+ 外流以及 Cl^- 内流,则能造成超极化。一旦上述递质及通道的调节失衡,就会造成神经元的复极化不完全,膜电位处于较高水平,距其阈值较近,形成一种不稳定状态,易于突然产生神经元动作电位。通过强直后增强的反馈机制,此点的发放会多次重复发生,形成类似癫痫的状态。

与这种解释一致的证据如下:已在某些先天性癫痫患者的脑细胞中发现,离子通道的相关蛋白发生了突变。此外,还发现在一些癫痫患者的脑中,膜离子泵相关 ATP 酶的活性有所降低。

常用的抗癫痫药物主要是用以抑制病灶内神经元异常放电,或者遏制异常的放电向正常组织的扩散,从而达到控制癫痫发作的目的。作用机制大多与增强 GABA 作用,或与影响 Na^+、K^+、Ca^{2+} 等离子通道有关。

目前,治疗癫痫仍以药物治疗为主,以此来减少或阻止癫痫的发作。而癫痫预防和治愈尚无有效的方法。因此,癫痫治疗往往需要终身用药。但由于大多数药物存在不良反应,长期使用令患者难于接受,故易发生治疗间断和病情反复。

5.5.2　常用的抗癫痫药

临床上根据癫痫发作的具体类型来开展早期药物治疗,因此,强直阵挛发作的治疗用药往往不同于失神发作的治疗用药。当某些药物具有相似的疗效时,药物的毒性则常常成为用药选择中的一个主要考虑因素。治疗时一般采用单药的单一疗法,直至发作可被控制或者出现毒性反应。如单一用药无效,可加用第二种药物。强直阵挛发作的患者,不能猝然停药,否则有引起癫痫发作的风险。

抗癫痫药(Antiepileptics)发展较慢,自 1912 年发现苯巴比妥后,直到 1938 年苯妥英才被发现,1964 年研制出了丙戊酸钠。最近 20 余年,又合成出了很多疗效高、不良反应发生率低、抗癫痫谱广的药物。临床上,常用的抗癫痫药物主要为苯妥英钠、苯巴比妥、卡马西平、丙戊酸钠、扑米酮和乙琥胺等,它们的抗癫痫作用见表 5-9。

表 5-9　抗癫痫药的抗癫痫作用

药　物	癫痫发作类型及选药					
	强直阵挛发作	复杂部分性发作	失神发作	单纯部分性发作	肌阵挛发作	癫痫持续状态
苯妥英钠	+*	+		+		+(静脉注射)
苯巴比妥	+*	+				+(钠盐)
扑米酮	+					
卡马西平	+	+*		+		
丙戊酸钠	+		+*			
乙琥胺			+*			
加巴喷丁		+		+		
拉莫三嗪		+	+	+		
氯硝西泮	+		+		+	
地西泮						+*

注:+表示有效,但不代表强度;+* 可作该型的首选药物。

1. 苯妥英钠

苯妥英钠(Phenytoin Sodium)是苯妥英的钠盐。

[体内过程]

苯妥英钠经口吸收缓慢,吸收过程属于非线性药代动力学过程,它的达峰时间变化很大,可能会早于 3 h,也可能会可迟于 12 h。该药的不同剂型之间的生物利用度有显著不同,且个体差异非常明显。由于本药呈强碱性(pH=10.4),刺激性大,故不宜在临床上直接肌内注射。在癫痫持续状态时,方可进行静脉注射。血浆蛋白结合率高,约为 90%,在全身进行分布。60%～70%的原型药会被肝药酶代谢成为无活性形式(对羟基苯衍生物),而以原型形式由尿排出者不足 5%。

该药的消除速率与血浆浓度有密切关系。当低于 $10\ \mu g/mL$ 时,按一级药代动力学形式消除,血浆半衰期 $t_{1/2}$ 为 $6\sim24\ h$;而当高于 $10\ \mu g/mL$ 时,则会按零级药代动力学形式消除,血浆半衰期 $t_{1/2}$ 会延长至 $20\sim60\ h$,且此时血药浓度会以与剂量不成比例的形式迅速升高,很容易出现中毒性反应。

苯妥英钠的血药浓度有很大的个体差异,故临床上应注意个体化给药。

苯妥英钠在血药浓度达到 $10\ \mu g/mL$ 时,可以控制癫痫发作;达到 $20\ \mu g/mL$ 时,会出现轻度毒性反应。

[药理作用与临床应用]

(1) 抗癫痫作用

苯妥英钠是癫痫强直阵挛发作(即大发作)的首选药物。由于其起效慢,在临床使用时常先以苯巴比妥等作用快的药物控制癫痫发作。而且当准备改用本药时,撤除之前使用的药物时应该缓慢,不宜长期联合应用苯妥英钠和快作用药物。苯妥英钠对于单纯部分性发作及复杂部分性发作具有一定的疗效,但对于失神发作(或称小发作)没有效果。

苯妥英钠并不是通过抑制癫痫患者病灶的异常放电来发挥作用,而是通过阻止异常放电向病灶周围正常脑组织的扩散发挥作用,这种作用可能与苯妥英钠能够抑制突触传递的过程中的强直后增强(Posttetanic Potentiation, PTP)有关。强直后增强是指通过对突触前神经纤维进行反复高频的电刺激,从而引起突触传递的易化,使突触后神经纤维的反应增强的一种现象。强直后增强这种现象出现在癫痫病灶产生的异常放电向外扩散的过程中,起到了易化作用。

苯妥英钠具有稳定细胞膜电位的作用,包括心肌细胞膜、神经细胞膜等,通过降低细胞膜对 Na^+ 和 Ca^{2+} 的通透性,从而抑制 Na^+ 和 Ca^{2+} 的内流,导致了细胞膜兴奋性的降低,这样就使得动作电位不容易产生。

(2) 治疗外周神经痛

苯妥英钠治疗三叉神经痛、舌咽神经痛及坐骨神经痛等均具有一定疗效,可以使疼痛减轻,疼痛发作的次数减少,而这种作用的产生可能与其对神经细胞膜的稳定作用有关。

(3) 抗心律失常

对于强心苷过量中毒时引起的室性心律失常,苯妥英钠是治疗的首选药物(详见抗心律失常类药)。

[不良反应与注意事项]

(1) 局部刺激

苯妥英钠有强碱性,局部刺激大,经口易引起食欲的减退,以及恶心、呕吐、腹痛等胃肠道症状,宜饭后服用。静脉注射可致静脉炎。

(2) 牙龈增生

多见于儿童以及青少年,发生率约为 20%,这与该药物部分从唾液中排出,刺激牙龈部位胶原组织的增生有关。症状轻者一般不会影响继续用药。

（3）神经系统反应

用药剂量过大时，可致急性中毒，产生小脑—前庭系统功能障碍，具体表现为从轻到重的眼球震颤、复视、共济失调等。剂量减小时，这些症状可在 1～2 周内消失。

（4）血液系统反应

白细胞减少最常见，长期服用可能会导致巨幼细胞贫血，再生障碍性贫血，以及粒细胞和血小板的减少等。可能与抑制叶酸的吸收、代谢，从而引起叶酸的缺乏有关，治疗时可用甲酰四氢叶酸。

（5）过敏反应

少数患者可能会出现皮疹、剥脱性皮炎等皮肤反应，肝坏死也偶有发生，因此长期用药者应该定期检查肝功能 ALT、谷草转氨酶（AST）的水平，如有异常应该及早停药。

（6）骨骼系统

苯妥英钠是肝药酶的诱导剂，可以加速维生素 D 的代谢，长期应用时，可致低钙血症，儿童患者有发生佝偻病的风险。少数成年患者也可能出现骨软化症。必要时用维生素 D 进行预防。

（7）其他反应

女性多毛症、男性乳房增大、淋巴结肿大等偶有报道。妊娠早期用有致畸作用，故孕妇慎用。久用骤停，可致癫痫发作的加剧，甚至会诱发癫痫的持续状态。

[药物相互作用]

磺胺类、保泰松、苯二氮䓬类、水杨酸类和经口抗凝血药等血浆蛋白结合能力强的药物可以与苯妥英钠产生竞争，使苯巴比妥的游离型血药浓度增加。

苯妥英钠在体内主要经肝药酶系统进行代谢，与异烟肼、氯霉素、保泰松、氯丙嗪等肝药酶抑制剂合用，可导致苯妥英钠的代谢减慢，血药浓度升高，使药效增加。而与乙醇、卡马西平、苯巴比妥等肝药酶诱导剂合用时，可导致苯妥英钠代谢加快，血浆浓度降低，使药效下降。

苯妥英钠作为肝药酶诱导剂，也能加速皮质类激素和避孕药等药物的代谢。

2. 卡马西平

卡马西平（Carbamazepine）临床时首先用于治疗三叉神经痛，20 世纪 70 年代后开始用于癫痫的治疗。

[体内过程]

卡马西平经口吸收率高，血药浓度的达峰时间为 2～6 h。血浆蛋白结合率为 80%。在肝中代谢成为环氧化物，仍具有抗癫痫作用。用药之初，血浆半衰期平均为 35 h。卡马西平是肝药酶的诱导剂，在连续用药 3～4 周后，其半衰期可能会缩短 50%。

[药理作用和临床应用]

卡马西平与苯妥英钠有相似的作用机制。在治疗浓度能够阻滞 Na^+ 通道，抑制癫痫病灶及周围神经元的异常放电。

对于复杂部分性发作,比如精神运动性发作,卡马西平被证实具有良好疗效,可以至少控制或改善总病例数的 2/3。在癫痫的大发作以及部分性发作方面,卡马西平也有效。

同时,对于癫痫所并发的精神类症状,及对锂盐所无效的躁狂症、抑郁症等也有效。

对于中枢性疼痛,如三叉神经痛及舌咽神经痛等,卡马西平也被证实有效,且优于苯妥英钠。

[不良反应]

用药早期,可出现如眩晕、头昏、呕吐、恶心和共济失调等多种不良反应,还可出现皮疹以及心血管反应等。通常不良反应不严重,患者可耐受,无须中断治疗,约一周可逐渐消退。少见的严重反应,包括骨髓抑制,常表现为粒细胞减少、再生障碍性贫血和血小板减少等。肝脏损害和心血管反应也有报道。

3. 苯巴比妥和扑米酮

[药理作用]

苯巴比妥具有中枢抑制作用。近期发现,与苯妥英钠相近,苯巴比妥同样抑制 Na^+ 内流和 K^+ 外流,但是苯巴比妥需较高浓度。对于异常神经元,苯巴比妥抑制其异常放电以及随后的冲动扩散。

扑米酮(Primidone)在体内的代谢产物是苯巴比妥以及苯乙基丙二酰胺。曾认为其抗癫痫作用是依赖于这两种代谢产物。但近来有报道认为,扑米酮也具备独立的抗癫痫作用,其抗癫痫机制类似于苯妥英钠。

[临床应用]

苯巴比妥对于失神发作无效,对于除此之外的各型癫痫(包括癫痫持续状态)都证实有效。但因为其中枢抑制的作用较为明显,所以不用作首选药。临床上控制癫痫持续状态时,更倾向于使用戊巴比妥钠静脉注射。

扑米酮治疗癫痫的部分性发作以及大发作的疗效均优于苯巴比妥,但是对于复杂部分性发作,其疗效不如卡马西平以及苯妥英钠。

[不良反应]

临床上,嗜睡、眩晕、镇静和共济失调等都是其常见的不良反应。而白细胞减少、巨幼细胞贫血和血小板减少等不良反应也有少量报道。

4. 乙琥胺

乙琥胺(Ethosuximide)仅用于失神发作。其疗效不如氯硝西泮,但是副作用较少。至今仍是治疗小发作的常用药,对其他型癫痫无效。

常见眩晕、嗜睡等中枢不良反应,以及呃逆、食欲不振、恶心、呕吐等胃肠不适。粒细胞减少,白细胞总数减少等偶见,严重者可能会出现再生障碍性贫血。

5. 丙戊酸钠

丙戊酸钠(Sodium Valproate)可用于各种类型的癫痫。在失神发作方面的疗效优于乙琥胺,但因为丙戊酸钠是肝药酶的抑制剂,有肝毒性,因此临床上,更愿选用乙琥胺。对癫痫全身发作中的强直阵挛发作有效,但效果不及苯妥英钠和卡马西平。对于非典型小发作(失神发作),它的疗效不及氯硝西泮。对于复杂部分性发作,它的疗效近似于卡马西平。而对于其他药物不能控制的顽固性癫痫,丙戊酸钠有时可能奏效。

丙戊酸钠的抗癫痫作用机制与其对电压敏感性 Na^+ 通道的抑制有关,也有研究认为它能够抑制 GABA 的代谢酶,使脑内 GABA 积聚。

丙戊酸钠,经口吸收好,生物利用度达 80% 以上。

丙戊酸钠作为肝药酶的抑制剂能够显著提高如苯巴比妥、乙琥胺、氯硝西泮和苯妥英钠等药物的血药浓度和游离型药物的浓度。反之,肝药酶的诱导剂,如苯妥英钠、苯巴比妥和卡马西平等则能够使丙戊酸钠的血药浓度降低,从而使其抗癫痫作用降低。

此外,丙戊酸钠有较轻的不良反应,偶见有肝损害,其表现主要为谷草转氨酶的升高,少数有肝炎的发生,个别病例报道过因肝功能衰竭死亡。儿童耐受性较好。本品能通过胎盘屏障对胎儿产生致畸作用,动物实验常见脊椎裂等报道,孕妇应权衡利弊,慎用。

6. 苯二氮䓬类

苯二氮䓬类,具有抗惊厥和抗癫痫作用,临床常用药物有地西泮、氯硝西泮、硝西泮、氯巴占。

(1) 地西泮首选用于治疗癫痫持续状态,因为它静脉注射显效快,而且相较于其他药物更安全。

(2) 硝西泮则主要用于癫痫的失神发作,特别是在癫痫的肌阵挛发作及婴儿的痉挛等。

(3) 在苯二氮䓬类抗癫痫药中,氯硝西泮的抗癫痫谱较广。可用于治疗各型癫痫发作,治疗失神发作的效果比地西泮好,同时,也可以静脉注射用于治疗癫痫持续状态。对肌阵挛发作以及婴儿痉挛性发作也有良效。

(4) 氯巴占(Clobazam)抗癫痫谱较广,在临床上,当其他抗癫痫药物治疗无效时,可以用本品进行治疗,尤其对于失神发作以及肌阵挛发作疗效突出。其作用机理是结合脑内的 $GABA_A$ 受体复合物的第 7 亚单位,活化 $GABA_A$ 受体,促进 GABA 诱导的 Cl^- 内流,继而增强 GABA 的神经系统效应。不良反应较少,有一过性镇静作用、嗜睡、倦怠等,与剂量相关。

7. 加巴喷丁和拉莫三嗪

这两种药物是近年来首次得到的新型抗癫痫药物。其中加巴喷丁为 GABA 类似物,该药抗癫痫作用机制尚未探明。拉莫三嗪可对谷氨酸(Glu)和天冬氨酸(Asp)的释放起抑制作用,并且阻断 Na^+ 通道,从而抑制了动作电位过于频繁的发放。这两个药物的适应证包括单纯性或复杂部分性癫痫发作和全身强直阵挛发作。

加巴喷丁在体内代谢时与血浆蛋白不结合;以原型方式从肾脏排泄;与其他药物相互作用的可能性极小。而拉莫三嗪则经肝脏代谢,因此肝药酶的诱导剂(如卡马西平、苯妥英钠等)可加速其代谢从而缩短半衰期。两种药物都具有较温和的中枢抑制性作用。在拉莫三嗪的临床不良反应中,皮疹最为显著。

5.5.3　抗惊厥药

惊厥是指各种原因导致的中枢神经系统的过度兴奋,从而引起了全身骨骼肌的不自主强烈收缩。临床上常由破伤风、小儿高热、子痫、癫痫大发作和中枢兴奋药中毒等原因引起。常用抗惊厥类药物主要有巴比妥类、地西泮和水合氯醛等,因在镇静催眠药中讨论。本节只介绍硫酸镁。

硫酸镁(Magnesium Sulfate)

硫酸镁是较为明显的由不同给药途径而产生不同药理作用的药物。经口时吸收少,主要起泄下和利胆作用。外用时热敷可用于消炎去肿,注射时则会产生降压等全身作用。

硫酸镁的抗惊厥作用主要由 Mg^{2+} 产生。因为 Ca^{2+} 在神经化学传递以及骨骼肌收缩中均有重要作用,而 Mg^{2+} 与 Ca^{2+} 化学性质上非常相似,Mg^{2+} 可以特异性地竞争 Ca^{2+} 的结合位点,从而拮抗 Ca^{2+} 的作用,对神经化学传递以及骨骼肌收缩起到抑制,进而产生肌肉松弛的效果。与此同时,其在中枢神经系统的作用,又可以引起感觉和意识的丧失。临床上硫酸镁可用于治疗各种原因引起的惊厥,尤其对于子痫具有良好的作用。但过量时,会引起血压骤降、呼吸抑制甚至死亡等严重不良反应。此时,为立即消除 Mg^{2+} 的作用,可采取静脉缓慢注射氯化钙的方法。

5.6　治疗中枢神经系统退行性疾病药

中枢神经系统退行性疾病是一组慢性进行性中枢神经组织的退行性变性类疾病的总称。主要包括帕金森病、阿尔茨海默病、亨廷顿病、肌萎缩侧索硬化症等。本组疾病虽然在病因以及病变部位等方面各不相同,但共同的特征是神经细胞会发生退行性的病理学改变,其确切的病因以及发病机制尚不明确。据此提出过众多假说,其中兴奋毒性(Excitotoxicity)、细胞凋亡(Apoptosis)和氧化应激(Oxidative Stress)这三个假说较受人们的重视。兴奋毒性假说认为,兴奋性递质谷氨酸因某些原因而引起大量的释放,激动了谷氨酸的受体(包括 AMPA 受体,NMDA 受体和代谢型谷氨酸受体等)。然后通过膜去极化的方式激活了电压依赖性钙离子通道。促使 Ca^{2+} 大量内流,导致胞内钙超负荷。钙离子的超载进一步激活一系列的胞内机制,最终导致了神经元的选择性损伤(Selective Vulnerability)。细胞凋亡假说则认为,由于缺乏某种特殊生长因子,导致基因的转录发生改变,激活了某种特殊的"细胞凋亡蛋白",从而导致其最后凋亡。而大量研究认为,caspase 家族参与了细胞的凋亡过程。氧化应激学说则认为,由于在细胞内线粒体进行的氧化磷酸化过程产生了过多的氧自由基,或者体内氧自由基的清除功能减弱,从而导致了体内氧化与抗氧化作用的一种失衡状态。而过多的氧自由基在体内将会对某些生物膜类脂、关键酶和 DNA 等产生攻击作用,最终引起细胞死亡。

流行病学调查的结果显示,中老年人是帕金森病以及阿尔茨海默病的高发人群。随着社会的发展,人口老龄化问题也在加剧。本组疾病在严重影响人类健康和生活质量的因素中排名第三,仅次于心血管类疾病和癌症。但是,目前为止只有帕金森病患者在经过合理的药物治疗后,可能延长寿命、提高生活质量。本类中其余疾病的治疗效果仍不理想。但随着人们对神经科学、分子生物学及行为科学等各学科的深入研究,本组疾病相关的病因、机制及治疗药物和治疗手段等都会取得新的突破。

本章着重对帕金森病和阿尔茨海默病的治疗药物进行介绍。

5.6.1　治疗帕金森病药

帕金森病(Parkinson Disease,PD)又称震颤麻痹。主要的临床表现为进行性的运动徐缓、肌肉强直及骨骼肌震颤,此外还有认知水平下降及记忆障碍等中枢系统症状。因英国人 James. Parkinson 于 1817 年首先描述此病而得名。

现多认为帕金森病是因大脑纹状体内的 DA 缺乏所致,主要病变部位在黑质—纹状体,与多巴胺能神经通路功能障碍有关。在黑质中的多巴胺能神经元,通过上行纤维连接到达纹状体(包含尾核和壳核),其神经末梢与尾—壳核的神经元共同形成突触(图 5-3)。在突触中,多巴胺作为递质,能够抑制脊髓前角的运动神经元。同时,胆碱能神经元也存在于尾核中,它与尾—壳核神经元共同形成的突触中是以 ACh 为递质的。而

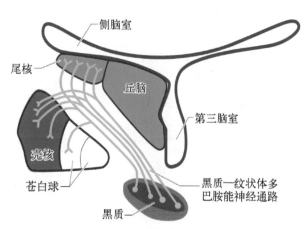

图 5-3　黑质—纹状体多巴胺能神经通路

ACh 对脊髓前角的运动神经元能够起到兴奋作用。在正常情况下,两种递质(DA 和 ACh)处于平衡状态,共同调节着机体的运动机能。

而帕金森病患者,因为黑质部位有病变,多巴胺的合成减少,使得纹状体内的多巴胺含量降低,这样就造成了黑质—纹状体通路中的多巴胺能神经功能的减弱。这样相对来说,胆碱能神经功能就占据了优势,从而造成了帕金森病患者的肌张力增高症状。

以往的治疗中大多会使用胆碱能受体阻断药。而为恢复多巴胺和乙酰胆碱的平衡状态,补充脑内多巴胺也成为治疗帕金森病的新途径、新方向。

类似帕金森病的震颤麻痹症状也可能会在脑炎后遗症、老年性血管硬化及长期服用抗精神病药等情况中出现,这些疾病被称为帕金森综合征,其药物治疗类似于帕金森病。

帕金森病的治疗药可分为两大类,拟多巴胺类药和胆碱受体阻断药。

1. 拟多巴胺类药

(1) *左旋多巴*(Levodopa)

[体内过程]

左旋多巴经口时,经由芳香族氨基酸介导的主动转运系统,迅速由小肠吸收入血液循

环，血药浓度达峰时间为 $0.5 \sim 2\,h$，血浆 $t_{1/2}$ 为 $1 \sim 3\,h$。其吸收速率受多种因素影响，如胃排空速率慢（同时服用胆碱受体阻断药可延缓胃排空）、胃液酸度高（pH 影响药物的解离程度，从而影响药物的吸收）或在小肠中进行主动转运时，有其他氨基酸与之竞争（如高蛋白饮食），均可降低其生物利用度。

吸收入血后，首先经肝代谢，大部分被脱羧成为多巴胺。但多巴胺作为水溶性小分子透过血脑屏障能力差，只有不到 1% 用量的左旋多巴能够进入中枢神经系统。而在外周组织中的大量多巴胺则是造成该药不良反应的主要原因。为减少此不良反应，可同时服用外周脱羧酶的抑制剂（如卡比多巴）。

此外，小部分左旋多巴还可以转变为黑色素（Melanin）；还有一部分的左旋多巴在儿茶酚-O-甲基转移酶（COMT）的作用下发生甲基化，转变为 3-甲氧基多巴；以上代谢物均经肾脏迅速排泄。左旋多巴的甲基化过程会消耗较多的 COMT，而 COMT 的甲基主要通过食物中的甲硫氨酸来获取，故左旋多巴的长期服用会导致甲硫氨酸的缺乏。

[药理作用及临床应用]

1）抗帕金森病

进入脑内的左旋多巴转化为多巴胺，通过增加纹状体中多巴胺的水平，可以发挥抗帕金森病的疗效作用。

研究表明，曾服用过大量左旋多巴的患者与未用药治疗者相比，死后纹状体中的多巴胺浓度会高出 $5 \sim 8$ 倍；而且发现脑内多巴胺浓度的高低与左旋多巴的疗效强弱相一致。这说明在黑质—纹状体通路中，即使是残存的多巴胺能神经元，也仍具有储存多巴胺的能力。而且其在纹状体中的多巴脱羧酶，也仍具有活性，可催化左旋多巴转变成对多巴胺发挥作用。

经左旋多巴治疗，约 75% 患者的疗效较好。治疗初期疗效更显著。

在作用特点上，左旋多巴更适用于轻症及较年轻患者，而对重症以及老年患者的效果较差；适用于肌肉僵直以及运动困难者，而当达到肌肉震颤症状时疗效变差，需长期用药以及加大剂量方可见效。左旋多巴起效较慢，通常在用药 $2 \sim 3$ 周后才能改善客观体征，用药 $1 \sim 6$ 个月以上才能获得最大疗效；但其作用持久，而且用药效果随用药时间的延长而递增。

对于由其他原因（如脑炎后遗症、老年性血管硬化等）引起的帕金森综合征，左旋多巴也被证实有效。但左旋多巴对抗精神病药（如吩噻嗪类等）所引起的帕金森综合征无效，因为这些药阻断了中枢多巴胺的受体。

2）治疗肝昏迷

解释肝昏迷发病机制的学说中，伪递质学说认为，正常状况下，机体内蛋白质的代谢产物苯乙胺和酪胺都可经过肝脏被氧化解毒。

当肝功能发生障碍时，血中的苯乙胺和酪胺无法进行氧化代谢，从而浓度升高，转而在神经细胞内经 β-羟化酶催化，分别生成苯乙醇胺和羟苯乙醇胺这两种伪递质，伪递质与正常递质（去甲肾上腺素）相类似，妨碍其正常神经功能。左旋多巴在使用后，因为能在脑内转变成去甲肾上腺素，所以可以恢复正常神经活动，让患者从昏迷中苏醒。但是左旋多巴并不能改善肝功能，只能起到暂时性的作用。

[不良反应]

左旋多巴因其在外周转变为多巴胺，所以不良反应较多。

1）胃肠道反应

约 80％的患者在治疗初期都会出现食欲减退、恶心、呕吐等胃肠道反应。如果用量过大或加量的过程过快，胃肠道反应更为明显，但继续用药胃肠道不良反应可以消失，胃溃疡出血或胃穿孔等严重不良反应仅偶见。

2）心血管反应

约 30％的患者在治疗初期，可能出现轻度的体位性低血压，原因尚不明确。少数患者头晕，但继续用药症状可能减轻。因为多巴胺对 β 受体有一定的激动作用，故可能引起心律失常或心动过速等。

3）不自主异常运动

长期用药后可能会引起不随意运动，多表现在面部肌群上，如咬牙、张口、皱眉、伸舌、头颈部扭动等。也可发生于肢体或躯体肌群，偶见过度呼吸或喘息样呼吸。另外还有可能会出现"开—关现象（On-off Phenomenon）"，即患者突然之间多动不安（开），随后又会出现全身性或肌强直性的运动不能（关）。这种"开—关现象"严重妨碍患者的正常生活。随着疗程的延长，这种不良反应的发生率也随之增加。此时，应适度减少左旋多巴的使用量。

4）精神障碍

包括焦虑、失眠、噩梦、幻觉、狂躁、抑郁、妄想等，需减量或停药。此可能与多巴胺对大脑边缘叶的作用有关。

[药物相互作用]

1）维生素 B_6 作为多巴脱羧酶的辅基，会导致左旋多巴的外周副作用增强。

2）抗精神病药（如吩噻嗪类等）能引起帕金森综合征，又阻断了中枢的多巴胺受体，因此与左旋多巴相拮抗。

（2）卡比多巴（Carbidopa）

卡比多巴（Carbidopa）是 α-甲基多巴肼（α-methyldopa Hydrazine）的左旋体，作为 L-芳香氨基酸脱羧酶的抑制剂，作用强大。由于其不易透过血脑屏障，故可与左旋多巴合用，达到仅抑制外周的多巴脱羧酶活性的作用，使在外周组织的多巴胺生成减少，从而使脑内多巴胺的浓度得到大幅提高。这样，使左旋多巴既能提高中枢疗效，又能减轻外周副作用。卡比多巴单独使用并无药理作用，当卡比多巴与左旋多巴按 1：10 的剂量合用时，可减少左旋多巴 75％的有效剂量。苄丝肼（Benserazide）的效应与卡比多巴相类似，在临床上，它与左旋多巴（1：4）的复方制剂称为美多巴（Madopar）。

（3）金刚烷胺（Amantadine）

金刚烷胺原用于抗病毒，后来发现其治疗帕金森病疗效不如左旋多巴，但比胆碱受体阻断药好。发挥药效迅速而且作用时间短,几天后即可达到最大疗效,但在连续使用 6~8 周之后疗效会逐渐减弱。与左旋多巴有协同作用。金刚烷胺的作用机制可能是,促进了纹状体中所残存的完整的多巴胺能神经元,继续释放多巴胺;并且抑制了多巴胺再摄取;还能直接地激动多巴胺的受体,甚至还有一定的抗胆碱作用。

常见不良反应为长期用药后出现的下肢皮肤的网状青斑,其原因可能是儿茶酚胺释放,引起了外周血管的收缩。偶见惊厥,故禁用于癫痫患者。当日剂量超过 300 mg 时,可出现精神不安、失眠及运动失调等不良反应。

(4) 溴隐亭(Bromocriptine)

溴隐亭是半合成的麦角生物碱类物质。大剂量经口可较强激动黑质—纹状体通路中的多巴胺受体,与左旋多巴疗效相似。小剂量使用时可激动位于结节漏斗部的多巴胺受体,因此减少了生长激素和催乳素的释放。临床上常用于肢端肥大症以及回乳、催乳素分泌过多等。

2. 胆碱受体阻断药

胆碱受体阻断药作为抗帕金森病药物使用已久,可阻断中枢的胆碱受体,减弱纹状体中的乙酰胆碱作用。但自左旋多巴面世后,因其疗效不如左旋多巴,已退居次要地位。现适用于:(1) 轻症患者;(2) 不能耐受左旋多巴或禁用左旋多巴的患者;(3) 合用左旋多巴,可进一步改善患者症状;(4) 对于抗精神病药(如吩噻嗪类等)引起的帕金森综合征有效。阿托品、东莨菪碱等作为传统胆碱受体阻断药,虽然抗帕金森病有效,但因其外周副作用过大,因此常用一些合成的中枢胆碱受体阻断药,如苯海索。

苯海索(Trihexyphenidyl)常被称作安坦(Artane),外周抗胆碱作用仅为阿托品的 1/10~1/2。抗震颤疗效好,但对僵直及动作迟缓的改善作用较差,能够改善某些继发性症状,如过度流涎等。不良反应类似于阿托品,但对心脏作用比阿托品弱,故应用较为安全。但散瞳、口干、便秘、尿潴留等副作用仍然存在。故前列腺肥大、闭角型青光眼慎用。

5.6.2　抗阿尔茨海默病药

1. 阿尔茨海默病发病机制简介

阿尔茨海默病(Alzheimer Disease,AD)是一种中枢神经系统的退行性疾病,与年龄高度相关,以记忆力损害和进行性认知障碍为主要表现。具体表现为判断力、记忆力、抽象思维等一般智力丧失。但运动能力、视力等不受影响。阿尔茨海默病在 65 岁人群中的发病率为 5%,在 95 岁人群中发病率则高达 90% 以上。我国 65 岁以上老人的患病率为 4% 左右。该病总病程长,一般为 3~20 年,确诊后的平均存活时间约为 10 年。AD 患者的日常生活能力极低,根本无法自己生活,需要亲属时时刻刻的照顾陪伴,经常是患者的精神先死亡,然后才是肉体死亡,患者本人、家庭和社会都有着沉重的精神以及经济负担。人口老龄化的情况越发严重,AD 患者的数量和比例都在持续增高。

阿尔茨海默病与老化有关,但又与正常的老化有着本质区别,其发病机制尚不明确。患者的尸检可观察到脑组织萎缩,尤其是海马和前脑基底部的神经元缺失。AD 患者具有两大特征性的病理学变化，一是 β-淀粉样蛋白(β-amyloid Protein，Aβ)沉积，形成老年斑(Senile Plaques，SP)，二是细胞内 Tau 蛋白异常磷酸化，聚集形成神经原纤维缠结(NFT)。尽管家族性痴呆症只占极少数，但通过分析其有关遗传基因，在 AD 发病机制的研究上取得了重要进展。如近期的研究发现，淀粉样蛋白沉积与淀粉样蛋白前体(Amyloid Precursor Protein，APP)的变异及其转化过程发生改变有关。APP 先经第 21 号染色体上的 APP 基因编码，再由 β-分泌酶(β-secretase)剪切形成 Aβ，敲除该酶的编码基因 βACE-1(β-site APP Cleaving Enzyme1)可使 Aβ 缺失。Aβ 沉积如何导致神经元退行性病变的具体过程并不清楚，但也有证据提示，可能与凋亡机制或炎症机制有关。这些研究都为 AD 提供了药物治疗的新靶点。然而，AD 发病的家族因素并不明显，也有其他的假说，如 Tau 蛋白产生过度磷酸化，致使神经元纤维发生缠结，还有如兴奋毒性、脑缺血和氧化应激等假说也为人们对 AD 的研究提供了新方向。

尽管对 AD 的相关研究进展很快，但仍无有效的治疗方法。现有的药物治疗主要依据认为认知和记忆障碍是 AD 的主要表现，而其在解剖学上主要表现为海马组织结构萎缩，功能方面则主要是因为胆碱能神经的兴奋传递障碍以及中枢神经系统内的乙酰胆碱受体变性，神经元数目减少等。

目前增加中枢胆碱能神经功能是比较特异性的治疗策略。其中胆碱酯酶抑制药效果较好，M 受体激动药正处于临床试验阶段。其他如 AD 疫苗、β-分泌酶抑制剂、氧自由基清除剂、雌激素、非甾体抗炎药、神经生长因子及其增强剂也正在研究开发中。

2. 胆碱酯酶抑制药

(1) 他克林(Tacrine)

[体内过程]

他克林经口或注射给药，有较大个体差异。经口时食物可明显影响其吸收。脂溶性高，极易通过血脑屏障。体内分布广，肝、脑、肾中均可达到较高浓度。主要经肝脏代谢失活，半衰期 $t_{1/2}$ 为 2～4 h。

[药理作用及作用机制]

作为第一代可逆性胆碱酯酶(AChE)抑制药，本品发挥作用，主要是抑制 AChE，从而增加了 ACh 的含量。它既可抑制血浆中的 AChE，又可抑制组织中的 AChE。动物试验中，单次鞘内注射 10 mg/kg，可降低 AChE 活性的 70%。对 M 型受体和 N 型受体都有直接的兴奋作用，而对 M 胆碱受体的亲和力高于 N 胆碱受体的 100 倍。此外，还可通过 M_1 受体促进 ACh 的释放。可间接增加 NMDA、5-HT 等递质的浓度。本药还可促进脑组织利用葡萄糖，改善由于药物、缺氧、老化等因素所引起的实验动物的学习记忆能力的降低。因此，他克林对 AD 有多方面治疗作用，是第一个经美国 FDA 批准的治疗 AD 的药物，也是目前最有效的药物。

[临床应用]

在临床治疗 AD 时，多与卵磷脂合用。可延缓病程达 6 到 12 个月，显著提高患者的认知水平和自理能力。但由于其不良反应较大,限制其临床应用。

[不良反应]

肝毒性为最常见的不良反应,患者经常因此中止治疗。在治疗开始12周内,约50%的患者会出现谷丙转氨酶(ALT)水平升高。1/3的患者在用药后都会有胃肠道反应,如厌食、恶心、消化不良、胃肠痉挛、呕吐、腹泻等,大剂量应用时可出现胆碱能综合征,多见于女性。

[药物相互作用]

与茶碱合用时,可影响茶碱的体内过程。与西咪替丁合用,本品的血浆浓度会升高。与磷脂类合用,本品的药效会增强。

(2) 多奈哌齐(Donepezil)

[体内过程]

经口的多奈哌齐能获得良好的吸收效果,同时,何时服药与是否进食对于药物的吸收并没有显著影响。值得注意的是,药物的达峰时间为3~4 h,生物利用度高达100%,拥有较长的半衰期,大概为70 h。故可每天服用1次。该药大部分经肝药酶进行代谢,6 - O - 脱甲基衍生物为其代谢产物,该衍生物与母体药物的体外抗AChE能力极为相似。该衍生物主要经由肾脏进行排泄,还有少量呈原药形式随尿液排出。与同类药物他克林比较,该药物拥有更好的患者适应性以及更少的外周性不良反应。

[药理作用]

该药物属于可逆性中枢AChE抑制药。它的作用机制是先抑制AChE,然后基于此来加大中枢内的ACh的浓度,但是却对BuChE(丁酰胆碱酯酶)没有明显效应。相比于第一代他克林,多奈哌齐有较长的半衰期,能提高轻到中度AD病患者的临床综合能力以及认知能力。

[临床应用]

能够有效减缓病情的进一步发展,而且能提高患者的认知能力。用于轻度至中度AD患者。具有毒性低,剂量小和价格比较低廉等一系列优点。

[不良反应]

相比于他克林,该药物的外周抗胆碱作用和肝毒性副作用更小。不良反应有:① 全身反应,多见于牙痛和流感样胸痛等;② 心血管系统反应,如房颤、血压不稳、血管扩张等;③ 大便失禁、胃肠道出血、腹痛等;④ 神经系统反应,如眩晕、易怒等;⑤ 其他,如小便失禁、脱水、呼吸困难、视力下降等。

[药物相互作用]

与蛋白结合浓度小于300 ng/mL时,和洋地黄、华法林配合使用,将降低它们的蛋白结合率和治疗效果。治疗剂量时对其他药物的代谢无影响。

(3) 利凡斯的明(Rivastigmine,卡巴拉汀)

眩晕、乏力、呕吐、恶心、嗜睡和腹泻等为其主要不良反应,经过一段时间持续服用或酚情减少用量能够减轻不良反应。国内临床试验资料显示,除消化道不良反应发生率略高外,其他不良反应与多奈哌齐相似。对于患有严重的肝、肾功能不全患者和处于哺乳期的妇女严禁使用。患有病态窦房结综合征、房室传导阻滞、消化性溃疡、哮喘、癫痫,肝或肾功能受损的病人慎用。

（4）加兰他敏

加兰他敏是第二代 AChE 抑制剂,它对神经元中的 AChE 有高度选择性,其抑制神经元中 AChE 的能力强于抑制血液中 BuChE 能力的 50 倍,属 AChE 竞争性抑制剂。其活性最大的区域是胆碱能极其缺乏的位置（如突触后区域）。对于轻度至中度 AD 病的治疗,它的临床有效率能够达到 50%～60%,治疗效果和他克林不相上下,且没有肝毒性。服用 6～8 周后治疗效果逐渐显现。本品有望成为 AD 治疗的首选药。它的不良反应主要为患者服药早期（2～3 周）可能出现各种胃肠道反应,例如恶心、呕吐、腹泻,随后会渐渐消失。

（5）石杉碱甲（Huperzine A,哈伯因）

石杉碱甲是 1982 年由中国学者从石杉科植物千层塔（Serrate Clubmoss Herb）中提取出来的一种新型生物碱类。

［体内过程］

能够迅速完成经口吸收过程,生物利用度较高,达到 96.9%,很容易穿过血脑屏障。原型药物和代谢物在肾脏中排泄。

［药理作用］

是一种具有较强效果、可逆性 AChE 抑制剂,具有强烈地拟胆碱活性,并且能够加快神经肌肉接头处的递质传递速度。对于老年记忆障碍和痴呆患者的记忆功能具备很好地改善功能;在认知功能改善上,与高压氧治疗手段的效果相比该药的表现更好。

［临床应用］

能够明显改善患有老年记忆功能障碍和 AD 病人的记忆及认知能力。

［不良反应］

不良反应主要有多汗、头晕、腹痛、恶心、视物模糊等,正常情况下能够自行消失,严重者使用阿托品对抗。患有低血压、严重心动过缓及肠梗阻、哮喘、心绞痛的病人应谨慎使用。

（6）美曲磷脂（Metrifonate）

美曲磷脂,也叫作敌百虫,是第一种 AChE 抑制剂。最初是当作杀虫剂在使用,直到 20 世纪 80 年代,它才被尝试用于 AD 病的治疗,同时它作为一种治疗 AD 的 AChE 抑制药,是目前唯一一种能以无活性前药形式存在的。给药后数小时内,即转化成能发挥持久疗效的活性的代谢物。该产品还可明显增大大鼠脑内去甲肾上腺素和多巴胺的含量。促进记忆过程,可以提高 AD 病人的行为和认知功能,并且能够大幅改善患者的情感淡漠、抑郁、幻觉、焦虑症状;主要用于轻、中度 AD。仅有少而轻的不良反应,偶有鼻炎、腿抽筋、腹泻等现象,持续服用会自行消失。

3. M 胆碱受体激动药

(1) 占诺美林(Xanomeline)

占诺美林是一种对 M_2、M_3、M_4 受体作用不强,仅对 M_1 受体具有选择性的激动药,它是目前所发现的一种对 M_1 受体选择性最高的激动药。易于经口吸收,很容易穿过血脑屏障,有较高的纹状体和大脑皮层摄取率。临床研究证实,高剂量经口本品可显著提高 AD 病人的认知与行为能力。然而,由于容易导致心血管和胃肠道的不良反应,打算改成皮肤给药,该药有望成为第一个可以使 AD 痊愈的 M 胆碱受体激动药。

(2) 沙可美林(Sabcomeline)

沙可美林通常使用它的盐酸盐,它对 M_1 受体的选择性是 M_2 受体的 100 倍,属于一种对 M_1 受体具有相对高选择的激动药。动物实验证明,该药可以逆转 AD 介导产生的认知障碍,改善认知能力;临床试验亦表明,AD 病人在使用该药的 4 周后,认知能力明显改善,具有易耐受、安全系数高等优点。经口后 $1\sim2$ h 血药浓度达峰值,$t_{1/2}$ 为 $6\sim10$ h。当药物的血药浓度高于 0.3 μg/L 后,会出现不良反应,如轻微流汗等。

4. NMDA 受体非竞争性拮抗药

美金刚胺(Memantine)

美金刚属于具有依赖性的 NMDA 受体非竞争类拮抗剂。它与 NMDA 受体上的环苯己哌啶(Phencyclidine)结合位点结合。当谷氨酸的释放达到病理量,美金刚能够降低谷氨酸的神经毒性,当谷氨酸处于释放得太少的情况下,美金刚能够加强记忆过程中对于谷氨酸的传递。临床试验证实,该药可以加强轻到中度血管性痴呆患者的认知力,其效果对较重的患者更为明显;对中到重度的痴呆病人,能够有效地提高他们的社会行为、认知障碍和动作能力。美金刚是首个 NMDA 受体非竞争性拮抗药应用在治疗晚期 AD 的患者身上。美金刚与 AChE 抑制药联合用药时效果更佳。

不良反应及注意事项:(1) 服后有轻微眩晕不安、头重、口干等。饮酒可能加重不良反应;(2) 意识功能障碍病人、肝功能受损及哺乳期妇女和孕妇严禁使用;(3) 肾功能不良时减量。

5.7 抗精神失常药

精神失常(Psychiatric Disorders)指由各种因素导致的精神活动出现问题的一类疾病,包括精神分裂症、躁狂症、抑郁和焦虑症。用于改善这类疾病状况的药物,称为抗精神失常药。根据临床用途,分为三类即抗精神病药(Antipsychotic Drugs)或神经安定药(Neuroleptics)、抗躁狂抑郁症药(Antimanic and Antidepressive Drugs)及抗焦虑药(Antianxiety Drugs)。

5.7.1 抗精神失常药概述

情绪变化对人类有着重大的影响作用。情绪(如爱、恨、厌恶、欢喜等)是人们经常可以体验到的,但难以准确定义。情绪研究可以简化为一个关于投入产出的问题。情绪反应正常情况下来源于自身与内外环境之间的互动,并由下丘脑内分泌系统、运动系统、自主神经系统所支配。至于输入的刺激是怎样导致产生代表情绪表达的行为和生理反应,通常认为是大脑皮质在情绪感知过程中发挥了重要作用,可是人们还不清楚感觉输入或躯体内的信号是怎样最终导致一个反映特定情绪的皮质活动。对情绪体验行为输出和脑内感觉输入的追踪研究表明,不同的情绪具有不同的神经回路。

1. 边缘系统与情绪

特定的感觉系统是由特定的感觉信息顺着特定的解剖学通路传递到新的皮质形成的。经证实大脑中确实存在和情绪体验有关系的系统,称为边缘系统。Broca 边缘叶由胼胝体周围的皮质,即主要由扣带回和颞叶内表面皮质(包括海马)组成,与情绪活动有密切关系。在大脑的内侧壁存在一个情绪系统,将新皮质与下丘脑相互串联所构成的神经回路,在情绪体验与情绪表达的过程中发挥重要的影响,这种神经回路被称为 Papez 回路。Papez 回路和 Broca 边缘叶之间存在着相似的地方,故统称为边缘系统(Limbic System)。在 Papez 看来,情绪体验的过程,首先由扣带回投射到海马,海马经穹隆投射到下丘脑,下丘脑又经丘脑前核的中继控制着扣带回的状态。

那么感觉信息是怎样产生和焦虑、恐惧有关的生理和心理状况的呢？研究表明,处于颞叶内的杏仁核发挥了重要的作用。杏仁核位处于颞叶端部、内侧颞皮质的下部,形状好像杏仁,由三部分构成：基底外侧核群(Basolateral Nuclear Group)、皮质内侧核群(Corticomedial Nuclear Group)和中央核(Central Nucleus)。杏仁核和下丘脑之间存在着两条主要的路径：杏仁腹侧传出通路(Ventral Amygdaloid Pathway)和终纹(Terminal Stria)。杏仁核接收来自新皮质各脑区、扣带回以及海马的信息,所有感觉系统的信息都发送到杏仁核,尤其是杏仁核的基底外侧核。各自的投射模式对应着杏仁核中各自的感觉系统的杏仁核各部分。

2. 弥散性调制系统与精神疾病

大脑中存在多个弥散调制系统,每个系统与大脑的其他部分有着广泛的关联。这些系统的神经细胞通常不传递特定的感觉信息,而是运用调节功能控制着大量的突触后神经元(如脊髓、丘脑与大脑皮质)的同步化活动与兴奋性。它们在许多大脑功能中都发挥着重要作用,例如运动控制、记忆、情绪、动机和代谢状态等。许多精神活性药物(Psychoactive Drug)对这些调节系统有影响。尽管许多精神疾病的发病机制还不明了,但是针对最严重的两种精神疾病：情感性障碍(Affective Disorder)和精神分裂症(Schizophrenia),已开发出了几种有用的治疗方法,主要是对脑的弥散性调制系统起作用,可以恢复患者的精神状态至正常。

(1) 抑郁症

抑郁症(Depression)是一种极其恶劣的情感紊乱,其特点是不受控制的心理状态,同时并发失眠、食欲不振,无价值感和内疚感等症状。抑郁的各种现象可能突然出现,同时往往没有明确的外部因素。另一个特点是当生活环境改善时,患者的情绪无法改善。抑郁是自杀的一个主要的可预知的原因。

情绪和脑中去甲肾上腺素与(或)5-羟色胺浓度有关,抑郁是由于两个弥散性调节系统有一个出现功能匮乏所造成的。然而,临床实验同样证实,抗抑郁药需要数周时间才能发挥作用,而对其突触传递的调节是即时性的。此外,许多可以增大突触间隙中去甲肾上腺素浓度的药物(如可卡因)并不具备抗抑郁功效。其中存在的一个可能性是,唯有这种具备使去甲肾上腺素或5-羟色胺能系统出现长时程适应性转换的药物,才拥有缓解抑郁症的功能。

抗抑郁药的共同特征是加快中枢去甲肾上腺素能与/或5-羟色胺能的突触传递,主要被分为三类:① 三环类化合物,如丙咪嗪,可阻断5-羟色胺与去甲肾上腺素的重摄取;② 选择性摄取抑制剂,如氟西汀(Fluoxetine),它可以选择性地作用于5-羟色胺能轴突末梢,抑制5-羟色胺的重摄取;③ MAO抑制剂,如苯乙肼(Phenelzine),能减慢5-羟色胺与去甲肾上腺素的酶降解。当药物无效时,电休克疗法(Electroconvulsive Therapy, ECT)在缓解严重的抑郁症病人身上发挥理想的作用,且通常没有十分恶劣的不良反应,但其内在机理并没有得到透彻的研究。

(2) 精神分裂症

精神分裂症可以被解读为"被分裂的精神"(Divided Mind),往往在成年早期或青春期发作,其症状往往会伴随延续终生,患者终生都需要进行治疗。在所有精神疾病中精神分裂症是伤害性最强的一种,它存在多种不同的表现,其最显著的特点是将患者的精神世界与现实世界相分离,患者的思维、感知、情绪和运动功能与常人大为不同。核磁共振成像技术证实了精神分裂症患者大脑中的确存在一些异常结构,如脑室的增大、颞叶的变小等。现代实验证实,精神分裂症的发作和多巴胺系统之间存在不可分割的关系,也就是说精神分裂症患者往往伴随着多巴胺系统功能的异常兴奋。氯丙嗪和相关的神经安定药(Neuroleptic)对DA受体具有强有力的阻断作用,尤其选择性地作用于D_2受体,这些药物结合D_2受体能力越强,控制精神分裂症发作的有效剂量就越小。

多巴胺能神经元广泛分布在中枢神经系统中,例如下丘脑、嗅结节及视网膜等部位。中脑—皮质系统通路,中脑边缘系统通路和黑质—纹状体系统通路属于脑内具备弥散性调制系统特征的多巴胺能投射系统。中脑—皮质系统通路,中脑边缘系统通路和精神、情绪及行为活动密切相关,而且还与药物成瘾和精神疾患相关联,黑质—纹状体系统通路仅与锥体外系的运动功能相关联。此外还有结节—漏斗系统通路,对下丘脑某些激素的分泌调节起作用。

1) 中脑—皮质系统与中脑—边缘系统通路

细胞体分布在中脑腹侧被盖区,边缘前脑与额叶的广泛区域以及大脑皮质是神经纤维的主要投射范围,因此又称作中脑—皮质—边缘多巴胺系统。该投射系统具有许多不同的功能,如参与精神活动的调节,参与"奖赏"系统,以及加强某些适应性的行为(追逐配偶等),与情绪和行为,思维和精神活动有关。一旦该通路功能活动过分活跃,就会导致精神分裂症,阻断该通路中的D_2受体就能出现抗精神病的功效,例如吩噻嗪类就是通过这种途径来实现功能。

2）黑质—纹状体系统通路

此路径和锥体外系功能活动相关,帕金森病的成因就是因为黑质多巴胺神经元退化。正常情况下多巴胺神经元发挥抑制功能,胆碱能神经发挥兴奋功能,两者之间相互制约,使机体处于平衡状态。一旦该通路 DA 浓度过低（如帕金森病患者黑质 DA 能神经元变性）或 DA 受体（D_2 受体）被阻断（如服用抗精神病药物后）会使胆碱能神经的兴奋功能占据上风,导致机体出现锥体外系症状（帕金森病）。

3）结节—漏斗通路

神经元的细胞体位于下丘脑的弓状核中,神经纤维达到正中隆起,这和垂体前叶的分泌功能有联系,此部位 DA 受体被阻断会导致内分泌功能紊乱。

此外,在延髓催吐化学感受区（Chemoreceptor Trigger Zone，CTZ）也有 D_2 受体,使此受体兴奋会诱发催吐现象（如阿普吗啡）,阻断此受体又会有镇吐功能。

DA 受体在中枢与外周神经系统均有分布,可分为五种亚型,即 D_1、D_2、D_3、D_4 和 D_5,其中 D_1 和 D_2 亚型被广泛研究,它们的划分是依据对药物不同的选择性以及第二信使的偶联。D_1 受体与 D_2 受体都和 G_S 蛋白相偶联,D_1 受体激动时可经 G_S 蛋白激活腺苷酸环化酶,使 cAMP 增加,而 D_2 受体激动时抑制腺苷酸环化酶,还能开放钾通道。D_1 受体能够引起外周血管扩张,增强心肌收缩力,但是还不明确其在中枢神经系统中发挥的作用。

5.7.2 抗精神病药

抗精神病药是改善精神分裂症等精神失常的药物。

根据化学结构的不同,常用的抗精神病药大体可分为三类,即吩噻嗪类（Phenothiazines）、硫杂蒽类（Thioxanthenes）、丁酰苯类（Butyrophenones）及其他药物。

1. 吩噻嗪类

吩噻嗪是一类两个苯环由 S,N 原子联结（称为吩噻嗪母核）而成的化合物。通过不同的侧链基团进行分类,由哌嗪类、哌啶类及二甲胺类组成。在这三类中,抗精神病作用由强到弱的顺序依次为哌嗪类、二甲胺类、哌啶类。现在国内临床普遍推广的有氯丙嗪、三氟拉嗪及氟奋乃静等,其中氯丙嗪使用范围最为广泛。常用吩噻嗪类药的化学结构见表 5 - 10。

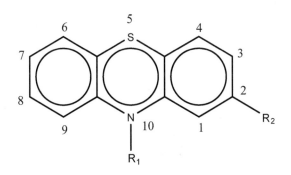

表 5-10　常用吩噻嗪类药的化学结构

类　别	药　物	R_1	R_2
二甲胺类	氯丙嗪	——$(CH_2)_3N(CH_3)_2$	——Cl
哌嗪类	奋乃静	——$(CH_2)_3$—N⎯⎯N—$(CH_2)_2OH$	——Cl
	氟奋乃静	——$(CH_2)_3$—N⎯⎯N—$(CH_2)_2OH$	——CF_3
	三氟拉嗪	——$(CH_2)_3$—N⎯⎯N—CH_3	——CF_3
哌啶类	硫利达嗪	——$(CH_2)_2$—（N—CH_3 哌啶环）	——SCH_3

（1）氯丙嗪(Chlorpromazine)又称冬眠灵(Wintermin)

[体内过程]

易于经口或注射吸收，但吸收速度受环境影响，如剂型、胃内食物的作用，若配合胆碱受体阻断药，可大幅减慢它的吸收。氯丙嗪经口 2～4 h 后，血药浓度达到最高，肌肉注射可以很快地吸收，可是由于其强的刺激性，只能采取深部注射，这样其生物利用度就比经口高 3～4 倍，这是因为经口会出现首过效应。吸收完毕后，约 90％与血浆蛋白结合。氯丙嗪亲脂性很高，能够轻易地透过血脑屏障，在脑组织中广泛分布，尤其是在丘脑和海马、下丘脑、基底神经节等组织，脑内浓度可 10 倍于血浆浓度。氯丙嗪转化为甲氧基化或羟化产物、氯吩噻嗪、去甲氯丙嗪及葡萄糖醛酸结合物的过程主要是因为肝微粒体酶的代谢作用。肾脏是氯丙嗪及其代谢物的主要排泄器官。随着年龄的增长，机体对氯丙嗪的消除和代谢速率会下降。同样剂量的氯丙嗪被不一样的人服用后，会产生 10 倍以上的血药浓度差距。因为这个特点，在实际使用过程中应该个体化。氯丙嗪还拥有较慢的排泄速率，停止服用 2～6 周，甚至半年后，仍可在尿液中出现，据推测这是拥有高脂溶性的氯丙嗪蓄积在脂肪组织中所导致的。

[药理作用及临床应用]

氯丙嗪除选择性阻断 DA 受体外，也对 α 受体和 M 受体有阻断作用。因此，其药理作用广泛而复杂。

DA 受体在外周和中枢神经系统内均有分布。至少包含两种亚型，即 D_1 和 D_2。D_1 受体与 G_S 蛋白相偶联，而且当被激活时，能通过 G_S 蛋白活化腺苷酸环化酶，提高 cAMP 的分泌量。引起外周血管扩张，增强心肌收缩能力。但是还不确定其在中枢神经系统发挥的作用。D_2 受体存在于中枢神经系统中，分布在脑内 DA 能神经通路中。脑内具备不同的 DA 通路，其中主要包含中脑—边缘叶通路、中脑—皮质通路、黑质—纹状体通路。

前两条通路具有调节精神、情绪及行为活动的能力,后者则与锥体外系的运动功能不可分割。除了这三条通路,还存在结节—漏斗通路,它能够调控某些分布在下丘脑中的激素的分泌水平。D_2 受体偶联于 G_i 蛋白,当它被激活时会使腺苷酸环化酶遭到抑制,除此之外还能使钾通道开放。氯丙嗪不具备对脑内 DA 受体的专一选择性,因此拥有各种不同的功能。

1) 中枢神经系统

① 抗精神病作用

正常人经口 100 mg 氯丙嗪后,会表现出镇静、安定、冷漠和对周围事物漠不关心的状况,在安静环境下容易通过引导进入睡眠。精神病人服药后,在避免过分镇静前提下,能迅速压制躁动感。持续服药,能消除躁狂、妄想、幻觉和精神运动性兴奋等现象,病人恢复理智,情绪稳定,最终能够自理。一般要连续服用氯丙嗪 6 周到 6 个月,其对抗幻觉和妄想的作用才能凸显出来,没有耐受性。连续服药,会减弱其镇静与安定作用,并变得耐受。

临床对于氯丙嗪的应用主要是用来针对各型精神分裂症的治疗,特别是急性患者,能够取得不错的疗效,可并不能得到根治,需要长期服用来维持药物作用。另外,也能够用在躁狂症及其他伴有妄想、紧张和兴奋等症状精神病的治疗。

氯丙嗪治疗精神病的具体原理并不清楚。多年前,实验证实吩噻嗪类能够使 DA 的主要代谢产物高香草酸(HVA)在动物脑内的生成率提高。这表明 DA 的代谢加快,据此推测这是因为吩噻嗪类阻断了脑内 DA 受体,使得突触前膜中 DA 的合成与代谢代偿性的加快。除此之外,加大吩噻嗪类药物的浓度能够平行地增加 DA 的更新率。后来,实验表明吩噻嗪类能够使脑内腺苷酸环化酶活性下降。该酶的抑制程度与其临床疗效一致。另外,通过放射配体结合分析法实验,证明了吩噻嗪类能和 ^3H -氟哌啶醇与 ^3H - DA 对脑内特异性部位产生竞争性结合,同时竞争力越强,吩噻嗪类抗精神病的效果越好。目前认为之所以出现精神分裂症,也是因为脑内 DA 功能异常兴奋引起的,且脑内 D_2 受体密度异常。吩噻嗪类对 D_2 受体有很强的拮抗作用。因此认为吩噻嗪类药物是因为阻断中脑—边缘叶通路及中脑—皮质通路中的 D_2 受体,而产生抗精神病作用。

② 镇吐作用

氯丙嗪具备显著的镇吐功效,能治疗阿扑吗啡的催吐现象,大剂量能对呕吐中枢起明显的抑制作用。阿扑吗啡能使延脑第四脑室底部极后区的催吐化学感受区(CTZ)的 D_2 受体兴奋,能够推测出氯丙嗪的镇吐功效是因为阻断了 CTZ 的 D_2 受体。然而,氯丙嗪不能抑制刺激前庭所导致的呕吐。对顽固性呃逆有效。临床上常用于治疗多种情况导致的呕吐,如放射病、癌症及某些药物导致的呕吐。

③ 对体温调节的影响

下丘脑体温调节中枢能被氯丙嗪抑制,导致其不能准确地调节体温,使体温开始跟随环境温度而调节:在低温环境中体温降低;在高温环境体温升高。氯丙嗪既能够使发热体体温下降,还能使正常体温略微下降。临床上低温麻醉就是用物理降温联合氯丙嗪来使用的。配合几种中枢抑制药使用,能够使患者陷入深睡。这种代谢、体温及组织耗氧量均下降的状态,称作人工冬眠疗法。它可作为辅助治疗用于甲状腺危象、中毒性高热及严重感染等病症。

④ 加强中枢抑制药的作用

氯丙嗪能增强镇静催眠药、镇痛药、麻醉药及乙醇的效果。当它们和氯丙嗪联用时,应适当减量,以防中枢神经系统的抑制过度。

⑤ 对锥体外系的影响

氯丙嗪会阻断黑质—纹状体通路的 D_2 受体,使胆碱能神经功能亢进。因此,持续服用氯丙嗪可能发生锥体外系反应。

2)自主神经系统

氯丙嗪能显著作用于 α 受体,阻断 α 受体的作用,使肾上腺素的升压效应得到翻转,并且还能抑制血管的运动中枢,能够对血管平滑肌起到舒张作用,使得血管扩张、血压下降。多次用药使降压作用下降,故不宜使用氯丙嗪治疗高血压。M 胆碱受体能被氯丙嗪阻断,但效果微弱,没有治疗价值。

3)内分泌系统

结节—漏斗处 DA 通路能调节某些下丘脑激素的分泌。氯丙嗪能使该通路的 D_2 受体阻断,使下丘脑中催乳素抑制因子的释放降低,增大催乳素分泌,导致乳房肿大和泌乳。因此,氯丙嗪禁用于乳腺癌患者。同时,可以使促性腺释放激素的分泌得到抑制,降低黄体生成素和卵泡刺激素的浓度,导致排卵减慢;并且可以减少生长激素的分泌和促皮质激素的释放,前者适用于巨人症的治疗。

[不良反应]

氯丙嗪拥有较大的安全范围,如果连续大量服用,会导致较多的不良反应。

1)一般不良反应

出现中枢神经及自主神经系统的副作用,如便秘、口干、心动过速、鼻塞、视力模糊、嗜睡、无力等。长期服用会导致闭经、乳房肿大、生长减慢等。氯丙嗪具有较强的局部刺激性,不能皮下注射。会导致血栓性静脉炎,要用葡萄糖溶液或生理盐水稀释后缓注。在静脉内或肌肉内注射后,可能发生体位性低血压,需告知病人静卧 1～2 h 后才能缓慢站起。

2)锥体外系反应

连续大量服用氯丙嗪时很容易出现锥体外系反应,出现概率和个体因素、疗程以及药物剂量相关。其表现为:① 帕金森综合征,肌张力加大、面无表情(面具脸)、运动迟缓、肌肉震颤、流涎等;② 急性肌张力障碍通常出现在服药 1～5 d 后,因为舌、面、颈及背部肌肉抽搐,病人表现出呼吸运动障碍、强迫性张口、伸舌、斜颈及吞咽困难;③ 静坐不能(Akathisia)病人表现出反复徘徊、坐立不安;胆碱受体阻断药——苯海索能对以上三种症状进行治疗。除了以上三种症状之外,还存在一种罕见的锥体外系反应症状,迟发性运动障碍(Tardive Dyskinesia)或迟发性多动症,其特征在于无意识、有节奏地刻板运动,出现口—舌—颊三联症,如咀嚼、舐舌、吸吮等。若发现较早可以通过及时停药来恢复,但存在停药后无法恢复的现象。应用胆碱受体阻断药反而使之加重。出现迟发性运动障碍的可能,因为氯丙嗪长期阻断突触后 DA 受体,导致 DA 受体数目变多有关。

3) 过敏反应

皮疹、光敏性皮炎,少数病人的肝细胞会受到损失,导致微胆管阻塞性黄疸。还有少数患者诱发急性粒细胞缺乏,应立刻停止服药。

[急性中毒]

急性中毒是因为短时间服用超大剂量(1~2 g)氯丙嗪,出现昏睡、血压急剧下降,同时伴有心动过速、心电图异常(P-R 间期或 Q-T 间期延长,T 波低平或倒置),需立刻进行治疗。

[禁忌证]

氯丙嗪可以使惊厥阈下降,导致癫痫,因此禁用于癫痫史者。禁用于昏迷病人(尤其是服用中枢抑制剂后)。用于患心血管疾病的老年患者时需谨慎,易致冠心病患者猝死,应引起重视。严重肝功能损害者禁用。

(2) 其他吩噻嗪类药物

奋乃静(Perphenazine)、氟奋乃静(Fluphenazine)及三氟拉嗪(Trifluoperazine)是吩噻嗪类的哌嗪衍生物,它们都有很强的抗精神病效果,同时也伴随着很强的锥体外系副作用,且镇静效果并不强。三者中氟奋乃静与三氟拉嗪较为常用,且拥有不错的效果,而奋乃静的效果差一些。硫利达嗪(Thioridazine,甲硫达嗪)属于吩噻嗪类的哌啶衍生物,与氯丙嗪相比疗效较差,但是具有较弱的锥体外系反应与更强的镇静功效。各药特点见表 5-11。

表 5-11 吩噻嗪类抗精神病药作用比较

药 物	抗精神病剂量 /(mg/d)	不 良 反 应		
		镇静作用	锥体外系反应	降压作用
氯丙嗪	300~800	+++	++	+++(肌注)++经口
氟奋乃静	1~20	+	+++	+
三氟拉嗪	6~20	+	+++	+
奋乃静	8~32	++	+++	+
硫利达嗪	200~600	+++	+	++

注:+++为强,++为次强,+为弱。

2. 硫杂蒽类

硫杂蒽类与吩噻嗪类拥有相似的化学结构,氯普噻吨(Chlorprothixene)为其代表药物,又称泰尔登(Tardan)。与氯丙嗪相比,该药抗精神分裂症、幻觉、妄想效果与抗肾上腺素、抗胆碱能力弱,而具备较强的镇静效果。因具备与三环类抗抑郁药相似的化学结构,所以拥有较弱的抗抑郁作用。可用于治疗同时患有焦虑性神经官能症、焦虑或焦虑性抑郁的精神分裂症、更年期抑郁症等。拥有与氯丙嗪相似的副作用,即锥体外系反应。

3. 丁酰苯类

本类药物包括氟哌啶醇(Haloperidol),拥有与吩噻嗪类相似的作用和作用机制。具有很强的抗精神病作用,但锥体外系反应也很严重,镇静、降压效果不强。因具备显著的抗躁狂、妄想、幻觉效果,往往用于治疗精神分裂症和躁狂症的兴奋、幻觉、妄想现象。有很强的镇吐功效,可用在药物及多种疾病引起的呕吐的状况,同时可以治疗持续性呃逆。锥体外系反应十分严重,接近80%,常见有静坐不能以及急性肌张力障碍。连续大量服用可致心肌损伤。氟哌利多作为其同类药物,具有更短的持续时间,临床一般在安定麻醉术中与芬太尼联合使用。

4. 其他药物

五氟利多(Penfluridol)是一种长效抗精神病药,为二苯基丁酰哌啶类(Diphenylpiperidines)。经口后8~16 h血药浓度达到峰值,128 h后仍有较高的血药浓度,可达峰值的30%。一次用药后7 d,血中仍可检出。之所以其效果能够维持如此之久,主要是因为它能贮存在脂肪中,能够缓慢释放进入血液与脑组织。每周经口一次即可维持疗效。能达到与氟哌啶醇相接近的疗效,却没有明显的镇静作用。副作用中以锥体外系反应常见。常用于治疗急性、慢性精神分裂症,尤其是维持与巩固慢性患者的疗效。匹莫齐特(Pimozide)为其同类药物,与五氟利多相比,效果维持稍短,每日仅须经口1次,疗效即可维持24 h。

舒必利(Sulpiride)是一种对急、慢性精神分裂症均有较好疗效的药物,它属于苯甲酰胺类,在服用其他药物无效的病患身上,或能发挥一定效果。镇静效果不明显,对自主神经系统的影响很小,具有较少的不良反应与轻微的锥体外系反应。本药同时具备抗抑郁功效,能治疗抑郁症。

氯氮平(Clozapine)有很强的抗精神病作用,属苯二氮䓬类,对服用其他药物无效的患者,也能发挥作用,可同时用于治疗慢性精神分裂症。锥体外系反应几乎没有,可能是因为氯氮平的抗胆碱作用较强。可引起粒细胞减少,应予警惕。

5.7.3　抗躁狂抑郁症药

躁狂抑郁症也叫作情感障碍(Affective Disorder),其主要症状是病态的情感变化,躁狂或抑郁之一反复发作(单相型),或两者交替发作(双相型)是躁狂抑郁症的主要表现。其病因可能是大脑中单胺类功能失调,但5-HT缺乏是它们共同的生化基础。在这个基础上,NA功能异常兴奋,发展至躁狂,表现为异常兴奋,胡思乱想,活动增加。NA功能异常低落,就发展成抑郁,患者往往出现情绪低落,交流停止,精神、运动迟缓,自怨自艾,严重时自杀。

1. 抗抑郁症药

常用抗抑郁药为三环类,包括米帕明(Imipramine)、地昔帕明(Desipramine)、阿米替林(Amitriptyline)、多塞平(Doxepin)等。它们的化学结构与吩噻嗪类的主要区别在于

—CH$_2$—CH$_2$—取代了 S。

米帕明(Imipramine)

[体内过程]

具有良好的经口吸收,存在较大个体差异。血药浓度于 $2\sim8$ h 达峰值,血浆 $t_{1/2}$ 为 $10\sim20$ h。它在全身各组织均有广泛分布,尤其是在肝、肾与心肌等部位。代谢主要发生在肝脏,其侧链 N 去甲基转化为地昔帕明,展现出强烈的抗抑郁功效。主要代谢氧化成为无效的羟化物或与葡萄糖醛酸络合,通过尿液排出。

[药理作用]

1)中枢神经系统作用

正常人经口本药后,产生疲惫、头昏、口干、视力下降及血压略升等反应。若长期服用,以上现象变得更加严重,而且出现意识分散,思维缓慢。而抑郁症患者长期给药后,情绪高涨、精神焕发,伴随显著的抗抑郁功效。但米帕明作用缓慢,长期服用 $2\sim3$ 周后才起效,故不能用作应急药物。

米帕明能够抑制利血平导致的抑郁反应,可是如果脑内儿茶酚胺被利血平耗竭就不再生效。这说明米帕明必须在脑内存在儿茶酚胺时,才具备抗抑郁功效。因此,推测米帕明抗抑郁作用可能是由于其抑制突触前膜对 NA 及(或)5-HT 的再摄取,造成突触间隙的 NA 浓度增大,加强突触传递功能而发挥的。然而,近年出现的非典型性抗抑郁药,并不或仅微弱地对 NA 及 5-HT 的再摄取产生抑制(如伊普吲哚,Iprindole),却依然具备较强的抗抑郁功效。另外,尽管米帕明能够快速对脑内单胺类递质的再摄取产生抑制,可抗抑郁效果的发挥却需要几周的时间,因此加大单胺类递质在脑内的作用,只是其复杂作用机制的上游阶段。

2)自主神经系统

治疗量的米帕明能引起阿托品样作用,因其阻断了 M 胆碱受体。

3)心血管系统

由于米帕明抑制心肌中 NA 再摄取,所以可以使血压下降,同时抑制心血管反射,还容易造成心律失常。此外还能造成体位性低血压和心动过速。心电图中 T 波倒置可低平。最近证实,米帕明可以对心肌造成奎尼丁样作用,心血管疾病病人需慎用。

[临床应用]

主要用于治疗各型抑郁症。相比于对精神分裂症的抑郁状态,它对内源性、反应性及更年期抑郁症有较好的效果。

[不良反应]

一般出现是阿托品样作用的口干、心悸、便秘、视力模糊等。易造成尿潴留和眼内压升高,故禁用于青光眼及前列腺肥大病人。中枢神经的症状为乏力、肌肉震颤。某些病人服药后可从抑制状态变为兴奋状态,特别是大剂量给药时容易出现。少数病人会出现黄疸、粒细胞缺乏及皮疹等过敏现象。

[药物相互作用]

三环类药物可以加大中枢抑制药的效果,而且能够增强对抗可乐定的降压效果。三环类与抗帕金森病药或抗精神病药如苯海索联用时,抗胆碱效应可能相互增强。

三环类抗抑郁药的作用比较见表 5-12。

表 5-12   三环类抗抑郁药作用比较

药　物	$t_{1/2}$/h	抑制单胺类递质重摄取		镇静作用	抗胆碱作用
		5-HT	NA		
米帕明	9~24	++	++	++	++
地昔帕明	14~76	0	+++	+	+
阿米替林	17~40	+++	+	+++	+++
多塞平	8~24	弱	弱	+++	+++

其他抗抑郁症药马普替林(Maprotiline)可以选择性对 NA 再摄取产生抑制。属于广谱抗抑郁药,特点是起效快、副作用不明显。适用于各类抑郁症,尤其是对于老年病人效果更好。诺米芬辛(Nomifensine)对 NA 及 DA 的再摄取表现出明显的抑制性,却对5-HT 再摄取很少发挥作用。心血管作用与抗胆碱作用弱。适用于各类抑郁症,老年病人易于接受,与米帕明相比效果更好或相接近。此外,本药能够有效缓解抑郁病人的严重运动迟缓,这是因为它能够对 DA 的再摄取产生抑制。

2. 抗躁狂症药

抗躁狂症药(Antimanic Drugs)如氯丙嗪、氟哌啶醇,抗癫痫药如卡马西平,均对躁狂症起效。锂制剂为经典抗躁狂药。

碳酸锂于 1949 年引入临床,用于治疗躁狂症。躁狂症的表现是过度兴奋、烦躁,思维、言语不能自制及活动过度。碳酸锂和抗精神病药是临床上最常用来治疗以上症状的药物。

碳酸锂主要是锂离子发挥药理作用,治疗剂量对正常人的精神行为没有明显的影响。尽管研究已经发现锂离子在细胞水平具有多方面的作用,但其情绪安定作用的确切机制目前仍不清楚。目前认为其治疗机制主要在于:①在治疗浓度抑制去极化和 Ca^{2+} 依赖的 NA 和 DA 从神经末梢释放,而不影响 5-HT 的释放;②摄取突触间隙中的儿茶酚胺,并增加其灭活;③抑制腺苷酸环化酶和磷脂酶 C 所介导的反应;④影响 Na^+、Ca^{2+}、Mg^{2+} 的分布,影响葡萄糖的代谢。

经口碳酸锂能够快速且完全地被吸收,血药浓度在 2~4 h 达到最高。锂离子首先在细胞外液分布,随后于细胞内逐渐聚集。虽然锂能够很快被吸收,可是由于穿透血脑屏障进入脑组织与神经细胞有一定过程,因此,锂盐显效较慢。排泄主要通过肾脏,近 80% 的锂盐经肾小球滤过后,又在近曲小管与钠产生竞争性的重吸收,因此加大钠的摄入能加快排泄,当肾小球滤过减少或钠离子缺少状态时,可引起体内锂潴留,导致中毒。

锂盐能对躁狂症病人发挥出很好的效果，尤其是急性与轻度躁狂，有效率近 80%。碳酸锂常用来抗躁狂，也用来治疗抑郁症，因此又叫作情绪稳定药（Mood-Stabilizing）。躁狂抑郁症（Manic-depressive Psychosis）也能用于碳酸锂治疗，抑郁与躁狂的双向循环发作作为其一大特点。连续服用碳酸锂既能够使躁狂复发下降，又能够预防抑郁复发，其对于躁狂的作用更加显著。

5.7.4　抗焦虑药

焦虑是许多精神疾病的常见症状，焦虑症是一种神经官能症，它的特征是急性焦虑的反复发作，同时伴随自主神经功能紊乱。发作时，患者常常感到恐惧、紧张、忧虑、心悸、出冷汗、震颤及睡眠障碍等。临床常用抗焦虑药来治疗焦虑症或焦虑状态。苯二氮䓬类为常见种类（详见抗焦虑和催眠药）。

5.8　镇痛药

疼痛是一类复杂且主观的感觉，是机体感知外界伤害后自主发出的一类保护性反应，同时伴有不愉快等不良情绪。疼痛也是许多疾病和受到伤害时的常见表现，并且其性质、部位通常是临床诊断疾病所需的重要依据，故未明确诊断之前通常不使用镇痛药，避免因使用镇痛药物而掩盖了疾病本质，导致延误治疗（如急腹症）。剧烈的疼痛还可能导致失眠等其他生理功能紊乱，严重时会导致休克并危及生命。故必须要合理应用镇痛药物，缓解疼痛，减轻病人痛苦。

镇痛药根据药理作用与作用机制分为两类：（1）镇痛药（用于剧烈疼痛），成瘾性镇痛药（阿片类生物碱及人工合成镇痛药）；（2）弱镇痛药（用于各种钝痛），非成瘾性镇痛药（解热，镇痛、抗炎药）。

镇痛药的主要作用位点在中枢神经系统，是可以选择性消除或者缓解痛觉的药物，但不影响患者其他感受，因此该类药物称为镇痛药（Analgesics），临床上常用于控制剧痛，在镇痛时，患者意识清醒。该类药物可分为阿片生物碱类镇痛药（如吗啡和可待因等）、人工合成镇痛药（如哌替啶、曲马多和芬太尼等）以及其他（如罗通定、奈福泮等）。大多数镇痛药属于麻醉药品的管理范围，故在使用和保管上需要严格管制。典型镇痛药为阿片生物碱类药物及其人工合成品（阿片类药物，Opioids），该类药物的特点是镇痛作用强，长期反复应用容易成瘾，所以也被称为成瘾性镇痛药和麻醉性镇痛药。弱镇痛药是一类具有镇痛、解热、抗炎药理作用的药物，对各种钝痛（如头痛、牙痛等）效果好，详见第 5.9 节。

5.8.1　痛觉的解剖生理学基础

1. 疼痛信号的传递

（1）痛觉感受器和致痛物质

痛觉感受器，也称伤害性感受器（Nociceptor）。在形态上是一种游离神经末梢，是一类用于专门传递损伤信息的特殊纤维,广泛分布在皮肤、肌肉等器官中。其特异性不如其他感受器,对于其他各种强烈的刺激(如温热性刺激、电刺激)也可以响应。此外,这类感受器还具有易增加敏感性,不容易产生适应的特点,这对机体有明显的保护作用。

化学感受器假说是痛觉感受器换能机制假说中最有说服力的一种。组织受到伤害性刺激,释放致痛化学物质,包括:① 损伤细胞溢出的 K^+、H^+、组胺、5 - HT、乙酰胆碱和 ATP 等;② 损伤细胞所合成的缓激肽以及前列腺素 E2 等;③ 伤害性感受器所释放的 P 物质等。它们可以激活不同类型的受体(如离子通道型受体、G 蛋白偶联受体、酪氨酸激酶受体和细胞内甾体型受体等),然后使疼痛感受器去极化,从而产生传入冲动。

(2) 皮肤损伤

当有害刺激作用于皮肤时,可出现两种不同性质的痛觉,即快痛和慢痛。快痛即为受到刺激时立即出现的尖锐并且定位确定的"刺痛",撤除该刺激之后就很快消失;慢痛则是一类定位不准确的"烧灼痛",一般情况为刺激过后 $0.5 \sim 1.0 \, \mathrm{s}$ 才被感知,该痛感强烈且很难忍受,撤除刺激后仍将持续数秒,并且同时伴有情绪反应和心血管以及呼吸等内脏反应,同时也引起同一脊髓节段所支配的骨骼肌发生紧张性反射,例如骨折时可以引起周围肌肉发生痉挛。这种局部制动对机体具有一定保护性。

皮肤痛觉传入纤维分为两种类型。一种是有髓 A_δ 纤维,其直径较粗,且也有髓鞘,有较快的传导速率但兴奋阈较低,这与传导快痛有关。通常认为,A_δ 类纤维在进入脊髓之后在后角更换了神经元同时发出纤维交叉到对侧上行,之后抵达丘脑后腹核,换元之后再投射于大脑皮质的第一感觉区,从而产生了定位确定的快痛。另一种是无髓 C 类纤维,这类纤维直径较细,且无髓鞘,传导速率慢,但兴奋阈较高,这与传导慢痛有关。C 类纤维在脊髓里弥散上行,之后抵达脑干的网状结构和丘脑髓板内核群,最后弥散投射于大脑的皮质边缘系统,从而引起慢痛以及情绪反应。

(3) 内脏痛

内脏痛是一种内脏感受到伤害性的刺激时出现的疼痛感觉。其与皮肤痛相比,一般具有这些特征:① 发生速度较慢,但疼痛时间长,且定位不明确。比如,腹痛时不能明确的分清所发生疼痛的确切部位;② 对于机械性的牵拉、痉挛、缺血、炎症和化学刺激非常敏感,但对切割、烧灼等刺激不敏感,如心肌缺血所产生的心绞痛,脑干、胃肠痉挛所导致的腹痛等;③ 通常伴有不愉快或不安等不良情绪和出汗、恶心、血压下降等自主神经反应。

大部分源于胸腔、腹腔以及盆腔的内脏痛都是通过交感神经的 C 类纤维传递的,一部分的盆腔脏器(如尿道、子宫颈、直肠等)痛觉是由盆神经节传入,食管和气管的痛觉则是通过迷走神经进入中枢。内脏痛传入途径比较分散,一个脏器传入纤维可以经多个神经节段脊髓从而进入中枢,同时一条脊神经也包含了多个脏器传入纤维。故内脏痛也称弥散痛,定位不准确。

内脏疾患除了导致患病脏器其本身疼痛以外,还有因为体腔壁浆膜受到的炎症等导致刺激痛,这种疼痛称为体腔壁痛(Parietal Pain)。其与躯体痛相类似,也是通过躯体神经(如膈神经和腰上部脊神经)传入。

2. 阿片类受体、内源性阿片肽和内源性痛觉调制系统

1962 年,中国药理学家邹冈经研究发现,将微量的吗啡注入兔脑室内或者第三脑室的周围灰质可以消除疼痛反应,并且首先提出了吗啡在第三脑室周围灰质发挥其镇痛作用。1973 年,Snyder 等通过配体结合技术以及放射自显影技术证明了阿片受体的存在,以及该类受体和镇痛药的关系。20 世纪 90 年代阿片受体被成功克隆。

脑内的阿片受体分布广泛并且不均匀,受体分布密度较高的部位(如脊髓胶质区、丘脑内侧、脑室及导水管周围灰质)都有与疼痛刺激传入、痛觉整合以及感觉有关的神经结构,同时阿片受体分布密度最高的是边缘系统及蓝斑核,该区域多与情绪及精神活动有关。中脑盖前核的这类受体则可能与缩瞳有关,延髓孤束核处的该类受体则与药物所引起镇咳、呼吸抑制、中枢的交感张力降低相关,脑干的极后区、孤束核以及迷走神经背核等部位的阿片类受体则与胃肠活动相关,同时肠肌中本身也存在阿片受体。

阿片受体有 μ、δ、κ 三种类型受体,还可能存在 ε 受体和 σ 受体。每种受体又存在不同亚型,如 μ_1、μ_2、δ_1、δ_2、κ_1、κ_2、κ_3 亚型。阿片受体分类及其生理效应见表 5-13。

表 5-13　阿片受体分类及其生理效应

受体分类	镇痛作用部位	效应						配体的受体选择性			
		呼吸抑制	缩瞳	抑制胃肠蠕动	欣快	镇静	躯体依赖	β内啡肽	亮氨酸脑啡肽	强啡肽	吗啡、可待因
μ	脑、脊髓、外周神经	+++	++	++	+++	++	+++	+++	+	++	+++
δ	脊髓、外周神经	++	−	++	−	−	−	+++	+++	+	+
κ	脊髓、外周神经	−	+	+	−	++	−	−	−	+++	+

到现在为止,已发现接近 20 种肽类,其作用与阿片生物碱相似,统称为内源性阿片肽或内阿片肽(Endogenous Opioid Substances)。内源性阿片肽可能为神经递质、神经调质(即调节神经递质释放的物质)、神经激素,在体内起着调控痛觉感受、内源性镇痛系统,调节心血管和胃肠功能的作用。例如,已经在脊髓感觉神经末梢发现阿片受体。也有实验资料表明,伤害性刺激能够使脊髓初级感觉神经传入纤维释放兴奋性的递质(如 P 物质、谷氨酸等),从而兴奋位于突触后膜相应的受体,最终引起疼痛(图 5-4)。另外,脑啡肽神经元作为脑内的抗痛系统,其末梢释放出脑啡肽,然后作用于初级感觉神经元末梢阿片样受体,从而抑制突触前神经元,之后减少递质释放,或者作用于突触后膜阿片样受体,最终阻止痛觉冲动传入大脑(图 5-5)。

5.8.2　阿片生物碱类镇痛药

阿片(Opium)是经干燥之后的罂粟科植物罂粟的未成熟蒴果浆汁,内含吗啡、可待因等 20 余种生物碱。根据其化学结构,将阿片生物碱分为两大类型,菲类和异喹啉类。第

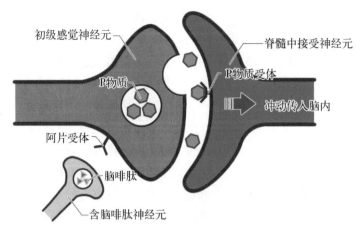

图 5-4　感觉神经元的冲动传导模式图

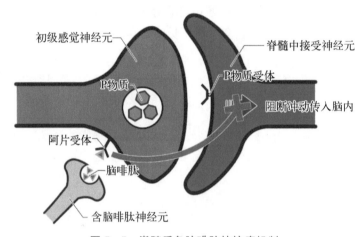

图 5-5　脊髓后角脑啡肽的抗痛机制

一类菲类如吗啡(Morphine)约占阿片含量的 10%,可待因(Codeine)大约占 0.5%,其镇痛作用强。第二类异喹啉类中含有罂粟碱(Papaverine),约占 1%,有松弛平滑肌、扩张血管的药理作用。阿片原产地为中东、近东等地区。古代巴比伦人早在公元前 4000 年就了解到阿片能作用于人体,对人的精神产生作用。明朝李时珍的著作《本草纲目》中也有对阿片治病的记载:罂粟壳可用于止泻痢,固肛脱,亦治遗精、久咳、敛肺、涩肠,止心肠筋骨诸痛。

该类药物都含有吗啡的基本结构,为吗啡的衍生物,其中包括天然和半合成的药物。

1. 吗啡

[化学结构和构效关系]

1902年,吗啡的化学结构确定,该基本骨架为氢化菲核。当烯丙基取代叔胺氮上的甲基时,则成为吗啡拮抗药,例如烯丙吗啡(Nalorphine)以及纳洛酮(Naloxone);如果破坏氧桥且17位无侧链则形成阿扑吗啡(Apomorphine),同时失去镇痛作用但产生了很强的催吐作用。如果3位和6位羟基被取代,则药代动力学特性可发生改变,例如可待因的生物利用度高于吗啡,海洛因易通过血脑屏障。

[体内过程]

经口容易吸收,首过效应显著,其生物利用度大约为25%,常用给药方式为皮下注射和肌肉注射。吗啡吸收之后大约有1/3和血浆蛋白结合,游离型吗啡迅速分布于全身,肺、肝等血流丰富的组织浓度最高。吗啡在组织内的滞留时间短,一次用药24 h后,几乎不能检测到组织中的药物浓度。该药脂溶性比较低,只有少量通过了血脑屏障,但可以发挥其中枢性药理作用。吗啡通过肝脏代谢,其代谢产物为吗啡-6-葡糖醛酸,吗啡-6-葡糖醛酸也有药理活性,并且其血浆药物浓度远高于吗啡。吗啡的血浆 $t_{1/2}$ 为2~3 h,吗啡-6-葡糖醛酸血浆的 $t_{1/2}$ 比吗啡稍长。吗啡及其代谢产物大多经肾排泄,肾功能减退者或老年患者排泄较慢,会致蓄积效应。少量通过乳汁排出,也可透过胎盘,所以禁用于妊娠期和哺乳期妇女。

[药理作用]

吗啡的药理作用十分广泛,在中枢和外周都有作用,可以产生兴奋作用,也可以产生抑制作用。

(1)中枢神经系统

① 镇痛作用

对于伤害性疼痛,吗啡具有明显的镇痛作用。对大部分的急痛和慢痛镇痛效果好,对持续性的慢性钝痛作用效果优于间断性锐痛,对神经性疼痛的镇痛效果差。皮下注射吗啡5~10 mg即能明显减轻或者消除疼痛,椎管内注射吗啡可以产生节段性的镇痛,同时也不影响意识以及其他感觉。一次给药镇痛作用可持续4~6 h。该药物镇痛作用主要和其激动中枢神经系统中特定部位的阿片样受体相关(详见作用机制)。

② 镇静、致欣快作用

吗啡能使患者情绪改变,并且改善由疼痛所导致的焦虑、紧张、恐惧等不良情绪,从而产生镇静作用,可提高患者对疼痛的耐受力。给药后,患者容易出现嗜睡、精神不振、理智障碍等症状,且在安静环境下容易诱导入睡,但同时也易被唤醒。该药物也可引起欣快症(Euphoria),其表现为满足感(Contentment)以及飘然欲仙(Well-being)等。这是吗啡有良好镇痛效果的重要因素,但同时也是造成患者用药成瘾的重要原因。吗啡致欣快作用和病人所处的状态相关,对正受疼痛折磨的患者十分显著,但对已适应慢性疼痛的患者则不明显或者没有,甚至会引起患者的烦躁不安。吗啡能够改变情绪的机制还未明确,这可能与位于中脑边缘叶的中脑腹侧背盖区——伏隔核多巴胺能神经通路和阿片肽/受体系统相互作用相关。

③ 抑制呼吸

治疗量的吗啡可抑制呼吸,导致呼吸频率的减慢、潮气量减少、每分钟的通气量降低,其中呼吸频率的减慢特别突出。给药途径会影响呼吸抑制发生的快慢及程度,静脉注射吗啡 5~10 min 或肌肉注射吗啡 30~90 min 时,抑制呼吸的作用最为明显。当吗啡和麻醉药、镇静催眠药、酒精等合并用药时,会导致呼吸抑制加重。吗啡抑制呼吸的作用与降低呼吸中枢对血液中 CO_2 张力敏感性和抑制脑桥的呼吸调整中枢相关。与全麻药以及其他中枢抑制药不同,吗啡在抑制呼吸时,对延髓的心血管中枢并没有抑制作用。但由于达到治疗量时,吗啡就有抑制呼吸的作用,使其应用受限。吗啡急性中毒导致死亡的主要原因是呼吸抑制,急性中毒时呼吸频率为 3~4 次/分。

④ 镇咳

吗啡直接抑制咳嗽中枢,导致咳嗽反射减轻或者消失,从而产生镇咳作用。吗啡的镇咳具体机制未有明确结论。

⑤ 其他中枢作用

吗啡可以使支配瞳孔的副交感神经产生兴奋,并且使瞳孔括约肌产生收缩,从而使瞳孔缩小。当吗啡中毒时,瞳孔显著缩小,其中毒特征为针尖样瞳孔。该药物的缩瞳作用不会产生耐受性。吗啡还可以改变体温调定点,通过作用于下丘脑的体温调节中枢,使体温略有降低,但如果长期大剂量应用该药物,体温则会升高;吗啡可以使脑干化学感受触发区兴奋,导致恶心和呕吐;吗啡也抑制下丘脑释放促性腺激素释放激素(GnRH)以及促肾上腺皮质激素释放因子(CRF),从而使血浆中促肾上腺皮质激素(ACTH)、黄体生成素(LH)以及卵泡刺激素(FSH)等的浓度降低。

(2) 平滑肌

① 胃肠道平滑肌

吗啡可以使胃肠道的平滑肌张力升高、从而减少其蠕动。胃肠道内有高密度的阿片样受体,吗啡使胃平滑肌兴奋,从而提高其张力,使得胃蠕动速率减缓、排空延迟,所以容易导致食物出现反流,同时也减少了其他药物的吸收;吗啡使小肠和大肠平滑肌的张力增加,减弱了推进性蠕动,从而导致肠内容物通过速率延缓、水分吸收增加,同时也抑制消化腺的分泌;该药物也作用于回盲瓣及肛门括约肌,提高其张力,使肠内容物通过时受到阻碍。吗啡的上述局部作用和中枢抑制作用,可减弱便意和排便反射,是其容易导致便秘的机制。

② 胆道平滑肌

治疗剂量的吗啡可以导致胆道奥迪括约肌发生痉挛性收缩,并且使胆道的排空受阻,同时明显升高胆囊内压,可导致上腹部的不适甚至会出现胆绞痛,使用阿托品可部分缓解。

③ 其他平滑肌

吗啡会使子宫张力降低,从而导致产妇分娩时程延长;吗啡也作用于输尿管平滑肌、膀胱括约肌,提高它们的张力,故会导致尿潴留;治疗量的吗啡兴奋支气管平滑肌的作用不明显,但大剂量使用吗啡则会导致支气管收缩,从而会诱发或者加重哮喘,这可能和吗啡促进柱状细胞释放组胺有关。

（3）心血管系统

吗啡对心率及节律都没有明显影响,可以使血管扩张,并降低外周的阻力,当患者从仰卧位转至直立位时容易出现体位性低血压。此外,最近研究发现,吗啡类药物可以模拟缺血预适应对心肌缺血性损伤产生的保护作用,从而缩小梗死病灶,减少心肌细胞的死亡,这一机制可能和吗啡类药物作用于 δ_1 受体,从而激活 K_{ATP} 通道相关。吗啡几乎不影响脑循环,但可抑制呼吸,使机体内的 CO_2 蓄积,从而导致脑血管的扩张以及阻力降低,最终导致脑血流的增加以及颅内压的增高。此外,吗啡也可扩张皮肤的血管,从而使脸颊、颈项以及胸前的皮肤发红,这可能和其促进组胺的释放有关。

（4）其他

吗啡抑制免疫系统,可抑制淋巴细胞的增殖,减少细胞因子分泌,减弱自然杀伤细胞的细胞毒作用。同时也抑制人类免疫缺陷病毒（HIV）蛋白所诱导的免疫反应,这也是吗啡吸食者容易感染上 HIV 病毒的主要原因。

[作用机制]

近年来,有关吗啡镇痛机制已有了突破性的进展。

1962 年,中国学者张昌绍和邹冈教授率先提出吗啡作用部位主要位于第三脑室导水管周围灰质。在此之后,吗啡镇痛机制的研究开始了迅速发展。因此,张昌绍教授的研究成果被国际上公认为是研究吗啡的重大节点。1973 年,Snyder 和他的同事率先找到了直接证明阿片类药物可以被特异性的受体识别的证据。在这之后的药理实验证明有多于一种以上阿片受体类型存在。1993 年,这一推论通过受体分子克隆技术得到证实。最新的研究结果表明,阿片类药物的药理效应在机体内主要是由 μ、δ、κ 三类阿片受体所介导的,这些受体相应基因为 MOR、DOR 和 KOR。相关药理学的实验提示这类受体可再进一步被分为 μ_1、μ_2、δ_1、δ_2 和 κ_1、κ_2、κ_3 等亚型,但这些受体的结构、分布以及其效应特点还未明确。吗啡镇痛、镇静、呼吸抑制等主要药理效应主要是由 μ 受体介导。此外,第四种受体——σ 受体是否存在尚有争论。

通过氨基酸序列分析,提示 μ、δ 和 κ 受体都有 7 个跨膜区,分别由 372、380 以及 400 个氨基酸的残基所组成。3 种阿片样受体的氨基酸序列具有 60% 的同源性。阿片样受体 C 末端到半胱氨酸的残基区域高度保守,该区域可以和第二信使系统产生偶联效应。μ、δ 和 κ 受体都为 G 蛋白偶联受体,可与百日咳毒素（Pertussis Toxin）敏感型的 G 蛋白偶联从而抑制腺苷酸环化酶,同时激活受体门控性 K^+ 电流并抑制电压门控性 Ca^{2+} 电流,使神经递质释放减少并阻断痛觉传递。

广泛存在的阿片样受体,证明人体内存在内源性阿片样物质。1975 年,Hughes 和 Kosterlitz,成功地在大脑内分离出了两种五肽,即甲硫氨酸脑啡肽（Met-enkephalin）和亮氨酸脑啡肽（Leu-enkephin）,并且证明了这两种五肽可以和吗啡类药物竞争阿片样受体,并且也有吗啡样药理作用。这一杰出的研究成果对阿片类镇痛药作用机制研究十分重要。之后又发现了 β-内啡肽(β-endorphin)、强啡肽 A 和 B(Dynorphin A、B)和内吗啡肽 Ⅰ和Ⅱ(Endomorphin Ⅰ、Ⅱ)等 20 余种与阿片类药物有相似作用的肽,统称为内源性阿片肽(Endogenous Opioid Peptides),阿片肽及药物对各型阿片受体的影响见表 5-14。在体内,内源性阿片肽分布广泛,不仅在中枢神经系统,同时在自主神经节、肾上腺以及消化道等多种组织和器官也有分布。在大脑内,阿片肽分布和阿片受体的分布相似,在纹状体、杏仁核、下丘脑、中脑导水管周围灰质、低位脑干和脊髓胶质区等许多核区广泛分布。阿片肽虽然经不同前体被蛋白酶降解而成,但其 N 端多数是相同的氨基酸序列(Tyr-Gly-Gly-Phe)。阿片肽具有神经递质、神经调质(调节神经递质释放)、神经激素类似作用,一般和其他神经递质共存,其在痛觉、神经内分泌、心血管活动和免疫反应中都有重要调节作用。吗啡样作用通过阿片肽和阿片受体特异性的结合产生,其效应可以被阿片受体的拮抗药纳洛酮所拮抗。此外,从 1980 年开始,许多阿片肽类的物质可人工合成,部分可以特异性地激动某一种受体。这些工具药的合成为阿片受体的进一步研究奠定了基础。

表 5-14　阿片肽及药物对各型阿片受体的影响

阿片肽或药物	阿片受体亚型		
	μ	δ	κ
阿片肽类			
β-内啡肽	+++	+++	+++
亮氨酸脑啡肽	+	+++	
甲硫氨酸脑啡肽	++	+++	
强啡肽	++	+	+++
内吗啡肽	+++		
阿片受体激动药			
吗啡	+++	+	++
可待因	+	+	+
哌替啶	++	+	+
美沙酮	+++		
芬太尼	+++	+	
二氢埃托啡	++++++	+	+
部分激动药			
喷他佐辛	P	+	++
布托啡诺	P	+	+++
丁丙诺啡	P	−	++
纳布啡	−−		++

续　表

阿片肽或药物	阿片受体亚型		
	μ	δ	κ
拮抗药			
纳洛酮	－ － －	－	－ －
纳曲酮	－ － －	－	－ － －

注：＋激动作用，－拮抗作用，P 部分激动作用。

Bunzow 和 Mollereau 两个实验室于 1994 年同时克隆出了阿片受体样受体（Opioid Receptor-Like Receptor，ORL-R），因为这一受体和当时全部已知阿片样受体激动药几乎全部没有亲和力，所以又被称为孤儿阿片受体（Orphan Opioid Receptor）。1995 年，Meunier 和 Reinscheid 的实验室分别克隆出了内源性配体（17 肽），该配体的化学结构和强啡肽高度一致，能够选择性地激活孤儿受体，称孤啡肽（Orphanin FQ）。所以 ORL-R 又可称伤害肽/孤啡肽受体（Nociceptin/Orphanin FQ Receptor，N/OFQ-R）。在如下丘脑、中脑导水管周围灰质等中枢神经系统内，孤啡肽和孤啡肽受体分布广泛，参与了痛觉的感受以及调控过程。但其效应可能和机体疼痛的状态相关，例如 N/OFQ 可以阻断内源性镇痛环路，也可以阻断痛觉过敏。孤啡肽受体同时也参与了阿片类药物的耐受和依赖的形成。

现在的研究认为，机体镇痛系统是由内源性阿片肽以及阿片受体共同组成，痛觉传入神经末梢释放出谷氨酸、SP 等神经递质从而将痛觉冲动传入中枢，特定神经元释放出内源性阿片肽，然后激动其感觉神经突触前、后膜上的阿片样受体，之后通过 G 蛋白偶联机制，抑制腺苷酸环化酶，促进钾离子外流，同时减少钙离子内流，之后突触前膜释放的递质减少、突触后膜出现超极化，使痛觉信号传递被减弱或者阻滞，最后产生镇痛作用。吗啡所产生的镇痛作用是通过激动位于脊髓胶质区、丘脑内侧以及导水管周围灰质等位置的阿片样受体，主要是 μ 受体，通过模拟内源性阿片肽调节痛觉的功能从而产生镇痛作用。吗啡缓解疼痛所导致的不愉快、焦虑等不良情绪以及致欣快的药理作用和其使中脑边缘系统、蓝斑的阿片受体被激活从而影响多巴胺能神经功能相关。

阿片类镇痛药作用机制如图 5-6 所示，其中图 5-6(a) 为脊髓背角的痛觉传入。伤害性感觉传入末梢主要释放谷氨酸和神经肽这两类神经递质，突触前、后膜都接受脑啡肽的中间神经元调控，突触后膜也受到中枢下行抑制通路的控制。图 5-6(b) 为内源性脑啡肽或者外源性吗啡作用于突触前、后膜的阿片样受体，从而使 Ca^{2+} 内流减少，使 K^+ 外流增加，从而使突触前膜的神经递质释放减少、突触后膜产生超极化，最终抑制了痛觉传入。

机体对疼痛的调节十分复杂，中枢内有许多神经元，如 5-HT、NE、GABA、Ca^{2+} 都参加对疼痛的调节。此处仅从镇痛药的作用机理研究介绍。

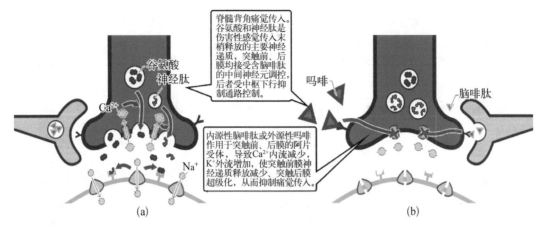

脊髓背角痛觉传入。谷氨酸和神经肽是伤害性感觉传入末梢释放的主要神经递质,突触前、后膜均接受含脑啡肽的中间神经元调控,后者受中枢下行抑制通路控制。

内源性脑啡肽或外源性吗啡作用于突触前、后膜的阿片受体,导致Ca^{2+}内流减少、K^+外流增加,使突触前膜神经递质释放减少、突触后膜超级化,从而抑制痛觉传入。

图 5-6   阿片类镇痛药作用机制示意图

[临床应用]

(1)镇痛

吗啡对大多种类疼痛都有效,可以缓解或者消除严重的创伤、烧伤以及手术等所导致的剧痛和晚期癌症的疼痛;加用解痉药——阿托品可缓解内脏平滑肌痉挛所导致的胆绞痛、肾绞痛等;对心肌梗死所引起的剧痛,吗啡除了能够缓解疼痛以及减轻焦虑之外,同时可以扩张血管,减轻患者的心脏负担。吗啡镇痛的效果有个体差异性,故应进行个体化用药。长期使用吗啡容易致瘾,故除癌症导致剧痛外,一般只在其他镇痛药无效的情况时短期应用。同时在诊断结果没有明确之前,应慎重使用吗啡,避免掩盖病情导致误诊。

(2)心源性哮喘

在左心衰竭时,急性肺水肿所导致的呼吸困难(心源性哮喘),除可以使用强心苷、氨茶碱,吸入氧气之外,静脉注射吗啡可产生很好效果。吗啡能够迅速地缓解病人的气促以及窒息感,并且促进肺部水肿液吸收。其机制可能为吗啡扩张外周血管,从而降低外周阻力,减轻心脏前、后负荷,故有利于肺水肿消除;吗啡的镇静作用同时也有利于消除病人的焦虑、恐惧等不良情绪;此外,吗啡也可以降低呼吸中枢对CO_2的敏感性,从而减弱过度反射性呼吸的兴奋,并舒缓急促浅表呼吸,有利于心源性呼吸的治疗。但禁用于伴有休克、昏迷、严重肺部疾患以及痰液过多的病人。

(3)止泻

临床上用于急、慢性消耗性腹泻,减轻腹泻症状。可以使用阿片酊或者复方樟脑酊。但如果出现细菌感染,则需要服用抗生素。

[不良反应]

(1)治疗剂量的吗啡则可以导致眩晕、恶心、呕吐、便秘、呼吸抑制、少尿、排尿困难(老年人多见)、胆道压力升高,甚至出现胆绞痛、体位性低血压(低血容量者易发)等,偶尔出现烦躁不安等情绪的改变。

(2)耐受性及依赖性。长期反复使用阿片类药物容易出现耐受性以及药物依赖性。

按照常规的剂量连续使用该药物 2～3 周就会产生耐受性。给药剂量越大,给药间隔的时间越短,耐受性就出现得越快越强,并且和其他阿片类的药物会出现交叉耐受性。药物依赖性又被分为生理依赖性(Physical Dependence)以及精神依赖性(Psychological Dependence)。一般性的精神依赖性最早出现,进而就会出现生理依赖性,之后精神依赖性再加重。

阿片类药物产生的耐受性和依赖性机制尚未明确,有实验提示与神经组织对吗啡产生了适应(Adaptation)相关。在细胞水平的发生机制可能与阿片样受体去敏感(Desensitization)、受体内陷(Internalization)、受体下调(Down-regulation)和腺苷酸环化酶激活有关。

(3) 急性中毒。过量吗啡会导致急性中毒,主要表现是昏迷、深度抑制呼吸和针尖样瞳孔。一般会同时出现血压下降、严重缺氧、尿潴留。急救措施是人工呼吸、适量给氧和静脉注射阿片受体的阻断药纳洛酮。

[禁忌证]

吗啡可以透过胎盘屏障从而进入胎儿体内,并且对抗缩宫素对子宫产生的兴奋作用从而延长产程,故分娩止痛禁用;吗啡也可通过乳汁分泌,故哺乳期妇女止痛时也是禁用的;因其会抑制呼吸、咳嗽反射和释放组胺,并导致支气管收缩,故支气管哮喘以及肺心病患者禁用;另外,颅脑损伤所导致的颅内压增高、肝脏功能有严重减退患者,新生儿以及婴儿,也应禁用此类药物。

2. 可待因(Codeine)

可待因即甲基吗啡,其经口吸收快,与吗啡相比脂溶性高,更易进入中枢。其生物利用度为 60%,$t_{1/2}$ 为 2～4 h。肝脏为其主要的代谢器官,大约 10% 的可待因在肝脏中脱甲基变为吗啡。可待因的代谢产物以及少量原型(10%)通过肾脏排泄。

可待因和阿片受体的亲和力比较低,但和吗啡作用相似,但比吗啡弱。可待因的镇痛作用按照等效剂量换算,相当于吗啡的 1/12,镇咳作用为吗啡的 1/4,对呼吸中枢抑制作用较小。其欣快感以及成瘾性都比吗啡弱。药理作用主要为镇咳和镇痛。临床上主要用于控制中等程度疼痛以及剧烈干咳。没有明显的副作用,可待因长期使用也能成瘾,也属于限制性应用类别的精神药品。

5.8.3　人工合成镇痛药

1. 哌替啶(Pethidine)

又称度冷丁(Dolantin),是苯基哌啶衍生物,为临床上常用的人工合成类镇痛药,虽然其结构和吗啡不同,但其基本结构和吗啡相同,即为哌啶环当中的叔氮以及和叔氮隔两个碳原子的季碳以及和季碳相连的苯环。

[体内过程]

其经口易吸收,生物利用度为 40%～60%,皮下或者肌内注射之后,吸收更为迅速,起效也更快,所以临床上常注射给药。哌替啶的血浆 $t_{1/2}$ 约为 3 h。血浆蛋白结合率约为 60%,主要经肝脏代谢,其代谢产物为哌替啶酸和去甲哌替啶,然后以结合型或者游离型从尿液中排出。去甲哌替啶也有中枢兴奋的作用,中毒时出现惊厥可能和该作用有关,去甲哌替啶的血浆 $t_{1/2}$ 为 15~20 h,多次长期大量使用可引起蓄积。

［药理作用］

哌替啶为 μ 型阿片受体激动剂,其药理作用与吗啡基本一致,但镇痛作用弱于吗啡,镇痛强度是吗啡的 1/7~1/10,镇痛持续时间短于吗啡 2~4 h。其他药理作用如镇静、抑制呼吸等与吗啡相当。该药物能够中度增加胃肠道平滑肌以及括约肌的张力,并且减少推进性蠕动,但因为其作用时间比较短,所以不引起便秘,但也没有止泻作用。能使胆道括约肌发生痉挛,从而使胆道内压力增加,但比吗啡弱。治疗量的哌替啶对支气管平滑肌基本无影响,但大剂量会导致收缩,没有明显的中枢镇咳作用。哌替啶作用于子宫平滑肌,使其轻微兴奋,但在妊娠末期不会产生对抗催产素使子宫兴奋的作用,所以对产程无影响。

［临床应用］

(1) 镇痛

哌替啶对创伤性疼痛、手术后疼痛、内脏绞痛以及晚期癌痛等各类剧痛都有止痛效果。但对慢性钝痛不宜使用,因为哌替啶仍有成瘾性。哌替啶有抑制呼吸的作用,而新生儿对其极为敏感,所以产妇在临产前的 2~4 h 内慎用。

(2) 心源性哮喘

哌替啶可替代吗啡,辅助治疗心源性哮喘,并且效果良好。其作用机制与吗啡相同。

(3) 麻醉前给药及人工冬眠

该药物的镇静作用可以消除患者手术前的紧张、恐惧等不良情绪,从而减少麻醉药用量;和氯丙嗪以及异丙嗪组成合剂,用于人工冬眠疗法。

［不良反应］

治疗量的哌替啶和吗啡相似,可以导致眩晕、出汗、口干、恶心、呕吐、心悸以及体位性低血压并诱发晕厥等。长期使用也可成瘾。大剂量可导致呼吸抑制。偶见震颤、肌肉痉挛以及反射亢进,甚至导致惊厥,中毒解救时可用抗惊厥药配合治疗。禁忌证和吗啡相同。

2. 美沙酮(Methadone)

美沙酮激动 μ 受体,有左旋体和右旋体。左旋体是右旋体效力的 8~50 倍,常使用消旋体。

［体内过程］

美沙酮经口吸收好,30 min 就可起效,4 h 达到最大血药浓度,皮下或者肌注会更快。其血浆蛋白结合率为 90%,血浆 $t_{1/2}$ 为 15~40 h,主要经肝脏代谢,其代谢产物为去甲美沙酮,可以随尿、胆汁或者粪便排泄。酸化尿液可以增加美沙酮的排泄。美沙酮可和各种组织(包括脑组织)的蛋白结合,反复长期使用美沙酮可导致组织蓄积,停药之后,组织当中的药物仍在缓慢释放。

[药理作用]

美沙酮的镇痛作用与吗啡相当，但美沙酮的持续时间更长，其他药理作用如镇静、呼吸抑制、缩瞳等较吗啡弱。但美沙酮产生耐受性与成瘾性较慢，戒断症状也较轻。美沙酮之后，再次注射吗啡则不能引起原来的欣快感，也不会出现戒断症状，从而使吗啡等药物的成瘾性减弱，同时能减少吗啡或者海洛因等药物成瘾者因自我注射所带来的血液传播性的疾病危险。因此，美沙酮可以用于吗啡以及海洛因的成瘾性的治疗，虽然不能根治，但能使患者的病情有很大的改善。

[临床应用]

临床上主要治疗创伤、手术以及晚期癌症等导致的剧痛。

[不良反应]

一般不良反应为恶心呕吐、便秘、头晕和口干等。长期反复用药会出现多汗，淋巴细胞计数增多，血浆蛋白、糖蛋白以及催乳素含量升高。皮下注射会出现局部刺激。常用于分娩止痛。在替代治疗时，肺水肿是阿片成瘾者过量中毒的主要死因。

3. 芬太尼(Fentanyl)及其同系物

芬太尼是 μ 型阿片受体的激动剂，是短效镇痛药。镇痛效力是吗啡的 100 倍，一次肌内注射 0.1 mg，15 min 起效，起效快，可维持 1～2 h。血浆蛋白结合率为 84%，经肝脏代谢失活，血浆 $t_{1/2}$ 为 3～4 h。

临床主要用于各种剧痛，可与全麻药或者局麻药合用，从而减少麻醉药的用量。芬太尼与氟哌利多合用可产生神经阻滞作用，适用于外科小手术。治疗手术后的急性疼痛以及慢性疼痛，可以通过硬膜外以及蛛网膜下给药。其不良反应为眩晕、恶心、呕吐并导致胆道括约肌痉挛。大剂量地应用芬太尼，会产生明显的肌肉僵直(这和抑制纹状体多巴胺神经功能相关)，可用阿片拮抗剂纳洛酮对抗。静脉注射芬太尼过速，容易引起抑制呼吸，应该多加注意。支气管哮喘、颅脑肿瘤或者颅脑外伤所引起昏迷患者和两岁以下小儿禁用，反复长期用药可成瘾。

舒芬太尼(Sufentanil)以及阿芬太尼(Alfentanil)都是芬太尼的类似物，主要激动 μ 受体。舒芬太尼镇痛作用强于芬太尼，是吗啡的 1 000 倍。两药都起效快，为超短效镇痛药。两药的血浆蛋白结合率为 90%，舒芬太尼的血浆 $t_{1/2}$ 为 2～3 h，阿芬太尼的血浆 $t_{1/2}$ 为 1～2 h。两药经肝代谢失活，通过肾脏排出。对心血管作用影响小，一般用于心血管手术的麻醉。阿芬太尼几乎不蓄积，手术时间短可分次静脉注射，时间长则可用静脉滴注。

5.8.4　阿片受体部分激动剂和激动—拮抗药

小剂量和单独使用阿片受体部分激动剂时，可激动某种类型的阿片受体，呈现出镇痛等作用；大剂量或者和激动药合用时，则又拮抗该受体。此外，某些阿片类的药物能对某一种亚型的阿片受体有激动作用，然而对另一种亚型的阿片受体则有拮抗作用，因此这类药物被称为阿片受体混合激动—拮抗药(Mixed Agonists/Antagonists)。此外,该类药物通常以镇痛作用为主,抑制呼吸的作用较弱,成瘾性小,但会有致焦虑和幻觉等一些精神症状。

1. 喷他佐辛(Pentazocine)

喷他佐辛(又名镇痛新)是合成的二苯甲酮衍生物,其中异戊烯基取代哌啶环 N 上甲基而形成的合成镇痛药。主要激动 κ 受体,同时又拮抗 μ 受体。

[药理作用和临床应用]

镇痛效力是吗啡的 1/3,一般皮下或者肌内注射 30 mg 喷他佐辛,镇痛效果与 10 mg 吗啡相等。其抑制呼吸的作用是吗啡的 1/2,如果剂量增加至 30 mg 以上,抑制呼吸的作用并不是按比例增强,所以相对较安全。用量为 60~90 mg,就会产生精神症状,大剂量的纳洛酮可与之对抗。喷他佐辛可减慢胃排空,同时延缓肠管运送肠道内容物的时间,但兴奋胆道括约肌的作用不大,同时,对胆道内压力影响不明显。对心血管系统的作用和吗啡不同,大剂量的喷他佐辛会增快心率,升高血压。静脉注射喷他佐辛,能提高冠心病患者平均主动脉压、左室舒张末期压,从而增加其心脏做功量。喷他佐辛能提高血浆当中的去甲肾上腺素水平,喷他佐辛可以兴奋心血管系统与此相关。由于本药有一定的拮抗 μ 受体的药理作用,故成瘾性较小,已列为非麻醉品。同时本药能够减弱吗啡的镇痛效力,对吗啡已经产生了耐受性的患者,可以促进其戒断症状的产生。临床上适用于各种类型的慢性剧痛,经口或者注射后本药吸收良好,肌内注射 0.25~1 h 之后可达血药浓度峰值。经口有明显的首过效应,经肝脏代谢后,进入全身循环的药物含量低于 20%,所以经口后需 1~3 h 才能够达到血药浓度峰值。本药主要经肝代谢,代谢速率的个体差异比较大,这是它镇痛效果出现个体差异可能的原因。肌内注射之后药物的 $t_{1/2}$ 约为 2 h,经口后 $t_{1/2}$ 为 5 h 以上。

[不良反应]

一般不良反应为镇静、眩晕、恶心以及出汗。增大剂量能够引起呼吸抑制、血压升高以及心率增快;有时也会导致焦虑、噩梦和幻觉等,拮抗剂纳洛酮可对抗喷他佐辛抑制呼吸的毒性。

2. 二氢埃托啡(Dihydroetorphine)

二氢埃托啡为中国生产的强效镇痛药,是吗啡受体的激动药。该药物的镇痛作用是吗啡的 12 000 倍,但作用时间短暂,约为 2 h。用量小,一次用量为 20~40 μg。小剂量的间断用药不易产生耐受性,但大剂量的持续用药则容易出现耐受性。具有成瘾性,但较吗啡轻。临床用于镇痛或者吗啡类毒品的成瘾者戒毒。

3. 其他镇痛药

(1) 曲马多

μ 受体弱激动剂,也是 NA、5 - HT 再摄取抑制剂。

镇痛效力和喷他佐辛相似。镇咳作用是可待因的一半。抑制呼吸、导致平滑肌痉挛以及依赖性均较弱。没有明显的心血管作用。临床上用于控制中、重度急慢性的疼痛。

（2）罗通定

有镇静、安定、镇痛以及中枢肌肉松弛的药理作用。其机制可能与促进脑啡肽、内啡肽的合成，释放和阻断大脑中的 DA 受体相关。对于慢性持续性钝痛疗效较好。可以用于胃肠系统钝痛、一般性头痛以及脑震荡后头痛的控制，但对创伤和癌症所引起的疼痛效果较差。

4. 阿片受体拮抗药

纳洛酮

对各种阿片受体都存在竞争性拮抗作用：$\mu > \kappa > \delta$。

用于治疗阿片类药物的过量中毒：呼吸抑制以及中枢抑制的解救；吸毒成瘾的诊断：可诱发戒断症状；酒精中毒、感染性休克的治疗。实验研究用的工具药。

5.9 解热镇痛抗炎药

5.9.1 概述

解热镇痛抗炎药（Antipyretic-analgesic and Anti-inflammatory Drugs）都有解热、镇痛作用，许多解热镇痛抗炎药还兼具抗炎、抗风湿的功效。该类药物又被称为非甾体抗炎药（Non-Steroidal Anti-Inflammatory Drugs，NSAIDs），因为其发挥抗炎作用的机制不同于糖皮质激素；还可称为非阿片类镇痛药（Nonopioid Analgesics）或非麻醉性镇痛药（Nonnarcotic Analgesics），因为其发挥镇痛作用的机制异于阿片类镇痛药。该类药物的典型代表药物是阿司匹林，因此人们常将其叫作阿司匹林类药物。

NSAIDs 有不同的化学结构，据此可分为吲哚类、水杨酸类、苯胺类、烯醇酸类、芳基乙酸类、芳基丙酸类、吡唑酮类、异丁芬酸类、烷酮类等。其结构虽然各异，但药理作用、作用机制以及不良反应却相似。

NSAIDs 发挥作用的共同机制都是通过抑制体内环氧化酶（Cycloxygenase，COX）的活性，从而使局部组织中合成前列腺素（Prostaglandin，PG）减少。依据其对 COX 的抑制是否有选择性，可分为非选择性 COX 抑制药和选择性 COX - 2 抑制药两类。

1997 年发现环氧酶有两个同工酶，简称 COX - 1、COX - 2。两种环氧酶的遗传密码不同，在体内的生理反应也不同：COX - 1 主要参与一些生理反应，如血管张力的调节，COX - 2 主要参与一些病理过程，如机体内炎症反应的发生。因此，抑制 COX - 2 可能会使 NSAIDs 发挥解热、镇痛抗炎作用。抑制 COX - 1 可能会发挥抗血栓作用以及可能会产生一些副作用。对 COX 选择性抑制剂进行研究，有助于提高药物的治疗效果，减少药物的不良反应。还有助于"老药新用"，如抗肿瘤、阿尔茨海默病。并且还有研究表明 COX 抑制剂的作用机制不限于抑制 PG 系统。目前市场上有超过 50 种 NSAIDs 药物，但它们都不是理想的 NSAIDs。实际上现有可用的 NSAIDs，特别是经典的 NSAIDs，有比较明显的副作用，其对于老年群体副作用更为明显。而新型 NSAIDs 有较弱的副作用。临床常用的 NSAIDs 如表 5 - 15 所示。

表 5-15　临床常用的 NSAIDs

分　　类		主　要　特　点
非选择性 COX 抑制药		
水杨酸类	阿司匹林	解热、镇痛、抗炎等作用;有胃肠反应及出血风险
苯胺类	对乙酰氨基酚	具有解热镇痛作用,抗炎作用极弱,胃肠反应常见
吲哚类	吲哚美辛	强效抗炎镇痛作用,不良反应常见
芳基乙酸类	双氯芬酸	中等强度抗炎镇痛药,不良反应轻
芳基丙酸类	布洛芬	一线药,不良反应少见
烯醇酸类	吡罗昔康	胃肠系统反应发生率约为 20%,耳鸣、皮疹等
	美洛昔康	相比其他非选择性 COX 抑制药,胃肠系统反应轻
烷酮类	萘丁美酮	前体药,肝脏激活,不良反应较少,解热作用强
异丁芬酸类	舒林酸	前体药,体内转化为磺基代谢物,不良反应中等
选择性 COX-2 抑制药		
二芳基吡唑类	塞来昔布	胃肠系统反应显著减少
二芳基呋喃酮类	罗非昔布	胃肠系统反应显著减少

　　NSAIDs 临床应用广泛,且属于非处方药。这就造成药物的滥用、误用情况严重,还经常会产生不良后果。

5.9.2　解热镇痛抗炎药共同作用机制

1. 药理作用及机制

　　炎症反应中,细胞膜磷脂在磷脂酶 A_2(Phospholipase A_2,PLA_2)的作用下释放出花生四烯酸(Arachidonic Acid,AA)。AA 经过环氧化酶通路,产生前列腺素以及血栓素(Thromboxane A_2,TXA_2);经脂加氧酶(Lipoxygenase,LO)作用则产生白三烯(Leukotriene,LT)、脂氧素(Lipoxin)和羟基环氧素(Hepoxilin,HX)。

　　PG 是一种炎症介质,在炎症反应中有较强的活性。极微量(纳克水平)的 PGE_2 就能产生炎症反应,使小血管扩张、微血管的通透性增加。除此以外,还兼有发热、募集中性粒白细胞以及与其他的炎症介质发挥协同作用。PG 对神经末梢、血管、炎症细胞以及其他组织有着多种作用。花生四烯酸 5-LO 在代谢通路中产生了一种生物活性产物——LT,LT 是一种关键的炎症介质。体内的许多炎症细胞,如巨噬细胞、肥大细胞、嗜酸性粒细胞、中性粒细胞,遇到一些刺激后,会释放出 LTB_4、LTC_4、LTD_4 以及 LTE_4。这些介质对中性粒细胞、嗜酸性粒细胞、单核细胞会产生较强的趋化作用,使炎症细胞在炎症部位聚集,同时释放出炎症介质,引起免疫系统产生级联反应,支气管收缩,血管通透性增加;HX 除了能聚集炎症细胞以外,也可能产生信使样作用。细胞膜磷脂的代谢过程中产生了多种产物,这些产物都与炎症反应有密切的关系。抗炎药物就是通过对膜磷脂代谢过程的各个环节进行抑制,产生抗炎作用,膜磷脂代谢产物与作用及抗炎药物的作用靶点示意图如图 5-7 所示。

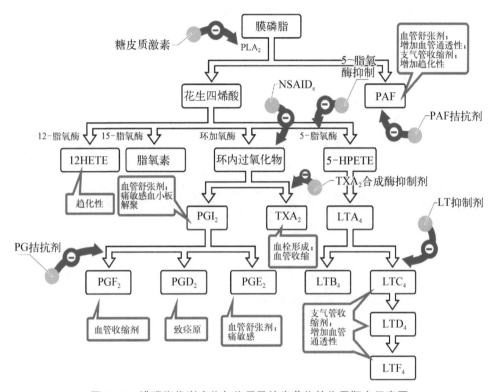

图 5-7 膜磷脂代谢产物与作用及抗炎药物的作用靶点示意图

PLA_2 为磷脂酶 A_2;NSAIDs 为非甾体抗炎药;PAF 为血小板活化因子;5-HPETE 为 5-氢过氧化二十碳四烯酸;LX 为脂氧素(Lipoxin);HX 为羟基环氧素(Hepoxilin);PGI_2 为前列环素;PG 为前列腺素;TXA_2 为血栓素 A_2;LT 为白三烯

NSAIDs 的化学结构虽然不同,但均具有以下作用:

(1) 抗炎作用

解热镇痛药大多有抗炎的作用。其发挥抗炎作用主要是通过抑制体内合成环氧酶。COX 有 COX-1 和 COX-2 两种同工酶。COX-1 属于结构型,主要分布在胃、血管、肾等组织中,能够调节血管的舒缩、血小板的聚集、胃黏膜的血流、胃黏液的分泌以及肾功能等,通过保护胃肠黏膜、调节血小板聚集、调节肾血流量分布、调节外周血管阻力发挥作用。COX-2 属于诱导型,磷脂酶 A_2(Phospholipase A_2,PLA_2)能够被各种损伤性物理、化学和生物因子激活,从而水解细胞膜磷脂,产生花生四烯酸;COX-2 催化氧化花生四烯酸生成前列腺素。损伤因子也能诱导合成 IL-1、IL-6、IL-8、TNF 等多种细胞因子,这些因子进一步诱导 COX-2 的表达,使 PGs 合成增加。出现炎症反应时,PGs 会引起血管扩张以及组织水肿,与缓激肽等共同作用,导致炎症发生。来自循环血液中的血管内皮细胞的黏附分子(E-selectin,P-selectin,L-selectin)、细胞间黏附分子(Intracellular Adhesion Molecule-1,ICAM-1)、血管细胞黏附分子-1(Vascular Cell Adhesion Molecule-1,VCAM-1)和白细胞整合素(Leukocyte Integrins),是炎症反应初期的关键性因素。NSAIDs 发挥抗炎作用是通过抑制 PGs 的合成、抑制一些细胞黏膜分子活性的表达。大部分传统的 NSAIDs 可同时抑制两类酶。但剂量的差异有时会对不同亚型酶的抑制作用有所不同。

现阶段认为,NSAIDs 产生不良反应主要是由于其对 COX-1 的抑制。对 COX-2 的抑制被认为是其发挥药效的基础。因此可认为抑制 COX-2 可作为炎症治疗的新方法,表 5-16 列出了环氧化酶 COX-1 和 COX-2 在生理学和病理学意义上的差异。近期研究发现,COX 还有其他亚型,猜想共存在 7 种 COX 同工酶。当前已发现 COX-3 这一新 COX 亚型,但其作用还须做进一步研究。

表 5-16　环氧化酶的生理学和病理学意义

环氧化酶(Cycloxygenase)	COX-1	COX-2
亚型	固有型	诱生型
来源	大多数组织	主要是炎症反应细胞
生成条件	生理条件下	刺激后诱导生成
主要生理功能	保护胃黏膜	传递细胞间信号
	调节肾血流量和肾功能	骨骼肌细胞生长
	调节外周血管阻力	分娩
	调节血小板功能	
病理学	不详	炎症反应

(2)镇痛作用

NSAIDs 能够有效缓解炎症以及组织损伤造成的疼痛。通过抑制 PGs 生成降低局部痛觉感受器对致痛物质(如缓激肽)的敏感性,但其自身也会产生致痛作用。NSAIDs 对临床上常见的黏液囊炎、关节炎、肌肉和血管引起的疼痛、痛经、牙痛、产后疼痛以及癌症骨转移痛等慢性钝痛的镇痛作用效果较好。但对感觉神经末梢进行直接刺激引起的尖锐一过性刺痛无明显效果。其与阿片样物质联用可抑制术后疼痛,且可以减少阿片样物质的用量。NSAIDs 镇痛作用还与其能够进入脂质双分子层,阻断信号转导有关。一些NSAIDs 也能够在中枢神经系统(主要是脊髓)发挥镇痛作用,可能是由于其能抑制中枢神经系统合成 PGs,或影响伤害感受系统产生和释放介质与调质。

(3)解热作用

正常情况下,体温调节由下丘脑控制,下丘脑的体温调节中枢能够使散热和产热过程处于动态平衡。体温升高时,使用 NSAIDs 能降低升高的体温,使之恢复正常,但对正常体温无显著影响。发生炎症反应时,细菌内毒素可使巨噬细胞释放 IL - 1β、IFN - α、IFN - β、TNF - α 以及 IL - 6 等细胞因子,这些细胞因子进一步促使 PGE_2 在下丘脑视前区周围合成,利用 cAMP 刺激下丘脑体温调节中枢,使产热增加,体温调定点相应上调,故体温升高。NSAIDs 解热作用的发挥主要依靠抑制下丘脑中 PG 的生成。COX - 3 也可能与发热有关。研究表明,引起发热的介质并不仅仅是前列腺素,因此推断 NSAIDs 发挥解热作用可能有其他尚未被发现的机制。

（4）其他作用

NSAIDs 抑制环氧化酶从而抑制血小板聚集,该抑制作用强烈且不可逆。NSAIDs 可能抑制肿瘤的产生、发展和转移。抗肿瘤作用除与抑制 PGs 的产生有关外,还与其激活 caspase - 3 和 caspase - 9,从而诱导肿瘤细胞发生凋亡,抑制肿瘤细胞的增殖,以及阻止新生血管生成等有关系。另外有研究表明,NSAIDs 还能延缓和预防阿尔茨海默病、延缓角膜老化等。

NSAIDs 抗炎作用的发挥主要通过抑制 COX 活性,抑制 PGs 产生。除此之外,尚有其他作用机制参与。巨噬细胞和中性粒细胞产生的氧自由基能引起组织损伤。NSAIDs 不仅能够抑制 COX 活性而且可以通过清除多余的氧自由基来抑制组织损伤。现已证实 NSAIDs 类药物阿司匹林能抑制转录因子的表达,从而产生抑制炎症介质基因转录的作用。

2. 常见不良反应

NSAIDs 虽然可以通过抑制 COX 产生抗炎止痛的作用,但并不能从根本上消除炎症。同时由于前列腺素具有抑制胃酸分泌、保护胃黏膜、调节肾血流量、增加肾小球滤过率、抑制血小板聚集及促进钠排泄、降低血压等作用,从而造成了 NSAIDs 会对胃肠道产生不良反应(如胃肠道黏膜糜烂、出血、穿孔、溃疡或胃肠道梗阻),引起肾脏损害(急性肾功能不全、间质性肾炎及肾坏死等),还可引起血液系统、中枢神经系统、皮肤和肝脏等处的副作用,其中以胃肠道副反应最常见。当 NSAIDs 被用于治疗关节炎时,由于其往往需要长期大量给药,不良反应的发生率很高。选择性 COX - 2 抑制剂由于其较高的选择性,对胃肠毒性较小。

（1）胃肠道反应

胃肠功能紊乱是最常见的应用 NSAIDs 的不良反应。其主要是因为阻断了 COX - 1,而经由 COX - 1 生成的 PGs 能够抑制胃酸的分泌,保护胃黏膜。常见的胃肠道不良反应有上腹不适,呕吐、恶心、溃疡和出血等。长期服用非选择性 NSAIDs 的患者中,有 1/5 的患者有胃肠损害。有些患者尽管没有明显的症状,但仍可能造成大出血。经口胶体次枸橼酸铋等前列腺类似物能够降低这类药物的胃肠损害。

（2）皮肤反应

皮肤反应仅次于胃肠道反应,是 NSAIDs 药物的第二大不良反应。皮肤反应有皮疹、剥脱性皮炎、瘙痒、荨麻疹、光敏等,还有可能会发生一些极其罕见的、严重的甚至会威胁生命的不良反应。

（3）肾脏损伤

正常个体使用治疗剂量的 NSAIDs 时，一般极少会造成肾功能损伤，但是对于易感人群则可能会造成急性肾损伤，损伤停药可恢复。其原因主要是 NSAIDs 抑制了对维持肾脏血流量方面有重要作用的因子的生成，如 PGE_2 和 PGI_2 等。如长期使用 NSAIDs 可能会造成"镇痛药性肾病"，引起慢性肾炎以及肾乳头坏死。当处于病理情况下或者合并有其他肾脏的危险因素时，例如充血性心衰、高血压、肝硬化、糖尿病等造成肾功能降低，当同时使用利尿剂时，更易发生肾损害。流行病学统计显示，非那西汀可以迅速代谢为对乙酰氨基酚，而长期大剂量服用对乙酰氨基酚则可以增加患肾病的概率，但若是日常服用小剂量药物，未发现肾脏损害。

（4）肝损伤

NSAIDs 会导致肝功能的障碍，轻者表现为转氨酶的升高，重者则会出现肝细胞变性坏死的情况。但发生肝损伤的概率较低，不可逆的肝损伤更为罕见，肝损害的增加常见于老人、肾功能损伤患者和长期大剂量使用 NSAIDs 患者。

（5）心血管系统不良反应

对临床使用的选择性 COX-2 抑制剂和 COX 抑制剂出现的不良反应进行比较发现，选择性 COX-2 抑制剂对胃肠道的不良反应明显降低，但对一些病人仍会造成潜在心血管系统变化的现象。NSAIDs 长期大量应用可能引起心血管系统的不良反应，其中包括心律不齐、血压升高、心悸等。NSAIDs 的前列腺素抑制作用以及抗利尿和收缩血管作用对血压有很大的影响。NSAIDs 会对 β 受体阻断药产生较明显的影响，其通过降低基础血浆肾素的活性消除 β 受体阻断药的作用。除此之外，使用 NSAIDs 的患者大多是老年人，而老年人大多有心血管方面的疾病，这些有疾病的心血管组织对血压调节的敏感性大大增加，舒张压如果升高 667~800 Pa，就会显著增加意外心肌梗死和脑血管病的概率，因而可出现严重的心血管事件。NSAIDs 都有潜在致心血管疾病的风险，基于这一原因，FDA 要求所有的药物生产厂家在 NSAIDs 说明书中都加上黑框警示。

（6）血液系统反应

NSAIDs 大多都有抑制血小板聚集的作用，使出血时间延长，但能造成不可逆性反应的只有阿司匹林。血液病如再生障碍性贫血和粒细胞缺乏症等均少见。保泰松、吲哚美辛、双氯芬酸发生再生障碍性贫血危险度较大。NSAIDs 致血液系统不良反应，可能与变态反应有关。

（7）其他不良反应

NSAIDs 有头痛、头晕、精神错乱、嗜睡等中枢神经系统方面的反应，另外还可能出现如耳聋、耳鸣、味觉异常、视力模糊、心动过速等其他的不良反应症状。

为了降低 NSAIDs 不良反应的发生，临床采取了多种措施，其中多剂型的研究，寻找安全而有效的 NSAIDs 引起人们的广泛关注。NO 是一种信使物质，与 PG 有类似的调节黏膜血流量和黏膜完整性方面的作用。阿司匹林的衍生物 NO-阿司匹林抗炎作用和抗血栓作用效果较好,并且相比于原药,该衍生物能显著降低对胃肠道的损害,所以,可将 NO-NSAIDs 作为治疗风湿性、类风湿性关节炎等疾病的潜在理想药物。不仅如此, COX/5-LO 双重抑制剂,选择性 COX-2 抑制剂,特异性 5-LO 抑制剂也成为抗炎药物未来研究的主要方向。

5.9.3　常用的解热镇痛抗炎药

5.9.3.1　非选择性 COX 抑制药

非选择性环氧酶抑制药从最早人工合成阿司匹林起,1897 年迄今仍为临床广泛应用,并且其用途还在不断地扩大(老药新用)。非选择性环氧酶抑制药已经发展为结构不同、种类多样的一大类药物。这些药物都有解热、镇痛的作用,但其化学结构各不相同,抗炎作用各有特色,例如吲哚美辛和阿司匹林有较强的抗炎作用,一些有机酸抗炎作用相对较弱,苯胺类则几乎没有抗炎作用。

1. 水杨酸类

水杨酸类药物包括水杨酸钠(Sodium Salicylate)和阿司匹林。

水杨酸钠　　　　阿司匹林

(1) 阿司匹林

又称乙酰水杨酸。

[体内过程]

经口本药后,胃肠道黏膜迅速将其吸收,少数在胃,大多在小肠中被吸收。1~2 h 达到血药浓度峰值。在吸收过程中以及吸收完成后,阿司匹林迅速被胃黏膜、红细胞、血浆及肝中的酯酶水解,得到水杨酸。因此阿司匹林血药浓度低,血浆 $t_{1/2}$ 约为 15 min。水解后的阿司匹林以水杨酸盐的形式分布到全身各个组织中,包括胎盘、关节腔和脑脊液。水杨酸盐能与血浆蛋白结合,结合率可以达到 80%~90%,阿司匹林和白蛋白结合点基本饱和,因此增加剂量会快速增加游离药物的浓度,并且会和其他的药物一起竞争蛋白结合位点,产生药物的相互作用。

水杨酸大多在肝内被氧化代谢,产物 S 甘氨酸或葡萄糖醛酸与代谢产物结合后经尿排出。尿液 pH 不同,水杨酸盐的排泄量也会有很大不同,尿液为碱性时,排出量约为 85%,尿液为酸性时,排出量仅有 5%。经口小剂量(1 g 以下)的阿司匹林,水解生成较少的水杨酸,按一级动力学过程消除,水杨酸血浆的 $t_{1/2}$ 是 2~3 h,但当阿司匹林剂量超过 1 g 时,生成较多的水杨酸,此时代谢由一级动力学过程变为零级动力学过程,水杨酸的血浆 $t_{1/2}$ 延长至 15~30 h,若再增加剂量,则血中游离的水杨酸浓度快速上升,可能会出现中毒的症状。

[药理作用及临床应用]

阿司匹林及其代谢产物水杨酸对于 COX-1 和 COX-2 有相似的抑制作用,并且解热、镇痛以及抗炎作用也基本相同。

1) 解热镇痛和抗风湿

解热镇痛作用较强,可以单独使用,也可以制成复方制剂,常见的为复方阿司匹林。可以用来治疗头痛、肌肉痛、牙痛、感冒发热及痛经等,它可以缓解因炎症引起的红肿,发热和疼痛症状。类风湿性关节炎症状能得到迅速缓解,大剂量使用阿司匹林 24～48 h 后,风湿热症状得到显著改善,因此,其可以作为急性风湿热的鉴别诊断依据。当用于治疗风湿时,推荐使用最大耐受剂量,成人一般每日 3～5 g,分 4 次在饭后服用。

2) 抑制血小板聚集

低剂量的阿司匹林可以作用于 COX(PG 合成酶)活性中心的丝氨酸,使之乙酰化而失活,对血小板环氧酶产生不可逆的抑制作用,使血小板中血栓素 A2 的产生减少,从而达到影响血小板聚集以及抗血栓形成的作用,产生抗凝效果。大剂量使用阿司匹林能够直接作用于血管壁中的 PG 合成酶,对其产生抑制作用,使前列环素(Prostacyclin,PGI_2)的合成减少。PGI_2 与 TXA_2 生理对抗,PGI_2 合成减少,可能会促进形成血栓。相比于血管中的 PG 合成酶,血小板中的 PG 合成酶对于阿司匹林的敏感度更高,因此,在临床上用于治疗脑缺血病、缺血性心脏病、房颤、动静脉瘘或者其他术后血栓形成时,常采用小剂量(50～100 mg)的阿司匹林。

3) 可以用于治疗皮肤黏膜淋巴结综合征(川崎病)。

[不良反应]

阿司匹林应用于治疗解热镇痛时,使用剂量较小,不良反应较轻,用于抗风湿治疗时,使用剂量大,且长期使用会产生多种严重的不良反应。

1) 胃肠道反应。经口会对胃黏膜产生直接刺激作用,造成上腹不适、呕吐、恶心的症状。血浓度高时会对延脑催吐化学感变区(CTZ)产生刺激,也会导致恶心、呕吐症状。经口较大剂量时,如用于抗风湿治疗,会引起胃溃疡以及不易被发现的胃出血(无痛性出血)症状的发生;原有溃疡病者,症状加重。为减轻或者避免上述不良反应,可采用饭后用药、与抗酸药如碳酸钙同服或使用肠溶片的方式。内源性的 PG 能够保护胃黏膜,若同服 PGE_2 和阿司匹林,会减少阿司匹林造成的胃出血症状,疗效和 PGE_2 的剂量成一定的比例,因此阿司匹林导致的溃疡可能是因为其能抑制胃黏膜合成 PG。胃溃疡患者禁用。

2) 凝血障碍。一般使用剂量下的阿司匹林就能够产生抑制血小板聚集的作用,出血时间延长。大剂量(每日使用剂量超过 5 g)或者长期服用,还能对凝血酶原的形成产生抑制作用,使凝血酶原生成时间增加,维生素 K 可用来预防该不良反应。患有严重肝损害、维生素 K 缺乏、低凝血酶原血症等的患者应禁止使用阿司匹林。手术前一周应停用。

3) 水杨酸反应。当阿司匹林使用剂量过大(一天超过 5 g)时,会出现头痛,晕眩,呕吐,恶心,视、听力减退,耳鸣等症状,即水杨酸反应。出现水杨酸反应是水杨酸类中毒的表现,严重时还会出现过度的呼吸、酸碱平衡失调、高热、脱水等症状,甚至精神错乱。严重时应立即停药,采用静脉滴入的方式给予碳酸氢钠溶液达到碱化尿液的效果,使水杨酸盐经尿排泄的速率加快。

4) 过敏反应。一些患者会出现血管神经性水肿、荨麻疹、过敏性休克等过敏症状。某些患者如同时患有哮喘,服用阿司匹林或者其他解热镇痛药后会诱发哮喘,即"阿司匹林哮喘"。阿司匹林哮喘并不是由抗原—抗体反应引起的过敏反应,而是由于 PG 的生物合成受到了抑制。PG 生物合成受阻,增加了花生四烯酸产生的白三烯和其他脂氧酶的代谢产物含量,使支气管收缩物(内源性)占据优势,造成支气管痉挛,引起哮喘。肾上腺素治疗阿司匹林哮喘无明显效果。阿司匹林禁用于鼻息肉、哮喘和慢性荨麻疹患者。

5) 瑞氏综合征。是一类儿童肝脏及大脑损伤性的疾病,极其罕见。最初表现为诸如短期发热等与急性感染相似的症状,然后病人会出现惊厥、呕吐频繁、颅内压升高、肝功异常、昏迷等症状,有较高的死亡率。病理检查结果显示:内脏组织中脂肪变性,急性脑水肿,这可能是由于阿司匹林对体内干扰素的形成产生了抑制作用,降低了机体抵抗病毒的能力,肝细胞中线粒体的损伤还使一系列代谢出现紊乱。所以儿童(12 岁以下)患有水痘、流感等一些由病毒感染造成的疾病时,需要谨慎使用阿司匹林(1984 年起,美国禁止儿童使用),可以选择使用对乙酰氨基酚。

6) 对肾脏的影响。对于肾功能正常患者,使用阿司匹林并无明显的影响。但对于少数人,特别是老年人或同时患有心、肾、肝功能损伤的患者,即使用药前肾功能是正常的,也会造成水肿、多尿等一些肾小管功能损伤的症状。这些症状的产生可能是因为有隐性肾损伤或者对肾小球的灌注不足,使用阿司匹林后,抑制了 PGs,使前列腺素代偿机制消失,从而发生水肿等症状。偶尔也会出现肾病综合征、间质性肾炎,甚至还会出现肾衰竭,但机制尚不明确。

[药物相互作用]

阿司匹林可以通过竞争与白蛋白结合来增加药物中游离血药浓度,从而引起药物相互作用。当阿司匹林和经口抗凝药双香豆素联用时容易造成出血;和肾上腺皮质激素联用时,不但会与白蛋白竞争性结合,还会产生药效学协同作用,使溃疡及出血情况更易发生;和磺酰脲类降糖药联用时会造成低血糖反应;与丙戊酸、青霉素、氨甲蝶呤、呋塞米等弱碱性药物联用时,会与肾小管主动分泌的载体产生竞争作用,使游离血药浓度增加。

(2) 双水杨酯

本品属非乙酰化水杨酸。经口使用不溶于胃酸,但能够溶于小肠液,并能够在肠道中分解,生成两分子的水杨酸而产生治疗作用。本品的抗炎镇痛作用与阿司匹林类似,但其不能对血小板聚集产生抑制作用。能够用来缓解各种疼痛,包括神经痛、牙痛和头痛等中等程度的疼痛,也有助于治疗各类软组织风湿和急、慢性关节炎。相比于阿司匹林,双水杨酯对胃肠道的刺激较小,和其他非甾体抗炎药相互作用引起交叉过敏的概率也较低。

2. 苯胺类

对乙酰氨基酚及非那西丁

对乙酰氨基酚(Acetaminophen)又被称为扑热息痛(Paracetamol)，是非那西丁(Phenacetin)体内代谢的产物。对乙酰氨基酚及非那西丁均为苯胺类衍生物，有着同样的药理学作用。

```
        NHCOCH₃

          OH
      对乙酰氨基酚
```

[体内过程]

对乙酰氨基酚及非那西丁经口均容易被吸收，血药浓度在 0.5～1 h 达到峰值；70%～80%的非那西丁在肝中会快速去乙基化，生成对乙酰氨基酚；其余的非那西丁则会去乙酰基，生成对氨基苯乙醚；60%左右的对乙酰氨基酚会结合葡萄糖醛酸；35%与硫酸结合失效后经肾排泄；极少的对乙酰氨基酚会进一步代谢为羟化物，该羟化物有肝毒性。对氨基苯乙醚也会通过羟化，生成某种会氧化血红蛋白为高铁血红蛋白以及产生溶血作用的毒性代谢产物。

[药理作用及临床应用]

对乙酰氨基酚及非那西丁有缓和而持久的解热镇痛作用，强度与阿司匹林类似，但抗炎作用微弱，没有明显的抗炎效果。非那西丁及对乙酰氨基酚共同产生药理作用。对乙酰氨基酚对中枢 PG 合成酶的抑制作用强度类似于阿司匹林；但对外周 PG 合成酶的抑制作用强度弱于阿司匹林，可能是因为这两种同工酶的敏感性不同。但也可以用来解释它们为何几乎没有抗炎作用。非那西丁常使用其复方制剂，但由于其有肾脏和血红蛋白毒性，目前已逐渐被对乙酰氨基酚代替。

[不良反应]

治疗剂量下的对乙酰氨基酚以及非那西丁发生不良反应的概率低，偶尔会发生皮疹等过敏反应，严重患者会同时发生药热和黏膜损害。但若过量使用对乙酰氨基酚(成人使用 10～15 g)，将导致急性中毒甚至会导致肝坏死；而过量使用非那西丁则会引起高铁血红蛋白血症，发生发绀等其他缺氧的症状，还会造成溶血性贫血。长期使用该类药物还会导致药物依赖和肾损伤。

3. 吲哚类

(1) 吲哚美辛(Indomethacin，消炎痛)

为人工合成的吲哚衍生物。经口吸收快速、完全，血药浓度经过 3 h 达到峰值。吸收后 90%与血浆蛋白结合。主要在肝代谢，代谢物从尿、胆汁、粪便排泄；10%～20%以原型排泄于尿中。血浆 $t_{1/2}$ 为 2～3 h。

[药理作用及临床应用]

吲哚美辛属于强效 PG 合成酶抑制剂，抗炎及解热作用显著。能对 COX-1 以及 COX-2 产生强烈的抑制作用，也能对磷脂酶 A2 和磷脂酶 C 产生抑制作用，从而使粒细胞游走减少、淋巴细胞增殖减弱，其抗炎方面的作用能比阿司匹林强 10～40 倍。所以能发挥明显的抗炎、解热作用，对炎性疼痛会产生显著的镇痛作用。但由于其较易发生不良反应,所以仅在不能耐受其他药物或者其他药物疗效不显著的情况下使用。用于治疗急性风湿性和类风湿性关节炎时,疗效类似于保泰松,2/3左右的患者症状能得到明显的改善。若连续使用2～4周仍无明显效果,则建议换药。吲哚美辛也可用于治疗关节强直性脊椎炎以及骨关节炎;应用于治疗癌性发热和其他不易被控制的发热时也能产生一定的疗效。

[不良反应]

30%～50%的患者使用正常治疗剂量下的吲哚美辛后会发生不良反应;约20%的患者必须停药。大多数反应与剂量过大有关。儿童,孕妇,机械操作人员,精神失常、肾病、溃疡、癫痫及帕金森病患者严禁使用本药。

1) 胃肠反应会出现食欲减退、腹痛、恶心等症状;上消化道溃疡,偶尔可穿孔、出血;腹泻(有时因溃疡引起);还可引起急性胰腺炎。

2) 中枢神经系统反应25%～50%的患者会出现前额头痛、眩晕的症状,偶可见精神失常。

3) 造血系统反应会造成血小板、粒细胞减少以及再生障碍性贫血等。

4) 过敏反应中皮疹较为常见,严重者会出现哮喘。本药抑制PG合成酶作用强大。若患有阿司匹林哮喘则禁止使用本药。

(2) 舒林酸(Sulindac,苏林大)

药理作用及临床应用均与吲哚美辛相似,但强度还不及吲哚美辛的一半。其主要特点是疗效持久,也少见不良反应。

4. 芳基乙酸类

双氯芬酸(Diclofenac)

和甲芬那酸(Mefenamic Acid,甲灭酸)、氯芬那酸(Clofenamic Acid,氯灭酸)都属于邻氨苯甲酸(芬那酸)的衍生物。其均能通过对PG合成酶进行抑制而产生解热抗炎以及镇痛作用。

双氯芬酸钠

[体内过程]

该药经口后吸收迅速,会有首过效应,经口给药的生物利用度约为50%。血浆蛋白结合率为99%,经口给药1～2 h后血药浓度达到峰值。会积聚在关节滑液,经过肝代谢后结合葡萄糖醛酸或硫酸而被快速排出体外,$t_{1/2}$为1.1～1.8 h,长期应用无蓄积作用。

[药理作用及临床应用]

本品为强效抗炎镇痛药。与吲哚美辛、奈普生(Naproxen)等相比,解热、镇痛、抗炎作用均增强。除此以外,还可以通过影响脂肪酸的摄取或释放,而使白细胞中游离花生四烯酸的浓度降低。临床常用于治疗各种中等强度的疼痛、粘连性脊椎炎、椎关节炎、类风湿关节炎、非炎性关节痛等产生的疼痛,也可用于治疗各种神经痛,手术及创伤后造成的疼痛,以及各种因疼痛所引起的发热等。

[不良反应]

不良反应较轻,除了和阿司匹林相同的不良反应外,偶可见白细胞减少,肝功能异常症状。

5. 芳基丙酸类

布洛芬(Ibuprofen)是首先在临床使用的丙酸类 NSAIDs。之后又陆续出现了非诺洛芬(Fenoprofen)、奈普生、酮洛芬(Ketoprofen)、氟比洛芬(Flurbiprofen)和奥沙普秦 C(Oxaprozin)。

布洛芬

[体内过程]

该类药物经口后吸收迅速、完全,食物及药物不易影响其吸收量。$1 \sim 2$ h 后血药浓度达到峰值,其血浆的蛋白结合率较高,主要经由肝脏代谢,由肾脏排泄。血浆中布洛芬与酮洛芬的 $t_{1/2}$ 均是 2 h,非诺洛芬和氟比洛芬的 $t_{1/2}$ 为 $3 \sim 6$ h,奈普生的 $t_{1/2}$ 为 13 h,奥沙普秦的 $t_{1/2}$ 最长,能达到 $40 \sim 60$ h。

[药理作用及临床应用]

该类药物属于非选择性的 COX 抑制剂,解热、抗炎、镇痛作用效果显著。该类药物除了在效价方面存在差异以外,其余的药理学性质都非常相似。临床上主要可用于治疗骨关节炎、风湿性关节炎、急性肌腱炎、黏液囊炎以及强直性关节炎等,也可用于治疗痛经。作用机制主要是通过对环氧化酶进行抑制,从而抑制 PG 的生成。

[不良反应]

最常见的不良反应主要是胃肠道反应,表现为上腹部不适、恶心,长期使用该类药物还会出现胃出血,中枢神经系统的症状如头痛、耳鸣、眩晕等也有报道。偶见血小板减少、皮肤黏膜过敏、头晕、头痛以及视力障碍等症状。

6. 烯醇酸类

(1) 吡罗昔康(Piroxicam)

属于烯醇酸类的衍生物。

[体内过程]

经口后吸收完全,经过 $2 \sim 4$ h 血药浓度达到峰值,血浆的 $t_{1/2}$ 长,为 $36 \sim 45$ h,血浆蛋白的结合率高。大部分药物主要在肝脏代谢。代谢产物以及少量原型药物从尿液和粪便中排出。服药一次后,会出现多次血药浓度的峰值,这提示本品可能存在肠肝循环。本品作用迅速而持久,而且在血中无聚积现象。老年关节炎患者中,没有明显的药代动力学变化。

吡罗昔康

[药理作用及临床应用]

该品还能对软骨中黏多糖酶以及胶原酶活性产生抑制作用,使软骨的破坏减轻,炎症反应减轻。主要可用于风湿性和类风湿性关节炎的治疗,对于肩周炎、腰肌劳损、急性痛风、原发性痛经等也能产生一定的疗效,效果与阿司匹林、吲哚美辛和奈普生较类似。但本品只能用于减轻疼痛和炎症,并不能对各种关节炎病程的进展产生影响,因此必要的时候还须与糖皮质激素合用。

[不良反应]

偶可出现浮肿、头晕、胃部不适、便秘或腹泻、再生障碍性贫血、粒细胞减少等症状,停药一般可消失。本品若长期使用,会出现大出血及胃溃疡。若有须长期服药的情况,则应密切关注血象和肝肾功能,并且观察大便色泽是否出现变化,必要时须对大便隐血进行试验。

(2) 美洛昔康(Meloxicam)

能高效地选择性抑制 COX-2。血浆蛋白结合率为 99%,$t_{1/2}$ 为 20 h,每日给药 1 次。其适应证与吡罗昔康相同。使用较低治疗量时少见胃肠道不良反应,但若剂量过大或者长期使用会导致消化道溃疡、出血,应密切注意。

(3) 氯诺昔康(Lornoxicam)

类似于美洛昔康,对 COX-2 表现出高度的选择性抑制,从而发挥强烈的镇痛抗炎作用,但解热作用弱,4 mg 药物血浆峰浓度可达 270 μg/L,食物能明显延缓和减少吸收。与已有的昔康类药物有所不同,本品的 $t_{1/2}$ 仅为 3~5 h,并且有较大的个体差异性。

该品有强大的镇痛作用,主要可用于减轻术后疼痛、剧烈的坐骨神经痛以及强直性脊柱炎造成的慢性疼痛,其疗效与吗啡、曲马多相当,这是由于本品可激活中枢性镇痛系统,诱导体内强啡肽和 β-内啡肽的释放而产生强大的镇痛效应,可替代或辅助阿片类药物用于中度至剧烈疼痛时的镇痛,且不产生镇静、呼吸抑制和依赖性等阿片类药物的不良反应。也可作为其他非甾体抗炎药的替代药物,用来治疗关节炎,本品 8 mg/d 的疗效与双氯芬酸 150 mg/d 的疗效相当。

7. 吡唑酮类

本类药物包括保泰松及其代谢产物羟基保泰松。

保泰松有较强的抗炎抗风湿作用,但解热镇痛作用则较弱;其也是通过抑制 PG 的生物合成而产生抗炎作用。临床上主要用于治疗风湿性、类风湿性关节炎、强直性脊柱炎。当以上疾病处于急性进展期时,该药有很好的疗效;使用较大剂量时,会降低肾小管对尿酸盐的重吸收,所以尿酸排泄增加,对于急性痛风产生疗效。也可偶尔用于一些高热症状,如恶性肿瘤和寄生虫病(急性血吸虫病、急性丝虫病)造成的发热。

使用该品的患者中有 10%~45% 会出现不良反应,其中又有 10%~15% 的患者必须停药,因此该药不宜长期大量使用。目前该药应用较少。

8. 异丁芬酸类

舒林酸(Sulindac)是吲哚乙酸类衍生物。其在体内只有被转化为磺基代谢物才会产生解热、镇痛、抗炎作用。虽然效价强度弱于吲哚美辛,但却强于阿司匹林。活性代谢产物的 $t_{1/2}$ 为 18 h。

舒林酸

适应证与吲哚美辛相似。由于舒林酸在吸收进入血液前,只有少量会被胃肠黏膜转化,生成活性代谢产物,所以较少发生胃肠反应,与吲哚美辛相比,其也较少出现肾毒性以及中枢神经系统的不良反应。

5.9.3.2　选择性 COX - 2 抑制药

传统意义上的解热、镇痛、抗炎药主要是非选择性的 COX 抑制剂,对抑制 COX - 1 作用与临床上常见的不良反应有关,例如肾功能损害、胃肠道反应、消化道出血等。为减轻不良反应,近年来着力于研究选择性的 COX - 2 抑制药。

但是,随着对基础以及临床研究的不断深入,已有越来越多的证据显示这两种 COX 对于生理病理并无显著差异,其活性在很大程度上有相似之处。COX - 1 不仅仅是一种结构酶,同时也是一种诱导酶,其在发挥生理作用的同时也发挥着一定的病理作用;而 COX - 2 不仅仅是一种诱导酶,同时也是一种结构酶,能产生一定的生理作用。选择性的 COX - 2 抑制剂虽然能减轻胃肠道不良反应,但同时可能会造成心血管系统病变或者产生更加严重的不良反应。多项研究结果表明,患者服用塞来昔布、罗非昔布等选择性的 COX - 2 抑制剂后,发生心脏病、中风以及造成其他严重后果的概率大幅度上升,这增加了研究选择性 COX - 2 抑制剂的困难。近期,人们对选择性 COX - 2 抑制剂在临床上应用的利弊进行了大量讨论,数项大规模并且有前瞻性的研究都质疑了 COX - 2 抑制剂的风险效益比。

当前,仍需进一步的实验来确定 COX - 2 抑制剂的效果与实际安全性。因此,当给药时,应该综合考虑每一种药物可能会给患者带来的利益与风险,权衡其利弊后再谨慎用药,尽可能地减少不良反应的发生。

(1) 塞来昔布(Celecoxib)

塞来昔布有着解热镇痛以及抗炎的作用。塞来昔布能高效地选择性抑制 COX - 2,对 COX - 2 的抑制作用比对 COX - 1 的抑制作用高约 375 倍,属于选择性 COX - 2 抑制剂。治疗剂量下的塞来昔布对体内的 COX - 1 不会产生明显作用,也基本不会影响合成 TXA_2,但会抑制合成 PGI_2。其经口较易吸收,与血浆蛋白的结合率高,3 h 达到峰浓度,$t_{1/2}$ 为 11 h,其主要是通过在肝脏中的 CYP2C9 进行代谢,随尿和粪便排泄。主要用于治疗风湿性、类风湿性关节炎以及骨关节炎,也能够用于缓解牙痛、手术后镇痛以及痛经。与其他非选择性甾体抗炎药相比,塞来昔布出现胃肠道不良反应、溃疡和出血概率均较低。但仍有可能引起水肿、多尿和肾损害,对有血栓形成倾向的病人需慎用,磺胺类过敏的患者禁用。

(2) 罗非昔布(Rofecoxib)

罗非昔布是一种果糖的衍生物。能够高选择性地抑制 COX - 2,有解热、镇痛以及抗炎作用,但不能对血小板的聚集产生抑制作用。治疗剂量的罗非昔布经口吸收效果良好,但高剂量下的药物吸收会受溶解度的限制,与血浆蛋白的结合率仅有 87%,$t_{1/2}$ 为 17 h。其主要在肝以及肠壁中经细胞色素 CYP3A4 代谢。主要用于治疗骨关节炎。罗非昔布的胃肠道反应症状较轻,其他的不良反应类似于非甾体抗炎药。但近年来有证据表明,罗非昔布会对心血管产生不良反应。会使心肌梗死以及心脏猝死发病的风险增加。默克公司已经要求在全球范围内召回罗非昔布。在举行的关于 COX-2 抑制剂安全性评估的听证会上,大多数专家学者都提出心血管风险是 COX 的"类效应",但剂量不同,危险的大小也有所差异。

（3）尼美舒利（Nimesulide）

尼美舒利属于一种新型的非甾体抗炎药。有着解热、镇痛以及抗炎的作用,能选择性地抑制 COX-2,且选择性较强。因而其抗炎作用强,副作用较小。经口尼美舒利,吸收迅速且完全,其与蛋白的结合率可达到 99%,$t_{1/2}$ 为 2～3 h,且其生物利用度高。常被用于治疗类风湿性关节炎、骨关节炎、牙痛、痛经、腰腿痛。胃肠道不良反应少而轻微。

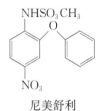

尼美舒利

5.9.4　抗痛风药

痛风的产生是由于体内的嘌呤代谢紊乱,常常表现为高尿酸血症,尿酸盐会在肾、关节以及结缔组织中析出结晶。当痛风急性发作时,尿酸盐微结晶将沉积在关节处,进而会引起局部的粒细胞浸润以及发生炎症反应;若治疗不及时,则可能会发展成为慢性痛风性关节炎或者肾病变。治疗急性痛风的关键之处在于快速减轻急性关节炎、缓解高尿酸血症等,因此可选择使用秋水仙碱。治疗慢性痛风的目的是为了使血中尿酸的浓度降低,可以选用别嘌醇或丙磺舒等。按药理作用不同,抗痛风药物可分为以下这几类：① 抑制尿酸合成的药物如别嘌醇;② 使尿酸排泄增加的药物如苯溴马隆、丙磺舒、磺吡酮等;③ 抑制白细胞游走,阻止其进入关节的药物如秋水仙碱等;④ 一般的解热镇痛抗炎药物如 NSAIDs 等。

（1）别嘌醇

别嘌醇（Allopurinol）是一种次黄嘌呤的异构体。黄嘌呤氧化酶可催化次黄嘌呤与黄嘌呤从而生成尿酸,低浓度的别嘌醇为酶的竞争性抑制剂,高浓度的别嘌醇则是非竞争性抑制剂。别嘌醇在肝脏与代谢产物奥昔嘌醇也是酶的非竞争性抑制剂,且在组织中停留时间较长,抑制尿酸的生物合成,血浆中的尿酸浓度减少,尿中的排出降低,还能够重新溶解痛风病人组织中的尿酸结晶,缓解痛风症状。常用于治疗慢性痛风。

该药经口易吸收,经过 0.5～1 h 达到血浆峰浓度,$t_{1/2}$ 为 2～3 h,其代谢产物奥昔嘌醇的 $t_{1/2}$ 为 14～28 h。不良反应发生率较少,偶见胃肠反应、皮疹、转氨酶升高和白细胞减少的情况。

（2）丙磺舒

丙磺舒（Probenecid）的作用机制主要是竞争性抑制肾小管转运有机酸、抑制肾小管再吸收尿酸,从而使尿酸排泄增加。因其并没有镇痛、抗炎作用,所以不适用于治疗急性痛风。经口吸收完全,血浆蛋白结合率为 85%～95%,大部分通过肾近曲小管主动分泌排泄。该药由于脂溶性较大,容易被再吸收,因此排泄慢。当尿液为碱性时,排泄会增加。血浆 $t_{1/2}$ 的长短与剂量的大小有关,当使用治疗剂量时,$t_{1/2}$ 为 6～12 h,少见其不良反应。

（3）磺吡酮

能抑制肾小管对尿酸的再吸收,有助于尿酸的排泄,血尿酸水平降低。除此之外,还能够抑制血小板聚集,使血小板存活时间延长,能产生微弱的抗炎、镇痛作用。主要用于治疗慢性痛风性关节炎以及高尿酸血症,防治动脉血栓性疾病。也可缓解或预防形成痛风结节以及关节的痛风病变。常见腹痛、恶心、呕吐、咽痛、皮疹、肝损害等不良反应。

（4）苯溴马隆

苯溴马隆(Benzbromarone,苯溴香豆素)属于苯并呋喃的衍生物,能够抑制肾小管对尿酸的再吸收,有助于尿酸的排泄,从而使血中尿酸的浓度降低。其并不能抑制嘌呤的核苷酸代谢,因此适用于长期给药,用以治疗高尿酸血症和痛风病。该药经口后易吸收,在肝中会去溴离子,然后以游离型或者结合型的形式经由胆汁排出。其代谢产物有效。给药 24 h 后,血液中的尿酸含量为给药前的 66.5%。本品不良反应较少。少数患者可能会出现粒细胞减少的症状,因此需进行定期的血象检查。另有极少数病例会出现耐药性以及持续性的腹泻症状。

（5）秋水仙碱

秋水仙碱(Colchicine)有选择性的抗炎作用,能够用于治疗急性痛风性关节炎。虽然处于急性期时,秋水仙碱能够减轻疼痛,但其既不属于促进尿酸排泄类药物,也不属于镇痛药。其作用机制可能是由于该药结合微管蛋白后,使微管蛋白解聚,从而中断粒细胞的迁移,对急性发作时的局部粒细胞浸润产生抑制作用,和有丝分裂的纺锤体结合后阻断了细胞的分裂;但其对于一般性的疼痛以及其他类型的关节炎无明显效果。不良反应常见,主要表现为胃肠道反应,如腹痛、恶心、腹泻、呕吐等症状。当药物中毒时,会产生水样腹泻以及休克、血便、脱水等症状;对肾及骨髓也有损害作用。

第6章 心血管系统药理学

6.1 抗心律失常药

心律失常从概念上讲是极其简单的,即因功能失常引起心肌在冲动形成和传导过程中出现异常。心律失常可分为过速型和缓慢型两种类型。治疗缓慢型心律失常可选用阿托品或肾上腺素类药物。以下着重讨论抗过速型心律失常药。

6.1.1 心律失常的电生理基础

1. 正常的心肌电生理

心肌细胞大致可分为两种:一种是工作细胞,其中包括心房及心室肌,主要起机械收缩作用,并具有兴奋性、传导性而无自律性;另一种是自律细胞,包括 P 细胞(起搏细胞)和浦肯野细胞,具有自动产生节律的能力,也具有兴奋性和传导性的作用。

(1)心肌细胞膜电位

1)静息电位是指心肌细胞处于静息状态所呈现的内负外正的电位状态,这种状态又被称为极化状态。人和哺乳动物心室肌细胞的静息电位大约是 -90 mV。它的形成是由于细胞内高 K^+ 及静息时膜主要对 K^+ 有通透性作用导致的结果。

2)动作电位是指心肌细胞因受刺激而产生兴奋时,发生除极和复极,膜电位升高,到达阈电位后,便产生动作电位。以心室肌细胞为例,整个动作电位可分为 0、1、2、3、4 五个时期,其中 0 期属于去极化过程,1、2、3、4 期属于复极化过程。

0 相:快速除极过程。Na^+ 快速内流所致。电位从静息状态的 -90 mV 迅速上升到 $+30$ mV,除极相时间很短暂,占 $1 \sim 2$ ms。

1 相:快速复极初期过程,主要是由于 K^+ 短暂外流,Cl^- 内流所导致。膜电位由 $+30$ mV 迅速下降到 0 mV 左右。

2 相:缓慢复极化期过程,膜电位基本停滞在 0 mV 左右,又称平台期。此期主要由于 K^+ 缓慢外流和 Ca^{2+} 及少量 Na^+ 缓慢内流所致。

3 相:快速复极化末期过程,K^+ 快速外流引起。

4 相:复极完毕,心室肌细胞变为静息期。此期由于 Na^+、K^+、ATP 酶三者的作用,细胞泵出 Na^+,而摄入 K^+,恢复静息电位时的离子分布。非自律细胞为静息期,自律细胞为自动除极期,除极到阈电位就重新产生动作电位。

（2）心肌细胞的电生理特性

1）兴奋性是指心肌对刺激发生应激兴奋反应时的性能。心肌细胞膜动作电位各时相中兴奋性的不同，产生有效不应期及相对不应期等周期性兴奋性的改变，图 6-1 为正常心肌细胞动作电位。

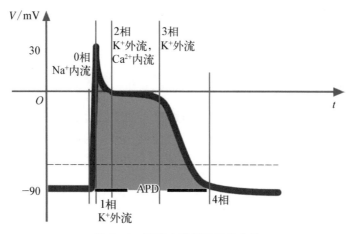

图 6-1　正常心肌细胞动作电位

动作电位时程（APD）：0 相至 3 相的时程；

有效不应期（ERP）：从除极开始到膜电位恢复到 $-60\sim-50$ mV 这段时间，它反映钠通道恢复有效开放所需的最短时间。

2）自主神经窦房结、房室结和房室传导系统均为自主性细胞，即达 4 相最大舒张电位后，能缓慢自动除极，达阈电位后会发生动作电位。这是此类细胞在 4 相电位时尚有 K^+ 缓慢的外流，Na^+ 或 Ca^{2+} 缓慢内流所致的结果。

3）衡量传导性的指标是传导性动作电位沿细胞膜扩布的速率。

2. 心律失常的电生理机制

引起心律失常的原因很多，主要是由于冲动形成异常和冲动传导异常，或两者兼有。

（1）冲动形成异常

4 期舒张去极化速度加快，阈电位下调或最大舒张电位变小，即与阈电位的差距变小，则心肌自律性增强（图 6-2）。如交感神经受刺激，4 期 K^+ 外流量减少，促进 Na^+、Ca^{2+} 内流，加快 4 期舒张去极化速度；心肌缺血和缺氧时，心肌能量供应不足，Na^+-K^+ 泵功能不完全，导致细胞内失 K^+，最大舒张压变小，同时 4 期 K^+ 外流降低，自律性增高；当洋地黄中毒时，Na^+、K^+、ATP 酶严重被抑制，细胞内流失 K^+，同样也增加了自律性。可能会发生各种期前收缩、阵发性心动过速等。

（2）冲动传导异常

冲动传导异常形成折返（Re-entry）激动，是形成各种过速型心律失常的重要原因。现以心室"浦肯野纤维—心室肌环路"为例加以说明（图 6-3）。

正常情况下，窦房结下传的冲动经浦肯野纤维 a、b 两支纤维同时传导并到达心室肌，

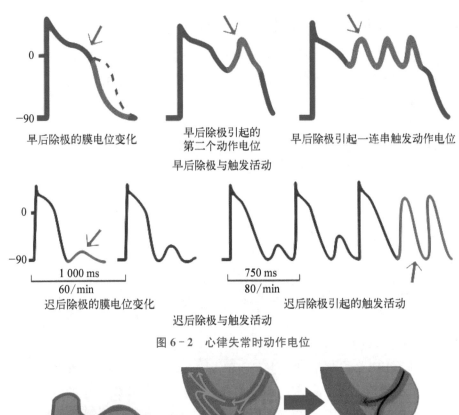

图 6-2　心律失常时动作电位

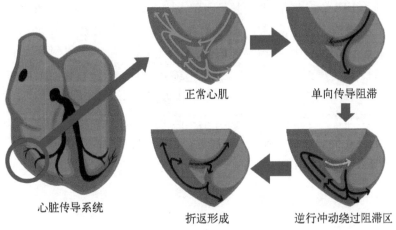

图 6-3　折返激动发生机制

消失在邻近心肌的不应期内,冲动不能继续传导而消失。但在病理条件下,浦氏纤维分支可能会发生单向传导阻滞,例如 b 支发生病变而被阻滞,冲动传导到浦氏纤维 a、b 两支纤维时,冲动只能沿 a 支下传到心室肌,心室肌细胞发生激动后,该冲动可逆行经 b 支传到 a 支,此时 a 支不应期已经过去,便再次产生兴奋,形成折返兴奋。单次折返引起期前收缩,连续折返引起阵发性心动过速、扑动或颤动。折返不仅发生在心室,还发生在心房、房室交界处等,导致产生各种过速型心律失常。

　　另外,当局部病变时,某分支纤维 ERP 缩短或传导减慢,或当邻近心肌纤维 ERP 不均匀时,也可形成折返。

6.1.2　抗心律失常药的作用机制

药物主要通过降低心肌自律性,特别是异位节律点的自律性或消除折返来发挥抗心律失常作用,从而抑制心律失常的发生。然而改变上述状态有可能导致新的心律失常,因此,抗心律失常药物是把双刃剑。

1. 降低自律性

抗心律失常药是通过抑制快反应细胞 4 相 Na^+ 内流,来抑制慢反应细胞 4 期 Ca^{2+} 内流,或者加快促进 K^+ 外流从而增大最大舒张电位,使其远离阈电位,从而减少心脏的自律性。

2. 消除折返

(1) 改变传导性

提高传导速率,从而消除单向传导,消除折返激动;减慢传导速度,使单向传导阻滞发展成双向传导阻滞,也可以停止折返激动。抑制 0 相 Na^+ 内流可以减慢传导速率,如奎尼丁;促进 K^+ 外排,增加静息电位以使 0 相振幅增大,则会加大传导速率,如苯妥英钠。

(2) 延长有效不应期

1) 绝对延长 ERP。一般情况条件下 ERP 与 APD 的比值(ERP/APD)在心律失常作用中有一定意义,数值大为正常现象,即说明在一个 APD 中 ERP 占用的时间更多,冲动将会有更多机会落入 ERP 中,折返易被取消。

2) 相对延长 ERP。缩短 APD 和 ERP,但缩短 APD 更为明显。因缩短 APD 更明显,所以 ERP/APD 比例仍为正常,这也能取消折返。

3) 促进相邻细胞 ERP 的发展趋势,一般延长 ERP 的药物,延长 ERP 细胞时间,延长 ERP 时间,从而使不同长度的 ERP 更加接近,反之亦然。所以在不同条件下,这些药物都能发挥促使 ERP 均匀的作用。

6.1.3　常用抗心律失常药

1. 抗心律失常药的分类

(1) Ⅰ类——钠通道阻滞药

　　1) Ⅰ$_a$ 类中度阻断钠通道,代表药奎尼丁;

　　2) Ⅰ$_b$ 类轻度阻断钠通道,代表药利多卡因;

　　3) Ⅰ$_c$ 类明显阻断钠通道,代表药普罗帕酮;

(2) Ⅱ类——β 肾上腺素受体阻断药,代表药普萘洛尔

(3) Ⅲ类——延长动作电位时程药,代表药溴苄铵和胺碘酮

(4) Ⅳ类——钙通道阻滞剂,代表药维拉帕米

上述药物通过作用离子通道来影响动作电位的产生和传导,进而影响心肌电活动,故产生抗心律失常作用。

2. Ⅰ类——钠通道阻滞药

Ⅰa 类

能中度减少除极时 Na^+ 内流,还能不同程度地抑制 K^+ 和 Ca^{2+} 通道。

（1）奎尼丁（Quinidine）

奎尼丁是从金鸡纳树皮中提出的生物碱,为抗疟药奎宁的右旋体。

[药理作用]

奎尼丁能够与心肌细胞膜的脂蛋白结合,通过降低膜对 Na^+、K^+ 等的通透性,称为膜稳定剂。

1）通过降低自律性抑制细胞膜的钠通道,来使 4 期缓慢去极化的速度降低,自律性降低,治疗剂量下的奎尼丁对异位起搏点的抑制作用比窦房结更加明显,所以有利于消除异位节律。

2）通过降低传导抑制 0 期 Na^+ 内流速度,使 0 期去极化速率缓慢,因此传导速率降低。

3）延长 ERP。奎尼丁减少 3 期复极化时 K^+ 外流,延长 APD 和 ERP。使得 ERP 更接近,有利于消除折返。实验结果表明对心房 ERP 延长效果比对心室更明显。奎尼丁延长 ERP,减缓传导,使得单向阻滞转换为双向阻滞,来消除折返激动,发挥抗心律失常的作用。

4）其他阻断 α 受体和抗胆碱作用。此外还阻断 Ca^{2+} 内流,降低心肌的收缩力。

[临床应用]

奎尼丁对室上性及室性过速型心律失常都有明显的效果。主要用于心房颤动、心房颤动的复律治疗及复律后的维持,以及治疗室上性心动过速。对伴有心力衰竭的患者,应首先选用洋地黄治疗。由于不良反应较多,一般在其他药物治疗无效时才使用。

[不良反应]

奎尼丁药物不良反应多,毒性较大,首先应该进行血药浓度监测。

1）胃肠道反应

恶心、呕吐及腹泻,特别是腹泻反应常使病人不能继续用药。

2）金鸡纳反应

主要症状为耳鸣、眩晕、恶心、呕吐、视力模糊等,与奎宁引起的症状大致相同。

3）心血管反应

① 低血压奎尼丁阻断 α 受体导致血管扩张,同时抑制心肌收缩力,引起血压下降,特别是在静注的情况下,它会导致血压急剧下降,故不能静注给药。心衰及低血压患者亦应谨慎使用。

② 心律失常可引发多种心律失常,并可出现奎尼丁晕厥,甚至心室颤动。当窦房结功能失常时,可引起心动过缓或停搏。

4）过敏反应

偶可会出现皮疹、药热、呼吸困难、血小板减少等过敏症状,应立即停药处理。

[禁忌证]

严重的心肌损害,严重的房室传导阻滞、过敏、强心苷中毒、高血钾者禁忌用。心衰患者,低血压患者,肝、肾功能不全的患者慎用。

(2)普鲁卡因胺(Procainamide)

该产品为局麻药普鲁卡因的衍生物,是广谱抗过速型心律失常药。

[药理作用及临床应用]

作用与奎尼丁效果类似但比奎尼丁弱,在抑制第4期和第0期 Na^+ 内流;降低自律、减慢传导及延长有效不应期,将单向阻滞变为双向阻滞,来消除折返激动。抗胆碱的作用和心收缩力的抑制作用都比奎尼丁弱,无 α 受体阻滞作用。可用来治疗室上性和室性心律失常。对奎尼丁敏感者不能用本品。临床经验表明对各种室性心律失常的治疗优于房性心律失常,主要表现阵发性室性心动过速/频发性室性早搏。经口,也可静注给药。

[不良反应]

常见不良反应表现有厌食、恶心、呕吐。大剂量有心脏抑制作用,静脉注射可出现低血压。长期使用可引起红斑狼疮和白细胞减少症状。禁忌证同奎尼丁。

I$_b$ 类

此类药轻微阻滞钠通道,对0期去极化起着较弱的抑制作用,可减缓不同条件下的慢传导或加快传导,促进 K^+ 外流,但 APD 缩短更为重要,故相对延长 ERP。

(1)利多卡因(Lidocaine)

本品为局部麻醉剂,1950年首次作为抗心律失常药被报道。目前临床广泛用于治疗室性心律失常,是一种安全、高效及速效的药物。

[药理作用及临床应用]

1)降低自律性。既能够促进浦氏纤维4期 K^+ 外流,也降低 Na^+ 内流,导致4期舒张去极化速率降低,故而导致降低心室异位节律点的自律性。此外,也可通过提高心室肌阈电位,来增加它的致颤阈值。对心房作用甚弱。

2)缩短 APD 而延长 ERP。利多卡因通过抑制2期小量 Na^+ 内流,促进3期 K^+ 外流,使得 APD 和 ERP 缩短,结果显示 APD 缩短更明显,所以 ERP/APD 增大,延长 ERP,有利于消除折返。

3)改变病变区的传导速率。治疗量一般对传导影响不大。心肌缺血,心肌细胞外液 K^+ 升高时,利多卡因起着减慢传导作用,将单向阻滞转换为双向阻滞,消除折返。细胞外低 K^+ 浓度组织中,利多卡因会促进 K^+ 外流,导致最大舒张电位负值升高,0期去极化速度和幅度增加,从而使传导速率加快,消除单向阻滞,减少折返的发生。

[临床应用]

临床用于转变和预防室性心律失常,有效用于室性期前收缩、阵发性室性心动过速及各种原因引起的心室颤动等。特别是由急性心肌梗死引起的室性心律失常的首选药。对室上性心律失常基本无效。

[不良反应]

1) 中枢神经系统反应：嗜睡、头痛、视力模糊，过量可导致惊厥甚至呼吸抑制。

2) 心血管反应窦性：心动过缓、窦性停搏、房室传导阻滞、血压下降，多见于用药剂量过大时。在严重室内和房室传导阻滞中禁用。

（2）苯妥英钠（Phenytoin Sodium）

本品为抗癫痫药，1950年开始用于抗心律失常。

电生理作用类似利多卡因。能降低浦氏纤维自律性；缩短 APD 及 ERP，而 ERP/APD 比值增大，有利于消除折返；可改善房室传导，特别是能改善强心苷中毒引起的传导阻滞。

主要用于强心苷中毒引起的室性或室上性心律失常。对其他室性心律失常也有效，但利多卡因仍是首选。

I$_c$类

重度阻滞钠通道，显著抑制 Na$^+$ 内流，降低自律性，减慢传导，对复极化几乎无影响。

普罗帕酮（Propafenone，心律平）

[药理作用及临床应用]

能与快 Na$^+$ 通道结合，并阻滞 Na$^+$ 通道，因而降低心房、心室及浦氏纤维 0 期去极化速度和幅度，并减慢传导，其中对浦氏纤维作用最明显。对复极化、APD 及 ERP 影响较小。房室结 ERP 稍延长。此外，尚有弱 β 受体阻滞作用。

经口给药用于预防或治疗室性或室上性期前收缩。静注可中止阵发性室性或室上性心动过速和预激综合征伴室上性心动过速，电转复后室颤发作等。

[不良反应]

常见的不良反应主要为口干、舌麻、头痛、眩晕、胃肠道反应等。此外可出现心脏毒性，如房室传导阻滞、心动过缓等，严重心衰、心动过缓、传导阻滞、低血压者禁用。

3. II类——β肾上腺素受体阻断药

本类药主要通过阻断 β 受体而对心脏发生影响，不同 β 受体阻断药在心脏选择性、膜稳定性、局麻作用等方面有所不同，但对抗心律失常的作用影响不大。

普萘洛尔（Propranolol，心得安）

[药理作用]

通过阻断心脏的 β 受体而发挥心律失常作用，其特征是减慢窦房结、心房内传导组织和浦肯野纤维 4 期自动除极化速率，降低自律性，减慢心率。在运动和情绪激动时作用明显。还有膜稳定化，其特征为减慢 0 期 Na$^+$ 内流，降低 0 期除极化速率，减慢心脏传导速度和延长房室结的有效不应期。

[临床用途]

主要用于室上性心律失常如心房颤动、心房扑动或阵发性室上性心动过速，尤其是与交感神经兴奋性过高有关。通常减慢心室率，并不能消除心律失常。对室性心律失常一般无效，只对运动或精神因素引起的室性心律失常有效，但不良反应的发生率高于苯妥英钠或利多卡因,故不作首选。

4. Ⅲ类——延长动作电位时程药

Ⅲ类抗心律失常药又称为钾通道阻断药,可降低细胞膜 K^+ 电导率,减少 K^+ 外流,选择性延长动作电位时程,主要是延长心房肌、心室肌和浦肯野纤维细胞动作电位时程和有效不应期,对动作电位幅度和去极化速率影响很小。代表药物:胺碘酮(Amiodarone)等。

胺碘酮(Amiodarone,乙胺碘呋酮)

[药理作用]

本品可阻滞心肌细胞膜 Na^+ 通道、Ca^{2+} 通道、K^+ 通道,并可轻度非竞争性地阻滞 α 及 β 受体。

(1)延长有效不应期。抑制 K^+ 外流,抑制复极过程来延长 APD 和 ERP。

(2)减少自律性。阻滞 Na^+ 通道、Ca^{2+} 通道和 β 受体,减少窦房结和浦肯野纤维的自律性。

(3)减慢传导速率。减慢房室结及浦肯野纤维的传导速率。

(4)扩张血管,扩张外周血管,减少心脏做功,减少心肌耗氧量。

[临床应用]

胺碘酮为广谱抗心律失常药。适用于复发性室上性心动过速,期前收缩、阵发性房扑和房颤,伴有室上性心动过速和对其他药无效的顽固性室性心律失常。

[不良反应]

有较多不良反应,与给药剂量、用药时间成正比。一般不良反应有恶心、呕吐、嗜睡、头痛等。长期服用该药可引起甲状腺功能紊乱、震颤、角膜碘微粒沉着。少数患者(疗程大于 18 个月)皮肤呈灰色或蓝色,停药后消失。严重的不良反应是致命性肺毒性和肝毒性,例如间质性肺炎、肺纤维化、肝炎等。静注时可见血栓性静脉炎、血压下降、严重心动过缓、房室传导阻滞等。

5. Ⅳ类——钙拮抗剂

维拉帕米(Verapamil,异搏定)

[药理作用]

维拉帕米阻滞心肌细胞膜的钙通道,抑制 Ca^{2+} 内流。

(1)降低自律性。减慢 4 相自动除极化速率而降低慢反应细胞的自律性。

(2)减慢传导速率。使慢反应细胞 0 期除极上升速率减慢、振幅减小而使传导减慢,可变单向阻滞为双向阻滞,从而消除折返。这一作用可终止房室结的折返激动,还可减慢心房颤动、心房扑动时的心室率。

(3)延长动作电位时程和有效不应期。对房室结的作用明显,高浓度时也延长浦肯野纤维的 APD 和 ERP。

(4)抑制心肌收缩力、扩张冠脉、扩张外周血管。

[临床应用]

治疗阵发性室上性心动过速的首选药物。对冠心病、高血压伴发心律失常者尤其适用。

[不良反应]

主要为心脏和胃肠道的不良反应。包括恶心、呕吐、便秘，静注可引起心动过缓、低血压，甚至心搏暂停。严重心衰、传导阻滞、心源性休克及低血压等患者禁用。

现将抗心律失常药总结为表 6-1。

表 6-1　常见抗心律失常药

药物及分类	作用机制	药理作用	临床应用	药动学	不良反应
Ⅰ类　钠通道阻滞药					
Ⅰ_a　适度阻钠					
奎尼丁	阻滞 I_{Na}、I_{Kr}、I_{Ks}、I_{Kl}、I_{to} 及 I_{Ca-L}；抗胆碱；阻断 α 受体	降低自律性，减慢传导，延长不应期	广谱，治疗多种快速型心律失常	经口吸收快，生物利用度为 70%~80%	胃肠道反应，金鸡纳反应，心脏毒性
普罗卡因胺	与奎尼丁相似，无抗 α 受体及胆碱作用	降低自律性，减慢传导	室性心动过速	经口、肌注、静滴吸收快，生物利用度为 80%	过敏反应、中枢抑制等
Ⅰ_b　轻度阻钠					
利多卡因	抑制浦肯野纤维和心室肌细胞的 Na^+ 内流	降低自律性，相对延长 ERP	室性心律失常首选	首过效应明显，静脉给药	中枢神经系统症状，心脏抑制
苯妥英钠	膜稳定作用	类似利多卡因	室性心律失常，强心苷中毒所致室性心律失常	经口吸收慢而不完全，静脉给药	低血压、窦性心动过缓
美西律	化学结构和电生理作用与利多卡因相似，可经口，常用于维持利多卡因的疗效				
Ⅰ_c　重度阻钠					
普罗帕酮	细胞膜稳定作用，抑制 Na^+ 内流	减慢传导，降低自律性，延长 APD 和 ERP	室上性和室性期前收缩、心动过速	经口吸收完全，首过效应强，呈剂量依赖性	消化道反应，促心律失常作用等
氟卡尼	用于顽固性心律失常或其他药无效时，该药致心律失常发生率高				
Ⅱ类　β受体阻断药					
普萘洛尔	竞争性阻断β受体；细胞膜稳定作用，抑制 Na^+ 内流	减慢传导，降低自律性	室上性心律失常	肝脏首过效应强	窦性心动过缓、房室传导阻滞等，停药反跳
Ⅲ类　延长动作电位时程药					
胺碘酮	阻滞 K^+ 通道，非竞争性阻断 α、β 受体，抑制 Na^+、Ca^{2+} 通道	减慢传导，降低自律性，显著延长 APD 和 ERP	广谱抗心律失常药	经口吸收慢、静脉注射起效快	可致心脏毒性反应，甲状腺功能紊乱等

续　表

药物及分类	作用机制	药理作用	临床应用	药动学	不良反应
Ⅳ类　钙拮抗剂					
维拉帕米	抑制 Ca^{2+} 通道	减慢传导,降低自律性,延长 APD 和 ERP	室上性心律失常,急性室上性心动过速首选	肝脏首过效应强,生物利用度仅为 $10\%\sim30\%$	静脉给药可引起血压降低、暂时窦性停搏
其他					
腺苷	与特异性 G 蛋白结合,作用于腺苷受体,激活乙酰胆碱敏感 K^+ 通道	缩短动作电位时程,减慢传导,降低自律性	主要用于迅速终止折返性室上性心律失常	静脉注射腺苷后起效快,血浆 $t_{1/2}$ 短,约为 10 s	短暂心动过缓和低血压。面红、出汗和眩晕

6.2　利尿药和脱水药

6.2.1　利尿药

利尿药是一类直接作用于肾脏,影响尿液生成过程,促进电解质和水的排出,增加尿量的药物。此类药物主要通过影响肾小管和集合管对尿液中电解质与水的重吸收而发挥利尿作用。

尿液的生成过程包含肾小球滤过,肾小管和集合管的重吸收和分泌这三个部分(图 6-4)。

1. 肾小球滤过

血液经过肾小球时,低分子物质和水经肾小球滤过作用而形成原尿。约 99% 的原尿流经肾小管和集合管时被重吸收,大约仅有 1% 的原尿成为终尿排出体外,因此增加肾小球滤过率的药物基本无利尿作用。

2. 肾小管和集合管的重吸收和分泌

(1) 近曲小管通过 Na^+,K^+-ATP 酶(Na^+ 泵)转运和 H^+-Na^+ 交换,原尿中 $65\%\sim70\%$ 的 Na^+ 在近曲小管被重吸收。碳酸酐酶催化二氧化碳和水生成碳酸,碳酸水解得到 H^+。碳酸酐酶抑制药通过减少 H^+ 生成而产生利尿作用,但效果比较弱。

(2) 髓袢升支粗段原尿中大约有 1/3 的 Na^+ 在髓袢升支粗段被重吸收。该段膜腔侧存在着 Na^+-K^+-$2Cl^-$ 同向转运机制,可将管腔内的三种离子同时转运至细胞内。而 Na^+ 再吸收入血,K^+ 则返回管腔内。因为这个过程中无水的重吸收,造成尿液稀释,并且同时形成肾髓质高渗、皮质低渗的现象。当低渗尿流经过高渗髓质中的集合管时,水在抗利尿激素的影响下被重吸收,尿液浓缩。

(3) 远曲小管和集合管这一段中有 $5\%\sim10\%$ 的 Na^+ 被重吸收。

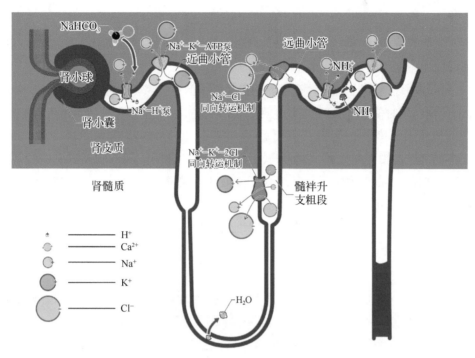

图 6-4　尿液的生成过程

① 远曲小管近端：此段存在 $Na^+ - Cl^-$ 同向转运机制，将 Na^+、Cl^- 同向转运到细胞内，其转运速率比粗段过程缓慢。

② $H^+ - Na^+$ 交换：此段分泌的 H^+ 除了进行 $H^+ - Na^+$ 交换以外，还与小管上皮细胞产生的 NH_3 结合成 NH_4^+ 从尿中排出体外。

③ $K^+ - Na^+$ 交换：远曲小管远端腔膜侧有 Na^+ 和 K^+ 通道，Na^+ 经过 Na^+ 通道从膜腔侧进入细胞内，而 K^+ 经过 K^+ 通道排入管腔内，两者进行 $K^+ - Na^+$ 反向交换。醛固酮调节 $K^+ - Na^+$ 交换。在抗利尿激素的作用下远曲小管远端和集合管，对水的通透性增加，促进水的重吸收，导致排出浓缩的终尿。

利尿药通过作用于肾小管的不同部位、不同的环节而发挥作用。作用机制不同，其利尿强度亦不同。

6.2.2　常用利尿药

利尿药根据作用强弱分为三类：

（1）强效利尿药主要作用于髓袢升支粗段，影响 $K^+ - Na^+ - 2Cl^-$ 转运，产生强大的利尿作用，也称髓袢利尿药。常用药物有呋塞米、依他尼酸、布美他尼等。

（2）中效利尿药作用于远曲小管近端的 $Na^+ - Cl^-$ 同向转运系统，产生中等强度的利尿作用，主要的药物是噻嗪类。

（3）低效利尿药通过抑制远曲小管远端 $K^+ - Na^+$ 交换或抑制碳酸酐酶，前述过程有螺内酯、氨苯蝶啶，后述过程有乙酰唑胺。

Ⅰ类——强效利尿药

（1）呋塞米（Furosemide）

[药理作用]

1）利尿作用。本药干扰髓袢升支粗段的 $Na^+ - K^+ - 2Cl^-$ 同向转运系统，妨碍 NaCl 和水的重吸收；同时使肾髓质间液渗透压降低，导致尿液流经集合管时，水的重吸收减少而发挥利尿作用。其作用迅速、强大而短暂，并有明显的个体差异，故给药应做到剂量个体化。本品利尿作用不受酸碱平衡失调、电解质紊乱的影响。利尿时伴有 Na^+、K^+、Cl^- 排出显著增加，易引起低血钾及低盐综合征及低氯性碱中毒。此外还能抑制 Ca^{2+}、Mg^{2+} 的重吸收，而尿酸排出减少。

2）扩血管作用。能扩张小动脉，降低肾血管阻力，增加肾血流量。作用机制可能与前列腺素有关。

[临床应用]

1）严重水肿。对心、肝、肾性各类严重水肿都有效果。主要用于其他利尿药无效的顽固性水肿及严重水肿。因为极易引起电解质紊乱，不宜作为常规药使用。

2）急性肺水肿和脑水肿。使用呋塞米后，血管扩张，导致外周血管阻力下降，心脏负荷减轻；并且，由于利尿作用降低血容量，致使回心血量减少，使左室舒张末期压力降低而清除左心衰竭引起的急性肺水肿，对脑水肿也起着一定的降低颅内压的作用。

3）预防急性肾功能衰竭。本药通过增加肾血流量及尿量，使缺血区得到血液和原尿的滋养。对急性肾衰早期的少尿和肾缺血有着明显的改善作用，可预防肾小管的萎缩和坏死。所以用于急性肾衰早期的防治，也可用于甘露醇治疗无效的少尿患者，但禁用于无尿的肾衰病人。

4）加快毒物排出。对经肾排泄的化合物有效果。可用于解苯巴比妥、水杨酸类、溴化物等引起的急性中毒。

[不良反应]

1）水与电解质紊乱。由于 Na^+、K^+、Cl^-、Ca^{2+}、Mg^{2+} 和水的排出量增加，可引起低血容量、低血钾、低血钠、低血镁、低氯性碱血症等。应及时补充钾盐或加服留钾利尿药。长期用药还可引起高尿酸血症而诱发或加重痛风，也可引起氮质血症。

2）胃肠道反应。常见恶心、呕吐，停药后消失。重者可引起胃肠出血。

3）耳毒性。表现为眩晕、耳鸣、听力减退或暂时性耳聋，肾功能减退或快速注射的患者尤易发生。

4）其他。偶致皮疹、骨髓抑制。由于血浆蛋白结合率极高，与其他有同样性质的药物如华法林等合用可使血浆游离药物浓度升高而引起不良反应或中毒，严重肝肾功能不全、糖尿病、痛风及小儿慎用，氮质血症及孕妇忌用。

本类药物还有依他尼酸（Ethacrynic Acid，利尿酸）和布美他尼（Bumetanide，丁氧苯酸），其作用机制、用途、不良反应、禁忌等与呋塞米相似。

Ⅱ类——中效利尿药

噻嗪类（ Thiazides，Benzothiazides）

常用药物为噻嗪类利尿药，包括氢氯噻嗪和环戊噻嗪等，本类药物的作用相似，其主要区别是作用强度和维持时间长短不同，此类药物还用于抗高血压。

[药理作用]

（1）利尿作用。利尿强度中等，同时伴有 NaCl 和 K^+ 的丢失。一般认为噻嗪类主要作用于远曲小管近端，干扰 $Na^+ - Cl^-$ 转运系统，减少 NaCl 和水的重吸收而利尿。此外，还有轻度碳酸酐酶抑制作用，通过抑制 $H^+ - Na^+$ 交换而利尿。利尿后管腔中增加的 Na^+ 使 $K^+ - Na^+$ 交换增加，可导致低血钾。噻嗪类还可减少尿酸排泄、促进 Ca^{2+} 重吸收及促进 Mg^{2+} 排出。

（2）降压作用较弱。用药初期因利尿引起血容量下降，后期可能因排钠较多，血管对儿茶酚胺的敏感性降低而发挥降压作用。

（3）抗利尿作用。尿崩症患者以烦渴、多饮、多尿为主要症状，噻嗪类能明显减少病人的尿量。其确切机制尚不清楚。

[临床应用]

（1）可用于各类水肿，是轻、中度心性水肿的首选利尿药。对轻度肾性水肿效果较好，对严重肾功能不全者疗效较差。因噻嗪类可降低血容量和心输出量，使肾小球滤过率下降，故肾功能不全者慎用。对肝性水肿与螺内酯合用效果虽较好，但易致血氨升高，有加重肝昏迷的危险，应慎用。

（2）与其他降压药合用，治疗轻中度高血压。

（3）治疗轻型尿崩症，重症疗效差。

[不良反应]

（1）电解质紊乱。毒性较小，但长期用药可引起低血钠、低血氯和低血钾，其中低血钾较常见，表现为恶心、呕吐、腹胀和肌无力。与排钾性药物如强心苷、氢化可的松合用尤易发生，可导致心律失常，故应及时补钾。由于抑制碳酸酐酶，减少 H^+ 分泌，使 NH_3 排出减少，引起血氨升高，故肝功能不全、肝硬化患者慎用，以防引起肝昏迷。

（2）高尿酸血症。噻嗪类与尿酸竞争同一分泌机制，减少尿酸排出，引起高尿酸血症，痛风患者慎用。又因其降低肾小球滤过率，加重肾功能不全，故禁用于严重肾功能不全患者。

（3）升高血糖。抑制胰岛素释放和组织对葡萄糖的利用而升高血糖，糖尿病患者慎用。

（4）过敏反应。偶致过敏性皮炎、粒细胞及血小板减少。

Ⅲ类——弱效利尿药

从作用机制分，有保钾利尿药和碳酸酐酶抑制剂两类。

(1) 氨苯蝶啶(Triameterene)

两药主要作用于远曲小管远端和集合管,直接选择性抑制钠通道,减少钠的重吸收,抑制 $K^+ - Na^+$ 交换,使 Na^+ 排出增加而利尿,同时伴有血钾升高。单用疗效较差,与噻嗪类合用疗效较好。

(2) 螺内酯(Spironolactone)

利尿作用较弱,其化学结构与醛固酮相似,可竞争性地与胞浆中的醛固酮受体结合,拮抗醛固酮的排钾保钠作用,是保钾利尿药。其利尿作用与体内醛固酮水平有关,主要用于有醛固酮升高的顽固性水肿,如充血性心力衰竭、肝硬化腹水及肾病综合征。常与排钾性利尿药合用,增强利尿效果并预防低血钾。

本品不良反应小,但久用易致高血钾症,肾功能不良时更易发生。本药还可引起嗜睡、头痛、女性面部多毛、男性乳房女性化等,停药后这些反应消失。

(3) 乙酰唑胺(Acetazoamide)

主要通过抑制碳酸酐酶活性而抑制 HCO_3^- 的重吸收,由于 Na^+ 在近曲小管可与 HCO_3^- 结合排出,故近曲小管 Na^+ 的重吸收会减少,从而水的重吸收减少。但集合管水的重吸收会大大增加,故产生的利尿作用很弱。另外,集合管 Na^+ 的重吸收会大大增加,使 K^+ 的分泌相应增多。

但临床主要用于治疗青光眼而不作利尿药用。这是因为乙酰唑胺还抑制眼部的碳酸酐酶,抑制睫状体向房水中分泌 HCO_3^-,减少房水的生成。另外,乙酰唑胺还抑制脉络丛的碳酸酐酶,使其向脑脊液分泌的 HCO_3^- 减少,减少脑脊液的生成。

6.2.3 脱水药

脱水药(Osmostic Diuretics)又被称为渗压性利尿药,可迅速提高血浆渗透压和肾小管液渗透压,促使组织内水分向血浆转移,从而产生脱水和利尿作用的药物。本类药特点有:① 通过提高血浆的渗透压产生脱水作用;② 静脉注射后不易扩散入组织,经肾小球滤过到达肾小管内后不易被重吸收;③ 多数在体内不被代谢。常用的脱水药物有甘露醇、山露醇等。

甘露醇(Mannitol)

因经口不被吸收,所以临床上主要用 20% 的高渗溶液静脉注射或静脉点滴。

[药理作用]

(1) 组织脱水作用。甘露醇经口给药不吸收,静脉注射后血浆渗透压升高,使组织间液水分向血浆转移引起组织脱水。

(2) 增加肾血流量。扩张肾血管,增加肾血流量,提高肾小球滤过率。

(3) 渗透性利尿作用。静注甘露醇后大约 10 min 后产生利尿作用,2~3 h 达高峰。利尿作用与其渗透性脱水导致血容量增加,提高肾小球滤过率有关。另外甘露醇进入肾小管后不能被重吸收,使肾小管管腔渗透压升高,减少对 Na^+ 和水的重吸收而利尿。

[临床应用]

（1）预防急性肾功能衰竭。急性肾衰早期及时应用甘露醇，通过其脱水、利尿及增加肾血流量作用可迅速消除水肿和排出有毒物质，从而防止肾小管萎缩、坏死并改善肾缺血等症状。

（2）脑水肿和青光眼。静注后通过其脱水作用可降低颅内压及眼内压，可用于各种因素导致的颅内压升高及青光眼手术前降眼压。

25％山梨醇（Sorbitol）和50％葡萄糖也可以用作渗透性利尿药。但两者在体内都会被分解利用，故效果不如甘露醇。

常用利尿药总结如表6-2所示。

表6-2　常用利尿药

药物及分类	作用机制	药理作用	临床应用	药动学	不良反应
高效能利尿药					
呋塞米	抑制 Na^+-K^+-$2Cl^-$	高效利尿，扩张血管	心衰，水肿，肾衰，高血钙，药物中毒	经口和静脉用药迅速被吸收	电解质紊乱，耳毒性，高尿酸血症
依他尼酸	与呋塞米相似，但利尿作用弱，不良反应较重，耳毒性发生率高				
布美他尼	与呋塞米相似，但利尿作用强而持久，不良反应较轻，耳毒性低				
中效能利尿药					
噻嗪类	抑制 Na^+-Cl^-	中效利尿	利尿，降血压，抗尿崩症	脂溶性高，经口吸收迅速而完全	电解质紊乱，代谢障碍，变态反应
吲达帕胺	利尿作用部位与噻嗪类相同，主要用于轻、中度水肿以及Ⅰ、Ⅱ期高血压，毒性较低				
低效能利尿药					
（1）保钾利尿药					
螺内酯	醛固酮的竞争性拮抗药				
氨苯蝶啶	抑制远曲小管、集合管的 Na^+ 通道	排 Na^+ 保 K^+ 弱效利尿	与醛固酮升高有关的顽固性水肿	经口易吸收，起效慢	高血钾，性激素样作用等
阿米洛利	与氨苯蝶啶相似	排 Na^+ 保 K^+ 弱效利尿	与噻嗪类合用治疗顽固性水肿	起效快，维持时间长	长期服用可致高钾血症，血糖升高
（2）碳酸酐酶抑制剂					
乙酰唑胺	抑制碳酸酐酶				
脱水药		弱效利尿	青光眼，急性高山病，碱化尿液等	经口容易吸收	变态反应，代谢性酸中毒，尿结石等

续　表

药物及分类	作用机制	药理作用	临床应用	药动学	不良反应
甘露醇	渗透压升高				
山梨醇	是甘露醇的同分异构体,作用较弱	脱水作用,利尿作用	脑水肿、青光眼、降低颅内压的首选	静注维持3 h	注射过快有一过性头痛、眩晕

6.3　抗高血压药

高血压是一种常见的心血管疾病,发病率高,危害人类健康,临床症状主要是动脉血压增高。成人静息时收缩压和(或)舒张压≥18.6/12.0 kPa为高血压。高血压表现为外周血管平滑肌张力增高,后者可引起小动脉阻力增加,静脉系统的血容量降低。在大多数病例中,血管张力增加的原因不明确。

6.3.1　血压调控机制

动脉血压是在一个很窄小的范围内进行调节,为机体组织提供适当的血液灌注,而不引起血管系统损害,特别是对动脉内膜的损害。动脉血压与心输出量和外周血管阻力有关(图6-5)。心输出量外周阻力主要由两种重叠的调控机制所控制:交感神经系统介导的压力反射以及肾素—血管紧张素—醛固酮系统(图6-6)。大多数抗高血压药通过降低心输出量和(或)降低外周阻力以降低血压。

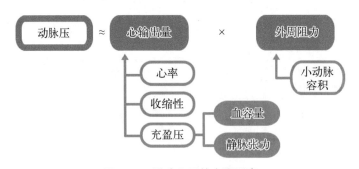

图6-5　影响血压的主要因素

交感神经系统的压力反射负责快速、瞬时调节血压。当血压下降时,压力敏感神经元(位于主动脉弓和颈动脉窦的压力感受器)发送较少的脉冲至脊髓的心血管中枢,使其反射地向心脏和血管系统发送的交感脉冲增加和迷走脉冲减少,引起血管收缩和心输出量增加,这些变化导致血压代偿性升高(图6-6)。

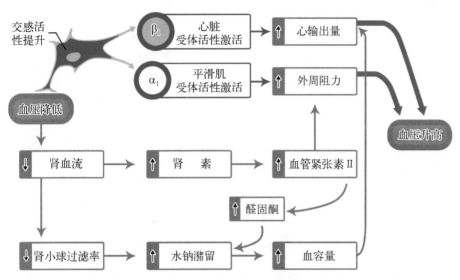

图 6 - 6　自主神经系统和肾素—血管紧张素—醛固酮系统对血压降低的反应

6.3.2　抗高血压药的分类

血压调节系统中任何部分都可以被药物影响而导致血压降低,抗高血压药就是在这些部位中一个或多个环节而发挥作用(图 6 - 7)。根据各种抗高血压的作用部位不同,可以分为交感神经抑制药、利尿药、血管扩张药,影响肾素—血管紧张素系统的降压药,钙拮抗剂。

6.3.2.1　交感神经抑制药

1. 作用在中枢部位的抗高血压药(中枢性降压药)

(1) 可乐定(Clonidine)

[药理作用]

降压作用主要是由于心输出量及外周阻力降低,降压时伴有心率减慢。在降压期间肾血流量和肾小球滤过率保持不变。而且,可乐定尚可抑制肾素分泌。

[临床应用]

可乐定用于中度高血压,与其他降压药合用可提高疗效。本品可治疗偏头痛以及开角型青光眼。也应用于吗啡类镇痛药成瘾者的戒毒。

[不良反应]

反应较轻。常见腮腺肿痛、鼻黏膜干燥、阳痿、抑郁、水肿口干、嗜睡和便秘、头痛、眩晕、体重增加和心动过缓等不良反应。突然停药可引起交感神经亢进的停药综合征,表现为震颤、腹痛、出汗、血压骤升、心悸、兴奋等,治疗用可乐定或用酚妥拉明。

(2) 甲基多巴(Methyldopa)

甲基多巴与可乐定相似,降压作用中等偏强。降低外周血管阻力作用明显,其中肾血

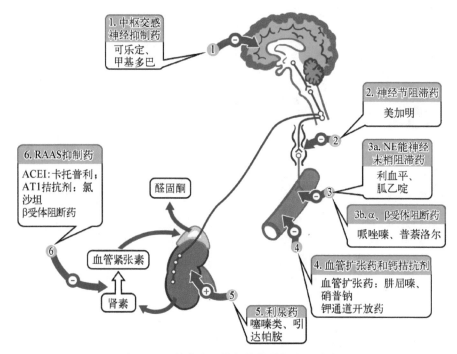

图6-7　抗高血压药物的作用部位及分类

管阻力降低最为明显,但并不减少肾血流量和肾小球滤过率,降压时也伴有心率减慢,心排出量减少。用于治疗中度高血压,尤其用于肾功能不良的高血压患者。

2. 神经节阻滞药

不良反应严重、多又极易发生体位性低血压和耐受性,基本不用。偶尔用于高血压脑病、高血压危象等危急情况以及外科手术中的控制性降压,以减少手术中出血。代表药物有樟磺咪芬和美加明等。

3. 影响去甲肾上腺素能神经末梢递质的药物

通过抑制交感神经末梢摄取多巴胺和去甲肾上腺素,耗竭递质而产生降压作用,代表药物有胍乙啶(Guanethidine)和利血平。

4. 肾上腺素受体阻断药

(1) α受体阻断药

降压机制是选择性阻断血管突触后α受体,降低外周阻力及回心量、扩张血管,血压下降。长期应用有一定的降血脂作用。

哌唑嗪(Prazosin)

[药理作用及临床应用]

降压作用中等强度,适用于轻、中度高血压及伴有肾功能障碍者,而重度高血压需合用利尿药或β受体阻断药。

[不良反应]

第一次给药后90 min内出现体位性低血压、眩晕、出汗、心悸等反应,这种现象在给药数次后可消失。若首次剂量减半(0.5 mg),并于睡前服用可避免发生。其他不良反应包括眩晕、乏力、口干等全都可以减轻,一般不影响用药。

(2) β 受体阻断药

β 受体阻断药既可以治疗心绞痛、心律失常,也可以用来降压,主要有美托洛尔、阿替洛尔、普萘洛尔和纳多洛尔等。

普萘洛尔(Propranolol)

[药理作用]

该药是一种非选择性 β 受体阻断剂,对 β_1、β_2 受体都有影响。降压机制:(1) 阻断 β_1 受体,使心率减慢,心输出量减少,心肌收缩力减弱,而发挥作用;(2) 阻断肾小球旁器部位的 β_1 受体,减少肾素分泌,从而抑制肾素血管紧张素系统;(3) 阻断去甲肾上腺素能神经突触前膜 β_2 受体,消除正反馈作用,减少 NA 的释放;(4) 阻断中枢 β 受体,抑制外周交感神经张力而达到降压的作用。

[临床应用]

适用于轻、中度高血压,尤其适用于伴有心输出量偏高或血浆肾素活性增高者及伴有冠心病、脑血管病变患者。

[禁忌证]

该类药物长期使用不能突然停药,避免诱发或加重心绞痛、支气管哮喘。患有严重左心室衰竭及重度房室传导阻滞者禁用。

(3) α、β 受体阻断药

拉贝洛尔(Labetalol)

[药理作用]

拉贝洛尔属于 α、β 受体阻断药,阻断 β 受体,血压下降,心率减慢、心肌收缩力减弱。阻断 α 受体,外周阻力降低,血管扩张,心脏前后负荷降低。

[临床应用]

适用于各类高血压及高血压伴有心绞痛的患者。静脉注射可以治疗妊娠期高血压、麻醉、高血压危象或手术时的高血压。

[不良反应]

不良反应轻,可产生体位性低血压,其他不良反应有头痛、乏力、胃肠道反应等。

6.3.2.2　利尿药

利尿药作为临床治疗高血压的基础药之一。各类利尿药单用有降压作用,与其他降压药合用,能够增强其他降压药的疗效,降低其他降压药引起的不良反应。常用药物为噻嗪类,其中氢氯噻嗪最为普遍。布美他尼、髓袢利尿剂呋塞米主要用于高血压危象及伴有慢性肾功能不良的高血压患者。

氢氯噻嗪(Hydrochlorothiazide)

[药理作用]

氢氯噻嗪降压作用温和持久安全可靠,并且降压过程平稳,长期应用不易发生耐受性。用药初期,降压机制是通过减少细胞外液钠及血容量而降压;长期应用使小动脉细胞内低钠,通过 $Na^+ - Ca^{2+}$ 交换机制减少 Ca^{2+} 流入,降低细胞内 Ca^{2+} 的含量,使血管扩张而降压。

[临床应用和注意事项]

轻度高血压单用或与其他降压药合用治疗各类高血压,联合用药可增加降压作用,并避免其他药物引起的水钠潴留。该药长期大剂量使用可致低血钾,引起血糖、尿酸及血脂升高,能提高血浆肾素活性,合用β受体阻断药、血管紧张素转化酶抑制药、保钾利尿药可避免或降低不良反应的发生。

6.3.2.3　血管扩张药

肼屈嗪(Hydralazine)

[药理作用及临床应用]

肼屈嗪直接放松小动脉平滑肌,降低外周阻力而产生降压。降压作用中等。然而反射性交感神经兴奋作用可以增加心脏血液输出量,使降压作用降低。由于对静脉影响很小,一般不存在体位性低血压。肼屈嗪很少单独用,治疗中度高血压一般与利尿药或β受体阻断药合用。也可静脉注射用于高血压危象。

[不良反应]

血管扩张及其反射性反应引起不良反应,如黏膜充血、心动过速、头痛、面红、并可诱发心绞痛和心力衰竭,长期使用大剂量产生红斑狼疮样综合征,剂量在 200 mg 以下则很少发生。一旦发生反应,应立即停药并用皮质激素治疗。其他还有感觉异常、麻木、胃肠道反应、偶见药热荨麻疹等过敏反应。心绞痛、冠心病、心动过速者禁用。

6.3.2.4　影响肾素—血管紧张素系统的降压药

肾素—血管紧张素系统(Renin-Angiotensin System,RAS)是参与心血管功能调节的重要内分泌系统,对于调节血压及体液平衡发挥着十分重要的作用。作用于该系统的药物主要有血管紧张素Ⅰ转化酶抑制药(ACEⅠ)和血管紧张素Ⅱ(AngⅡ)受体拮抗药。RAS 的体内合成和主要作用如图 6-8。

血管紧张素Ⅱ(AngⅡ)是一种作用很强的血管收缩剂,作用于血管平滑肌 AT_1 受体,直接收缩血管,同时刺激心肌 AT_1 受体,使心肌收缩增强,血压升高。AngⅡ通过促进原癌基因表达,促使血管增生——血管重构。从不同环节干扰 RAS 可产生降压作用,如血管紧张素转化酶抑制药、肾素抑制药、AngⅡ受体拮抗药等,为高血压的治疗开辟了新的途径。

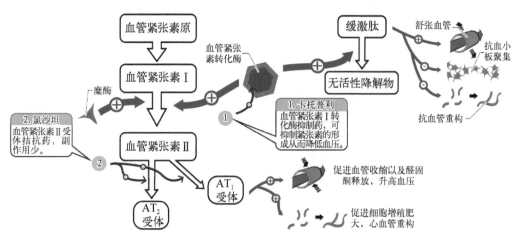

图 6-8 RAS 的体内合成及主要作用

1. 血管紧张素转酶抑制剂

（1）卡托普利

［药理作用与临床应用］

中等强度降压药，可降低外周阻力，不伴有反射性心率加快，可增加肾血流量。用于各种高血压，降压作用与患者的血浆肾素水平有关，对血浆肾素活性高者疗效较好，尤其适用于左心室肥厚、心力衰竭、糖尿病、心肌梗死的高血压患者。利尿药及β受体阻断药合用治疗重型及顽固性高血压。

［不良反应］

从小剂量开始使用，耐受性良好。主要不良反应有血管神经性水肿、皮疹、咳嗽、味觉及嗅觉改变等。长期使用可发生中性粒细胞减少，应该定期检查血象。因同时减少 Ang Ⅱ 生成与醛固酮分泌，可导致高血钾发生。

（2）依那普利

与卡托普利的作用机制相似，但抑制 ACE 的作用比卡托普利强 10 倍，降压作用强、持久，用于高血压的治疗，对心功能的有益影响优于卡托普利，不良反应与卡托普利类似。

2. 血管紧张素Ⅱ受体拮抗药

血管紧张素Ⅱ受体（AT）主要有 AT_1 和 AT_2。主要分布在肾肺、神经及心血管，调节心血管的稳定。AT_1 主要分布在肾上腺髓质，生理作用尚不完全清楚。该类降压药主要阻断 AT_1 受体，常用药有缬沙坦、氯沙坦等。

血管紧张素Ⅱ受体拮抗药阻断 Ang Ⅱ 的缩血管而降压，与 ACE Ⅰ 相比，选择性更强，不影响缓激肽的降解，对 Ang Ⅱ 的拮抗作用更完全，不良反应比 ACE Ⅰ 少，是继 ACE Ⅰ 后的新一代肾素—血管紧张素系统抑制药。

（1）氯沙坦（Losartan）

该药物用于各类高血压的治疗，3～6 日可达最大降压效果。长期用药还有促进尿酸的排泄作用。不良反应比 ACE I 少,主要有与剂量相关的体位性低血压和头晕,高血钾症。孕妇及哺乳期妇女禁用。

6.3.2.5　钙拮抗药

该类药物的作用是抑制细胞外 Ca^{2+} 的内流,导致血管平滑肌细胞内 Ca^{2+} 含量降低,导致血管平滑肌松弛、血压下降、血管扩张。降压的同时不减少心输出量,不引起水钠潴留和体位性低血压。代表药物主要有硝苯地平、氨氯地平和尼群地平。

硝苯地平(Nifedipine)

[药理作用]

细胞外 Ca^{2+} 的内流受到抑制,选择性松弛血管平滑肌。降压时伴有反射性心率加快,血浆肾素活性增高、心输出量增加。

[临床应用]

各种高血压,可单用或与 β 受体阻断药、利尿药、ACE I 合用,以增强疗效,降低不良反应。使用该药的控释剂或缓释剂,可降低血药浓度波动,降低不良反应的发生率,减少用药次数,延长作用时间。

[不良反应]

一般较轻。常见面部潮红、眩晕、心悸、踝部水肿、头痛等不良反应。踝部水肿是毛细血管前血管扩张所致,并不是水钠潴留。

6.3.2.6　抗高血压药的合理应用

高血压是临床上最常见的严重危害人类健康的心血管疾病。有些患者用药期间血压接近正常,停药后,疾病复发,因此需长期依赖用药。药物治疗的目的并不是单纯地降低血压,最重要的是减轻或逆转患者的靶器官损伤,减少并发症的发生和降低病死率。抗高血压药物种类繁多,各有特点,在选用抗高血压药时应遵循以下原则。

1. 根据高血压轻重程度选取药物

根据药物安全性及作用将药物分为 3 类:① 利尿降压药;② 肾上腺素受体阻断药、钙拮抗药及肾素—血管紧张素系统抑制药;③ 钾通道开放药、直接扩张血管药、中枢交感神经抑制药。

轻度高血压可选①或②,如硝苯地平、氢氯噻嗪等中的一种。中度高血压可采用①+②或②+②两药合用,如氢氯噻嗪合用 β 受体阻断药。重度高血压可采用①+②+③或①+②+②三药联用,如用氢氯噻嗪+β 受体阻断药+钙离子阻滞药。疗效不明显时可改用降压效果明显的直接扩张血管药、中枢性降压药等。高血压危象及脑病时,宜静脉给药以迅速降低血压,可选用二氮嗪、硝普钠,也可用于高效利尿药如呋塞米等,注意避免降压过快,以免造成重要器官灌流不足等。

注意,抗高血压药物长期单用会出现药效降低,若大剂量又易引起不良反应,所以临床常联合用药,以增加疗效及减少不良反应的发生。联合用药可以从不同环节发挥协同降压作用,既可以互相减轻彼此的不良反应,又可以减少各药的用量。但合用时要注意各药的作用特点,不宜合用同类药物。

2. 根据患者症状选用药物

(1) 高血压合并心扩大、心功能不全者,宜用利尿药、卡托普利等,不宜用 β 受体阻断药;

(2) 高血压合并肾功能不良者,宜用硝苯地平、卡托普利等;

(3) 高血压合并窦性心动过速,年龄在 50 岁以下者,适用 β 受体阻断药,如美托洛尔;

(4) 高血压合并消化性溃疡者,不用利血平,宜用可乐定;

(5) 高血压合并支气管哮喘、慢性阻塞性肺部疾患者,不用 β 受体阻断药;

(6) 高血压伴有潜在性糖尿病或痛风者,不宜用噻嗪类利尿药;

(7) 高血压伴有精神抑郁者,不宜用甲基多巴或利血平。

3. 持续、平稳降压,长期用药

治疗高血压病需要长期用药甚至终生用药,加强患者对长期治疗的重要性的认识,坚持按医嘱用药,即便血压趋向正常也不能随便停药。尽力将血压控制在 138/83 mmHg (目标血压)以下。应该小剂量开始服用药物,逐步增加,达到效果后用维持量,尽量避免出现降压过快、过剧。血压波动过大会增加对靶器官的损害,逐渐缓慢更换药物,不能使血压忽上忽下,尽量保持稳定的降压效果。

4. 剂量个体化

应根据患者的年龄、病情程度、并发症、性别合并其他疾病等情况制订合理的用药方案。应坚持"最好疗效,最小不良反应"的原则,综合考虑不同患者的病情和药物特点,采用个体化治疗方案。

6.4　抗慢性心功能不全药

慢性心功能不全(Congestive Heart Failure,CHF),又称充血性心力衰竭,是由各种病因引起心肌收缩功能降低,导致心输出量降低、机体组织供氧、代谢的血液供应减少而引起的心脏功能衰竭。

目前心衰患者的治疗一般可选择多种药物,治疗药物可分为以下几类:

(1) 正性肌力药有强心苷类和非强心苷药;

(2) RAAS 抑制药血管紧张素 I 转化酶抑制药和血管紧张素 II 受体拮抗药等;

(3) 利尿药氢氯噻嗪等;

(4) 血管扩张药肼屈嗪等;

(5) β 受体阻断药卡维地洛等。

6.4.1　正性肌力药

1. 强心苷类

强心苷能够选择性作用于心脏,目前在临床上常使用的有毛地黄毒苷、去乙酰毛花苷、地高辛及毒毛花苷 K 等,地高辛最为常见。

强心苷是由苷元和糖两部分结合而成的(图 6-9),各种强心苷的苷元部分有相同的基本结构,由甾醇和一个不饱和内酯环构成。苷元为强心作用的主要部分,糖的部分起辅助作用,可影响苷元的作用强度、水溶性及时间。因苷元部分不同的取代基,羟基数目的多少或苷元结构的改造都会影响强心苷作用的强弱、快慢或久暂。

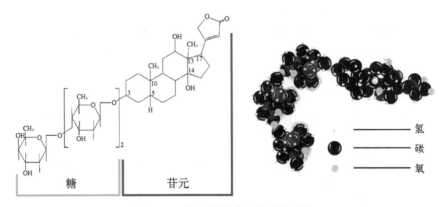

图 6-9　强心苷类药物的分子结构

[作用机制]

强心苷的正性肌力作用主要是通过抑制细胞膜上的 Na^+,K^+-ATP 酶,导致细胞内 Ca^{2+} 增加。

强心苷特异性与 Na^+,K^+-ATP 酶结合,通过抑制酶的活性,使 Na^+、K^+ 转运受到抑制,结果细胞内 Na^+ 逐渐升高,K^+ 逐渐减少。细胞膜上 Na^+-Ca^{2+} 交换系统使胞内 Ca^{2+} 与胞外 Na^+ 进行交换,这种交换是通过离子的浓度梯度及跨膜电位驱动的,当细胞内 Na^+ 浓度增多时,则细胞外 Na^+ 与细胞内 Ca^{2+} 交换降低,因而使细胞内 Ca^{2+} 增加,通过兴奋收缩偶联作用使心肌收缩力增强,强心苷作用机制示意图如图 6-10 所示。

[药理作用]

强心苷最主要和最基本的作用是加强心肌收缩力,临床上经常用的强心苷作用性质相同,作用强弱不同,作用发生速率和维持时间长短有所差异。

(1) 加强心肌收缩力(正性肌力作用)。强心苷对心脏有高度选择性,其正性肌力作用既可以增强心肌收缩力,又可以提高心肌收缩速率。其正性肌力作用表现为以下特征:缩小收缩期,相对延长舒张期;提高衰竭心脏的输出量;降低衰竭心脏的耗氧量。

① 相对延长舒张期正性肌力作用。表现为心肌收缩最高张力和最大缩短速率的提高,故使心脏收缩有力而敏捷,表现为左心室压力最大上升速率提高和达到一定程度最高

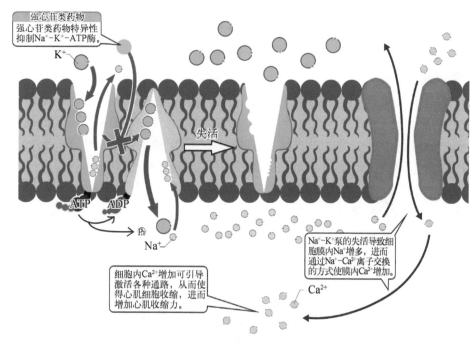

图 6-10　强心苷作用机制示意图

张力所需时间缩小,在心脏前后负荷不变的情况下,心脏每搏做功明显提高。

② 增加衰竭心脏的输出量。强心苷对正常人和 CHF 病人两者的心脏都有正性肌力作用,但只增加 CHF 病人心搏出量,因为强心苷对正常人还有收缩血管提高外周阻力的作用,所以不增加心搏出量。CHF 病人用强心苷后反射性降低交感神经活性、外周阻力未能增加。

③ 降低衰竭心脏耗氧量。强心苷对衰竭且已扩大的心脏,在加强心肌收缩力时,不仅不增加反而会降低心肌的耗氧量,对正常心脏可使心肌耗氧量增加。心衰病人由于心脏扩大、心室壁张力提高以及代偿性的心率加快,使心肌耗氧量增加。服用强心苷后,心肌收缩力增加,虽然增加心肌耗氧量,但能使心室排空完全,循环改善,降低静脉压等,从而使因心衰时而扩大的心脏体积缩小,心室张力降低,同时还使心率减慢,这两过程的作用使心肌耗氧量降低,提高了心脏的工作效率。正常心脏因增加心收缩力,心室壁张力无明显影响,心率仅稍减弱,故总耗氧量增加。

(2) 慢心律(负性频率作用)。慢性心功能不全时,由于心搏出量不足,通过颈动脉窦和主动脉弓压力感受器的反射性调节,出现代偿性心率加快。心率加快超过一定限度时,心脏舒张期过短,回心血量减少,故心输出量反而降低。同时心率过快,冠状动脉受压迫的时间亦较长,冠状动脉流量减少,不利于心肌的血液供应。用强心苷后,心输出量增加,增加压力感受器的敏感性,从而激活窦弓反射,增强迷走神经张力,使窦房结抑制引起心率减慢。心率减慢既可使心脏得到充分的休息,又有利于冠状动脉得到更多的血液供应,还能使静脉回流增加从而缓解 CHF 的症状。

(3) 负性传导作用(减慢房室传导)。通过提高迷走神经的活性而减慢房室传导。迷走神经兴奋从而促 K^+ 外流,使心房的 ERP 缩短。

此外,强心苷对心衰患者还有利尿和血管扩张作用。

[临床用途]

(1) 慢性心功能不全。对 CHF 的疗效因病因和程度的不同有明显差异,对伴有心房颤动或心室率快的 CHF 疗效较好;对高血压、瓣膜病、先天性心脏病所引起的低排出量 CHF 疗效较好;但对甲亢、贫血、脚气病等高排出量的 CHF 应加上病因性治疗;对肺心病所致心衰疗效较差;对缩窄性心包炎、重度二尖瓣狭窄几乎没有什么效果。

(2) 心律失常。强心苷能抑制房室传导和减慢心率,可用于治疗心房颤动、心房扑动和阵发性室上性心动过速等。

① 心房颤动。抑制房室传导,阻止过多的心房冲动到达心室,以减慢心室频率,来缓解循环障碍,但是并不能制止房颤。

② 心房扑动。强心苷并不能均匀地缩短心房的有效不应期,使房扑转为房颤,然后再发挥治疗心房颤动的作用,某些患者在转为房颤后,停用强心苷有可能恢复窦性节律。

③ 阵发性室上性心动过速。强心苷能增加迷走神经的活性而停止发作。

[不良反应与防治]

(1) 毒性反应。强心苷类安全范围小,中毒剂量与治疗剂量接近,所以极其容易出现中毒反应。中毒反应主要表现为胃肠道、神经系统及心脏等三方面的毒性,其中心脏毒性是最严重的反应。

① 胃肠道反应。可出现厌食、恶心和呕吐等中毒症状,少数出现腹泻、恶心,呕吐是由于强心苷兴奋延脑催吐化学感受区导致的结果。注意与心衰造成的心脏淤血表现的症状相区别。

② 神经系统反应。有头晕、眩晕、乏力、视觉模糊、神经痛、谵妄等症状,色视症(多为黄视症和绿视症)为严重中毒的信号。

③ 心脏毒性。是最严重的中毒反应,可出现各种心律失常,最多见、最早见的是室性早搏,也可出现窦性心动过缓。室性心动过速最为严重,一旦发生应立即抢救,否则可发展为心室纤颤。

(2) 中毒的防治

① 预防。首先应根据病人的机体状况及近期是否用过长效强心苷,选择适当制剂、用量及给药方法,降低中毒机会。在用药过程中应密切注意病人的反应,且出现中毒症状应立即停药救治。

② 治疗。快速型心律失常应及时补钾。K^+ 能与强心苷竞争心肌细胞膜的 Na^+、K^+-ATP 酶,减少强心苷与酶的结合,从而减轻或阻止中毒的发展。轻度中毒可经口氯化钾,$3\sim6$ g/d,分 $3\sim4$ 次服用;重度中毒可将 $1.5\sim3$ g 氯化钾溶于 500 mL 5% 葡萄糖中,缓慢静滴。肾功能不全、高钾血症及严重房室传导阻滞者不宜用钾盐。对强心苷中毒引起的重症快速型心律失常,常用苯妥英钠救治。利多卡因可用来治疗强心苷引起的严

重室性心动过速和心室纤颤。

2. 非苷类正性肌力药

（1）磷酸二酯酶抑制剂

氨力农（Amrinone）和米力农（Milrinone）

抑制磷酸二酯酶，明显提高心肌细胞内 cAMP 的含量，产生正性肌力作用。而且血管平滑肌细胞内的 cAMP 增加，则可松弛血管平滑肌，减轻心肌负荷，降低心肌耗氧量。临床短期治疗严重及对强心苷和利尿药不敏感的 CHF。

氨力农不良反应发生概率很高，主要有血小板减少、皮肤干燥、皮疹、泪腺分泌减少、心律不齐、低血压及胃肠反应等。

米力农作用强度大于氨力农，而不良反应较少。

（2）β 受体激动剂

此类药通过兴奋 β 受体，提高腺苷酸环化酶活性，使 cAMP 水平增高，胞内 Ca^{2+} 浓度增加，从而增强心肌收缩力。

多巴胺和多巴酚丁胺（Dobutamine）均能激动 $β_1$ 受体。静滴能迅速增强心肌收缩力，改善心、肾功能，增加心输出量，短期应用可改善症状。但剂量较大时，使心率加快、心肌耗氧量增加，易诱发室性心律失常。同时因 $t_{1/2}$ 短，需持续静滴，而长期给药易产生耐受性，这限制了它们的广泛应用。

6.4.2 肾素—血管紧张素系统抑制剂

心衰能通过以下两种机制激活肾素—血管紧张素系统：① 心衰导致肾过滤压降低，引起肾入球小动脉处的球旁细胞释放肾素增加；② 交感兴奋能促进球旁细胞释放肾素。血管紧张素Ⅱ（一种强烈的缩血管剂）的产生及随后可引起水钠潴留的醛固酮释放，导致了心脏前后负荷的增加，而心衰的特征正是心脏前后负荷增加。此外，高水平的血管紧张素和醛固酮对于心肌、顺应性心肌重塑、心肌纤维化和炎症性改变等具有直接的损害作用。

1. ACE 抑制剂

卡托普利（Captopril）和依那普利（Enalapril）

［药理作用和作用机制］

（1）减少血管紧张素Ⅱ（AngⅡ）生成。扩张外周血管，减轻心脏的后负荷。

（2）降低醛固酮的分泌。减轻水钠潴留，心脏的前负荷减轻；使回心血量减少。

（3）使组织中 AngⅡ减少。组织或逆转心血管重构，改善肾功能。

［临床用途］

治疗新功能不全，尤以重症及难治性心衰以及高血压伴心功能不全者。临床常与利尿药、地高辛合用，作为治疗 CHF 的基本药物。

［不良反应］

干咳、血管神经性水肿、皮疹、味觉缺乏、血钾升高、脱发等。因对胎儿有害，因此孕妇禁用。

2. AngⅡ受体拮抗剂

本品为新一类抗高血压药,克服了 ACE 抑制剂的一些不足。AngⅡ受体拮抗剂对 CHF 的作用同 ACE 抑制剂,但由于不增加缓激肽水平,使咳嗽等副作用大大减轻,病人耐受良好。临床表明可降低 CHF 死亡率。代表药物有氯沙坦、缬沙坦和厄贝沙坦。

6.4.3　利尿药

利尿药是治疗 CHF 的常用药物,能排钠利尿,减少血容量和回心血量,降低心脏前后负荷,消除或减缓静脉淤血及其所引发的肺水肿和外周水肿,尤为适用于对 CHF 伴有水肿或有明显淤血者。

合用噻嗪类利尿药和留钾利尿药来治疗轻、中度 CHF;而重度 CHF、慢性 CHF 的急性发作、急性肺水肿则用呋塞米治疗。

6.4.4　血管扩张药

血管扩张药通过舒张容量血管和阻力血管,降低心脏前后负荷,改善其泵血功能,缓解 CHF 症状。常用药物有硝苯地平、肼屈嗪、卡托普利,它们主要的作用是舒张小动脉,降低心脏后负荷,用于心输出量明显减少、外周阻力高的 CHF 患者;硝酸甘油,主要舒张静脉,减少回心血量,也能舒张动脉,增加冠脉血流量,降低心脏前后负荷,用于肺静脉淤血症状明显和伴有心肌缺血的 CHF 患者;硝普钠、哌唑嗪,舒张小动脉和小静脉,用于心输出量低,肺静脉压高的 CHF 患者。

6.4.5　β受体阻断药

美托洛尔、卡维地洛和比索络尔(Bisoprolol)为β受体阻断药,该类药物的作用机制如下:

(1) 阻断β受体,阻断儿茶酚胺的心脏毒性;

(2) 上调β受体数目,恢复心脏对儿茶酚胺的敏感性,促进心肌舒缩功能的协调性;

(3) 抑制 RAAS 的作用,扩张血管,减轻水钠潴留,降低心脏前后负荷,减少心肌耗氧量,逆转心室重构,改善新功能;

(4) 减慢心率,延长左室充盈时间,增加心肌血流灌注。

主要用于扩张型及缺血性 CHF,改善新功能,组织症状恶化,也用于 CHF 伴有高血压、心律失常、冠心病、心梗等,可降低心律失常及猝死的发生率,注意从小剂量开始,合用其他抗 CHF 药(如利尿药、ACEⅠ、强心苷等)可消除其负性肌力效应。

6.5　抗心绞痛药

心绞痛是冠状动脉粥样硬化性心脏病的常见症状,是冠状动脉供血不足,心肌急剧的、暂时的缺血所引起的临床综合征。发作时胸骨后部及心前区出现阵发性绞痛或闷痛，并可放射至左上肢。

临床上将心绞痛分为以下 3 种：

(1) 稳定型心绞痛，与冠状动脉狭窄有关，最常见，多在体力活动时发病；

(2) 变异型心绞痛，为冠状动脉痉挛所诱发，属于自发性心绞痛，休息时也可发病；

(3) 不稳定型心绞痛，与冠状动脉狭窄和冠状动脉痉挛有关，有可能发展为心肌梗死或猝死，也可逐渐恢复为稳定型心绞痛。

心绞痛的主要原因是心脏的氧供需之间的失衡，可能由于耗氧量(主要决定因素为室壁张力、心率和心室收缩状态)增加，或供氧量(主要决定因素为冠状动脉流量，偶尔也受血液携氧能力改变的影响)降低，或两者都存在。

用于治疗心绞痛的药物，主要为硝酸酯类血管扩张药、钙拮抗剂和 β 受体阻断药。此外还有一些直接扩张血管的药物。这些药物通过增加供氧或降低耗氧改善供需之间的失衡。对变异型心绞痛，治疗的目的是防止冠状动脉痉挛。不稳定型心绞痛最重要的是纠正冠状动脉内栓塞倾向。

前负荷是指心肌收缩前所遇到的阻力或负荷，即在舒张末期，心室所承受的容量负荷或压力就是前负荷。在临床上，测定容量比较困难，因而通常用左室舒张末期压作为左心室前负荷的指标。

后负荷是指心肌收缩之后所遇到的阻力或负荷，又称压力负荷。主动脉压和肺动脉压就是左、右心室的后负荷。临床上常以外周血管阻力作为左心室后负荷的指标。

6.5.1　硝酸酯类

硝酸酯类药物有硝酸甘油、硝酸异山梨酯、单硝酸异山梨酯，其中硝酸甘油最为常用。

硝酸甘油

[药动学]

硝酸甘油经口给药时首过效应高于 90%，其片剂舌下含服，吸收迅速，2～5 min 出现作用，3～10 min 作用达峰值，维持 20～30 min，血浆 $t_{1/2}$ 约为 3 min，舌下含化的生物利用度为 80%。其贴剂贴在胸前皮肤，可起长效防治作用。

[药理作用]

硝酸甘油的基本作用是松弛平滑肌，以松弛血管平滑肌的作用最为明显。硝酸甘油作为 NO 的供体，其在体内被谷胱甘肽转移酶代谢，产生 NO，激活鸟苷酸环化酶，促使血管平滑肌细胞内第二信使环磷酸鸟苷(c - GMP)生成增多，从而降低血管平滑肌细胞内 Ca^{2+} 浓度，扩张血管。NO 扩张血管机理如图 6 - 11 所示。

(1) 降低心肌耗氧量。硝酸甘油能舒张全身静脉和动脉。外周静脉扩张，回心血量减少，降低心室壁肌张力。扩张动脉使外周阻力(后负荷)降低。动静脉扩张使心肌耗氧量减少。

(2) 改善缺血区的供血。硝酸甘油能明显舒张较大的心外膜血管及狭窄的冠状血管

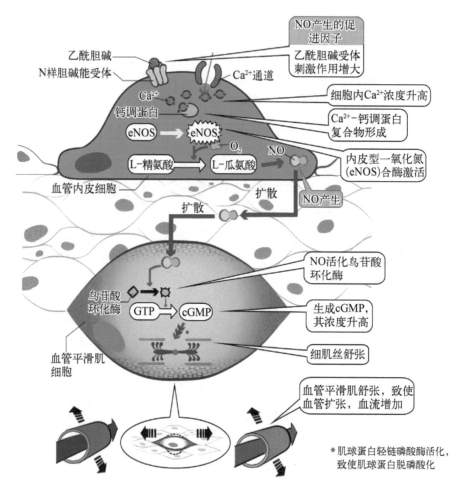

图 6-11　NO 扩张血管机理

以及侧支血管。当冠状动脉因粥样硬化或痉挛导致发生狭窄时,缺血区的阻力血管因缺氧而处于舒张状态,非缺血区阻力比缺血区阻力大,用药后将迫使血液从输送血管经侧支血管流向缺血区,而改善缺血区的血流供应。硝酸甘油对冠状动脉血流分布的影响见图 6-12。

（3）增加心内膜的血液灌流量　硝酸甘油能降低心室壁肌张力,舒张心外膜血管及侧支血管,使血液易从心外膜区域向心内膜缺血区流动,从而增加心内膜的血液灌流量。

[临床应用]

本品对各型心绞痛均有效,用药后能立即中止发作,也可预防发作。也可用于急性心肌梗死。

[不良反应]

用药后,患者可出现短时的面颊部皮肤发红,搏动性头痛;大剂量出现体位性低血压及晕厥。并可反射性心率加快,使耗氧量增加,超剂量时还会引起高铁血红蛋白症。

连续用药后可出现耐受性,停药 1～2 周后,耐受性可消失。为克服耐受性可采取下

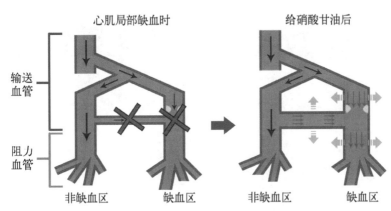

图 6 - 12　硝酸甘油对冠状动脉血流分布的影响

列措施：宜采用最小剂量间歇给药法，每天不用药的间歇期必须在 8 h 以上；补充含巯基的药物，如加用卡托普利、甲硫氨酸等，可阻止耐受性的发生。

硝酸异山梨酯(Isosorbide Dinitrate)

硝酸异山梨酯为长效硝酸酯类，作用较硝酸甘油弱，但维持时间较长，适用于心绞痛的长期治疗与预防。

6.5.2　β受体阻断药

β受体阻断药如普萘洛尔、吲哚洛尔、噻吗洛尔及选择性 β₁ 受体阻断药如阿替洛尔、醋丁洛尔、美托洛尔等均可用于心绞痛。

普萘洛尔(Propranolol)

[药理作用]

普萘洛尔的抗心绞痛作用主要通过 β 受体阻断作用，使心收缩力减弱，心率减慢，心输出量减少及动脉压降低，从而减轻心脏负担，降低心肌耗氧量。另一方面，心室射血时间延长，可使心室容积增大，倾向于增加心肌耗氧量。实验证明总的效应是使心肌耗氧量降低约 25%。

普萘洛尔可改善缺血区血液供应。这是因为 β 受体阻断作用可产生以下影响：① 使心率减慢，舒张期延长，有利于血液从心外膜区流向缺血的心内膜区；② 可使冠状动脉阻力增加，但因缺血区冠状血管受代谢产物如腺苷等刺激，使血管处于扩张状态，因而普萘洛尔主要使正常部位冠状血管收缩，有利于血液从非缺血区向缺血区重新分配，产生有利作用。

[临床应用]

普萘洛尔预防稳定型心绞痛，降低发作次数和严重性，但不能消除急性发作。尤其适用于并发高血压及某些心律失常者。冠状动脉痉挛引起的变异型心绞痛不适用。

有机硝酸酯类与普萘洛尔合用，两者在降低心肌耗氧量方面有协同作用，同时对循环系统又有一些彼此相反的效应，可互补(表 6 - 3)，因而合用可提高疗效，降低不良反应。

表 6-3　硝酸酯类和 β 受体阻断药对决定心肌耗氧量诸因素的影响

	心　率	室壁张力	心室容量	收　缩　性
硝酸酯类	↑	↓	↓	↑
β 受体阻断药	↓	↑	↑	↓

6.5.3　钙拮抗药

抗心绞痛常用的钙拮抗药有硝苯地平、维拉帕米等。

[药理作用]

钙拮抗药通过阻断血管平滑肌钙通道,减少 Ca^{2+} 内流而扩张冠状动脉和外周动脉,并阻断心肌细胞钙通道,使心率减慢、心肌收缩性下降、减轻心脏负荷,从而降低心肌耗氧量,增加冠状动脉流量从而改善缺血区的供血供养。抑制 Ca^{2+} 内流,降低心肌缺血时 Ca^{2+} 超负荷对心肌细胞的损伤作用。

[临床应用]

钙拮抗药对各型心绞痛均有效,尤其对变异型心绞痛疗效好,对急性心肌梗死能促进侧支循环,缩小梗死面积。硝苯地平因其有能引起心率加快而增加心肌缺血的危险,对不稳定型心绞痛的治疗有一定的局限性,但维拉帕米则不同,可直接作用于心脏,引起心率轻度减慢。

β 受体阻断药与硝苯地平合用有协同作用,与维拉帕米合用时应注意对心脏的抑制,有引起心脏骤停的危险。

6.6　抗动脉粥样硬化药

动脉粥样硬化(Atherosclerosis,AS)是心脑血管疾病的主要的病理学基础。AS 主要发生在大、中动脉,特别是冠状动脉、脑动脉和主动脉。动脉呈现不同程度的内膜增厚、纤维组织增生、脂质沉着、斑块及形成脂条纹、管腔狭窄乃至阻塞,所支配的器官可发生缺血性病变,动脉壁弹性减弱易于破裂而造成出血。

许多因素能加速动脉粥样硬化病变的发生和发展,如高血压,肥胖,糖尿病,氧自由基,脂质代谢紊乱,血小板功能亢进,炎性细胞因子表达等。具有这些对抗因素的药物都可具备抗 AS 作用。本章介绍主要发挥抗 AS 作用的药物。

6.6.1　调血脂药

血脂指血浆或血清中所含的脂质。以胆固醇酯(ChE)和甘油三酯(TG)为主,胆固醇(Ch)和磷脂(PL)可形成球形颗粒,然后和载脂蛋白(Apo)相结合,形成脂蛋白溶于血浆进行转运与代谢。脂蛋白有乳糜微粒(CM)、极低密度脂蛋白(VLDL)、低密度脂蛋白

（LDL）、中密度脂蛋白（IDL）和高密度脂蛋白（HDL）等（图 6 - 13）。

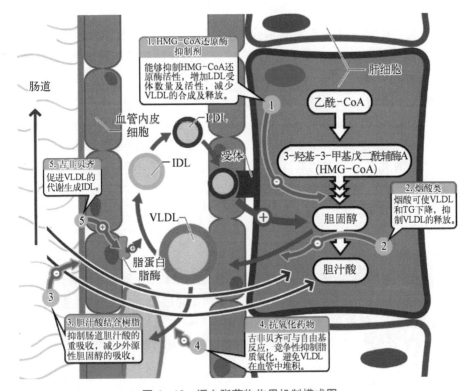

图 6 - 13 调血脂药物作用机制模式图

1. 主要降低胆固醇和 LDL 的药物

（1）HMG - CoA（3 -羟基- 3 -甲基戊二酰辅酶 A）还原酶抑制剂能在肝脏竞争抑制 HMG - CoA 还原酶，阻碍内源性胆固醇合成，血浆总胆固醇的合成降低，降低血浆总胆固醇水平。包括洛伐他汀（Lovastatin）、辛伐他汀（Simvastatin）、氟伐他汀（Fluvastatin）和普伐他汀（Pravastatin）等。

洛伐他汀

［药理作用］

他汀类药物除竞争抑制 HMG - CoA 还原酶，能够提高血管平滑肌对血管扩张药物的反应性、抑制血管平滑肌细胞增殖、迁移和促进其凋亡、动脉壁泡沫细胞的形成减少、巨噬细胞和单核细胞的黏附和分泌功能受到抑制、抑制血小板聚集等作用。

［临床作用］

是原发性高胆固醇血症、Ⅲ型高脂血症、杂合子家族性高胆固醇血症以及糖尿病和肾性高脂血症的首选药。而且，本药可以缓解器官移植后的排斥反应和治疗骨质疏松症等。

［不良反应］

不良反应轻，少数患者伴有：① 血清转氨酶升高，肝病患者慎用或禁用。② 轻度胃肠道反应、头痛和皮疹。③ 无力、肌痛、肌酸磷酸激酶（CPK）升高等骨骼肌溶解症状。普伐他汀不容易进入骨骼肌细胞,因此不良反应轻,与烟酸类、红霉素、苯氧酸类、环孢素合用不良症状会加重。

(2) 在肝脏,胆汁酸结合树脂胆固醇经 7-α 羟化酶转化为胆汁酸排入肠道,95％的药物经肠道重吸收形成肝肠循环,胆汁酸可抑制 7-α 羟化酶降低胆汁酸的合成,肠道胆汁酸有助于胆固醇的吸收。

胆汁酸结合树脂是碱性阴离子交换树脂,不易被消化酶破坏,不溶于水,常用药物有考来替泊(Colestipol)和考来烯胺(Cholestyramine)。这类药物与胆汁酸结合而抑制胆固醇的吸收,达到降血脂的目的,主要用于Ⅱa、Ⅱb 型高脂血症。常见的不良反应是腹胀、便秘、恶心等;长期用药可引起脂溶性维生素缺乏;该药以氯化物形式出现,可导致高氯性酸中毒;可抑制噻嗪类、香豆素类、洋地黄类药物的吸收。

2. 主要降低 TG 和 VLDL 药

(1) 烟酸类

烟酸(Nicotinic Acid)

烟酸是广谱调血脂药,用药 1~4 d 导致 VLDL 和 TG 降低,与考来替泊合用作用增强。可用于Ⅱ、Ⅲ、Ⅳ及Ⅴ型高脂蛋白血症,其中对Ⅱ、Ⅳ高脂血症最佳。也可用于心肌梗死。

可引起皮肤潮红、瘙痒等,服药前 30 min 服用阿司匹林可缓解;也可引起呕吐、腹泻、恶心等胃肠刺激症状;大剂量可以导致高血糖和高尿酸血症及肝功能异常。

(2) 苯氧芳酸类

苯氧芳酸类药物能够降低血浆 TG、VLDL、IDL,升高 HDL。还有抑制抗凝血、降低血浆黏度、血小板聚集、增加纤溶酶的活性作用。

常用药物有吉非贝齐(Gemfibrozil)、苯扎贝特(Benzafibrate)、菲诺贝特(Fenofibrate)等。该类药物主要用于Ⅱb、Ⅲ、Ⅳ型高脂血症。不良反应有恶心、腹痛、腹泻等,少见皮疹、脱发、视力模糊、血象和肝功能异常等。

6.6.2 抗氧化药

氧自由基可对 LDL 进行氧化修饰,形成氧化修饰的 LDL,有细胞毒性,通过以下途径促进动脉粥样硬化形成:① 抑制 LDL 与其受体结合使巨噬细胞游走,导致 LDL 不能被清除而沉积在动脉内壁下;② 损伤血管内皮;③ 促进血小板、白细胞与内皮细胞黏附;④ 分泌生长因子,导致血管平滑肌过度生长。

(1) 维生素 E(Vitamine E)

维生素 E 苯环的羟基失去电子或 H^+,可消除氧自由基和过氧化物,也可抑制磷脂酶 A_2 和脂氧酶,使氧自由基的生成减少,中断过氧化物和丙二醛生成。本身生成的生育醌又可被维生素 C 或氧化还原系统复原而继续发挥作用,临床上用于防止动脉粥样硬化病变过程。

(2) 普罗布考(Probucol,丙丁酚)

普罗布考经口给药吸收率低于 10％,并且不规则,进餐时吸收增加。降血脂作用弱,抗氧化作用强。主要与其他调血脂药合用治疗高胆固醇血症。用药后少数患者有消化道反应和肝功能异常情况；偶见嗜酸性粒细胞增加、血管神经性水肿、感觉异常；个别患者心电图 Q-T 间期延长。

6.6.3　多烯脂肪酸类

多烯脂肪酸是碳链中含有两个以上双键的不饱和脂肪酸。多烯不饱和脂肪酸(Polyunsaturated Fatty Acids，PUFAs)主要存在于玉米、葵花子等的植物油中,海洋生物藻、鱼及贝壳类中也有。此类药物导致血浆 TC 和 LDL-C 下降,TG、VLDL 明显下降,HDL-C 升高；也有抑制血小板聚集、使全血黏度下降、增加红细胞可变性、抑制血管平滑肌向内膜增殖和舒张血管等作用。该类药物能竞争性抑制花生四烯酸,利用环氧化酶,减少 TXA_2 的生成,其抗血小板作用可能与此有关。

临床除用于降血脂外,也适用于防止血管再造术后的再梗阻。

第7章 激素类药物药理学

激素(Hormone)是一类具有高效能信息传递作用的化学信使有机化合物,对机体繁殖、生长发育以及适应内外环境的变化都有重要作用。虽然激素最初的定义是指由无管道的腺体分泌并释放入血的化学信号(故又称之为内分泌激素),但现代的观点将传统的内分泌腺之外的器官或组织(比如心脏、肾脏、脑和脂肪组织等)分泌并释放入血的化学信号也称为激素。

激素的产生、释放和功能均受到极其复杂的调节,包括反馈调节与激素调节(即一种内分泌激素分泌后再调节其他内分泌腺分泌激素的系列过程),其中下丘脑和垂体的协同作用是激素调节中最重要的。下丘脑和垂体之间的联系是神经和内分泌系统之间相互作用的关键点,而下丘脑则是神经内分泌传感器,通过整合来自大脑的神经信号并将这些信号转化成化学信息(主要是肽),从而调节垂体激素的分泌,然后垂体激素可以进一步调节外周内分泌器官的活动。对激素调节这一途径及其机制的透彻理解将有助于学习激素类药物的药理。

本章节主要介绍类固醇(肾上腺皮质激素和性激素)和氨基酸衍生物类(甲状腺类药物)和多肽与蛋白质类(胰岛素类药物)来学习激素类药物的药理机制。

7.1 肾上腺皮质激素类药物

肾上腺皮质(Adrenal Cortex)主要合成肾上腺皮质激素和雄激素,由于它们的化学结构,即四个环状结构上具有三个分支,形状类似于汉字的"甾",因此它属于类固醇(Steroids)。其中,肾上腺皮质激素由于其结构也类似于胆固醇,被称为"皮质类固醇",也称为类固醇激素。根据其作用,它可分为两大类:糖皮质激素(Glucocorticoids)和盐皮质激素(Mineralocorticoids)。由氢化可的松(皮质醇)为代表的糖皮质激素主要影响物质的代谢,并可以改善机体对各种不利刺激的抵抗力。以醛固酮和脱氧皮质酮为代表的盐皮质激素主要调节水和盐的代谢并维持电解质平衡。

无论是天然还是人工合成的皮质激素制剂或其类似制剂,其结构的共同特点为:C_3有酮基,C_{4-5}有双键,C_{17}上有双碳侧链(即C_{20}羰基和C_{21}羟基),这些是保持其生理活性所必需的。糖皮质激素C_{17}具有羟基,C_{11}具有酮基或羟基,盐皮质激素C_{17}不具有羟基。C_{11}是无氧(11-脱氧皮质酮)或有氧但与C_{18}醛基形成内酯环(醛固酮),两者结构上的差异造成了药理作用的不同。肾上腺皮质激素的结构如图7-1所示。

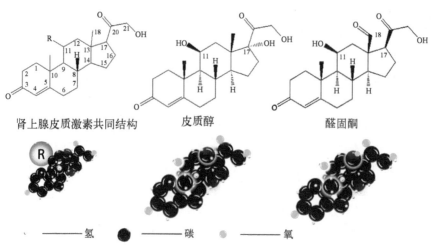

图 7-1　肾上腺皮质激素的结构

7.1.1　糖皮质激素类药物

糖皮质激素主要包括内源性糖皮质激素氢化可的松(即皮质醇)和其他合成糖皮质激素。常用的糖皮质激素药物可分为短效、中效、长效和局部,氢化可的松(皮质醇)和可的松常用于短效;中效的有泼尼松、泼尼松龙、甲泼尼龙等;长效的有地塞米松、倍他米松;外用的有氟氢可的松、氟轻松等。下面我们将以皮质醇为代表介绍与糖皮质激素有关的药理学知识。

1. 糖皮质激素药物的吸收、分布、代谢和排泄

(1) 吸收:在 1~2 h 内血中浓度达高峰,一次给药作用可维持 8~12 h。水溶性针剂吸收快,肌注或皮下注射 1 h 后血中浓度达高峰,混悬剂肌注后吸收较慢,一次注射可维持 12~24 h。若在关节腔内注射,其作用可维持一周,且全身作用很小。

(2) 分布:皮质醇吸收入血后,大部分与血浆蛋白结合,约有 10% 游离,具有生物活性。与皮质醇结合的两种血浆蛋白,一种是特异性皮质激素结合球蛋白,又称为皮质激素转运蛋白,简称运皮素,约占结合蛋白的 75%,它与皮质醇具有高度亲和力;另一种是血浆白蛋白,约占结合蛋白的 15%,它与皮质醇的亲和力较差,结合疏松。

(3) 代谢:肝和肾是外周皮质醇代谢的主要部位。大多数皮质醇与肝脏中的葡萄糖醛酸或硫酸结合形成水溶性代谢产物。

(4) 排泄:大多数糖皮质激素代谢产物从尿液中排出,少量从粪便中排出。皮质醇排泄很快,48 h 内 90% 以上从尿液中排泄。

2. 糖皮质激素类药物的生理作用

(1) 糖代谢。糖皮质激素一方面可以抑制外周组织对葡萄糖的摄取和利用,另一方面可以拮抗胰岛素的作用,并促进禁食状态下的糖异生,从而导致血糖升高、葡萄糖耐量降低。

(2) 蛋白质代谢。糖皮质激素促进蛋白质分解,高剂量的皮质类固醇也抑制蛋白质合成,增加血清中的氨基酸含量并增加尿液中的氮排泄,造成负氮平衡。长期使用可导致生长缓慢、肌肉萎缩、皮肤变薄、骨质疏松、淋巴组织萎缩和伤口愈合延迟。

(3) 脂肪代谢。糖皮质激素促进脂肪分解,并可能导致糖尿病患者的酮症。糖皮质激素对身体不同部位的脂肪有不同的影响。大剂量长期应用促进四肢皮下脂肪的分解,同时腹部、面部、上胸部、颈部、背部及臀部的脂肪合成增加,患者出现了满月脸、水牛背和向心性肥胖。

(4) 水和电解质代谢。糖皮质激素也具有一定的盐皮质激素样作用,可以保钠排钾,但效果较弱,长期使用效果更明显。糖皮质激素可抑制钙和磷的吸收和肾小管中的重吸收,增加尿钙排泄、降低血钙,长期使用会引起骨质疏松症。

3. 糖皮质激素类药物的药理作用

糖皮质激素被广泛应用,具有复杂的效果,并且根据剂量显示出不同的药理学效应。在正常生理状态下由人体分泌的糖皮质激素可以影响机体的新陈代谢;而超生理剂量的糖皮质激素具有抗炎、抗免疫、抗毒和抗休克的药理作用。

(1) 抗炎作用。糖皮质激素通过抑制核因子 $\kappa B(NF-\kappa B)$ 负向调节细胞因子从免疫系统细胞中的释放,它对由各种原因(物理、化学、生物、免疫等)引起的炎症具有强烈的抗炎作用。例如,糖皮质激素可以减少炎症早期的渗出、水肿、毛细血管扩张,白细胞浸润和炎症的吞噬反应,从而改善诸如发红、肿胀、发热和疼痛等症状;在炎症晚期,还可以抑制毛细血管和成纤维细胞的增殖,延缓肉芽组织的形成,防止粘连和瘢痕形成,并减少后遗症。然而,应该指出炎症反应是身体的防御功能,并且炎症晚期的反应是组织修复的重要过程。因此,皮质类固醇可减轻炎症症状并降低身体的防御功能,从而导致感染扩散并阻碍创口愈合。

(2) 免疫抑制作用。糖皮质激素可以抑制身体免疫反应的多个方面,特别是在免疫反应的早期阶段。它对免疫过程的许多方面有明显的抑制作用,尤其是抑制免疫反应的早期阶段。主要有以下几个方面的作用:首先抑制巨噬细胞吞噬和处理抗原;其次,抑制淋巴细胞 DNA 合成和有丝分裂,破坏淋巴细胞,引起淋巴细胞数量的迅速减少,并促进淋巴细胞向血液以外的组织迁移。并且可以抑制辅助性 T 细胞和 B 细胞,抑制 B 细胞转化成浆细胞的过程,减少抗体的产生,从而抑制抗原—抗体反应;另外,可以防止一种或多种补体成分附着到细胞表面。

(3) 抗毒作用。细菌内毒素可引起中毒症状,如高烧、疲劳和食欲不振。虽然糖皮质激素不能中和细菌内毒素,但它可以改善身体对内毒素的耐受性,使这些内毒素对动物的致死剂量提高数倍甚至十倍,能迅速退热并缓解毒血症状。

(4) 抗休克作用。大剂量糖皮质激素对各种休克有一定的作用,包括感染性休克、低血容量性休克、过敏性休克及心源性休克。其抗休克作用与其抗炎,抗毒和免疫抑制作用密切相关,并与以下机制有关:① 抑制炎症因子的产生,减少炎症反应;② 稳定溶酶体膜,减少心肌抑制因子的形成,但对形成的心肌抑制因子无破坏作用,故休克后期作用不好;③ 降低血管对某些血管活性物质的敏感性,防止血小板聚集改善微循环,保持毛细血管壁的完整性;④ 阻碍内毒素和补体结合;⑤ 提高人体对细菌内毒素的耐受性。

(5)血液与造血系统的作用。糖皮质激素刺激骨髓造血功能,增加红细胞、血红蛋白含量和血小板,并增加纤维蛋白原浓度,从而缩短凝血时间。糖皮质激素还增加中性粒细胞,但抑制它们的迁移、吞噬作用和消化功能,从而减弱炎症区的浸润与吞噬作用。糖皮质激素可抑制淋巴系统,减少外周血中的单核细胞、嗜酸性粒细胞和淋巴细胞。

(6)对中枢神经系统的作用。糖皮质激素能影响情绪、行为,并且可以增加中枢神经系统的兴奋性,出现欣快、不安、行动增多、激动、焦虑甚至失眠,大剂量时,儿童偶有癫痫发作。

4. 糖皮质激素类药物的临床应用

糖皮质激素的临床应用非常广泛,主要用于以下疾病。

(1)替代疗法。急性和慢性肾上腺皮质功能不全(包括肾上腺危象),垂体前叶功能障碍和肾上腺次全切除术治疗。

(2)严重感染或炎症。严重急性感染,如中毒性细菌性痢疾、暴发性脑膜炎、中毒性肺炎、猩红热和败血症,皮质类固醇可用作辅助治疗,同时使用足够有效的抗菌剂来防治感染。通过其抗炎、抗毒和免疫抑制作用,可以迅速缓解症状,让患者在危险期内生存。病毒感染一般不使用皮质类固醇,它没有抗病毒作用,皮质类固醇可以抑制机体的免疫功能,从而可以传播和加重病毒感染。对于某些炎症,如结核性脑膜炎、脑炎、心包炎、风湿性心脏瓣膜病和烧伤后瘢痕挛缩,早期应用皮质类固醇可以预防后遗症。对于非特异性眼炎如虹膜炎,还可以在施用后迅速减轻炎症和疼痛,防止角膜混浊和瘢痕粘连。

(3)自身免疫性疾病、器官移植排斥反应和过敏性疾病。自身免疫性疾病,如风湿热、风湿性心肌炎、风湿性和类风湿性关节炎、系统性红斑狼疮。用皮质类固醇治疗皮肌炎、自身免疫性贫血和肾病综合征,可以缓解症状。对器官移植排斥反应,用皮质类固醇可以抑制异体皮肤或器官移植后的排斥反应。对过敏性疾病,如荨麻疹、花粉症、血清病、血管性水肿、特异性皮炎、支气管哮喘和过敏性休克等,通常,用药后症状会很快消失。

(4)抗休克治疗。感染性休克必须与抗菌药物联合使用。及时,短时间,大剂量突击使用,起效即停药。对于过敏性休克,该药物是次选药,也可以与优选的肾上腺素组合。对心源性休克,必须结合病因治疗。对于低血压休克,经过治疗和电解质或输血,效果差,可与超大剂量的皮质类固醇合用。

(5)血液病。可用于治疗急性淋巴细胞性白血病、再生障碍性贫血、中性粒细胞减少症、血小板减少症和过敏性紫癜,但停药后很容易复发。

(6)局部应用。对接触性皮炎、湿疹、肛门瘙痒、牛皮癣等有效。建议局部皮肤使用氢化可的松或泼尼松龙。严重病例如天疱疮和剥脱性皮炎等仍需要全身用药。

5. 糖皮质激素类药物的不良反应

长期大量用药后引起的反应。肾上腺功能亢进,也称为库欣综合征(Cushing

Syndrome)是由皮质类固醇和水、盐代谢引起的物质过度代谢所导致的。它的特点是满月脸、水牛背、皮肤薄、痤疮、多毛、水肿、低血钾症、高血压、糖尿病等。停药后症状可自行消失;皮质类固醇可以抑制人体的防御功能,因此长期应用往往可以诱发或加重感染,或在体内传播潜在的病灶,特别是它还可以加重已经静止的结核病灶的扩散。故结核患者,必须并用抗结核药。皮质类固醇可以刺激胃酸、胃蛋白酶分泌,并抑制胃黏膜保护物质(胃黏液)的分泌,这可以诱发或加重胃和十二指肠溃疡,甚至造成消化道出血或穿孔,少数患者可诱发胰腺炎或脂肪肝。长期应用,由于水和钠潴留及血脂升高可引起高血压和动脉粥样硬化等心血管系列并发症;骨质疏松症,肌肉萎缩和伤口愈合缓慢与皮质类固醇有关,促进蛋白质分解,抑制其合成,增加钙和磷的排泄。孕妇应用偶可引起胎儿畸形。另外,有癫痫或精神病史者禁用或慎用,避免诱发精神失常。

停药反应。长期应用,特别是对于每日给药的患者,当剂量过快或突然停止时,由于激素反馈性抑制脑垂体前叶对促皮质素的分泌,可引起肾上腺皮质萎缩和功能不全。大多数患者可能没有表现,肾上腺皮质的恢复时间与剂量,药物长度和个体差异有关。当药物突然停止或减量过快时,原始疾病会复发或恶化,也称为反弹。这可能是由于患者对糖皮质激素的依赖或对病情的控制不足。

不能应用于有严重的精神病(过去或现在)和癫痫,活动性消化性溃疡病,近期有胃肠吻合术、骨折、创伤修复期、角膜溃疡、肾上腺功能亢进、严重高血压或糖尿病等疾病的患者,也不能应用于孕妇或伴有抗菌药物难以控制的感染的病人。当适应证与禁忌证并存时,应进行综合的分析,充分权衡利弊,然后慎重决定。

下面对主要的糖皮质激素进行介绍。

(1) 氢化可的松

[药理作用及临床应用]

短效内源性糖及皮质激素,它可以影响糖的代谢,具有抗炎、抗休克、抗毒素和免疫抑制等药理作用。其醋酸盐可用作局部外用药物,用于治疗过敏性皮炎、脂溢性皮炎、湿疹、皮肤瘙痒结缔组织病、天疱疮、剥脱性皮炎和红皮病性银屑病。

[不良反应]

大量长期应用可引起肥胖、多毛症、痤疮样疹、血糖升高、高血压、水钠潴留、肺结核、消化道溃疡、出血、骨脱钙、低血钾、继发细菌、真菌、病毒感染等,对不良反应务必重视。

(2) 地塞米松

[药代动力学]

地塞米松,是一种长效糖皮质激素,生物半衰期为 $36\sim54$ h。

[药理作用及临床应用]

抗炎、抗过敏和抗毒作用强于泼尼松,钠和水潴留的副作用较小,可以肌肉注射或静脉注射。主要用于治疗危重疾病和各种类别的炎症和过敏症。

［不良反应］

当使用生理剂量替代疗法时,地塞米松等糖皮质激素没有明显的不良反应,但当应用药物剂量时会发生不良反应,它还与疗程、剂量、用药种类及给药途径等有密切关系。地塞米松,俗称"皮肤鸦片",是严格禁止添加到化妆品中的。

(3)倍他米松

［药动学］

本品的软膏剂可经皮肤吸收,尤其在皮肤破损处吸收更快。

［药理作用及临床应用］

外用具有抗炎、抗过敏作用,可消除发热、局部无感染性炎症引起的红肿,减少渗出,减轻瘙痒和肿胀;免疫抑制作用:防止或抑制细胞中介的免疫反应,延迟性的过敏反应,并减轻原发免疫反应的扩展。适用于过敏性皮炎、湿疹、脂溢性皮炎及瘙痒症等。

［不良反应］

长期使用可引起局部皮肤萎缩、毛细血管扩张、色素沉着、毛囊炎、口周皮炎以及继发感染。

7.1.2　盐皮质激素

盐皮质激素主要有醛固酮和脱氧皮质酮,对维持机体水盐代谢和电解质平衡起着重要作用。具有明显的保钠排钾功能,促进肾脏远曲小管对钠离子、氯离子的重吸收以及钾离子和氢离子的释放。糖皮质激素样作用较弱,仅为可的松的三分之一。主要用于慢性肾上腺皮质功能不全,纠正失水、失钠和钾潴留等疾病,恢复水和电解质的平衡。

7.1.3　促皮质素及皮质激素抑制药

1. 促皮质素

促肾上腺皮质激素(ACTH)

是维持肾上腺正常形态和功能的重要激素。

［药动学］

ACTH 在经口给药中可以被胃中的胃酶迅速破坏,因此它只能静脉内给药(肌内注射的效果极差)。血浆半衰期为 15 min。它的作用主要是促进肾上腺皮质中糖皮质激素的分泌,因此 ACTH 只能在肾上腺皮质功能完好时发挥治疗作用。因为它的效果是间接的,所以它起效很慢并且难以用于急救。一般在给药 2 h 后才开始显效。

［药理作用及临床应用］

其合成和分泌是在垂体嗜碱性粒细胞中进行,其生理意义主要是促使糖皮质激素的分泌。后者还负责反馈下丘脑和垂体前叶,抑制促肾上腺皮质激素释放激素(CRH)及 ACTH 的分泌。在生理条件下,下丘脑、脑下垂体和肾上腺处于动态平衡状态。临床用于诊断垂体前叶肾上腺皮质的水平,并在停止前后长期使用皮质类固醇,以防止肾上腺皮质功能不全。

[不良反应]

易引起过敏反应,现在很少使用。

2. 皮质激素抑制药

(1) 米托坦(Mitotane)

[药理作用及临床应用]

中文别名为氯苯二氯乙烷,化学结构与杀虫药双对氯苯基三氯乙烷 DDT 和双(6-羟基-2-萘)二硫 DDD 相似,能选择性地对肾上腺皮质细胞的线粒体产生直接细胞毒作用,使皮质束状带及网状带细胞萎缩、坏死,但不影响球状带。主要用于不能手术的肾上腺皮质癌或皮质癌术后的辅助治疗。

[不良反应]

主要是胃肠道反应,还有嗜睡、头痛、眩晕、肌肉震颤等。

(2) 美替拉酮(Mityrapone)

[药理作用及临床应用]

为 11-β 羟化酶的抑制剂。11-β 羟化酶在肾上腺皮质束和球状带中表达,参与球状区域中的脱氧皮质酮转化为皮质醇的过程。11-β 羟化酶被抑制时,皮质醇及醛固酮合成障碍,如果垂体功能正常,则皮质醇生成的减少将导致 ACTH 反应性地升高。用于治疗皮质癌、腺癌、库欣综合征。还可用于测试垂体释放 ACTH 试验的垂体功能检测。

[不良反应]

主要是胃肠道反应,恶心、呕吐、头晕等,还可引起高血压和低钾性碱中毒,服用较大剂量时容易诱发肾上腺皮质功能不全。

7.2　性激素类药物与避孕药

7.2.1　性激素

性激素(Sex Hormones)主要是由人体性腺分泌的类固醇,包括雌激素、黄体酮和雄激素,其基本结构是甾体核。目前使用临床合成的性激素药物及其衍生物。常用的避孕药(Contraceptives)大多是性激素的复合制剂。

1. 性激素的分泌调节

性激素的分泌受下丘脑—垂体—生殖器轴的调节。下丘脑分泌促性腺激素释放激素(Gonadotropin Releasing Horrnone,GnRH)、促进垂体前叶分泌卵泡刺激素(Follicle Stimulating Hormone,FSH)和黄体生成素(Luteinizing Hormone,LH)。FSH 促进卵巢的卵泡生长发育和成熟,在 FSH 和 LH 共同作用下,使成熟的卵泡分泌雌激素和孕激素。对于成年男性,FSH 刺激睾丸中精子的生成并且还促进来自 Leydig 细胞的雄激素的分泌。

性激素对垂体前叶的分泌功能具有双向调节作用,具体取决于药物剂量和体循环。

例如，在排卵之前，较高水平的雌激素可以直接或通过下丘脑促进垂体分泌 LH，从而导致排卵（正反馈）。在月经周期的黄体期，血液雌激素和孕酮含量高，从而减少 GnRH 的分泌并抑制排卵（负反馈）。上述反馈途径称为"长反馈"。垂体促性腺激素的水平也可以影响下丘脑中 GnRH 的释放，这种反馈途径则称为"短反馈"。在成年男性中，雄激素也抑制促性腺激素的释放。

2. 性激素的作用机制

性激素受体位于细胞内，属于第四类受体。通常认为雌激素可以直接进入靶细胞并与靶细胞中的受体分子结合形成复合物，然后进入细胞核诱导不同功能蛋白质的合成，产生不同的效应。例如，雌激素诱导的蛋白质合成可以增加子宫肥大和代谢。

7.2.2　性激素类药物

1. 雌激素类药物

卵巢分泌的雌激素（Estrogens）主要是雌二醇（Estradiol）。从母体尿中提取的雌酮（Estrone）和雌三醇（Estriol）等，是雌二醇的肝脏代谢产物。雌二醇是一种传统的雌激素药物，近年来以雌二醇为母体，人工合成许多高效的衍生物，如炔雌醇、炔雌醚及戊酸雌二醇等。此外，还合成了一些结构，如已烯雌酚等结构简单具雌激素样的非甾体制剂。

（1）雌二醇

［药动学］

雌二醇可以通过消化道吸收，但很容易在肝脏中被破坏，因此经口效果远远不如注射。另外，经皮肤吸收效果较好，因而临床上常制成雌二醇凝胶或贴片局部应用。血液中的大多数雌二醇特异性结合性激素结合球蛋白，并且还非特异性地结合白蛋白。部分形成的葡萄糖醛酸或硫酸结合物通过肾脏排出，并且一些从胆道排出形成肝肠循环。

［药理作用和临床应用］

可以促进和调节女性性器官的正常发育和附性特征，可以促进乳腺导管增生的发展，但在较高剂量时，还可以抑制垂体前叶催乳素的释放，减少乳汁分泌。本品可用于回奶。

［不良反应］

肝、肾功能不全者忌用。

（2）炔雌醇（Ethinylestradiol）

［药动学］

炔雌醇在肝脏的破坏较慢，具有良好的经口效果。用于肌内注射的油性制剂或脂肪酸酯化可以延缓吸收，延长其作用时间。

［药理作用及临床应用］

对于未成年女性，它可以促进第二性征和性器官的发育。如子宫发育、乳腺增生和脂肪分布的变化。对于成年妇女，除了维持女性性行为外，还参与月经周期形成。它可以促进子宫内膜增生，并且在黄体酮的协同作用下，使子宫内膜继续增厚进而转变为人体分泌期状态,提高子宫平滑肌对催产素的敏感性。它可以应用于更年期综合征。

[不良反应]

常见的恶心、食欲不振,早晨多见。从小剂量开始,然后逐渐增加用药剂量可减少不良反应。长期大规模应用会导致子宫内膜过度增生和子宫出血,因此有子宫出血倾向及子宫内膜炎者慎用。

(3) 己烯雌酚(Diethylstilbestrol)

[药动学]

炔雌醚在体内可以贮存在体内的脂肪组织中,并且可以经口给药维持 $7\sim10$ d。

[药理作用及临床应用]

当剂量较大时,GnRH 的分泌受到抑制并且发挥抗排卵作用,抑制乳汁分泌。此外还具有对抗雄激素的作用。在代谢方面,能促进肾小管对钠的再吸收和对利尿激素的敏感性,有轻度水钠潴留作用。可增加骨钙沉积,加速骨髓闭合;并且可以增加高密度脂蛋白的含量。适用于卵巢功能不全,闭经和功能性子宫出血等。

[不良反应]

本品在肝内被灭活,并可能引起胆汁淤积性黄疸,故肝功能不良者慎用。

2. 抗雌激素类药物

这类药物可与雌激素受体结合并发挥雌激素作用的竞争性拮抗作用,其中氯米芬已用于临床。最近,已经开发了许多这样的药物,例如他莫昔芬、雷洛昔芬等,统称为雌激素拮抗剂或称为选择性雌激素受体调节剂(Selective Estrogen Receptor Modulators, SERMs)。这些药物的显著特征是生殖系统中的雌激素拮抗作用和骨骼系统及心血管系统中的雌激素样作用,这对雌激素的替代治疗具有重要意义。

(1) 氯米芬(Clomiphene)

三苯乙烯衍生物,类似于己烯雌酚的化学结构。

[药理作用及临床应用]

本品具有较弱的内在活性(雌激素活性),可促进垂体前叶促性腺激素的分泌,诱发排卵。这可能是因阻断了下丘脑的雌激素受体,从而消除雌二醇的负反馈性抑制。对于月经紊乱和闭经,对于无排卵(女性)和精子缺乏(男性)不育症以及乳腺纤维囊性病和晚期乳腺癌亦有一定疗效。

[不良反应]

连续大剂量给药可引起卵巢肥大,故卵巢囊肿患者禁用。

(2) 他莫昔芬(Tamoxifen)

选择性雌激素受体调节剂。

[药理作用及临床应用]

该药物是雌二醇竞争性拮抗剂,可与乳腺细胞的雌激素受体结合,形成药物—受体复合物,但不刺激转录或具有弱效应。他莫昔芬上调转化生长因子 β 的产生,转化生长因子

β是与恶性肿瘤发展相关的因子。它还对蛋白激酶 C 有特异性抑制作用。这些作用对依赖雌激素继续生长的肿瘤细胞具有抑制作用。临床上用于治疗某些乳腺癌和卵巢癌。

（3）雷洛昔芬（Raloxifene）

选择性雌激素受体调节剂。

[药理作用及临床应用]

它是骨骼上和部分与胆固醇代谢（降低总胆固醇和 LDL -胆固醇）相关的雌激素受体的激动剂,但对下丘脑、子宫和乳腺组织的雌激素受体无作用。因为它可以代替雌激素来增加骨密度,所以它可以有效预防更年期骨质疏松症。

3. 孕激素类药物

孕激素（Progestogens）

黄体酮主要由卵巢黄体分泌,妊娠 3～4 个月后,黄体逐渐萎缩而由胎盘分泌代之,直至分娩。在排卵期间卵巢和肾上腺皮质中也有一定量的孕酮产生。从黄体中分离的天然孕激素为黄体酮（Progesterone,孕酮）,其含量很低。临床应用的是合成产品及其衍生物。

[药动学]

经口给药后,孕酮在胃肠和肝脏中迅速被破坏,效果差,因此通过肌肉注射给药。黄体酮与蛋白结合率达 97％。其代谢产物主要与肾脏排泄的葡萄糖醛酸结合,合成的炔诺酮和醋酸甲地孕酮具有很强的作用,肝损伤缓慢,可经口给药。其代谢产物多与葡萄糖醛酸结合,经肾排泄。

[药理作用及临床应用]

月经后期,在雌激素作用的基础上,子宫内膜继续增厚、充血、腺体增生并分支,从增殖期到分泌期的转变有利于孕卵的植入和胚胎发育。抑制子宫收缩的机制是黄体酮选择性地与催产素受体结合,抑制其介导的磷酸肌醇和钙活性的产生。有竞争力地对抗醛固酮,产生排钠、利尿的作用。体温略有增加,因此月经周期的黄体期的基础体温较高。适用于功能性子宫出血、痛经和子宫内膜异位症。

[不良反应]

偶见头晕、恶心和乳房胀痛。长期服用会导致子宫内膜萎缩,月经量减少,容易诱发阴道真菌感染。

4. 雄激素类药和合成代谢激素类药

（1）雄激素类药

天然雄激素（Androgens）主要是 Leydig 细胞分泌的睾酮（Testosterone,睾丸素）,少量可从肾上腺皮质、卵巢和胎盘分泌。已经合成了睾酮及一些新衍生物,如丙酸睾酮（Testosterone Propionate,丙酸睾丸素）和苯乙酸睾酮（Testosterone Phenylacetate,苯乙酸睾丸素）。

睾酮 Testosterone

[药动学]

经口有效,但肝脏的首过效应更大。在血液中,大部分与蛋白结合。代谢物通过与葡糖醛酸或硫酸结合而丧失活性并在尿液中排出。如果将其制成植入剂,会被缓慢吸收,效果可长达 6 周。

[药理作用和临床应用]

促进男性性器官和生殖器官发育并保持其成熟。睾酮还可抑制垂体前叶中促性腺激素的分泌(负反馈),尚有抗雌激素作用。能显著促进体内蛋白质合成(同化)作用,减少氨基酸分解(异化作用)和肌肉生长,体重增加,减少氮质血症,恢复并维持正氮平衡,伴有水、钠、钙、磷的保留。适用于功能性子宫出血或睾酮及其酯类的替代疗法。

[不良反应]

女性患者可能会出现男性现象,如痤疮、多毛、声音增厚、闭经、乳腺变性和性欲减退,发现这些现象应立即停药。

丙酸睾酮

[药动学]

肌内注射丙酸睾酮可维持 2~4 d,或舌下给药。

[药理作用及临床应用]

在骨髓功能低时,高剂量雄激素可促进细胞生长。红细胞的生长可能是因为肾脏分泌促红细胞生成素,或者它可能直接刺激骨髓造血功能,适用于晚期乳腺癌。此外,雄激素可以减轻催乳素对乳腺癌的刺激作用。治疗效果与癌细胞中雌激素受体的含量有关,并且在高受体浓度的患者中治疗效果更好。

[不良反应]

大多数雄激素会干扰肝脏内毛细胆管的排泄功能,导致黄疸停滞。如果在使用过程中出现黄疸或肝功能障碍的情况时,应停药。

(2) 同化激素类药

雄性激素的临床应用具有很强的同化作用,但对非性腺功能障碍的男性或女性常有雄激素样作用,这限制了其临床应用;因此,研究合成了睾酮衍生物,具有更好的同化作用和更弱的雄激素样作用,即同化激素(Anabolic Hormones),如苯丙酸诺龙(Nandrolone Phenylpropionate)、司坦唑醇(Stanozolol,康力龙)及美雄酮(Metandienone,去氢甲基睾丸素)等。

这类药物主要用于蛋白质同化或吸收不良以及蛋白质分解或过量损失;严重烧伤、手术后慢性消耗性疾病、老年性骨质疏松症和肿瘤不良症等患者。在体育比赛中属于一类非法药物。在服用过程中,应注意同时增加食物的蛋白质含量,有时它会导致肝内毛细胆管胆汁淤积出现黄疸。肾病、心力衰竭和肝功能障碍患者需谨慎使用,孕妇和前列腺癌患者禁用。

7.2.3　避孕药

繁殖过程是一个复杂的生理过程,涉及精子和卵子的形成、成熟、排卵、受精、植入以及胚胎发育。阻断这些步骤中的任何一个可以实现避孕和终止妊娠的目标。与其他药物相比,避孕药具有以下特点:① 广泛应用,目前世界上有数千万女性使用避孕药;② 服药时间长,可达 10 年以上;③ 对于安全度要求特别高;④ 一般药物的疗效只能达到 70%～80% 的疗效,但避孕药目标是接近 99%。

1. 主要抑制排卵的避孕药

目前应用的女性避孕药主要是由各种类型的雌激素和孕激素组合而成,通过抑制排卵来进行避孕。通常认为雌激素通过负反馈机制抑制下丘脑中 GnRH 的释放,从而减少 FSH 分泌并抑制卵泡的生长和成熟过程,同时黄体酮抑制 LH 释放,两者协同抑制排卵。动物实验证明,外源性促性腺激素可以预防甾体避孕药的抗排卵作用。停药后,FSH 和 LH 在垂体前叶和排卵功能的产生和释放可以迅速恢复。除以上效果外,此类药物还可能干扰生殖过程的其他方面,例如:它可能抑制子宫内膜的正常增殖,腺体较少,内膜萎缩,因此不适合植入受精卵;它还可能影响子宫和输卵管的正常活动,改变受精卵在输卵管中的运行速度,使受精卵不能及时到达子宫。此外,可使宫颈黏液变得更黏稠,使精子难以进入子宫腔。

（1）短效经口避孕药

如复方炔诺酮片、复方甲地孕酮片等。从月经周期的第 5 d 起,连续 22 d 每晚服用 1 片,不间断。通常,停药后可在停药后 2～4 d 发生月经,形成人工月经周期。下次剂量仍将在月经来潮的第 5 天开始。停药 7 天仍未来月经,则应立即开始服下一周期的药物。偶尔漏服时,应于 24 h 内补服一片。

复方甲地孕酮片(Megestrol Co Tablet)

［药理作用及临床应用］

同甲地孕酮和炔雌醇,对子宫内膜转化作用较其强。用于闭经、功能性子宫出血、子宫内膜异位和避孕。

［不良反应］

同甲地孕酮和炔雌醇,少数有 ALT 升高。

（2）长效经口避孕药

长效雌激素类药物炔、雌醚与不同孕激素类如炔诺孕酮或氯炔诺酮的组合片剂。每月服一次,成功率达 98.3%。服法是从月经来潮当天算起,第 5 天服一片,最初两次间隔 20 天,以后每月服一次,每次一片。但与短效经口避孕药相比,其含雌激素量较大,副作用也较大,有的女性服用后经量会增加、经期会延长,还可能引起闭经。

（3）长效注射避孕药

例如,复方黄体酮注射液（黄体酮和苯甲酸雌二醇的复方制剂）,在月经周期的第 5 日肌内注射 2 次,之后,每个月经周期每 28 天或每次月经周期的第 11～12 天注射 1 次,每次 1 支。注射后一般于 14 天左右月经来潮。在闭经的情况下,仍应按时注射,不应间断。

复方己酸孕酮注射液(Hydroxyprogesterone Caproate)

［药理作用及临床应用］

本品为己酸羟孕酮和戊酸雌二醇的复方制剂可单独使用,用于治疗习惯性流产、月经不调、子宫内膜异位症、功能性子宫出血等。

[不良反应]

少数患者在用药后有恶心、呕吐、头昏、乏力、乳胀等反应,一般较轻,无须处理。使用过程中,如乳房有肿块出现或出现过敏现象,不可再作注射。

(4)埋植剂

将 70 mg 炔诺孕酮放入己内酯小管(约 2 mm×30 mm)中以形成杆,植入手臂下或左肩胛骨的皮下。

(5)多相片剂

为了使患者体内的激素水平接近月经周期水平,并减少服用避孕药所引起的副作用,如月经期间出血,避孕药可以制成多相片剂,例如炔诺酮双相片、三相片和炔诺孕酮三相片。双相片是每 10 天含有 0.5 mg 炔诺酮和 0.035 mg 炔雌醇的片剂,在接下来的 11 天,取出含有炔诺酮 1 mg 和炔雌醇 0.035 mg 的片剂,这种类型的服法的优势在于很少有突破性出血。将这三相片分成含 0.5 mg 炔诺酮和 0.035 mg 炔雌醇的片剂,持续 7 天。在中间的 7 天,每日服用含有 0.75 mg 炔诺酮和 0.035 mg 炔雌醇的片剂。在最后 7 天内,每天服用含有 1 mg 炔诺酮和 0.035 mg 炔雌醇的片剂,其效果较双相片更佳。炔诺孕酮三相片则为开始 6 天每日服用一片含炔诺孕酮 0.05 mg 和炔雌醇 0.03 mg 的片剂,中期 5 天每日服用一片含炔诺孕酮 0.075 mg 和炔雌醇 0.04 mg 的片剂,后 10 天每日服用一片含炔诺孕酮 0.125 mg 和炔雌醇 0.03 mg 的片剂,这种服用方法更符合人体内源性激素的变化规律,临床上使用效果更好。

2. 抗着床避孕药

这类药物也称为探亲避孕药,主要引起子宫内膜的各种功能和形态变化,使其不利于孕卵的植入。在我国,主要使用高剂量的炔诺酮(5 毫克/次)或醋酸甲地孕酮(2 毫克/片);此外,还开发了一种新的抗着床避孕药,即双炔失碳酯。这类药物的主要优点是给药时间不受月经周期的限制,在同居或活动后的夜晚服用,每天一片,坚持 14 天,如果超过 14 天,应服用经口避孕药。

双炔失碳酯(Anordrin)

[药理作用及临床应用]

此避孕药具有抗植入作用,并且没有孕酮活性。适用于探亲或新婚夫妇,尤其适合探亲 2 周以上的女性。

[不良反应]

常伴有早孕反应,偶有阴道出血、白带增多、乳胀、乳头发深色、腹胀、食欲不振、口干等不良反应。少数人月经周期、经量有不同程度改变。肝、肾疾患者、人工流产未满 6 个月者、哺乳期或腹泻妇女忌用。若必须在房事前服药者,可在事前 1 小时内服用。

3. 男性避孕药

棉酚(Gossypol)

该产品是棉花根、茎和种子中含有的黄色酚类物质。

[药理作用及临床应用]

效果可能是通过抑制 NO 合成,作用于睾丸细精管的生精上皮,使精子数量减少直至没有精子。停药后可逐渐恢复。Ⅰ期临床试验的结果表明,生育控制标准可以通过连续两个月以 20 mg/d 的剂量实现,有效率超过 99%。

[不良反应]

乏力、食欲减退、恶心、呕吐、心悸及肝功能改变等。此外,棉酚可引起低钾血症并可引起不可逆性精子发生障碍,这限制了棉酚作为常规避孕药的使用。

7.2.4　治疗 ED 的药物

勃起功能障碍(Erectile Dysfunction,ED)定义为阴茎持续无法达到或维持勃起以满足性生活。ED 可根据其程度分为轻、中、重度,阳痿属于重度的 ED。本类药物外用副作用较大,使用不方便等,使临床推广受到了一定限制。目前,经口药物作为治疗 ED 的第一疗法,另外,许多中药对于 ED 也有较好的治疗效果。

(1)育亨宾(Corynine)

[药理作用及临床应用]

本品可选择性地阻断突触前膜的 α_2 受体,促进海绵体神经末梢释放更多的去甲肾上腺素,减少阴茎静脉回流,利于充血和勃起。少量应用时,可使会阴部肿胀,刺激脊髓勃起中枢而使性功能亢进。单一临床单剂用于治疗男性各型阳痿及性功能减退。

[不良反应]

恶心、呕吐、皮肤潮红,偶有心悸、失眠、眩晕等。

(2)酚妥拉明

[药理作用及临床应用]

可单独或联合其他药物(如血管活性肠肽)进行阴茎海绵体注射后治疗。

[不良反应]

常见的并发症有阴茎注射部位疼痛,异常勃起(注射后持续勃起,时间超过 4 h),长期注射可导致海绵体纤维化。

(3)曲唑酮(Trazodone)

[药代动力学]

胃肠道吸收迅速完全,空腹给药 1 h 后血药浓度达峰值,如进食时服药需 2 h 才达峰值;在肝内大部分经 N-氧化和羟化代谢,代谢产物 m-氯苯哌嗪具有活性;主要经尿排泄,少量经胆汁至粪便排泄;血浆半衰期短,为 4~9 h。

[药理作用和临床应用]

该产品选择性地抑制 5-羟色胺再摄取,并可加速脑内多巴胺的再生。除有抗抑郁作用外,它还有显著的镇静作用,能减轻患者的焦虑抑郁情绪,同时对性功能有一定的增强作用,因此,可用于性功能障碍的患者。

[不良反应]

嗜睡副作用出现早,继续服药过程中常会消失,高空作业者、驾驶员及机器操作者不宜使用。偶见头昏、头痛、恶心、呕吐、便秘或腹泻、虚弱、体重减轻、心动过缓或过速、体位性低血压、水肿、焦虑不安、失眠、精神错乱和皮疹等;有的病人会出现阴茎异常勃起,应立即停药;肝肾功能不足、癫痫或伴缺血性心脏病者慎用,心肌梗死恢复期的病人忌用。过量摄入后的常见症状为嗜睡、呕吐、阴茎异常勃起、癫痫发作和心电图(ECG)改变,甚至呼吸停止,可采取对症和支持疗法。

(4) 西地那非

本品主要成分为枸橼酸西地那非。

[药动学]

本品经口后吸收迅速,绝对生物利用度约为40%。消除肝脏代谢(细胞色素 P450 同功酶 3A4 途径)产生具有与西地那非类似的性质的活性代谢物,其代谢产物的消除半衰期约为 4 h。

[药理作用及临床应用]

西地那非是磷酸二酯酶 V 型抑制剂,可抑制环磷酸鸟苷被降解,增强神经递质 NO 的作用,促使阴茎海绵体平滑肌松弛,从而增强勃起能力。

[不良反应]

头痛、潮红、消化不良、鼻塞及视觉异常等。视觉异常为轻度和一过性的,主要表现为视物色淡、光感增强或视物模糊。

7.3   甲状腺激素及抗甲状腺药

7.3.1   甲状腺激素概述

甲状腺通过分泌甲状腺激素在代谢稳态中发挥多重作用。甲状腺激素包括四碘甲状腺原氨酸(Thyroxine,T_4,甲状腺素)、三碘甲状腺原氨酸($3,5,3'$- triiodothyronine,T_3)和极少量的逆三碘甲状腺原氨酸($3,3',5'$- triiodothyronine 或 reverse T_3,rT_3)。T_3、T_4均具有生物活性,而 rT_3 不具有生物活性。甲状腺分泌 T_4 的量较 T_3 多,但 T_3 的活性约为 T_4 的 4 倍。T_3、T_4 的生物合成、分泌及调节受下丘脑—垂体前叶—甲状腺轴调节。部分甲状腺激素的化学结构见图 7-2。

1. 甲状腺激素的生物合成、储存、释放与调节

(1) 生物合成

合成甲状腺激素的主要原料是碘和甲状腺球蛋白(Thyrogobulin,TG)。碘主要来源于食物,I^- 被碘泵主动吸收在甲状腺腺泡上皮细胞膜上。通常,甲状腺细胞中 I^- 浓度是血浆中 I^- 浓度的 20～50 倍。碘转运系统受促甲状腺激素(Thyroid Stimulating Hormone,TSH)刺激和自控调节机制控制。当甲状腺中的碘很少时,摄入量会增加,反

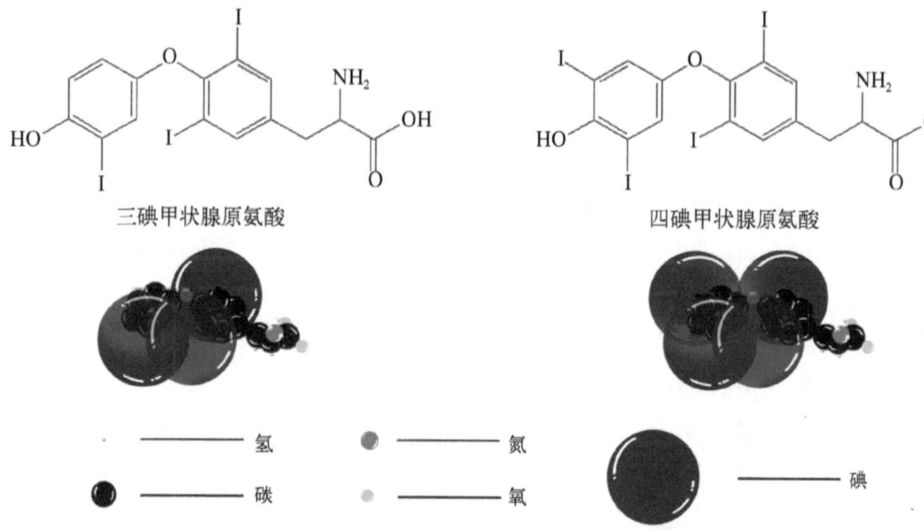

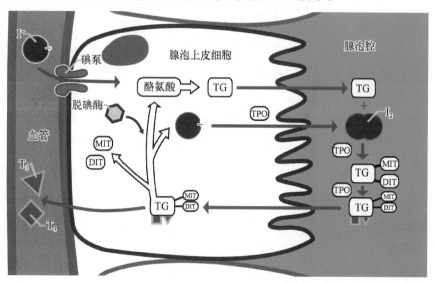

三碘甲状腺原氨酸

四碘甲状腺原氨酸

　　—— 氢　　　　　　　—— 氮

　　—— 碳　　　　　　　—— 氧

　　—— 碘

图 7-2　部分甲状腺激素的化学结构

之,则减少。

　　甲状腺激素合成主要包括碘化和缩合(或偶联)2 个过程,在此过程中,TG 主要发挥了载体的作用。首先,腺泡上皮细胞的 I^- 在甲状腺过氧化物酶(Thyroid Peroxidase,TPO)的作用下,被氧化成较高氧化态的“活化碘”(可能是 I_2)。然后,在 TPO 的催化作用下,碘在酪氨酸残基的苯环的 3 位或 3 和 5 位取代氢,形成一碘酪氨酸(Monoiodotyrosine,MIT)残基或 3,5 -二碘酪氨酸(Diiodotyrosine,DIT)残基,完成碘化过程。然后,在 TPO 的催化作用下,同一 TG 分子内的一分子 MIT 和一分子 DIT 被缩合成 T_3 和极少量的 rT_3,二分子 DIT 偶联成 T_4。

　　甲状腺激素的生物合成、储存和释放示意图如图 7-3 所示。

图 7-3　甲状腺激素的生物合成、储存和释放示意图

（2）储存和释放

在 TG 上形成的甲状腺激素(T_3,T_4)以胶质的形式储存在腺泡腔内,并且可以被身体使用 50～120 d。因此,在用于治疗甲状腺功能亢进症的抗甲状腺药物的临床应用中,使用该药物需要很长时间才能有效。甲状腺激素的分泌受促甲状腺激素的控制。在 TSH 的作用下,腺泡腔内含甲状腺激素的神经胶质滴从腺泡上皮细胞伪足突出端浸入细胞中并与溶酶体融合,在蛋白水解酶作用下,T_3 和 T_4 从 TG 裂解并通过基底膜进入血液循环。

（3）调节

甲状腺的功能受下丘脑—垂体前叶—甲状腺轴的调节,遵循类似于其他下丘脑—垂体—靶器官轴的负反馈调节。下丘脑分泌促甲状腺素释放激素(Thyrotropin Releasing Hormone,TRH)释放激素,激素通过下丘脑—垂体门静脉流向垂体前叶,与腺细胞膜上的特定受体结合,最终促进促甲状腺激素的合成和释放,TSH 刺激甲状腺的合成和释放甲状腺激素。甲状腺激素除了对靶组织的作用外,血液中浓度过高时还会分别抑制下丘脑和垂体前叶进一步释放 TRH 和 TSH,产生负反馈的作用。甲状腺调节示意图如图 7-4 所示。

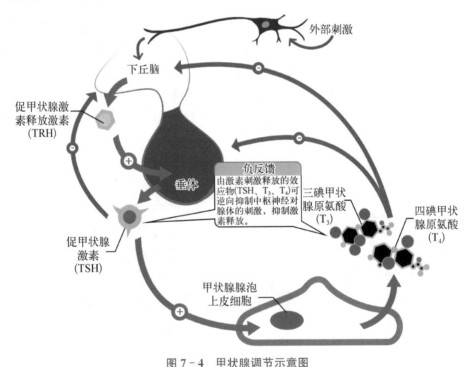

图 7-4　甲状腺调节示意图

2. 甲状腺激素

[药动学]

经口吸收容易,生物利用度和血浆蛋白结合率高。T_4 易受肠内容物的影响、严重黏液性水肿须肠外给药,作用弱且慢,$t_{1/2}$ 为 5 天。T_3 游离量为 T_4 的 10 倍,作用快而强,

$t_{1/2}$ 为 2 天。

[药理作用]

甲状腺激素可以调节人体正常生长、发育和成熟,是体内的重要激素。缺乏时,儿童和成人会分别出现呆小病和黏液性水肿。此激素过多则诱发甲状腺功能亢进症。甲状腺激素主要有以下几方面作用。

(1) 促进代谢

它影响糖的代谢,促进糖原的分解和糖的氧化和利用,使体内的血糖水平不变或略有增加。影响脂肪的新陈代谢,这表现在促进脂肪分解,促进胆固醇氧化和降低血清胆固醇。它影响蛋白质的代谢,蛋白质的正常剂量表达,促进生长和发育,大剂量会促进蛋白质分解。T_3、T_4 亦与水盐代谢有关。在甲状腺功能减退症患者中,Na^+ 和 Cl^- 被保留,细胞间液增加,并且大量黏蛋白沉积在皮下组织中以产生黏液性水肿。同时,代谢紊乱发生,促红细胞生成素分泌减少,骨髓产生的红细胞减少,引起贫血。在能量代谢方面,T_3、T_4 增加细胞的生物氧化速率,增加热量产生和氧气消耗,增加 CO_2 产生增加基础代谢率。

(2) 促进生长发育

T_3、T_4 可促进中枢神经系统和长骨的发育。尤其对儿童期脑和骨的生长发育非常重要,T_3、T_4 缺少会导致身材矮小、肢体粗矮、智力愚笨。

(3) 神经系统

保持中枢和交感神经兴奋性,增加身体对儿茶酚胺的敏感性。

(4) 心脏

它对肾上腺素有类似的作用,可以加速心率、增加血压、增加心脏的氧气消耗。

(5) 作用机制

甲状腺激素的作用主要是由其特异性核受体介导的。在大多数情况下,T_3 与核受体结合,然后与特异性基因的启动子/调节区内的特异性 DNA 序列结合,启动并调节靶基因转录,促进其蛋白质的合成,从而产生相应的生理作用。T_4 具有比 T_3 低得多的亲和力,因此产生的生理效应弱于 T_3。甲状腺激素受体也分布在线粒体和细胞膜上。甲状腺激素其他几个非基因的作用:① 与膜上的受体结合,帮助葡萄糖和氨基酸进入膜内;② 与线粒体受体的结合通过影响能量代谢间接影响蛋白质合成。此外,T_3 可通过激活细胞膜上的 $Na^+ - K^+ - ATP$ 酶来增加钠和钾的运输和氧的利用。

[临床应用]

临床上主要用于替代疗法,需终身治疗。

(1) 呆小病

应尽早诊治,发育仍可正常;否则即使躯体发育正常,智力仍然低下。患者需终身治疗,常服用甲状腺片。

(2) 黏液性水肿

剂量大小依据病情轻重和病程长短而定。通常,经口甲状腺片由小量开始,逐渐增至足量。一般能消除浮肿、缓脉、困倦、低体温和肌无力等症状。对于严重黏液性水肿患者,立即注射左旋甲状腺素(L－T$_4$)钠盐 0.1 mg。

(3) 单纯性甲状腺肿

缺碘者应补碘。如果没有明显的原因,可以给予适量的甲状腺片以弥补内源性 T$_3$、T$_4$ 缺乏,并且可以抑制 TSH 的过度分泌并减轻甲状腺组织的肥大。

［不良反应］

补充过度可引起甲状腺功能亢进。在老年人和心脏病患者中,可发生心绞痛和心力衰竭,一旦发生后应立即停药,必要时可用 β 受体阻断药。

7.3.2　抗甲状腺药

甲状腺的主要疾病包括下丘脑—垂体—甲状腺轴疾病,甲状腺功能亢进症或减退症。甲状腺功能亢进症更复杂,可以使用抗甲状腺药物、放射性碘和异常组织的手术切除。了解甲状腺激素合成和甲状腺激素作用的负反馈调节途径和机制可以解释甲状腺疾病并有效治疗甲状腺疾病。

1. 硫脲类

包括两类:硫氧嘧啶(甲硫氧嘧啶、丙硫氧嘧啶)和咪唑(甲巯咪唑、他唑巴坦和卡波姆)。

(1) 甲硫氧嘧啶(Methylthiouracil)

［药动学］

硫脲类抗甲状腺药易从胃肠吸收,经口后峰浓度出现在 1～2 h。本品浓集于甲状腺内,与血浆蛋白的结合率高达 75%～80%,血浆 $t_{1/2}$ 为 1～2 h。本品和甲巯咪唑主要由肝脏代谢并由尿液排泄,其一半是以葡萄糖醛酸结合物的形式排出,另有不到 2% 的以原型药物形式排出。该产品及其代谢产物可以通过胎盘屏障。

［药理作用］

通过抑制甲状腺中的过氧化物酶来防止碘化物的氧化和酪氨酸与甲状腺的偶联,阻碍了 T$_4$ 和 T$_3$ 的合成。此外,丙硫氧嘧啶还抑制外周组织中的 T$_4$ 脱碘生成 T$_3$。

［临床应用］

临床应用于甲状腺功能亢进症的治疗、术前准备和甲状腺危象。

［不良反应］

皮疹、中心粒细胞减少和发病率高于丙硫氧嘧啶,因此很少使用。

(2) 甲巯咪唑(Methimazole)

［药理作用］

本品可抑制甲状腺激素的合成。它比丙硫氧嘧啶作用强、起效快,维持时间较长。

［临床应用］

用于甲状腺亢进的病人。

[不良反应]

敏感反应如皮疹或皮肤瘙痒等其他罕见的严重不良反应包括白细胞减少症、粒细胞缺乏症、再生障碍性贫血、味觉减退、恶心、呕吐、上腹部不适、关节疼痛、头晕、头痛、血管炎、狼疮样综合征。偶尔,会发生肝炎、间质性肺炎、肾炎和血管炎、血小板减少、凝血酶原减少或Ⅶ因子减少。

2. 碘及碘化物

临床上还有一种重要的药物就是稳定的无机碘化物:复方碘经口溶液或碘化钾或碘化钠。高水平的碘化物会抑制甲状腺激素的合成和释放,这种现象称为 Wolff-Chaikoff 效应。这种现象可能是由甲状腺 Na^+/I^+ 转运蛋白的下调介导的。甲状腺内高碘浓度的负反馈作用是可逆的和短暂的;在血浆碘浓度增加几天后,甲状腺激素的合成和释放恢复正常。因此,无机碘化物对于甲状腺功能亢进不是有用的长期疗法。但是,这种现象还有其他重要的用途,如,高碘剂量会降低甲状腺的大小和血管,正因为如此,碘化物经常在甲状腺手术前施用,导致技术上更容易切除腺体。

复方碘经口溶液

[药动学]

碘和碘化物可以通过胃肠道和皮肤进入人体,并且胃肠道中的碘可以迅速完全地被吸收。其中约 30% 被甲状腺吸收,其余的通过肾脏排出,少量通过乳汁排出。

[药理作用]

本品为抗甲状腺药。碘是甲状腺激素的原料,正常人每日需补充的碘量为 $100\sim150\ \mu g$。甲状腺具有富集碘的能力,在体内,碘缺乏会导致甲状腺激素合成不足,引起甲状腺功能减退和甲状腺代偿性肿大;碘过量可引起甲状腺功能亢进。

[临床应用]

用于治疗和预防地方性甲状腺肿,甲亢治疗后的手术前准备,甲亢危象。

[不良反应]

过敏反应并不常见,可在服药后立即发生,或数小时后在上肢和下肢发生,面部、嘴唇、舌头或喉咙可能出现水肿。长期服用,可出现口腔、咽喉烧灼感,流涎,口腔内金属味,齿和齿龈疼痛,胃部不适、剧烈疼痛,碘紊乱,手脚麻木,四肢无力。然而,对消化道的不良反应如腹泻、恶心、呕吐和胃痛并不常见。此外,疼痛、嗜酸性粒细胞增多、淋巴结病、动脉周围炎、白血病样嗜酸性粒细胞增多症也不常见。

3. 放射性碘

$^{131}I^-$ 是一种放射性碘同位素,可强烈释放对细胞有毒的颗粒。在甲状腺腺泡上皮细胞膜上表达的 Na^+/I^+ 转运蛋白不能区分 $^{131}I^-$ 和正常稳定碘($^{127}I^-$)。因此,$^{131}I^-$ 被隔离在甲状腺内。这使放射性 $^{131}I^-$ 成为治疗甲状腺功能亢进症的一种特异而有效的物质。浓缩的细胞内放射性碘继续释放颗粒,导致甲状腺选择性局部破坏。放射性碘用于治疗甲状腺毒症,这种药物可以替代手术治疗甲亢。

［药动学］

^{131}I 的半衰期为 8.1 天,56 天内其放射性消除 99％以上。在^{131}I$^-$ 被甲状腺摄取后,腺泡中发射 β 射线和 γ 射线,其中 99％为 β 射线,在约 2 mm 的范围内,增生性的甲状腺细胞对其敏感,并且对其周围组织的影响较小。

［药理作用］

其作用类似于手术切除部分甲状腺。

［临床应用］

临床上,它可用于甲状腺功能亢进患者,不适合手术或术后复发,硫脲无效或过敏。也可用于控制甲状腺癌的发展。此外,^{131}I$^-$ 可用于检查甲状腺摄取碘功能。

［不良反应］

该产品的剂量难以掌握,严重肝、肾功能不全及孕妇禁用。

4. β受体阻断药

它主要阻断甲状腺功能亢进症的交感神经—肾上腺系统兴奋性,也可以适当减少甲状腺激素的分泌。它是治疗甲状腺功能亢进症的处方,适用于不适合手术、抗甲状腺药物和放疗治疗的患者。

［药理作用］

阻断 β 受体,改善甲亢所致的心率加快和心肌收缩力增强等交感神经活性症状。作用迅速但作用弱,合用硫脲类疗效显著。还在外周抑制 T_4 和 T_3。

7.4　胰岛素及经口降血糖药

胰腺是含有外分泌和内分泌组织的腺体器官,外分泌部分构成胰腺的 99％,其将碳酸氢盐和消化酶分泌到胃肠道中。在外分泌组织内散布着将近一百万个内分泌组织的小岛,它们直接将激素分泌到血液中。这些微小的内分泌腺体统称为郎格汉斯岛。不同的细胞类型会分泌不同的激素:α 细胞释放胰高血糖素;β 细胞释放胰岛素和胰岛淀粉样多肽;δ 细胞释放生长抑素和胃泌素;PP 细胞释放胰多肽。其中胰岛素和胰高血糖素是主要的,它们共同调节和维持血糖水平。糖尿病是一种代谢性内分泌疾病,其特征是葡萄糖代谢紊乱,可分为 1 型和 2 型两种类型。1 型糖尿病由胰岛素分泌的绝对缺乏引起,1 型糖尿病是胰腺 β 细胞受到自身免疫性破坏的结果。在没有胰岛 β 细胞的情况下,胰岛素不会产生,因此循环中的胰岛素浓度接近于零。需要外源性胰岛素治疗,经口降血糖药物无效。2 型糖尿病占糖尿病的 90％以上,并且一直被认为是"成人发病型糖尿病"。在过去的三十年中,2 型糖尿病的患病率急剧上升,现在已经影响到了青少年和成年人。肥胖是最重要的危险因素,超过 80％的 2 型糖尿病患者同时肥胖。2 型糖尿病的发展通常与胰岛素抵抗有关。随着年龄和体重增加,曾经正常的胰岛素应答组织对胰岛素作用相对难以满足,并且需要增加额外的胰岛素水平来适当地做出反应。20％～30％的患者需用胰岛素治疗,其中大多数可以经口降糖药治疗。

7.4.1　胰岛素

人胰岛素是由两个二硫键连接的肽链组成的有 51 个氨基酸的蛋白质,分子量为 5 808。它源自前肽胰岛素原切割成 C-肽。胰岛素药物制剂主要来自猪、羊和牛等胰腺。现在有重组的人胰岛素,这是经美国 FDA 批准(1982 年)后首批上市的生物工程蛋白质药物。此外,人胰岛素还可以通过半合成方法获得,其中猪胰岛素 B 链第 30 位的丙氨酸用苏氨酸取代的半合成法来制取。

[药动学]

胰岛素经口无效。皮下注射吸收迅速,但作用快慢与持续时间长短有个体差异,给药后 0.5～1 h 起效,1～5 h 作用达峰,持续 5～8 h。静脉给药作用快,代谢也快,血浆半衰期小于 9 min,血浆蛋白的结合率为 1%～10%,主要在肝、肾被代谢灭活。谷胱甘肽转移酶胰岛素中的二硫键被还原成硫醇基团,两条链 A 和 B 被分离并最终被蛋白酶水解。胰岛素含有较多的酸性氨基酸,等电点为 5.3～5.4,在体液偏碱性条件下易吸收。当胰岛素与碱性蛋白如鱼精蛋白结合时,等电点改变接近于体液的 pH,可在皮下注射部位形成蛋白沉淀的形式,注射后缓慢分解逐渐发挥生物效应,延长作用时间,成为中效、长效制剂。另外,加入微量锌制成中、长效制剂可使其作用更加稳定。此外,还有两种纯制剂:① 单峰胰岛素,纯度至少为 99%;② 单组分胰岛素,也称为纯胰岛素,胰岛素原的含量不超过 1/100 000。

[药理作用]

(1) 糖代谢

加速全身组织(脑除外)对葡萄糖的摄取和利用,同时减少血糖的产生。

① 增加葡萄糖的转运。通过心肌、骨骼肌和脂肪细胞膜载体对葡萄糖进行转运,通过细胞膜促进葡萄糖的透过,并增加外周组织对糖的摄取。

② 促进葡萄糖的酵解和氧化。胰岛素可诱导葡萄糖激酶、丙酮酸脱氢酶、磷酸果糖激酶和丙酮酸激酶活性增强,加速葡萄糖的酵解和氧化。

③ 促进糖原合成。

④ 促进葡萄糖转化为脂肪和氨基酸。

⑤ 抑制糖异生。作为体内唯一的降血糖激素,胰岛素可以拮抗胰高血糖素,糖异生过程中抑制肾上腺素和糖皮质激素的关键酶,如葡萄糖 6-磷酸酶,可降低其他物质向葡萄糖的转化,减少糖的生成。

简而言之,胰岛素可以减少血糖中的葡萄糖来源,增加去路,所以,当胰岛素不足时,它可导致血糖升高,当血糖高于肾阈值(160 mg/dL)时会发生血糖升高。

(2) 脂肪代谢

抑制脂肪酶,使脂肪分解减慢;同时,它促进脂肪酸进入细胞,增加脂肪合成酶的活性,促进脂肪合成及储存增加。

（3）蛋白质代谢

胰岛素可以增加氨基酸的主动转运，促进蛋白质的合成，同时还可以抑制蛋白质分解。

（4）钾离子转运

激活细胞膜 Na^+-K^+ATP 酶，促进 K^+ 进入细胞，因此具有降血压作用。

胰岛素通过与特定受体结合起作用。主要靶组织包括肝脏、肌肉和脂肪细胞。α亚基和两个β亚基经二硫键连接组成。α亚基由 719 个氨基酸残基组成，分子量为 125 000，β亚基由 620 个氨基酸残基组成，分子量为 90 000。胰岛素与其受体的 α 亚基结合后，受体构象发生改变，随后 β 亚基自身磷酸化，进而激活 β 亚基上的酪氨酸蛋白激酶。这导致细胞中其他活性蛋白质的一系列磷酸化，反过来产生生物学效应。胰岛素制剂特点见表 7-1。

表 7-1　胰岛素制剂特点

类型	制 剂 名 称	pH	给药途径	给药时间和次数	作用时间/h		
					开始	最强	持续
短效类	常规胰岛素 (Regular Insulin, RI)	2.5～3.5	静脉、皮下	急救时	立即	1/2	2
				餐前 15～30 min，3～4 次/日	1/3～1/2	2～3	6～12
	结晶锌胰岛素 (Cystalline Zinc Insulin, CZI)	2.5～3.5	静脉、皮下	急救时	立即	1/2	2
				餐前 15～30 min，3～4 次/日	1/3～1/2	2～4	6～12
中效类	无定形胰岛素锌悬液 ［Insulin Zinc Suspension Amorphous, IZS(A)］	7.1～7.4	皮下	餐前 15～30 min，3～4 次/日	1	4～6	12～16
	低精蛋白锌胰岛素 (Lsophane Insulin Hagedom, NPH)	7.1～7.4	皮下	早或晚餐前 30～60 min，1～2 次/日	2～4	8～12	18～24
	珠蛋白锌胰岛素 (Globin Zinc Insulin)	7.1～7.4	皮下	早或晚餐前 30～60 min，1～2 次/日	2～4	6～10	12～18
长效类	精蛋白锌岛素 (Protamine Zinc Insulin, PZI)	7.1～7.4	皮下	早餐前 30～60 min，1 次/日	3～6	14～20	24～36
	结晶胰岛素锌悬液 (Insulin Zinc)	7.1～7.4	皮下	早餐前 30～60 min，1 次/日	4～6	16～18	30～36

[临床应用]

（1）糖尿病

胰岛素用于治疗各种类型的糖尿病,并且是治疗严重糖尿病的（1 型,IDDM）唯一有效药物。其他类型主要是：① 发生各种急性或严重并发症的糖尿病;② 经饮食和经口降糖药物治疗无效的糖尿病;③ 合并重度感染、高热、妊娠、分娩及大手术等的糖尿病。

（2）其他

胰岛素和葡萄糖可以促进钾流入,治疗高血钾症,并纠正细胞内钾缺乏症,它用于心肌梗死的早期阶段,以预防心肌病变的心律失常,降低死亡率。

[不良反应]

（1）低血糖反应

胰岛素使用过度,通常发生在作用的高峰时,早期表现为饥饿、虚弱、出汗、心悸、面色苍白、头痛、震颤、情绪不稳和其他类似于交感神经兴奋的症状。在严重的情况下,大脑皮层的功能明显失调,并且发生低血糖,其特征在于惊厥、昏迷甚至死亡。轻者可以喝糖水或吃东西,严重者应立即注射高渗葡萄糖。必须将低血糖昏迷与严重的酮症酸中毒昏迷区分开来。

（2）过敏反应

大约 25% 的荨麻疹和血管性水肿可以发生,并且在少数情况下可能发生过敏性休克。产生过敏反应的原因有二：首先,动物与人的胰岛素结构有差异,因此它们有抗原性;其次,来自胰岛素原或者其片段的杂质是有免疫原性的。使用人胰岛素和提高制剂的纯度有助于减少过敏反应。

（3）耐受性

急性耐受性多是由创伤、手术、并发感染、情绪激动或其他应激状态诱发血液中拮抗胰岛素的物质增多引起的;或因酮症酸中毒时血液中大量的游离脂肪酸和酮体或 pH 降低,妨碍葡萄糖的摄取与利用。出现了胰岛素急性耐受,可以在短期内,将胰岛素的剂量增加数千个单位。慢性耐受的原因很多,可能是体内抗胰岛素受体的抗体产生,这大大降低了胰岛素与胰岛素受体的结合;也可能是胰岛素受体数目减少;或由靶细胞膜上异常的葡萄糖转运系统引起。

（4）局部反应

局部注射、皮下注射可引起发红、硬结和皮下脂肪萎缩。

7.4.2　经口降血糖药

根据药物的作用方式和化学结构,常用的经口降血糖药可分为以下几类。

1. 磺酰脲类

这类药物具有磺酰脲结构。它们的作用和毒性相似,但它们的作用强度、起始和持续时间是不同的。甲苯磺丁脲和氯磺丙脲是第一代磺酰脲类。格列吡嗪和格列齐特是第二代,与第一代相比其与受体的亲和力强、作用强,其效能与第一代相似,但副作用较少。磺酰脲类药比较见表 7 - 2。

表 7 - 2　磺酰脲类药比较

药　物	达峰时间/h	半衰期/h	维持时间/h	效价强度消除
甲苯磺丁脲	2～4	4～6	6～12	＋肝代谢
氯磺丙脲	10	32	30～60	＋＋＋肾排泄
格列本脲	2～6	10～16	16～24	＋＋＋＋肝代谢
格列吡嗪	1～3	3～7	16～24	＋＋＋＋肝代谢
格列齐特	2～6	10～12	12～24	＋＋＋＋肝代谢
格列喹酮	2～3	1.5	8～24	＋＋＋＋胆汁排泄

(1) 氯磺丙脲(Chlorpropamide)

[药理作用]

如果胰岛 B 细胞可以合成和分泌胰岛素,氯磺丙脲可以促进胰岛 B 细胞的胰岛素分泌。通过增加门静脉胰岛素水平或直接作用于肝脏来抑制肝糖原分解和糖原异生作用。还可增加胰腺外组织对胰岛素的敏感性和糖的利用。

[临床应用]

适用于饮食和控制不良的轻度至中度 2 型糖尿病患者。亦适用于具有完整胰岛功能的轻度至中度稳定的成年糖尿病,尤其适用于老年或血管并发症及成年肥胖性糖尿病。

[不良反应]

常见低血糖症状,应严密观察,必要时静滴葡萄糖。另外,可导致水潴留。少见却严重的黄疸、肝功能损害、骨髓抑制、粒细胞减少(表现为咽痛、发热、感染)、血小板减少症(表现为出血、紫癜)等。较少见的有皮疹、腹泻、恶心、呕吐、头痛、胃痛或不适。

(2) 格列本脲(Glibenclamide)

[药动学]

经口吸收容易,血浆蛋白结合率高,经口 2～5 h 后血药浓度达峰值,持续作用 24 h,半衰期为 10 h。由肝代谢,经肾排出。

[药理作用]

通过增加肝脏门静脉胰岛素水平或对肝脏直接作用,抑制肝糖原分解和糖原异生作用,使肝脏生成和输出葡萄糖减少。

[临床应用]

主要适用于只用饮食控制疗效不满意的轻、中度的非胰岛素依赖型糖尿病患者。

［不良反应］

低血糖,服用糖水或进食可缓解,重则需静脉滴注葡萄糖。偶可引起胆汁淤积性黄疸、皮疹或血液改变。

（3）格列齐特(Gliclazide)

［药理作用］

降血糖作用较为温和。作用于微血管,包括减少血小板黏附和聚集,显著降低血栓素水平,增加内皮细胞纤维蛋白溶酶原的活性,从而促进纤维蛋白的降解并减轻体内微血管内皮细胞的增殖。

［临床应用］

适用于 2 型糖尿病患者,特别是微血管病变者。适用于患有成人糖尿病、糖尿病伴有肥胖症者或伴有血管病变者。

［不良反应］

大多数患者对该产品耐受良好。最常见的副作用是胃肠道症状,低血糖发生少而轻。

（4）格列喹酮(Glurenor)

［药动学］

本品经口易吸收,2～3 h 后达血药峰浓度,主要在肝脏代谢,95% 代谢产物通过胆汁,由粪便排泄,经肾脏排泄量不足 5%。半衰期为 24 h,血浆蛋白结合率为 99%。

［药理作用］

该产品的作用机理与其他经口磺脲类降糖药的作用机理相同,主要用于治疗早期内源性胰岛素分泌,改善周围组织对胰岛素的敏感性。

［临床应用］

该药是磺脲类经口降血糖药中唯一不受肾功能影响的药物,可用于肾功能受损的糖尿病患者。

［不良反应］

偶见皮肤过敏反应、胃肠道反应、轻度低血糖反应及血液系统方面的改变。

2. 双胍类

临床应用的主要有苯乙双胍和二甲双胍。

二甲双胍(Metformin Hydrochloride Tablets)

［药动学］

（1）吸收。经口给药后,二甲双胍缓释片从胃肠道吸收,血药浓度峰值为 7 h。服用二甲双胍缓释片数次后,不会在血浆中积聚。

（2）分布。二甲双胍与血浆蛋白的结合率同磺脲类药物(结合率达 90%)相比几乎可忽略不计。二甲双胍可以进入体内的红细胞,并可能与其作用的持续时间有关。当缓释片通过以通用的临床剂量给药时,它在 24～48 h 内达到稳定状态,通常小于 1 μm · g/mL。

（3）代谢和排泄。该产品的代谢产物作为原型药物排出体外,不会被肝脏代谢,也不会被胆汁排泄。肾清除率约为肌酐清除率的 3.5 倍,表明肾小管排泄是消除二甲双胍的主要途径。经口给药 24 h 后,大约 90% 的吸收药物通过肾脏途径消除,血浆消除半衰期约为 6.2 h。在血液中,药物的消除半衰期约为 17.6 h。

[药理作用]

盐酸二甲双胍可以提高 2 型糖尿病患者的血糖耐受性,有降低基础和餐后血糖的作用。双胍类药物的作用机理与其他类的经口抗血糖药有所不同,它们的共同点是减少肝糖通过糖异生的生成,减少肠道中葡萄糖的吸收,并增加外周糖的摄取和利用,以增加胰岛素敏感性。

[临床应用]

适用于单独饮食和运动疗法无法控制的 2 型糖尿病患者。该产品可单独使用或与磺脲类或胰岛素联合使用。

[不良反应]

部分病人经口本品后出现胃肠道不适,以及头晕、头痛、流感样症状、异味、低血压、心悸、潮红、胸部不适、疲劳等。

3. 葡萄糖苷酶抑制药

这种降血糖药是第三代经口降血糖药,临床应用的药物是米格列醇和阿卡波糖。

阿卡波糖(Acarbose)

该产品是一种新型 α-葡萄糖苷酶抑制药。

[药动学]

经口吸收较少,$t_{1/2}$ 约为 2.8 h。

[药理作用]

糖可以竞争性抑制小肠中的淀粉酶,从而减缓淀粉分解为麦芽糖进一步分解成葡萄糖。减少小肠中葡萄糖的吸收,以控制餐后血糖的增加。

[临床应用]

临床上适用于轻度和中度糖尿病,可单独服用或与其他降糖药联合服用,有效率可达到 55%。控制餐后血糖的升高。

[不良反应]

由于肠道中碳水化合物的分解和吸收障碍,滞留时间延长,因而导致细菌酵解产气增加,产生肠道多气、腹痛、腹泻等不良反应。个别亦可出现低血糖反应。

4. 胰岛素增敏剂

这些药物针对胰岛素抵抗并增加身体对胰岛素的敏感性。主要是噻唑烷酮类化合物(罗格列酮、吡格列酮、曲格列酮)。

罗格列酮(Rosiglitazone Hydrochloride)

[药动学]

绝对生物利用度为 99%,并且在健康成人中经口罗格列酮片剂,4 mg。1 h 后血药浓度达峰,其 C_{max} 约为 319 ng/mL, $t_{1/2}$ 为 3～4 h,该品 99.8% 分布在血清蛋白(主要是白蛋白)中,大部分产品以尿液代谢产物的形式排出体外。

[药理作用]

改善胰岛素抵抗,降低高胰岛素血症的高血糖症。纠正脂质代谢紊乱。改善高血压,收缩压、舒张压和平均血压都会降低。

[临床应用]

2 型糖尿病血管并发症的预防和治疗。抗动脉粥样硬化:抑制血小板内磷酸肌醇信号通路,明显减轻肾小球的病理改变,延缓蛋白尿的发生。它适用于发生胰岛素抵抗的糖尿病病人,主要为 2 型糖尿病。

[不良反应]

包括嗜睡、水肿、血液稀释、肌肉及骨骼痛、头痛、消化道症状、上呼吸道感染及曲格列酮的明显肝毒性。

5. 其他类药物

瑞格列奈(Repaglinide)

该产品为苯甲酸类衍生物,其作用类似于磺酰脲类。为"第一个餐时血糖调节药"。

[药动学]

瑞格列奈在胃肠道后迅速被吸收,从而导致血浆药物浓度迅速上升。服药 1 h 后,体内血浆药物浓度达到峰值,然后血浆浓度迅速下降,并在 4～6 h 内清除。血浆半衰期约为 1 h。瑞格列奈与人血浆蛋白的结合率高达 98%。在体内几乎全部被代谢,其代谢物具有降血糖的作用。瑞格列奈及其代谢产物主要由胆汁排泄,剩余的小部分(小于 8%)代谢产物由尿液排出。粪便中的原型药物少于 1%。

[药理作用]

瑞格列奈是一种新型的短效经口降糖药。瑞格列奈通过刺激胰腺释放胰岛素迅速降低血糖水平,此作用依赖于胰岛中有功能的 β 细胞。与其他经口胰岛素降低的降糖药相比,瑞格列奈的不同之处在于它与不同受体结合以关闭 β 细胞膜中 ATP-依赖性钾通道。它可以使 β 细胞去极化,从而分泌胰岛素。

[临床应用]

2 型糖尿病患者用于控制饮食、减肥和运动,仍不能有效控制高血糖的情况。瑞格列奈可与二甲双胍合用,与各自单独使用相比,两者合用对控制血糖有协同作用。

[不良反应]

低血糖,视觉异常。胃肠道反应:如腹痛、腹泻、恶心、呕吐和便秘。肝功酶指标升高。过敏反应:如皮肤瘙痒、发红、荨麻疹。

第 8 章 消化系统药理学

消化系统具有分泌与运动和以此为基础的消化吸收机能,若有功能异常则可引起胃肠道症状或疾病,如消化性溃疡、胆石症、消化不良、呕吐和腹泻等症状。随着对胃肠生理及病理研究的深入,新的药物不断出现,特别是消化性溃疡治疗药物取得了惊人的发展。

20 世纪 70 年代,H_2 受体阻断药问世,西咪替丁作为其代表药物。20 世纪 80 年代后期起,相继上市了多种对 H^+,K^+-ATP 酶有特异性抑制作用的质子泵抑制剂,并成为治疗消化性溃疡的一线药物,如奥美拉唑、兰索拉唑、泮托拉唑等。近年来又开发了首个上市的手性质子泵抑制剂——奥美拉唑的左旋体埃索美拉唑,此药对 H_2 受体阻断药疗效不佳的患者也展现出较好的疗效。

8.1 抗消化性溃疡药

消化性溃疡(Peptic Ulcer)是指发生部位在胃和十二指肠的溃疡。其发病的直接原因是胃黏膜自身的防御因子包括前列腺素、胃黏膜黏液和 HCO_3^- 与黏膜攻击因子(胃酸、胃蛋白酶等)之间的平衡被打破。个体神经内分泌紊乱和遗传因素也是存在的两种发病原因。另外病因学研究发现:幽门螺杆菌(*Helicobacter pyroli*,Hp)是引发消化性溃疡的主要原因,大约 90% 的十二指肠溃疡和 70% 的胃溃疡与 Hp 感染密切相关。多数消化性溃疡可以用根除 Hp 的办法得以彻底治愈。临床上药物治疗的原则主要是减少胃液中的胃酸以降低胃蛋白酶活性,以及抗菌治疗等抑制损伤因子,同时恢复、增强胃黏膜抵御胃酸、胃蛋白酶的腐蚀与消化,增强胃黏膜保护功能,保护溃疡面免受损害并促进溃疡修复,以达到治疗目的。抗消化性溃疡药的作用机制如图 8-1 所示。

8.1.1 抗酸药

抗酸药(Antacids)又称胃酸中和药。本类药物多为弱碱性的无机化合物,如镁盐或铝盐,经口本类药物后,体内过多的胃酸能被中和,消除胃酸对胃、十二指肠黏膜的侵害和刺激,使胃蛋白酶分解胃壁蛋白的活性减弱,可以缓解胃疼痛、保护胃黏膜作用,并促进溃疡的愈合。主要用以辅助治疗胃和十二指肠溃疡以及胃酸增多症。理想状态下,抗酸药应迅速起效且作用时间较长、不产生气体、不产生腹泻和便秘等副作用,但单一抗酸药物的作用常不理想,为增强抗酸效果,减少副作用,故临床常用复方制剂,如氢氧化铝、三硅酸镁和颠茄组成的复方氢氧化铝。常用抗酸药及其作用特点如下。

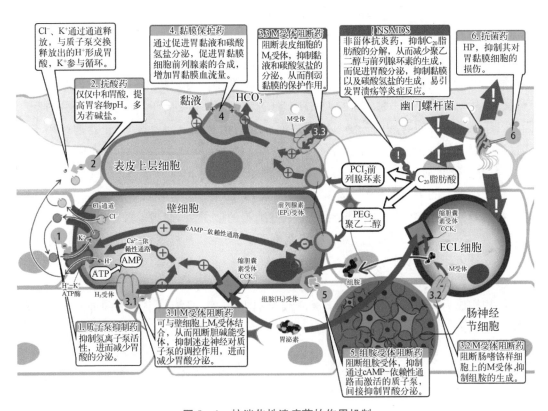

图 8-1 抗消化性溃疡药的作用机制

（1）氢氧化铝

抗酸作用较强而缓慢，对胃黏膜有保护作用，能中和胃酸，降低胃液酸度，但不能抑制胃酸分泌。氢氧化铝可成凝胶状，随后将溃疡面覆盖，发挥保护作用；氢氧化铝还可以将胃酸中和生成氯化铝，从而将蛋白沉淀在溃疡面，因此具有收敛作用和止血作用。但本药可引起便秘，且由于氢氧化铝在肠内会与磷酸盐结合，长期服用会导致骨代谢异常和骨质软化。

（2）碳酸氢钠

又称小苏打。抗酸作用快，可迅速缓解胃痛症状，然而作用较微弱，维持时间短。可产生 CO_2 气体，且易被吸收而引起碱血症。

（3）氢氧化镁

抗酸作用强，但起效较慢。进入肠道后与碳酸或磷酸反应产生不溶性镁盐，有导泻作用，可引起轻度腹泻。此外，少量镁离子可被吸收进入血液，并经肾脏排出，在肾功能不全时，其排泄受限可产生高镁血症。

8.1.2 胃酸分泌抑制药

胃及十二指肠溃疡的产生和愈合都与胃酸有密不可分的关系。胃壁细胞分泌产生胃酸，壁细胞上有三种受体，即胃泌素、二型组胺（H_2）和 M_1 胆碱受体。一连串的生化过程在这些受体激动时发生,最后可将 H^+,K^+-ATP 酶(即 H^+泵)激活,分泌 H^+ 到胃腔内,从而产生胃酸。上述三种受体所对应的阻断药和 H^+ 泵抑制药都可以抑制胃酸的分泌,因此利于溃疡的愈合,其中组胺对胃酸分泌的刺激效果最强,因此 H_2 受体的阻断药可强烈抑制胃酸的产生,是人们普遍使用的针对消化性溃疡的有效药物。各种因素刺激胃酸产生的最后一步都是 H^+ 泵,因而抑制 H^+ 泵的机能就可以直接产生对胃酸分泌的抑制。因此,H^+泵抑制药对胃酸的分泌具有强烈而充分的抑制效果,是目前为止普遍运用于临床且疗效显著的消化性溃疡治疗药。

1. 质子泵抑制药

胃壁细胞上的 H^+、K^+-ATP 酶(即质子泵)分泌出 H^+ 是形成胃酸的最后一步。本类药物为苯并咪唑类衍生物,选择性作用于壁细胞的质子泵,抑制胃酸的分泌,由于药物与酶 α 亚单位的巯基共价结合,具有稳固而不可逆的特点,其抑制胃酸分泌的作用强大并且持久。代表药物有奥美拉唑、兰索拉唑、泮托拉唑和雷贝拉唑等。

(1) 奥美拉唑(Proglumide)

结构构成为砜根连接着苯咪唑环和吡啶环(图 8-2),是第一个上市的抑制质子泵的药物。

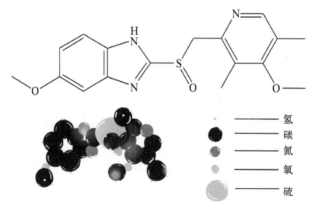

图 8-2　奥美拉唑结构

[体内过程]

本药经口吸收快,酸性环境下不稳定,生物利用度约为 15%,但重复用药,生物利用度增加至 70%。主要分布于细胞外液,并蓄积于胃黏膜壁细胞,体内的代谢产物仍有活性,故作用时间长,80%的代谢产物由尿排出。

[药理作用]

奥美拉唑是一种无活性的前体,经口吸收后,可聚集在壁细胞的分泌小管系统,转化成有活性的亚磺酰胺,可选择性与 H^+、K^+-ATP 酶 α 亚单位的巯基进行共价结合,使酶失去活性,即抑制 H^+ 泵的分泌 H^+ 功能,故在抑制胃酸产生方面发挥强大的作用。奥美拉唑不仅可抑制分泌基础胃酸与胃蛋白酶,也可抑制由多种刺激引起的胃酸分泌,如促胃液素、组胺、ACh、食物等刺激条件。本药对胃酸分泌的抑制率在 24 h 即达到 95%,清晨经口 20 mg 可将胃内 pH 维持在 3 以上长达 16～18 h,大剂量应用可导致无酸状态,此外有抗幽门螺旋杆菌作用。

[临床应用]

主要用于胃、十二指肠溃疡、反流性食管炎、急性胃黏膜出血和胃泌素瘤,与抗菌药联合使用也可治疗 Hp 感染。

[不良反应]

不良反应少,可见的反应有胃肠道反应,另有头痛、头昏、嗜睡等。偶有皮疹、外周神经炎等症状。长期应用应注意胃黏膜可能产生癌变。动物实验显示,长期大剂量应用奥美拉唑,可引起动物胃黏膜泌酸细胞以及 ECL 细胞增生,可产生胃黏膜癌样瘤。

（2）兰索拉唑

是第二代质子泵抑制剂,结构见图 8 - 3。其作用、作用机制和临床应用皆与奥美拉唑相同,但本药对胃酸分泌以及 Hp 的抑制作用都强于奥美拉唑。本药经口易吸收,生物利用度高,可达 85%,半衰期为 2 h 左右,主要在肝脏代谢,代谢产物经胆汁于粪便排出。

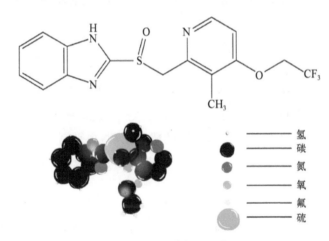

图 8 - 3　兰索拉唑结构

（3）泮托拉唑

是第三个质子泵抑制剂,具有与奥美拉唑相似的疗效,本药的特点是具有较高的生物利用度,约为 70%;老年人以及肾功能损害的人服用该药后的药动学效应无明显变化,无须调整剂量;本药对质子泵有更高的选择性,几乎不影响其他药物代谢,不良反应轻。

2. H₂ 受体阻断药

组胺是一种介导胃酸分泌过程的重要物质,当它与 H₂ 受体结合后,通过活化腺苷酸环化酶（AC）,增加细胞内 cAMP 的含量,最终激活胃壁细胞的 H^+、K^+ - ATP 酶分泌更多胃酸。本类药物竞争性阻断 H₂ 受体,抑制胃酸的分泌,并呈剂量依赖性。既能抑制基础胃酸、夜间胃酸分泌,也能抑制食物以及各种药物引起的胃酸分泌,是治疗消化性溃疡的重要药物。

本类药物的代表药物为西咪替丁,常用的还有雷尼替丁、法莫替丁和尼扎替丁。雷尼替丁和尼扎替丁的作用效果较西咪替丁强 10 倍,法莫替丁较西咪替丁强 30 倍。但临床疗效并无明显区别,只在应用剂量与次数上有所不同。

(1) 西咪替丁

为第一代 H_2 受体阻断药。

[体内过程]

本药经口易吸收,生物利用度约为 70%,经口后 1 h 左右血药浓度达到高峰,半衰期为 2～3 h。约 30% 在肝脏中进行代谢,代谢物及原型经肾脏排泄。

[药理作用]

选择性阻断 H_2 受体,抑制胃酸的分泌,也可抑制胃泌素、胆碱受体激动剂和迷走神经兴奋所致的胃酸分泌。

[临床应用]

主要用于治疗胃、十二指肠溃疡,连续用药 4～6 周,愈合率可达 80%。也可用于上消化道出血、反流性食管炎、胃泌素瘤等。

[不良反应]

发生率为 1%～5%。一般不良反应包括头痛、头晕、腹泻、便秘、脱发等。其次,本药有抗雄激素和促进催乳素分泌作用,大剂量西咪替丁可使男性产生乳房女性化、溢乳和性功能障碍等现象。西咪替丁也可损伤肝、肾功能,少数病例用药后出现血中转氨酶或尿素氮、肌酐升高。此外,西咪替丁属于肝药酶抑制剂,可抑制细胞色素 P450 药物代谢系统,妨碍体内其他药物的代谢清除,如卡马西平、苯妥英钠、茶碱、普萘洛尔和华法林等。

(2) 雷尼替丁

为第二代 H_2 受体阻断药。本药作用机制与西咪替丁相同,但其对胃酸分泌的抑制作用较西咪替丁强 4～10 倍,且其对胃蛋白酶分泌的抑制作用较为强烈。经口可吸收,生物利用度及半衰期与西咪替丁相似,但 50% 在肝脏代谢,有首过效应,不良反应也比西咪替丁少,且治疗量不会改变雄激素和催乳素的血液水平,对肝脏药物代谢酶系统的抑制作用弱于西咪替丁。

(3) 法莫替丁

为第三代 H_2 受体阻断药。本药抑制胃酸分泌机制与西咪替丁相同,但作用效果更强,约为西咪替丁的 30 倍以上,较雷尼替丁强 7～10 倍。用法用量与雷尼替丁相似,但生物利用度较高,可达 90%,半衰期略短,约为 1.3 h。不良反应相对轻,对内分泌没有明显的不良影响,对肝脏药酶也没有明显的抑制作用。

3. M_1 胆碱受体阻断药

迷走神经的胆碱能神经末梢止于壁细胞、肠嗜铬样细胞(Enterochromaffin Like Cells, ELC)及肥大细胞等,阻断 M_1 胆碱受体可以抑制迷走神经过度兴奋引起的胃酸分泌,同时也抑制 ELC 与肥大细胞释放组胺,减少组胺释放而导致的胃酸分泌。本类药物有哌仑西平、替仑西平,其中替仑西平作用最强。

（1）哌仑西平（Pirenzepine）

为三环类化合物。

[体内过程]

经口可吸收,生物利用度约为 25%,血浆蛋白结合率约为 12%,90%的药物以原型从粪便中排出。由于脂溶性差,很难通过血脑屏障。

[药理作用]

本药选择性阻断 M_1 受体,并抑制由迷走神经产生的胃酸分泌,减小了组胺与胃泌素的释放引起的胃酸分泌增加,也减少了胃蛋白酶的分泌。其抑制胃酸分泌的作用弱于西咪替丁。

[临床应用]

用于消化性溃疡和返流性食管炎的治疗。虽然对胃酸分泌的抑制作用弱于西咪替丁,但对照实验结果显示:对十二指肠溃疡的治愈率与 H_2 受体阻断药相差不大。常用治疗量 25 毫克/次,2 次/日,消化性溃疡治愈率在 50%以上,增大用量或与 H_2 受体阻断药联合使用产生协同作用,可增强疗效。

[不良反应]

本药很难通过血脑屏障进入中枢神经系统,因此无抗胆碱药样的中枢副作用。本药对心肌、平滑肌以及腺体的 M 受体具有相对较大的亲和力,一般治疗量没有明显的 M 样副作用,但较大剂量因阻断心肌的 M 受体可引起心率加快,口干,引起调节麻痹而可出现视力模糊。

（2）替仑西平（Telenzepine）

作用与哌仑西平相似,选择性阻断 M_1 受体,但本药与 M_1 的亲和力比哌仑西平强,对胃酸分泌的抑制作用为哌仑西平的 4~10 倍。用于消化性溃疡病。

4. 促胃泌素受体阻断药

丙谷胺（Proglumide）

又名二丙谷酰胺。可竞争性结合并阻断胃壁细胞的胃泌素受体,抑制多种因素通过胃泌素引起的胃酸和胃蛋白酶分泌,作用效果不及 H_2 受体阻断药与质子泵抑制药,具有保护胃黏膜和加速溃疡愈合的作用,临床用于胃和十二指肠溃疡。不良反应较轻,偶然发生腹胀和食欲减退等症状。

8.1.3　黏膜保护药

黏膜保护药主要起效原因为促进胃黏液和碳酸氢盐的分泌,促进胃黏膜细胞前列腺素的合成,增加胃黏膜的血流量,从而在防治胃黏膜损伤、加速组织修复和溃疡愈合中起作用。部分药物还具有抗幽门螺杆菌和抗酸作用。

（1）米索前列醇(Misoprostol)

为前列腺素的衍生物，其他还有恩前列素(Enprostil)、利奥前列素(Rioprostil)、曲莫前列素(Trimoprostil)等。前列腺素作用广泛，可作用于胃壁细胞的前列腺素受体，使受体激动，对胃酸分泌有抑制作用。同时可作用于黏液细胞，增强黏液以及 HCO_3^- 的分泌，保护胃黏膜，作用较强且稳定。

本药经口吸收快，可直接作用于胃黏膜细胞的前列腺素受体，从而抑制胃酸、胃泌素和胃蛋白酶的分泌，也可减少由于组胺、胃泌素和食物刺激所分泌的胃酸；刺激黏液细胞，分泌胃黏液和 HCO_3^-，加强黏膜屏障作用，抵御损伤因子的侵袭，对黏膜有较强保护作用。尚可增加局部血流量，改善微循环，促进黏膜上皮细胞增生，加速溃疡愈合。常用于预防并治疗非甾体抗炎药导致的胃黏膜损伤与溃疡，也用于治疗胃、十二指肠溃疡。不良反应包括稀便、腹泻、腹痛，可能有子宫收缩的现象，因此孕妇禁止使用。

（2）硫糖铝(Sucralfate)

为蔗糖硫酸酯的碱性铝盐，不溶于水，可黏附在胃和十二指肠的黏膜上，在酸性条件下进行解离，解离产物为硫酸化蔗糖和氢氧化铝，并与黏膜中黏蛋白结合产生胶冻，以保护膜的状态盖在溃疡面上，可防止胃酸及消化酶的损害。本药还能与胃蛋白酶、胆酸结合，抑制它们的活性，减轻黏膜损伤，显著增加前列腺素 E_2 的释放，加速胃黏液和 HCO_3^- 的分泌，具有保护溃疡黏膜的作用。

临床主要用于胃和十二指肠溃疡。不良反应少，长期使用会引起便秘，偶有恶心、腹泻、胃部不适、皮疹等。

（3）枸橼酸铋钾(Bismuth Potassium Citrate)

为一种稳定的胶状悬浮剂，可以和溃疡基底膜坏死组织中的蛋白或氨基酸结合，成为蛋白质-铋复合物，罩在溃疡的表面，保护黏膜。同时可以加速 PGE、黏液、HCO_3^- 分泌，还具有抗 Hp 的作用。主要用于胃、十二指肠溃疡。长期用药，可使口腔变黑，导致轻度便秘，产生黑色粪便。也可引起肾小管损害，肾功能不良者禁止使用。

（4）铝碳酸镁(Hydrotalcite)

本药能中和胃酸从而抗酸，还可以结合胃蛋白酶、胆酸，并抑制它们的活性，阻碍它们损伤胃黏膜，使其继续发挥屏障作用。促进 PGE 生成，促进黏膜修复。铝盐在体内很难吸收，适用于胃、十二指肠溃疡，反流性食管炎，胆汁倒流等症状。因为所含的铝和镁两种离子，所以可部分抵消便秘与腹泻的不良反应。故本药不良反应少且程度轻，少数人会产生胃肠不适的症状，剂量过大可致大便呈糊状。

8.1.4　抗幽门螺杆菌药

幽门螺杆菌是寄生于人胃黏膜中的革兰氏阴性厌氧菌。它可分泌尿素酶、白三烯和多种细胞毒素，以损伤胃黏膜。Hp 感染与消化性溃疡以及慢性胃窦炎的产生有密切关联。消化性溃疡病患者的感染率与正常人相比显著增高，运用抗 Hp 治疗可以加速溃疡的愈合，彻底清除 Hp 可降低溃疡病的再次发病率。

幽门螺杆菌比较顽固,单独使用某种抗菌药物往往不能将其根除,所以常采用多药联合治疗以期获得良好效果,常用联合用药方案如下:① 兰索拉唑、阿莫西林和罗红霉素;② 阿莫西林、克拉霉素和兰索拉唑;③ 四环素或阿莫西林、甲硝唑和铋盐。合用后可显著提升 Hp 的清除率,抑制溃疡,并降低溃疡的再次发病率。

8.2　消化功能调节药

8.2.1　助消化药

助消化药(Digestants)大部分是正常消化液中的成分,适用于消化腺分泌功能低下或消化不良等症状,可加速食物消化的过程,其中部分助消化药可以阻碍肠道的过度发酵,也用来治疗消化不良。

(1) 胃蛋白酶(Pepsin)

由动物胃黏膜取得的含蛋白水解酶物质。胃蛋白酶由胃腺分泌,水解蛋白质形成蛋白胨和胨,也可以水解多肽。常与稀盐酸等同服,辅助治疗胃酸、消化酶分泌过少以及消化不良等症状。

(2) 胰酶(Pancreatin)

从哺乳动物胰腺中提取,由蛋白酶、淀粉酶和胰脂酶构成。胰酶可水解蛋白质及多肽,将脂肪水解成甘油和脂肪酸,将淀粉转化为糊精和糖。常以肠溶片的形式用于治疗消化不良、食欲不振以及胰腺炎等胰腺功能不足疾病。

(3) 干酵母(Dried yeast)

为酿酒酵母的干菌体,含维生素 B。用于辅助治疗食欲不振、消化不良和维生素 B 族缺乏症。宜咀嚼服用,大剂量会导致腹泻。

(4) 乳酶生(Lactasin)

为干燥的乳酸杆菌制剂,在肠内可将糖类分解形成乳酸,降低肠液 pH,减少腐败菌的繁殖,减少肠内气体的产生,可治疗腹胀、消化不良以及小儿消化不良性腹泻。不可以和具有抗乳酸杆菌的抗生素(如氯霉素、四环素等)同时合用,也不可以和吸附剂、收敛剂、鞣酸、碱性药物(如抗酸剂)合用,以免影响疗效。

8.2.2　泻药

泻药(Cathartic)为提高肠内水分、软化粪便或润滑肠管、增强肠蠕动和利于排便的药物。根据药物作用机制可以分为三类:刺激性(接触性)泻药、渗透性(容积性)泻药、润滑性泻药。

1. 刺激性泻药

本类药物或其代谢产物与肠黏膜接触,刺激肠壁,加强肠道蠕动,同时改变肠黏膜的通透性,使电解质与水分向肠内腔分布并蓄积,刺激肠蠕动增强并导致泻下。

(1) 酚酞

主要作用于大肠,经口后在肠道内与碱性肠液形成可溶性钠盐,刺激肠壁以增加蠕动,并抑制肠液吸收而导致泻下。经口 6~8 h 后排出软便,用于慢性便秘,偶有肠绞痛、皮疹等不良反应。

(2) 大黄

属蓼科植物,是中国特产,是国内医学常用药。大黄为蒽醌刺激性泻药,含有大黄素、大黄酸、大黄酚和鞣酸等。大黄泻下作用缓和,也具有收敛作用。经口后 4~8 h 排便,常用于治疗急性或慢性便秘,排泄后会发生继发性便秘,是由于鞣酸的收敛作用时间较长,用后可有轻度腹部不适感。

(3) 番泻叶

为豆科植物狭叶与尖叶番泻的干燥叶片或果实,含有芦荟泻素、番泻苷甲与乙和大黄酸。经口后蒽醌苷类在肠内被细菌分解,释放出有活性的蒽醌,刺激结肠增强推进性蠕动,服用后 6~12 h 内引起腹泻。用于治疗便秘、外科手术以及肠镜检查前的肠排空,用后可有轻度腹部不适、腹痛等。

(4) 蓖麻油

在小肠上部被脂肪酶水解,形成有刺激性的蓖麻油酸,从而增加肠蠕动,同时减少液体和电解质的净吸收以产生导泻作用,服药后 2~3 h 排出流质粪便。由于其强烈的作用及其对全肠道都有作用,服用后常带有腹痛,故一般不作为便秘治疗药,而用作检查前肠道的清洁。

2. 渗透性泻药

本类药物经口不吸收或很少吸收,使肠腔形成高渗而减少吸水,大量水分停留在肠内从而增加容积,并刺激肠壁蠕动,导致泻下。

(1) 硫酸镁

硫酸镁为机体的基本电介质,也是体内一些酶系统的辅因子,参与中枢和外周的多种作用。经口硫酸镁或含镁制剂,在肠道不易吸收,形成高渗,保留水分而致泻下,常用于外科手术、结肠镜检查前排空肠内容物。此外镁盐还可导致十二指肠分泌胆囊素,刺激肠液分泌和蠕动,反射性引起胆总管括约肌松弛和胆囊收缩而产生利胆作用,适用于阻塞性黄疸和慢性胆囊炎。

(2) 乳果糖

属于合成双糖,经口不吸收,在结肠部位可被细菌分解代谢形成主成分乳酸,局部发挥高渗透作用,增大粪便体积,刺激结肠蠕动,促进排便,可用于治疗慢性便秘。由于乳酸使结肠内趋于酸性,阻止吸收氨气,降低血氨,因此可预防肝昏迷。一般不良反应包括腹部不适、腹痛或肠胀气。

3. 润滑性泻药

降低肠壁粗糙感、软化粪便,具有通便作用。

(1) 液体石蜡

矿物油,肠道不吸收,可以润滑肠壁、阻碍吸水、软化粪便、利于排便,适用于年老体弱和儿童便秘,使用时间长会阻碍脂溶性维生素和钙、磷吸收。

（2）甘油

直肠给药,有轻度局部高渗刺激肠壁导致排便反应和润滑作用,并吸水使大便软化,可快速排出软便,适用于老人及儿童便秘。

8.2.3 止泻药

腹泻是多种疾病的症状之一,在肠道感染等疾病时,有利于毒物的排出。但腹泻若强烈且维持较长时间,可导致机体脱水和电解质紊乱,因此,在对因治疗的同时,适当给予止泻药。

（1）阿片酊

为阿片类制剂,通过中枢与外周作用而影响胃肠运动与分泌功能。阿片酊可激活阿片 μ 受体,能增强直肠括约肌张力,降低肠蠕动及分泌,激活 δ 受体也减少分泌,使水钠吸收增加,减少肠内水分从而止泻,用于治疗急性或慢性非感染性腹泻。目前逐渐被较少进入中枢神经系统的合成衍生物如地芬诺酯、洛哌丁胺等取代。

（2）地芬诺酯

为人工合成的哌替啶衍生物,较少引起中枢作用,可直接作用在肠平滑肌,提高肠张力,减少肠蠕动,延缓肠内容物的通过,利于肠内吸水,能有效缓解腹泻。用于急性或慢性功能性腹泻。不良反应少,偶见口干、腹部不适、恶心、呕吐、烦躁等症状,停药后消失。但长期大剂量服用会产生成瘾性。本品可加强中枢抑制药的作用,故不宜与巴比妥类、阿片类或其他中枢抑制药联合使用。

（3）药用炭

为吸附剂,体积小、表面积大、有广谱吸附活性。经口后能吸附肠内毒物气体等,阻止毒物吸收从而止泻。

（4）洛哌丁胺

本药化学结构、作用和用途均类似于地芬诺酯,不仅可以直接抑制肠蠕动,也减少肠壁神经末梢释放乙酰胆碱,抑制肠道分泌。适用于急性腹泻以及各种原因引起的慢性腹泻,尤其适用于临床上应用其他止泻药效果不明显的慢性功能性腹泻。有轻微不良反应,主要有皮疹、瘙痒及恶心、呕吐、口干等症状。

8.2.4 止吐药及胃肠促动力药

恶心、呕吐是胃肠道疾病的常见症状,也见于前庭功能紊乱、运动病以及癌症化疗、放疗后的不良反应。呕吐是个繁杂的过程,由延髓网状结构呕吐中枢所调控。前庭器和内脏等部位的外周信号经延脑化学催吐感受区（CTZ）及孤束核传入并兴奋中枢,再经包括迷走神经、膈与支配腹部肌肉的神经传出通路,产生呕吐反应。介导呕吐的主要介质包括 5 -羟色胺、多巴胺、组胺和乙酰胆碱等,分别作用于 CTZ 和孤束核内的 5 - HT_3、D_2、H_1、M_1 受体而引起呕吐。通过阻断上述受体可缓解或防止呕吐的发生。近年来发现某些药物可增加胃肠推动性蠕动作用,称为胃肠动力药,如 5 - HT_4 受体激动剂、5 - HT_3 与多巴胺受体拮抗药。

（1）甲氧氯普胺

多巴胺受体阻断药甲氧氯普胺的结构见图 8-4。

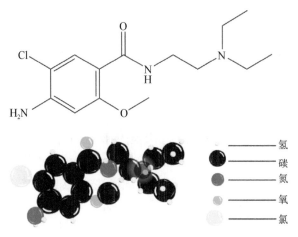

图 8-4　甲氧氯普胺结构

[体内过程]

经口吸收好，生物利用度约为 75%，体内分布广，易通过血脑屏障，乳汁中含量高于血浆，约 70% 的药物与葡萄糖醛酸或硫酸盐结合后和其余药物原型共同经肾从尿排出。

[药理作用]

甲氧氯普胺可阻断中枢神经系统的 DA 受体，阻断 CTZ 的 D_2 受体，产生中枢性止吐作用，但也可阻断黑质纹状体等部位的 DA 受体，可引起锥体外系症状。

对胃肠的作用表现为促进胃肠运动，增加贲门括约肌张力，舒张幽门，加速胃排空和肠内容物从十二指肠向回盲部推进，发挥胃肠促动药作用。

[临床应用]

主治胃肠功能失调引起的呕吐及肿瘤放疗、化疗引起的呕吐，也可治疗功能性胃肠道张力低下。

[不良反应]

一般为倦怠、瞌睡，也有头晕、腹泻。长期用药可致锥体外系反应，出现帕金森病样症状和迟发性运动障碍。

（2）多潘立酮(Domperidone)

为苯并咪唑衍生物。经口吸收迅速，但生物利用度低，主要在肝脏代谢，无活性的代谢产物经胆汁分泌，由粪便排出，不易通过血脑屏障。本品通过阻断外周 DA 受体来止吐，一般不引起锥体外系反应，也可以阻断 DA 抑制胃肠肌层神经丛突触后胆碱能神经元的作用，促进 ACh 释放而使胃肠蠕动加强，抑制胃受容性扩张，加速胃排空，调节胃窦、十二指肠运动，防止食物反流。

用于治疗肿瘤放疗、化疗及感染等导致的恶心、呕吐。治疗胃肠运动障碍性疾病,如慢性餐后消化不良、胃潴留等。不良反应较轻,可引起头痛和催乳激素血症。

（3）昂丹司琼（Ondanserton）

5-HT₃ 受体拮抗药。可以选择性阻断中枢和肠道的 5-HT₃ 受体,并具有很强的抑制呕吐效果,对顺铂、环磷酰胺等抗癌药产生的呕吐具有迅速、强而持久的镇吐效果。还能加强胃肠排空,利于减轻恶心感等。此外,还具有一定安定、抗焦虑作用,适用于治疗肿瘤化疗和放疗导致的恶心和呕吐。

本药经口吸收迅速,生物利用度为 60%,90% 以上的药物在肝脏代谢,代谢产物及少量原型多经肾排泄。不良反应较轻,包括头痛、乏力、便秘。

（4）西沙必利（Cisapride）

是一种衍生自氟哌啶醇的新型苯甲酰胺类药物。经口吸收好,1～2 h 达血药峰值,半衰期为 7～10 h,血浆蛋白结合率高,大部分在肝脏代谢,代谢产物分别从粪便和尿中排出。

本药主要通过激活位于肠神经系统的肌间神经丛之节前神经元上的 5-HT₄ 受体,促进乙酰胆碱从节后神经末梢释放,发挥较强的全胃肠道促动力效应,包括增加下食道括约肌的张力,促进胃、小肠和结肠的收缩与蠕动,协调胃和十二指肠的机能,加速胃排空和肠内容物的输送。用于治疗各种胃肠运动机能障碍,包括胃—食管反流症、机能性消化不良、胃轻瘫、术后非机械性肠梗阻、肠易激综合征、慢性便秘等,疗效明显,不良反应（包括头晕、心律失常、腹泻以及腹痛等）轻。

8.3　用于胆道、肝脏疾病的药物

8.3.1　胆石溶解药和利胆药

胆汁中的胆固醇、胆酸和磷脂以固定比例构成水溶性胶质微粒。当胆固醇过高时可从胆汁中析出而形成结石,胆石溶解药能降低胆固醇合成,促进结石溶解,而利胆药能加速胆汁流动和排泄,可冲洗胆道,使细小结石更易排出。

常用的胆石溶解药有鹅去氧胆酸和熊去氧胆酸等。而利胆药有去氢胆酸、苯丙醇和胆酸钠等。

（1）熊去氧胆酸（Ursodeoxycholic Acid）

熊去氧胆酸为鹅去氧胆酸（二羟胆汁酸）的异构体,作用增强 2 倍,其结构见图 8-5。熊去氧胆酸由肠道吸收后被肝脏迅速摄取,再以甘氨酸和牛磺酸结合形式从肝脏排出,进入胆汁。

熊去氧胆酸可阻止肠道从食物和胆汁中吸收胆固醇,并减少胆固醇分泌,减少进入胆汁中的胆固醇,从而减少胆汁中的胆固醇含量和饱和指数。通过在结石表面形成卵磷脂—胆固醇液态层,促使结石从表面逐渐溶解。

主治胆囊炎胆石症的胆固醇结石和以胆固醇为主的混合型胆石症,也可治疗原发性

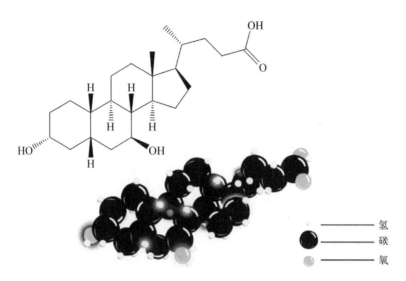

图 8 - 5　熊去氧胆酸结构

胆汁淤积性肝硬化和胆管炎,不良反应少,可出现腹泻等。

(2) 苯丙醇(Phenylpropanol)

苯丙醇具有促进胆汁分泌,并能松弛胆总管奥狄括约肌,有利胆作用,促进泥沙样、小结石排出。服用 10 min 后胆汁分泌增加,1~2 h 达到最高点,3~5 h 消退。主治胆石症、胆囊炎、胆道炎和胆道运动障碍等。主要不良反应有恶心、呕吐、腹泻等。胆道阻塞性黄疸病人禁用。

8.3.2　治疗肝性脑病的药物

肝性脑病(也称肝昏迷)的发病机制复杂,是由严重的肝病所致,基于代谢紊乱的中枢神经系统功能失调综合征,其临床表现一般为意识障碍、行为失常和昏迷等,多数患者伴有血氨升高,但血氨水平与肝性脑病的严重程度并不平行。目前,肝性脑病患者除了综合治疗,同时还服用降血氨药物,但疗效并不十分理想。

(1) 左旋多巴(Levodopa,L-DOPA)

经口后,可穿透血脑屏障,进入脑细胞,可在一定程度上改善患者的昏迷,部分患者可苏醒,但机制尚不清楚。多数人认为,正常人体内代谢产生的胺类如苯乙胺和酪胺在肝内被分解清除,肝性脑病患者的肝脏很难将其分解,大部分通过循环进入中枢,并在中枢神经脱羧,随后形成了苯乙醇胺或去氧肾上腺素,其结构类似于 DA 或 NA,产物作为伪递质,代替了正常的神经冲动传递,导致精神障碍甚至昏迷。L-DOPA 进入中枢转化成 DA 和 NA,NA 可以拮抗伪递质,恢复脑功能而利于苏醒,但不改善肝功能。

(2) 谷氨酸(Glutamic Acid)

能结合血氨形成无毒的谷氨酰胺,然后通过肾小管细胞将氨排入尿液中而排出体外,从而降低血氨。此外,Glu 也可能介入了大脑中蛋白质及糖类的代谢过程,增强氧化过程,并改善中枢神经系统功能,临床用于肝性脑病。静脉滴注谷氨酸钠过速会导致流涎、潮红、呕吐,剂量过大会导致低钾血症、碱中毒。

（3）乳果糖

经口后,在结肠被细菌分解为乳酸和醋酸,使肠道偏酸性,释放 H^+ 与 NH_3 结合成 NH_4^+ ,NH_4^+ 从肠道排出,降低血氨。另外,在小肠内,形成高渗,导致渗透性泻下,使氨易于排泄。主治高血氨的肝性脑病,亦可用来导泻。不良反应包括腹痛、腹泻、恶心和呕吐等。

（4）支链氨基酸（Branch Amino Acid）

肝性脑病患者的血清中支链氨基酸不足,芳香氨基酸增加,这种氨基酸不平衡可能与肝性脑病的发生有关。本药可增加支链氨基酸,维持氨基酸平衡,加速蛋白质合成,利于肝性脑病患者苏醒,提高存活率,同时也有利于肝细胞的增生及肝功能的恢复。临床用于辅助治疗急性或慢性肝性脑病。输注速度过快会产生恶心、呕吐等不良反应。

8.3.3 肝炎辅助用药

（1）联苯双酯（Bifendate）

联苯双酯是我国创制的肝炎治疗药物,能降低谷丙转氨酶,保护肝细胞并加速其再生,进而改善肝功能。适用于急性或慢性肝炎和长期单项谷丙转氨酶异常患者。可改善肝区痛、乏力、腹胀等症状。但易复发,复发后再服本药仍可降低谷丙转氨酶。不良反应轻微,个别病例可见轻度恶心等症。

（2）促肝细胞生长素（Hepatocyte Growth Promoting Factors）

该药提取自乳猪新鲜肝脏,是一种小分子多肽类活性物质,刺激正常肝细胞中的DNA 合成,促进肝细胞再生,抑制脂质过氧化,减少肝细胞损害,提高机体免疫力。主要辅助治疗亚急性重症肝炎等。不良反应较少,但有时会发生低热,过敏体质者慎用。

肝炎辅助用药还包括核糖核酸、牛磺酸、双环醇、硫普罗宁、马洛替酯等。

第9章 呼吸系统药理学

呼吸系统疾病是临床常见且多发的疾病，经常具有咳嗽、咳痰和喘息等共同症状。针对上述症状的呼吸系统药物，包括平喘药、镇咳药和祛痰药。这些药物的应用，是重要的对症治疗措施，可有效地改善临床症状和患者的通气功能状态，预防并发症的发生。

9.1 平喘药

哮喘的发病因素较多，一般认为是因免疫性与非免疫性刺激产生呼吸道炎症为基础，并引起支气管平滑肌痉挛而出现哮喘症状。由各种炎症细胞浸润，分泌组胺、5-HT 和 LT 等炎症介质，引起血管通透性的增大，支气管黏膜水肿，分泌物变多，还会产生平滑肌痉挛等繁杂的病理改变，使气道对多种刺激因素的反应性升高，通气不畅而产生喘息表现。

平喘药是一类针对哮喘发病的多个环节，达到减缓或预防哮喘发作目的的药物。此类药物的使用目的原本是缓解哮喘急性发作，现阶段是防治慢性支气管炎，进而防治哮喘发作。此外，近年来采用吸入性制剂，或配伍成复方制剂的方法，提高了平喘药在呼吸道局部的疗效，使全身用药引发的不良反应减弱。平喘药控制哮喘的主要作用机制见图 9-1，依据不同药理机制，可将常用药分为三类：支气管扩张药、抗炎平喘药和抗过敏平喘药。

9.1.1 支气管扩张药物

1. β肾上腺素受体激动药

分为非选择性 β 肾上腺素受体激动剂和 β_2 肾上腺素受体激动药。

（1）非选择性 β 肾上腺素受体激动药

过去，异丙肾上腺素、肾上腺素和麻黄碱是治疗哮喘的重要药物。然而，由于对 β_1 和 β_2 受体激动作用的选择性不足，作用时间短，且易于引起兴奋心脏的不良反应，因此已较少使用。

（2）β_2 受体激动药

激动 β_2 受体可以将支气管平滑肌细胞及肥大细胞等膜上的 AC 活化，提高细胞内的 cAMP 水平，引起支气管平滑肌松弛，支气管扩张，气道阻力减小，从而减轻甚至消除哮喘。而提升肥大细胞、嗜碱与嗜中性粒细胞内的 cAMP 水平可使细胞膜更加稳固，抑制

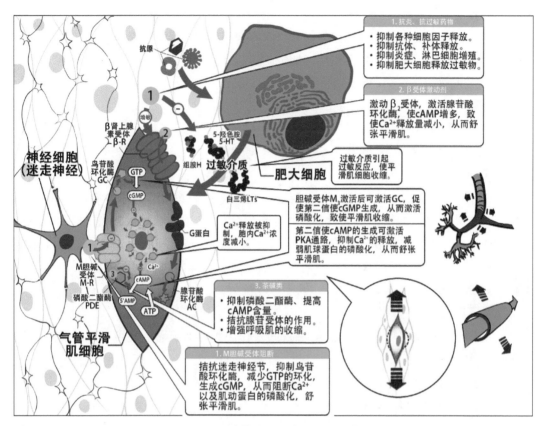

图 9 - 1　平喘药控制哮喘的主要作用机制

组胺及慢反应物质等过敏介质的释放,缓解由此引起的支气管痉挛和黏膜充血水肿等炎症反应,有利于缓解哮喘。

1)沙丁胺醇(Salbutamol)

选择性 β_2 受体激动药。

[药动学]

本品用水杨醇环替代儿茶酚环,可防止被儿茶酚-O-甲基转移酶灭活。气雾吸入约 10 min 后可达最大效应,经口吸收量可达 $65\%\sim85\%$,$1\sim3$ h 达血浆峰值和最大效应,半衰期为 $2.7\sim5$ h。

[药理作用]

松弛支气管平滑肌,扩张支气管,用药后会出现显著的平喘作用,其对支气管的扩张作用类似于 ISO,但作用时间久、选择性高、对心脏影响小。

[临床应用]

适用于支气管哮喘,通常的给药方式为气雾吸入,可快速减轻哮喘急性发作,预防慢性哮喘发作或控制其症状。常采用经口给药,一般不作静脉给药,不能增加作用强度,且维持时间短,易引起不良反应。

[不良反应]

通常有肌肉震颤，四肢、面部好发，但增加用药时间，可逐渐减轻甚至消失。偶有血乳酸、丙酮酸升高症状，糖尿病患者服用时切记防止酮症酸中毒。

2）克伦特罗（Clenbuterol）

是强效选择性 β_2 受体激动药。

3）福莫特罗（Formoterol）

长效选择性 β_2 受体激动药。

[药动学]

由于所需用量小，吸入或经口后，血浆及其他体液中难于检出，且体内消除缓慢，作用时间长。本药有强烈的松弛支气管平滑肌的作用，可显著减缓喘息症状，且作用时间长。气雾吸入后 2 min 开始起效，2 h 达峰值，作用持续 12 h 左右；经口 30 min 后起效，作用也很持久。另外，本药的抗炎效果显著，可抑制抗原引起的嗜酸性粒细胞聚集与浸润，减轻炎症和迟发型支气管平滑肌痉挛反应，利于治疗哮喘。

[临床应用]

主要用于治疗慢性哮喘，尤其对哮喘夜间发作患者疗效显著。尚可有效预防运动性哮喘的发作。

[不良反应]

肌肉震颤，经口过量会导致心动过速。

4）特布他林（Terbutaline）

本药属于短效的 β_2 肾上腺素受体激动药，作用弱于沙丁胺醇，作用持续 4～6 h，可经口或皮下注射，皮下注射的生物利用度是 95%，5～15 min 起效，重复用药易蓄积。

2. 茶碱类药物

茶碱类药物属于甲基黄嘌呤类衍生物，其松弛支气管平滑肌和抗炎的效果很强，可有效控制哮喘，是普遍使用的平喘药，另外，茶碱类药物尚有强心、利尿和中枢兴奋性，可成为产生副作用的原因。本类药物含有茶碱及由不同的盐或碱基与其结合形成的水溶性衍生物，如氨茶碱、胆茶碱、二羟丙茶碱等。

1）茶碱（Theophylline）

[体内过程]

经口易吸收，生物利用度接近 100%，但个体差异较大，1～3 h 可达血药峰值，有效血药浓度为 10～20 $\mu g/mL$，血浆结合率约为 60%。成人半衰期平均为 5～6 h。其中 90% 的代谢部位是肝，其余 10% 以原型经尿排出，茶碱的代谢消除速率个体差异较大，而且影响因素较多，因此同样剂量、不同个体之间的血浆药物浓度也有较大的差异，服用过程中应对血药浓度进行监测，注意影响因素，及时调整用量。

[药理作用]

茶碱对松弛支气管平滑肌的作用强烈，减轻平滑肌痉挛，同时可以抵抗炎症、改善肺功能。其松弛支气管平滑肌的作用机制有以下四个方面：① 抑制磷酸二酯酶（PDE），减少细胞内 cAMP 的分解，使其水平升高，减小平滑肌张力，扩张支气管；② 减少内质网释放钙，使细胞内 Ca^{2+} 水平下降；③ 阻断腺苷受体，对腺苷引起的平滑肌收缩产生拮抗；④ 促进肾上腺髓质对肾上腺素的释放，间接扩张支气管。

茶碱可以通过抑制 T 淋巴细胞增殖、粒细胞浸润及细胞因子、炎症与过敏介质的释放，来减轻炎症反应并控制哮喘发作。另外茶碱可增强膈肌收缩力，并降低慢性阻塞性肺部疾病患者低氧血症时的肺血管阻力和肺动脉压力，改善症状和呼吸功能。

[临床应用]

用于防治哮喘和慢性阻塞性肺部疾病，对急性哮喘的作用弱于 β 受体激动药，但当 β 受体激动药不能减缓哮喘发作时，可辅以茶碱静脉注射以提高疗效。经口可有效防止慢性哮喘的发作。

[不良反应]

血药浓度大于治疗量（20 mg/L）时易产生恶心、呕吐、上腹部疼痛、头痛、失眠、烦躁不安、易怒等，严重情况下会发生心动过速、心律失常，甚至导致惊厥、昏迷、死亡。甲亢、窦性心动过速、心律失常者及肝、肾功能异常者慎用。

由于本药水溶性低，代谢消除速率个体差异大，安全范围窄，故已少用。其控、缓释制剂有血药浓度波段小、维持时间长等优点，常用来预防哮喘的发作。

2）氨茶碱（Aminophylline）

为茶碱和乙二胺缩合产生，水溶性约是茶碱的 20 倍，经口吸收较好，2～3 h 达最大效应，作用及作用强度与茶碱差别不大，用于治疗各种哮喘、喘息性支气管炎等。但经口疗效低于静脉注射，对哮喘急性发作或哮喘持续状态，常静脉给药以缓解症状。

本药呈强碱性，经口会产生恶心、呕吐等胃肠道刺激症状，静脉注射过速或剂量过大，会导致心律失常、血压骤降，甚至昏厥、死亡等严重反应。

3）二羟丙茶碱（Diprophylline）

本药水溶性高，经口易吸收，生物利用度约为 70%，半衰期比氨茶碱短。其对支气管平滑肌的松弛作用以及对心脏和中枢的兴奋作用都弱于氨茶碱，疗效不如氨茶碱，但其对胃肠道刺激性较小，且产生的心动过速等不良反应也轻微，适宜于对氨茶碱反应不耐受的哮喘患者。

4）多索茶碱（Doxofylline）

可直接作用于支气管，使支气管平滑肌松弛，支气管扩张作用比茶碱强，作用机制同茶碱，能抑制 PDE，但与茶碱的区别在于本药不阻断腺苷受体，对心血管和中枢神经系统无明显作用，因此不良反应少于茶碱。本药尚有镇咳作用，可缓解咳嗽气急症状。

本药可经口和静脉给药，用于防治支气管哮喘发作、喘息性慢性支气管炎和其他支气管痉挛引起的呼吸困难。

3. M 胆碱受体阻断药

迷走神经可以促进其释放的 ACh 产生支气管收缩作用，M 受体阻断药对此过程进行拮抗,松弛支气管平滑肌,并降低呼吸道黏液分泌,发挥平喘作用。本类药物中如阿托品等虽有平喘作用,但受体选择性差,不良反应多,故常用对呼吸道平滑肌有较高选择性的异丙托溴铵,通常用作选择性 β_2 受体激动药的辅助药物。

1)异丙托溴铵(Ipratropium Bromide)

选择性拮抗气道平滑肌 M 受体,通过抑制 $M_3 - G_q - PLC - IP_3 - Ca^{2+}$ 信号通路,在局部发挥松弛气道平滑肌作用,对呼吸道腺体分泌和心血管系统无明显影响。本品在控制哮喘急性发作方面不如肾上腺素受体激动药有效,但对某些因迷走神经功能亢进而引发的哮喘发作有较好效果。用于喘息性慢性支气管炎和支气管哮喘,尤其适用于由 β 受体激动剂引起的肌震颤、心动过速导致的不能耐受者,或与 β_2 受体激动剂合用来医治慢性阻塞性肺疾病。吸入给药约 5 min 起效,维持 6~8 h。少数患者有口干、干咳和喉部不适。

2)噻托溴铵(Tiotropium Bromide)

是一种新的长效抗胆碱类平喘药,对 M_3 胆碱受体有一定的选择性,到目前为止,其抗胆碱作用最强,用药一次可持续 24 h。不良反应少见,主要是轻微口干等。

9.1.2　抗炎平喘药

支气管哮喘的病理变化是支气管炎症,因此有效控制炎症反应即可缓解哮喘症状,目前治疗哮喘的一线药物是吸入性抗炎平喘药。

糖皮质激素具有强大的抗炎和免疫抑制作用,可有效治疗哮喘。其平喘功能的发挥与以下几个方面的药理作用有关:① 抑制多种参与哮喘发病的炎症与淋巴细胞的增殖及补体的产生,降低毛细血管通透性,抑制炎症过程;② 抑制多种细胞因子、抗体、炎症与过敏介质的产生及释放,抑制炎症与过敏反应;③ 抑制气道高反应性,降低呼吸道对抗原、SO_2、冷空气的吸入引起的刺激反应而诱发哮喘的概率;④ 提高支气管及血管平滑肌对儿茶酚胺的敏感性,利于舒张支气管和收缩血管,减轻支气管痉挛和黏膜肿胀。

糖皮质激素的平喘作用十分强烈,但全身应用会抑制下丘脑—垂体—肾上腺皮质功能及引起其他全身性不良反应。因此,通常应用于频发、顽固性哮喘或哮喘持续状态的重症患者。

近年来开始使用呼吸道局部气雾吸入性糖皮质激素类药物,所需剂量较小,抗炎、抗过敏效果充分,也可避免全身性不良反应,但当重患者无法控制时,仍需全身用药。

(1)丙酸倍氯米松(Beclomethasone Dipropionate)

由地塞米松衍生而来,气雾吸入,直接作用于呼吸道,局部抗炎作用为地塞米松的 500 倍,对支气管哮喘的作用良好。但起效慢,吸入 10 天后才达高峰。故不宜于哮喘急性发作患者,而必须预先用药以控制各种哮喘的病情。对于糖皮质激素依赖性患者,吸入本药后可减轻原药用量,但一般不能完全替代。本药部分被吸入肺内后被迅速灭活,全身性副作用少,常用量不影响肾上腺功能。局部不良反应包括口腔念珠菌感染、声音嘶哑,每次用药后,应及时冲洗口腔,减少咽喉部残留引起的局部不良反应。

（2）布地奈德（Budesonide）

也称布地缩松，是无卤素的吸入型糖皮质激素。药理作用同倍氯米松，局部抗炎作用约为倍氯米松的 2 倍，可用于所有类型的哮喘，能有效预防哮喘的发作。尤其适宜于慢性糖皮质激素依赖型哮喘。长期吸入本品 3 个月以上，可有效降低哮喘急性发作频率，并改善肺功能。同时可减少经口糖皮质激素的用量，使原已降低的血浆皮质醇浓度逐渐升高，因此可作为替代经口皮质激素的药物使用，也可用于过敏性鼻炎，不良反应类似于倍氯米松。

（3）氟替卡松（Fluticasone）

本品是新型强效、局部用糖皮质激素类抗炎平喘药，吸入后 30 min 效果达峰值，比布地奈德快 60 min，长期服用以治疗慢性持续性哮喘，每天 1～2 次即可。

9.1.3 抗过敏平喘药

支气管哮喘是一个慢性炎症过程，涉及多种炎症细胞及其分泌的细胞因子以及炎症、过敏介质。其中引起支气管痉挛和哮喘发作的重要原因是抗原诱导肥大细胞释放过敏介质，如组胺，因此阻止这一过程可有效防治所有因素引发的哮喘，其中代表药物是色甘酸钠。另一方面，H_1 受体阻断药可拮抗组胺从而预防哮喘发作。近年来，人们逐渐认识了哮喘发病过程中的重要炎症介质，即白三烯（由花生四烯酸代谢所得），其引起支气管收缩的作用较组胺强 1 000 倍以上，并强化炎症反应和气道水肿。因此人们倍加重视抗白三烯药物的抗哮喘、抗炎、抗过敏作用，其中有受体拮抗剂和 LT 合成抑制剂。

1. 过敏介质阻释剂

（1）色甘酸钠（Sodium Cromoglycate）

为色酮类化合物。

[体内过程]

本药极性高，经口约只有 1‰ 被吸收。静脉注射后被迅速消除，血浆半衰期仅为 3～4 min。所以以粉雾剂吸入给药。由于本药脂溶性小，不易扩散入细胞内，也不能通过血脑屏障和胎盘。

[药理作用]

本药没有对支气管的直接舒张作用，亦没有拮抗组胺等过敏介质和拟肾上腺素样作用，因此对哮喘的发作没有即时作用。应在接触抗原等诱发因素前 7～10 d 用药，可抑制抗原抗体复合物诱导的肺组织肥大细胞释放组胺、慢反应物质和白三烯等过敏介质，有效预防哮喘发作。其作用机制与下列因素有关。① 稳定肥大细胞的细胞膜，减少肥大细胞的脱颗粒以减少过敏介质的释放。本药能与肥大细胞膜外侧具有 IgE(Fc)受体部位的钙通道蛋白结合，使钙通道关闭，钙内流抑制，达到稳定细胞膜的作用。这一作用具有种属与器官选择性，对人肺部肥大细胞作用明显，而对皮肤等处肥大细胞无作用。② 抑制呼吸道感觉神经末梢释放 P 物质、激肽等物质诱导的支气管平滑肌痉挛反应和黏膜水肿，且可以抑制运动性哮喘。③ 降低哮喘患者呼吸道对非特异性刺激的高反应性，减少冷空气、SO_2 等引起的支气管痉挛。此外，本药可抑制呼吸道炎症细胞增殖以及粒细胞的趋化因子释放,降低血管通透性,具有抗炎作用。

[临床应用]

本品起效慢,作预防药时须提前使用,对所有种类哮喘的发作皆有预防作用。对外源性(吸入型)哮喘的效果胜过内源性,尤其对抗原明确的青少年患者,疗效更好,可预防过敏反应或运动导致的速发型和迟发型哮喘。对长期发作的慢性哮喘,长期应用会产生不同程度的改善,但效果不如抗炎平喘药。

[不良反应]

本药毒性小,不良反应较少,小部分患者可出现咽痛和气管刺激症状,甚至诱发哮喘,可同时吸入β受体激动药预防。

(2) 奈多罗米钠(Nedocromil Sodium)

为色甘酸钠的衍生物。主要以吸入给药,在气道吸收相对较快,但在体内不被代谢,以原型从胆汁以及尿中排出。

药理作用类似于色甘酸钠,但效果更强。能抑制肥大细胞释放 LT、组胺等过敏介质,并抑制嗜酸、中性粒细胞以及巨噬细胞的功能,减轻炎症过程,有较强的抗炎作用。

用于防治所有种类的哮喘,通常每日吸入 6 周后,可有效控制哮喘发作。若支气管扩张药的疗效不理想,则加用此药后常可得到改善。对于糖皮质激素依赖性哮喘患者,应用本药治疗,亦可降低激素用量,甚至可以逐渐替代,不良反应轻微,偶见局部刺激反应。

(3) 曲尼司特(Tranilast)

提取自南天竹并经化学结构改造和人工合成的经口哮喘预防药。作用类似于色甘酸钠,抑制肥大细胞释放过敏介质,阻止抗原-IgE 抗体复合物参与的过敏反应。在接触诱发抗原前 7~10 d 经口,可预防哮喘发作。且对过敏性鼻炎、荨麻疹等也起作用。

(4) 酮替芬(Ketotifen)

也称甲哌噻庚酮,是新型的 H_1 受体阻断药,还可以抑制过敏介质释放,拮抗 5-HT 和多种过敏物质导致的支气管痉挛等,疗效胜过色甘酸钠,平喘作用时间长,中枢作用时间短。用于预防哮喘发作,对儿童哮喘的作用胜过成人,也用于过敏性鼻炎、过敏性皮炎等症。主要不良反应包括镇静和嗜睡,坚持服用可消除,较少出现于儿童患者。

2. 抗白三烯药物

LT 是花生四烯酸经 5-脂氧合酶途径代谢产生的一组炎性介质,对人体支气管收缩作用比组胺、血小板活化因子强约 1 000 倍。LT 还能推动中性粒细胞游走,刺激黏液分泌,提高血管通透性,引起气管壁水肿,在气道炎性反应中发挥重要作用。抗白三烯药物是近年上市的一类新的作用靶点的平喘药,既能松弛支气管平滑肌,又能抑制支气管炎症,主要分为 LT 受体拮抗药和 5-LOX 抑制剂。

(1) 扎鲁司特(Zafirlukast)

[体内过程]

经口吸收良好,服用 3 h 后血浆浓度达峰值,半衰期约为 10 h,血浆蛋白结合率为

99％,大部分经肝脏代谢,随粪便排出。

[药理作用]

本药为竞争性 LT 受体拮抗剂,选择性抑制 LT 活性,有效对抗 LT 多肽引起的支气管平滑肌收缩和血管通透性提高引起的气道水肿,同时抑制 LT 多肽产生的气道嗜酸细胞等的浸润,减少炎症反应,抑制血小板活性因子引发的支气管痉挛,减轻哮喘症状。本药起效慢,适用于防治慢性轻、中度哮喘,急性发作时需用 β 受体激动药,合用可提高疗效。

[不良反应]

轻微,会有咽炎、头痛、皮疹和胃肠道反应等,偶有肝功能损害,通常停药后恢复。

相似药物包括普仑司特(Pranlukast)、孟鲁司特(Montelukast)等,作用相似,用于预防哮喘。

(2) 齐留通(Zileuton)

本药能选择性抑制 5-脂氧合酶活性,抑制 LT 的合成,从而发挥减轻支气管炎症和扩张支气管等作用。作用弱于 LT 受体拮抗剂。适用于预防和治疗轻、中度哮喘。

不良反应包括头痛和消化不良等,偶有肝转氨酶增加,停药可恢复。本药和茶碱合用时,后者的血药浓度峰值提升、清除率下降、半衰期延长,因此两药合用时应减少茶碱的量并监测血药浓度。

9.2　镇咳药

咳嗽是呼吸系统疾病的常见症状之一,可由多种原因引起,例如呼吸道炎症和有害气体刺激等。咳嗽也是一种保护性反射活动,通过排出呼吸道内的积痰和异物,来维持气道的清洁和通畅。但剧烈而频繁的咳嗽会加重患者的痛苦且易引起并发症,因此镇咳药的应用也是重要的对症治疗手段,可减轻患者的痛苦并防止并发症的发生和原发病情的恶化。

咳嗽反射有四个环节组成:(1)感受器,包括呼吸道上皮下的刺激感受器和平滑肌束中的牵张感受器;(2)传入神经,主要有迷走神经、喉上神经和舌咽神经等;(3)传出神经,包括迷走神经传出纤维、膈神经及喉返神经等支配呼吸肌的运动神经;(4)咳嗽中枢,位于延髓。抑制上述任一环节都可以镇咳。

依据不同作用部位,一般将镇咳药分为中枢性和外周性镇咳药,前者直接抑制延髓咳嗽中枢而后者抑制感受器、传入或传出神经的某一环节,从而起效。

9.2.1　中枢性镇咳药

(1) 可待因(Codeine)

为阿片生物碱之一。

经口吸收较快,服用约 1 h 后达最大疗效,可保持 3～4 h。在肝脏代谢转化,主要与葡萄糖醛酸结合,部分脱甲基得到吗啡,与部分原型由尿排出。本药可选择性抑制延髓咳嗽中枢,疗效可靠,镇咳作用强,约为吗啡的 25%,也有镇痛作用。

适用于所有因素导致的严重干咳,最适合胸膜炎干咳伴胸痛者。可抑制支气管腺体分泌,使痰液变稠,且抑制咳嗽反射,使痰液难以咳出,因此痰多而黏稠者不宜服用,以免气道阻塞。

镇咳剂量不良反应少,没有明显呼吸抑制作用,偶有恶心、呕吐、便秘等。12 岁以下儿童、孕妇和哺乳期妇女禁用。多次应用会导致成瘾性,应加以控制,大剂量会出现烦躁不安等中枢兴奋表现,并抑制呼吸中枢。

(2) 右美沙芬(Dextromethorphan)

为合成的吗啡类衍生物。

经口吸收良好,15～30 min 起效,效果维持 3～6 h。镇咳作用类似于可待因,通过抑制延髓咳嗽中枢而镇咳,可能与促进中枢尤其是孤束核中的 5 - HT 释放有关。没有镇痛作用,没有成瘾性是其优点,且治疗量不抑制呼吸中枢。适用于无痰干咳,对伴有胸痛的咳嗽作用弱于可待因。不良反应少,偶有头晕、嗜睡、恶心等副作用。

(3) 喷托维林(Pentoxyverine)

也称咳必清,是氨基酯类衍生物。

本药可抑制咳嗽中枢,并具有轻度局麻作用和阿托品样作用,亦轻度抑制支气管内感受器和神经末梢。大剂量可放松痉挛的支气管平滑肌,较少气道阻力。镇咳作用是可待因的 1/5,单次给药作用可保持 4～6 h,没有依赖性,且不抑制呼吸。适用于上呼吸道感染导致的无痰干咳和百日咳,多与 NH_4Cl 合用。偶尔出现阿托品样不良反应,包括轻度头痛、头晕、口干、恶心、腹胀、便秘等,青光眼患者慎用。

(4) 福米诺苯(Fominoben)

本药镇咳作用与可待因相近,不仅抑制咳嗽中枢,还可兴奋呼吸中枢,提高肺通气量。不消弱自发性咳嗽反射,不潴留痰液,也没有成瘾性。用于各种原因引起的慢性咳嗽及小儿百日咳,以及肺气肿、心脏病患者的咳嗽。不良反应偶有胃部不适感、胃痛等,大剂量可致血压降低,应从小剂量开始用药。

9.2.2　外周性镇咳药

(1) 苯佐那酯(Benzonatate)

是丁卡因衍生物,经口后 15～20 min 起效,效果保持 4～7 h,吸收后多数分布于呼吸道,局麻作用较强。选择性阻断肺脏牵张感受器,进而阻断迷走神经反射,抑制咳嗽冲动的产生,达到镇咳效果。疗效弱于可待因,但不抑制呼吸,也不会上瘾。多用于呼吸道炎症刺激导致的阵咳、干咳,若哮喘患者服用,也可松弛支气管平滑肌,增加通气量。

不良反应包括头晕、嗜睡、腹部不适、皮疹等。

(2) 苯丙哌林(Benproperine)

属于非麻醉性强效镇咳药,具有双重镇咳效果,即可阻断肺和胸膜牵张感受器发出的迷走神经反射,进而抑制咳嗽冲动的传递,发挥镇咳作用;又可直接抑制咳嗽中枢,减弱咳嗽中枢兴奋性。此外,尚有平滑肌松弛作用。其镇咳作用是可待因的 2～4 倍,起效快,作用时间长,不抑制呼吸,可治疗所有因素导致的刺激性干咳。

不良反应包括口干、头晕、嗜睡、食欲不振、皮疹等,无成瘾性。

（3）二氧丙嗪（Dioxopromethazine）

本药镇咳作用较强,与可待因相差不大,亦有抗组胺、消除平滑肌痉挛、抗炎和局麻作用。经口后 30～60 min 起效,作用维持 4～6 h。适用于慢性支气管炎的咳嗽,镇咳效果显著,也可治疗过敏性哮喘、荨麻疹、皮肤瘙痒症等。

不良反应有头晕、嗜睡等现象。未见耐药性与成瘾性。

9.3　祛痰药

祛痰药可稀释或溶解痰液,使其黏稠度下降,从而易于咳出。清除呼吸道管腔内的积痰可减弱其对呼吸道黏膜的刺激,间接起到镇咳、平喘作用,同时更利于控制继发感染。将祛痰药按照不同的作用方式分为三类:恶心性祛痰药、黏痰溶解药和黏液稀释药。

9.3.1　恶心性祛痰药

恶心性祛痰药也称刺激性祛痰药,经口会刺激胃黏膜感受器,引起轻度恶心,同时通过胃肺迷走神经反射,加强支气管腺体水分分泌,使痰液变稀,易咳出。部分药物可借助蒸气吸入,对呼吸道黏膜的刺激温和,可改善局部血液循环,并滋润呼吸道,使黏痰变稀而易于咳出,亦可减少咳嗽。

（1）氯化铵（Ammonium Chloride）

经口后刺激胃黏膜,反射性刺激迷走神经,导致恶性和支气管腺体分泌增加,但祛痰作用较弱,大剂量又引起恶心呕吐,已较少单独使用。常与其他药物合用或制成复方制剂,如伤风止咳糖浆、复方咳必清糖浆等。

（2）愈创甘油醚（Guaifenesin）

也称愈甘醚,甘油愈创木酯。

经口后刺激胃黏膜,经迷走反射增加支气管腺分泌,使痰液变稀,祛痰效果较强,并有防腐作用,可减轻痰液恶臭。用于慢性支气管炎的多痰咳嗽,常与其他镇咳平喘药合用,也可制成复方制剂。无明显不良反应。

9.3.2　黏痰溶解药

黏液是痰液的主要成分,其中酸性糖蛋白含量与痰液黏度呈正相关,此外,DNA 含量高也提高了痰液黏稠度。黏痰溶解药可分解痰液中的黏性成分,如黏多糖和黏蛋白,液化黏痰,降低黏滞性,易于咳出,同时阻止痰栓形成而阻塞气道。

（1）乙酰半胱氨酸（Acetylcysteine）

吸入后,所含巯基与黏蛋白的二硫键结合,使之裂解,分开蛋白链,加快黏痰液化,降低黏稠性,易咳出。适用于咳痰困难或大量黏痰阻塞气道难以咳出的病症。乙酰半胱氨酸起效的最适 pH 为 7～9,故临床多采用 20% 溶液 5 mL 与 5% $NaHCO_3$ 溶液混合雾化吸入,对黏痰阻塞导致的呼吸困难作用较好。喷雾吸入 1 min 内起效,作用时间最长为5～10 min。

会出现恶心、呕吐、咳呛、支气管痉挛等。哮喘患者应用时宜加入少量异丙肾上腺素预防诱发或加重哮喘发作。本药属于强还原剂,切勿与氧化剂合用,以免降低疗效。

(2) 溴己新(Bromhexine)

也称溴己氨,为鸭嘴花碱衍生物。

本药直接作用于支气管腺,增加黏液分泌和黏液分泌细胞的溶解酶体释放,分解黏痰中的黏多糖,也可阻止合成黏液腺和杯状细胞中的酸性糖蛋白,使之分泌黏滞性较低的小分子糖蛋白,降低黏度,易咳出痰液。本药的活性代谢产物氨溴醇可加速呼吸道黏膜的纤毛运动,分泌表面活性物质,利于痰液排出,改善通气功能。适用于白色黏痰难以咳出患者。服药后 1 h 起效,持续 6～8 h,偶尔出现恶心、胃部不适、转氨酶增多等不良反应,溃疡病和肝病患者慎用。

(3) 脱氧核糖核酸酶(Deoxyribonuclease)

雾化吸入后,降解痰液中的 DNA,进而降低脓性痰的黏度,并减少 DNA 对内源性胰蛋白酶的抑制作用,使其发挥对黏蛋白的水解作用,进一步降低黏性。适合支气管扩张、肺脓疡等脓性痰排出不畅患者。

不良反应包括乏力、胃肠道反应,偶尔出现皮疹。

9.3.3　黏液稀释药

(1) 羧甲司坦

本药为 S-(羧甲基)-半胱氨酸。可影响支气管腺体的分泌,增多低黏度唾液蛋白的分泌,减少高黏度蛋白的产生,进而降低痰液的黏滞性,易咳出。尚有抗炎、增加纤毛运动等作用。经口起效快,4 h 可明显见效。

用于治疗慢性支气管炎、慢性阻塞性肺病、支气管哮喘等引起的痰多黏稠,咳痰困难。偶尔出现轻度头晕、恶心、胃部不适、腹泻、胃肠道出血、皮疹等。

(2) 厄多司坦(Erdosteine)

厄多司坦是一种前体药物,属于二类新药。

含有非游离封闭的巯基结构,对局部黏蛋白无活性作用,经口后经代谢产生三个含有游离巯基的产物而发挥药理作用,因而经口后无明显胃肠道副作用。体内代谢物可引起支气管分泌物中黏蛋白的二硫键断裂,使分泌物组成和流变学特性发生变化,降低痰液黏度,改善被抑制的呼吸功能,该药可清除自由基,减轻局部炎症,增强和改善抗生素对支气管黏膜的渗透作用,利于治疗各种呼吸道炎症。用于急、慢性支气管炎痰多黏稠的治疗,作用良好。

第10章 血液与造血系统药理学

10.1 血液凝固与抗凝系统的生理学基础

10.1.1 血液凝固

血液凝固(Blood Coagulation)指血液从流动液态变为不可流动凝胶态,本质上是血浆中可溶纤维蛋白原(Fibrinogen,FIB)转化为不溶纤维蛋白,不溶性纤维蛋白互相交错成网状,网罗住血细胞和血液中的其他成分,产生血凝块的过程。血液凝固是一连串酶促连锁反应,涉及所有的凝血因子。

1. 凝血因子(Blood Clotting Factor)

指位于血浆与组织中的直接参与血液凝固的所有物质。它们是由国际凝血因子命名委员会按照发现顺序,采用罗马数字进行编号的——凝血因子Ⅰ～ⅩⅢ(也为 F I～F ⅩⅢ)。其中,FⅥ为血清中 FVa 的活化状态,所以不被认为是单独的凝血因子。此外,还有前激肽释放酶、高分子量激肽原、激肽释放酶和血小板磷脂等。凝血因子的部分特性见表 10-1。

表 10-1 凝血因子的部分特性

因子	同义名	合成部位	主要激活物	主要抑制物	主要功能
Ⅰ	纤维蛋白原	肝细胞	—	—	组成纤维蛋白
Ⅱ	凝血酶原	肝细胞(需维生素 K)	凝血酶原酶复合物	AT	凝血酶推动 FIB 向纤维蛋白的转变;激活 F V、F Ⅷ、FⅪ、F ⅩⅢ 和血小板,对凝血产生正反馈
Ⅲ	组织凝血激酶	内皮细胞和其他细胞			是 FⅦa 的辅因子,启动生理性凝血过程
Ⅳ	钙离子(Ca^{2+})	—	—	—	辅因子
V	前加速素	内皮细胞和血小板	凝血酶和 F Ⅹa,以凝血酶为主	活化的蛋白质 C	促进 F Ⅹa 对凝血酶原的激活
Ⅶ	前转变素	肝细胞(需维生素 K)	F Ⅹa	组织因子途径抑制物,AT	结合 TF 得Ⅶa-TF 复合物,激活 F Ⅹ和 F I Ⅹ

续　表

因子	同义名	合成部位	主要激活物	主要抑制物	主　要　功　能
Ⅷ	抗血友病因子	肝细胞	凝血酶,FⅩa	不稳定,自发失活;活化的蛋白质C	作为辅因子,加速FⅨa对FⅩ的激活
Ⅸ	血浆凝血激酶	肝细胞(需维生素K)	FⅪa,Ⅶa-TF复合物	AT-Ⅲ	FⅨa与Ⅷa结合为FⅩ酶复合物,激活FⅩ为FⅩa
Ⅹ	Stuart-Prower因子	肝细胞(需维生素K)	Ⅶa-TF复合物,FⅨa-Ⅷa复合物	AT-Ⅲ	形成凝血酶原酶复合物,激活凝血酶原,FⅩa,FⅦ,FⅧ和FⅤ
Ⅺ	血浆凝血激酶前质	肝细胞	FⅫa,凝血酶	α₁抗胰蛋白酶,AT-Ⅲ	激活FⅨ为FⅨa
Ⅻ	接触因子或Hageman因子	肝细胞	胶原、带负电的异物表面	AT-Ⅲ	激活FⅪ为FⅪa
ⅩⅢ	纤维蛋白稳定因子	肝细胞和血小板	凝血酶	—	交联各FM,进而聚集为纤维蛋白网

2. 凝血过程

凝血过程是按一定顺序进行酶促连锁反应活化多个凝血因子的过程,结果产生了纤维蛋白凝块,且所有的酶解反应都有放大效应。凝血过程分三步:形成凝血酶原激活物、激活凝血酶原和生成纤维蛋白,包括内源性凝血和外源性凝血两条途径。

(1) 内源性凝血途径(Intrinsic Pathway of Blood Coagulation)是指参与凝血的因子全部来自血液。多数情况由于血液碰到了带负电荷的异物表面(如玻璃、白陶土、硫酸酯、胶原等),从而发生凝血,此反应即为表面激活。其中涉及的凝血因子包括 FⅫ、HMW-K、Pre-K 和 FⅪ,其中 FⅪ、HMW-K 能直接与异物表面结合,HMW-K 又能与 FⅪ 及 Pre-K 结合将 Pre-K 和 FⅪ 带到异物表面,使 Pre-K、FⅪ、FⅫa 及 HMW-K 更为接近。一旦血液碰到带负电荷的异物表面,FⅫ 先结合于表面,并立刻激活 FⅫa,随后裂解 Pre-K,转变为激肽释放酶(Kallikrein, Ka),该酶反向激活 FⅫ,使 FⅫa 增加,可对接触激活产生正反馈,在 FⅫa 的作用下,FⅪ 转变为 FⅪa。在接触激活过程中,HMW-K 充当辅因子,可有效促进 FⅫ、Pre-K 及 FⅪ 的激活,所以表面激活是从 FⅫ 结合在异物表面到 FⅪa 产生的全过程。表面激活所产生的 FⅪa 又将 FⅨ 激活成 FⅨa,此过程必须在 Ca^{2+} 存在的条件下才能与磷脂膜表面结合。然而 FⅨ 大多在液相被激活,且迅速,另一方面,它也可以被 FⅦa 和 TF 的复合物激活。FⅨa 产生后又同 FⅧa、Ca^{2+} 在血小板磷脂膜上结合形成复合物,进而将 FⅩ 激活为 FⅩa。FⅩa 产生后,内源性和外源性两条途径共同进行。FⅧ、FⅨ 和 FⅪ 不足时,会导致凝血过程减速,甚至微小的伤口就会引发出血不止,临床上把由于这几种因子不足所引起的疾病分别称为甲型、乙型和丙型血友病。

（2）外源性凝血途径（Extrinsic Pathway of Blood Coagulation）是指始动凝血的组织因子（Tissue Factor，TF）来自组织，而不是血液，因此也称为凝血的组织因子途径。TF 属于跨膜糖蛋白，大部分组织细胞中都有。生理条件下，直接接触循环血液的血细胞和内皮细胞不表达 TF，仅仅在组织（或血管内皮细胞、单核细胞）露出受损血管并被细菌内毒素、补体 C5a、免疫复合物、TNF 等刺激时，其表达的 TF 才接触到血液，同时作为 FⅦ 和（或）FⅦa 的受体，在 Ca^{2+} 存在时，形成 TF－Ca^{2+}－FⅦ/FⅦa 复合物，同时使少量的 FⅧ 激活成为 FⅧa，之后又迅速将 FⅨ 激活为 FⅨa，FⅩ 将激活为 FⅩa。FⅦ 属于单链糖蛋白，相对分子质量 Mr 约为 50 000，是含 10 个 γ－羧基谷氨酸残基的 Ser 蛋白酶原，除与 TF/Ca^{2+} 结合而被激活外，还可以被 FⅫa、FⅨa、FⅩa、FⅡa 激活，以及由 FⅦa 自身激活。FⅦa 属于蛋白酶，可以酶解 FⅩ 分子。TF 是辅因子，可以增强 FⅦa 的作用约 1 000 倍，产物 FⅩa 又可激活 FⅦ 为 FⅦa，反过来产生 FⅩa 增加，对于外源性凝血途径具有正反馈。此外，Ca^{2+} 可协助 FⅦa－TF 复合物，激活 FⅨ 为 FⅨa。FⅨa 不仅可以反向激活 FⅦ，也可以与 FⅧa 等结合为复合物，激活 FⅩ，关联起内源性、外源性凝血途径，一起完成凝血。

通过以上途径生成 FⅩa 后，其共同的步骤是在磷脂膜上形成 FⅩa－FⅤa－Ca^{2+} 磷脂的凝血酶原复合物，进而激活凝血酶原为凝血酶。凝血酶（Thrombin）为多功能的凝血因子，其主要作用是分解 FIB，切去 FIB（为四聚体）N－端的 4 段小肽，分别为两个 A 肽和两个 B 肽，其余为纤维蛋白单体（Fibrin Monomer，FM）。然后，FⅩⅢa 和 Ca^{2+} 促使 FM 相互结合为水不溶性的交联纤维蛋白多聚体凝块。此外，凝血酶可激活 FⅤ、FⅦ、FⅧ、FⅪ、FⅩⅢ，也可以激活血小板，为凝血因子之间的作用提供有效磷脂膜表面，增加凝血酶，不断扩展并促进凝血；此外，凝血酶又可以直接或间接激活蛋白质 C 系统，抑制 FⅤa 和 FⅧa，进而阻止凝血的进行和扩展。凝血过程示意图如图 10－1 所示。

10.1.2　抗凝系统

生理条件下，机体难免会有血管内皮损伤进而产生凝血，但此作用仅出现在损伤部位且并不散播到全身妨碍血液循环。这表明体内有对抗凝血的抗凝系统（Anticoagulative System）。至今人们认识到的体内抗凝系统包括细胞抗凝系统（如肝细胞、网状内皮系统吞噬凝血因子、TF、凝血酶原复合物和可溶性 FM）和体液抗凝系统（如 Ser 蛋白酶抑制物、蛋白质 C 系统、TF 途径抑制物和肝素等）。

10.1.3　纤维蛋白溶解与纤溶抑制物

1. 纤维蛋白溶解系统

纤维蛋白溶解（Fibrinolysis，简称纤溶）表现为对生理止血时产生的局部或瞬时的纤维蛋白凝块及时溶解，以防出现血栓，确保血管内血流通畅。而且，纤溶系统（Fibrinolytic System）也涉及组织修复、血管再生等其他的功能。纤溶系统分为细胞纤溶系统和血浆纤溶系统。前者包括白细胞、巨噬细胞、内皮细胞、间皮细胞（Mesothelial Cells）和血小板对

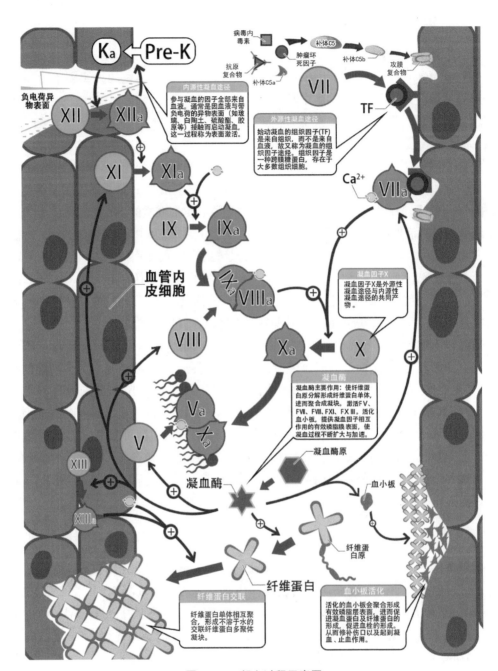

图 10-1　凝血过程示意图

纤维蛋白的吞噬和消化,例如血小板的释放、缓激肽的形成以及可溶性小肽等化学趋向性物质促进白细胞和巨噬细胞黏附在纤维蛋白聚集处并吞噬纤维蛋白,最终细胞内的蛋白酶和酯酶将其降解。另一方面,这些细胞也可以释放纤溶酶原(PLG)激活物和抑制物以调控纤溶系统。血浆纤溶系统的构成为:纤溶酶原、纤溶酶(PL)、PLG 激活物和纤溶抑制物。纤溶的过程通常分两步,即 PLG 的激活和纤维蛋白(或 FIB)的降解,血浆纤溶系统机制如图 10-2 所示。

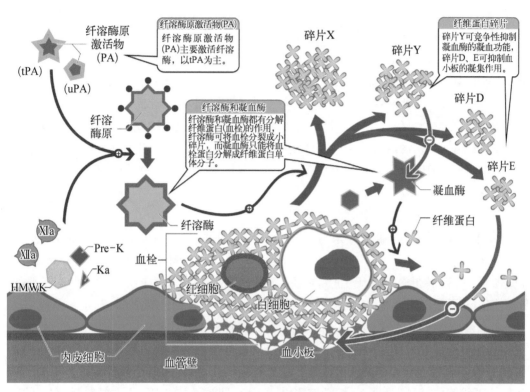

图 10 - 2　血浆纤溶系统机制

（1）纤溶酶原的激活。PLG 属于糖蛋白，其 Mr 为 92 000，大部分合成部位为肝、骨髓、嗜酸粒细胞和肾。正常人血浆浓度为 100~200 mg/L，婴儿较少，妇女妊娠晚期增加。PLG 的激活是有限的水解，激活物可促使 PLG 切去一段肽链转变为 PL。PLG 的激活有两种方法：一是内源性凝血系统中涉及的凝血因子（如 F Ⅻ a、F Ⅺ a、PreK、HMWK、Ka 等）将 PLG 转变为 PL，这是内源性激活途径；二是各种组织和血管内皮细胞合成的组织型 PLG 激活物（tissue-type Plasminogen Activator，tPA）及肾合成的尿激酶型 PLG 激活物（urokinase-type Plasminogen Activator，uPA）将 PLG 转变为 PL，这是外源性激活途径。PLG 的激活物主要是内皮细胞释放的 tPA。tPA 是一种 Ser 蛋白酶，其 $t_{1/2}$ 约为 4 min。刚开始形成纤维蛋白时，tPA 和 PLG 与纤维蛋白束结合，一旦少量的 tPA 及 PLG 与纤维蛋白结合，就可成倍促进 tPA 对 PLG 转变成 PL 的作用，接下来 PLG 降解纤维蛋白，露出新的 Lys 残基继续结合单链尿激酶，产生有活性的双链 uPA，并推动 PLG 转化为 PL。uPA 也是一种 Ser 蛋白酶，$t_{1/2}$ 约为 7 min，它主要在组织中降解细胞外基质，促进细胞迁移。内源性激活途径能促进凝血和纤溶之间的配合，维持平衡；外源性途径可抑制血栓形成，促进组织修复、愈合。

（2）纤维蛋白和 FIB 的降解。FIB 不仅可以被凝血酶水解，也可以被 PL 降解，然而这两种作用机制有差异。凝血酶只在 FIB 两对肽链的 N-端各切去一小肽，将 FIB 变为 FM；而 PL 会裂解纤维蛋白或 FIB 肽链分子中的 Lys - Arg 键，将纤维蛋白或 FIB 的完整分子分为许多可溶性小肽。产物中最大的是碎片 X,它仍然保留 Arg - Gly 键,凝血酶可以对它继续水解,另外,还有比碎片 X 小的碎片 Y、D、E。碎片 Y 是凝血酶的竞争性抑制剂,可减缓纤维蛋白的集聚,碎片 D 和 E 可抑制血小板聚集。可溶性小肽通常不继续凝固,而且其中一些还可以抗凝血。

PL 是血浆中活性最强的蛋白酶,特异性小,不仅可以水解纤维蛋白和 FIB(其主要作用),也可以水解凝血酶、FⅤa、FⅧa、FⅨa、FⅫa、血小板的糖蛋白,促进血小板聚集和释放 5 - HT、ADP 等,激活血浆中的补体系统(C1,C3a,C3d,C5)。当发生血栓时,纤溶多发生在血栓局部,原因也许是血浆中具有大量的抗纤溶物(即抑制物),但血栓中的纤维蛋白可吸附较多的 PLG 及其激活物。

2. 纤溶抑制物及其作用

人体内有很多抑制纤溶系统活性的物质,主要包括 PLG 激活物抑制剂 - 1(Plasminogen Activator Inhibitor type - 1, PAI - 1)、α_2 抗纤溶酶(α_2 - antiplasmin)、α_2 巨球蛋白、α_1 抗胰蛋白酶、AT - Ⅲ 和补体 C1 抑制物。PAI - 1 由内皮细胞、平滑肌细胞、间皮细胞和巨核细胞产生,以无活性的形式储存于血小板内。凝血酶、TGF - β、PDGF、IL - 1、TNF - α、胰岛素样生长因子(IGF)、糖皮质激素和内毒素可刺激其生长和释放,明显提高血栓局部 PAI 浓度,相反,活化的蛋白质 C 可抑制其释放。PAI - 1 的主要作用是抑制 tPA 以调控血栓局部的纤溶活性。在血管损伤处,活化的血小板释放许多 PAI - 1,以防止纤维蛋白过早降解。α_2 抗纤溶酶由肝产生,是循环血中 PL 的主要抑制物,它的特点如下:(1) 作用迅速;(2) 阻碍 PLG 附着在纤维蛋白;(3) 纤维蛋白刚合成,它就能同纤维蛋白的 a 链交联。先天性 α_2 抗纤溶酶不足的患者常出现严重的出血现象。补体 C1 抑制物主要抑制 Ka 和 FⅫa 的活性,抑制单链尿激酶转化为双链尿激酶。另外,α_2 巨球蛋白、AT - Ⅲ、蛋白酶 C 抑制物、蛋白酶连接抑制素、富组氨酸糖蛋白等都可抑制纤溶系统。

10.2　抗凝血药

血液凝固是涉及多种凝血因子的蛋白水解活化的过程,可以分为内源性和外源性凝血途径,最终产生纤维蛋白,出现血凝块,抗凝因子又可降解纤维蛋白达到抗凝作用。抗凝血药(Anticoagulants)可阻碍凝血因子,抑制血液凝固,主要用于防治血栓栓塞性疾病。

10.2.1　肝素

肝素(Heparin)是氨基葡聚糖,位于嗜碱性粒细胞和肥大细胞分泌颗粒中,组织受损时释放入脉管系统中,因最初发现于肝脏而得名。药用肝素提取自猪小肠和牛肺,其结构(图 10 - 3)中包含长短不一的酸性黏多糖,主要是由硫酸 - D - 葡萄糖胺、硫酸 - L - 艾杜糖醛酸、硫酸 - D - 葡萄糖胺及 D - 葡萄糖醛酸中的两种双糖交替连接,属于分子量为 5 000～

30 000 u 的混合物。含大量硫酸基和羧基,携带许多负电荷而显强酸性。

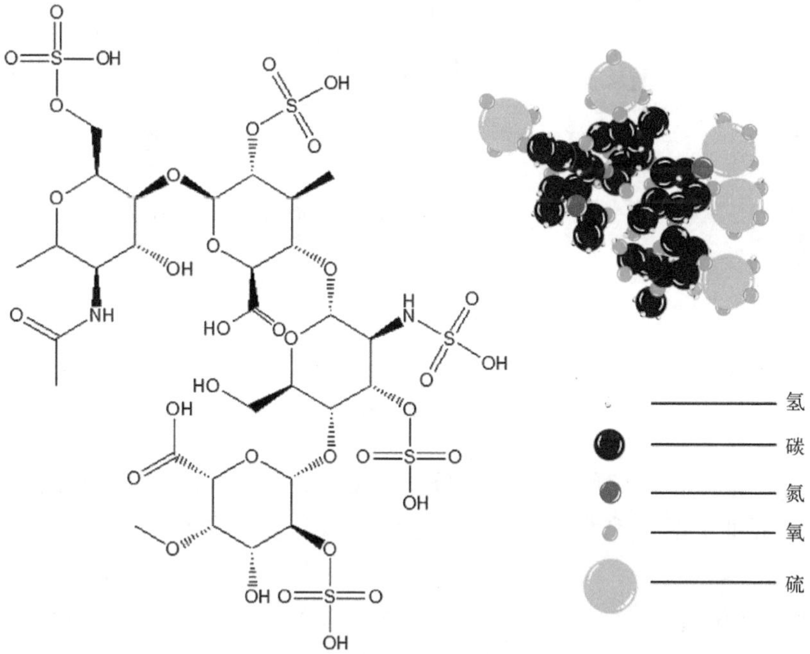

图 10-3　肝素的结构

[药动学]

　　肝素是大分子化合物,且带大量负电荷,难以穿透生物膜,经口不吸收,多静脉注射使用。60%集聚在血管内皮,大多数通过肝脏单核—巨噬细胞系统的肝素酶分解代谢,降解物或原型经肾脏排出。肝素的抗凝活性 $t_{1/2}$ 因给药剂量而异,静脉注射 100 U/kg、400 U/kg、800 U/kg 时,抗凝活性 $t_{1/2}$ 分别为 1 h、2.5 h 和 5 h。肺气肿,肺栓塞和肝、肾功能强烈障碍患者的 $t_{1/2}$ 会显著增加。

[药理作用]

　　无论是在体内还是体外,都可以强烈抗凝血。静脉注射立刻起效,可灭活多种凝血因子。静脉注射 10 min 内血液凝固时间及部分凝血酶时间(Activated Partial Throinboplastin Time,APTT)都显著增加,对凝血酶原时间的影响较小,效果可以保持 3~4 h。肝素的抗凝作用主要依赖于抗凝血酶Ⅲ(Anti-Thrombin Ⅲ,AT-Ⅲ)。AT-Ⅲ 是含 Ser 残基的蛋白酶(包括凝血酶和凝血因子 Ⅻα、Ⅺα、Ⅸα、Ⅹα 等)的抑制剂。它以 Arg-Ser 肽键与凝血酶结合,形成 AT-Ⅲ 和凝血酶的复合物以灭活酶。而肝素可加速这一反应达千倍以上。当肝素存在时,肝素与 AT-Ⅲ 的结合,可以改变 AT-Ⅲ 的构型,极大展现出 AT-Ⅲ 的活性部位,促使后者快速结合 Ⅱα、Ⅻα、Ⅸα、Ⅹα、Ⅺα、Ka、PL 等凝血因子,并抑制这些凝血因子。肝素借助 AT-Ⅲ 灭活凝血因子 Ⅱα、Ⅻα、Ⅸα、Ⅹα 时,务必同时与 AT-Ⅲ 和这些凝血因子结合,但低分子量肝素(Low Molecular Weight Heparin,

LMWH)灭活因子Ⅹa时,只用与AT-Ⅲ结合。肝素的作用机制如图10-4所示。

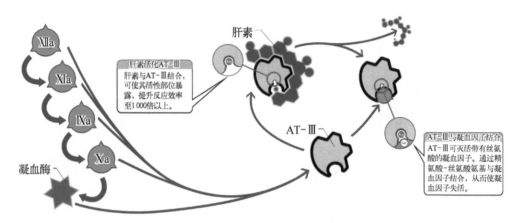

图10-4　肝素的作用机制

一出现肝素-AT-Ⅲ凝血酶复合物,肝素便从复合物中解离出来,继续去结合另一分子的AT-Ⅲ以反复利用。AT-Ⅲ-凝血酶这一复合物会被单核-巨噬细胞系统所清除。

肝素的其他作用:(1)促进血管内皮释放脂蛋白酯酶,水解血液中的乳糜微粒和VLDL以调节血脂;(2)阻碍炎症介质活性和炎症细胞活动,从而发挥抗炎效果;(3)抑制血管平滑肌细胞增生,抑制血管内膜增生;(4)抑制血小板聚集,这可能是继发于影响凝血酶的结果(凝血酶促进血小板聚集)。

[临床应用]

(1)血栓栓塞性疾病。阻碍血栓的产生和发展,如深静脉血栓、肺栓塞、脑栓塞和急性心肌梗死。

(2)弥漫性血管内凝血(DIC)。应用于早期,预防因缺乏FIB及其他凝血因子而出现继发性出血,如脓毒血症、胎盘早期剥离、恶性肿瘤溶解等引起的DIC。这是肝素的主要适应证。

(3)体外抗凝。用于输血、血液透析和体外循环等的抗凝。

[不良反应]

(1)出血。过量易致出血,应严格控量,仔细监测凝血时间,一旦出血立即停用,用硫酸鱼精蛋白对抗,1 mg硫酸鱼精蛋白可对抗100 U肝素。

(2)血小板减少。发生率为5%,通常是由于肝素引起的一过性血小板聚集作用导致,多数发生在给药的7~10 d,同免疫反应相关。可能是因为肝素促进血小板因子4(PF4)释放并与之形成肝素-PF4的复合物,后者再与特异性抗体结合成PF4-肝素-IgG复合物,从而产生病理反应。停药后约4 d可恢复。

(3)约80%的病人出现氨基转移酶增多,与肝功能异常无关,停药可消失;抑制醛固酮合成而升高血钾。长期应用可致骨质疏松和骨折。孕妇应用可致早产及死胎。

（4）过敏反应。偶尔会出现哮喘、荨麻疹、结膜炎和发热等。

[禁忌证]

对肝素过敏、有出血倾向、血友病、血小板功能不全和血小板减少症、紫癜、严重高血压、细菌性心内膜炎、肝肾功能不全、溃疡病、颅内出血、活动性肺结核患者，孕妇，先兆流产、内脏肿瘤、外伤及术后患者等禁用。

10.2.2　低分子量肝素

低分子量肝素（Low Molecular Weight Heparin, LMWH）指分子量低于 6 500 u 的肝素，普通肝素直接分离或降解后再分离即可得到。LMWH 的特点是可以选择性抗凝血因子 Xa，同时对凝血酶及其他凝血因子影响不大。肝素须与凝血酶和 AT‑Ⅲ 同时结合成复合物才可作用于凝血酶，但灭活 Xa 仅结合 AT‑Ⅲ 即可。LMWH 分子链较短，无法同 AT‑Ⅲ 和凝血酶同时结合，因此主要作用于 Xa。LMWH 的抗凝血因子 Xa 活性/抗凝血活性比值为 1.5～4.0，而普通肝素为 1 左右。分子量越小，抗凝血因子 Xa 活性越大，即可分离抗血栓作用和致出血作用，维持肝素的抗血栓作用的同时减小了出血的危险。LMWH 抗凝血因子 Xa 活性的 $t_{1/2}$ 比肝素持久，静脉注射活性持续 12 h，皮下注射只需每日 1 次。LMWH 的不良反应包括出血、血小板减少症、低醛固酮血症伴高钾血症、皮肤坏死、过敏反应和暂时性转氨酶增多等。LMWH 引起的出血，也可用硫酸鱼精蛋白来治疗。LMWH 治疗时需要监控血浆凝血因子 Xa 的活性。LMWH 的禁忌证和注意事项类似于肝素，但肝素导致的血小板减少症分为 Ⅰ 型和 Ⅱ 型，Ⅰ 型轻，为一过性；Ⅱ 型严重，会导致动、静脉血栓，可能是由于肝素促进血小板释放 PF4 并与之结合，然后再与特殊抗体结合为 PF4‑肝素‑IgG 免疫复合物进而产生了病理反应。LMWH 不易引起血小板释放 PF4，故发生的概率较小。LMWH 按照不同的来源和制备方法，可以分为很多种，其分子量和硫酸化程度各不相同，药动学参数及剂量范围也不相同。临床常用的制剂有依诺肝素（Heparin）、替地肝素（Tedelparin）、弗希肝素（Fraxiparin）、洛吉肝素（Logiparin）及洛莫肝素（Lomoparin）等，可应用于预防骨外科手术后深静脉血栓形成、急性心肌梗死、不稳定型心绞痛和血液透析、体外循环等。

10.2.3　香豆素类

含 4‑羟基香豆素基本结构，经口参与体内代谢后才发挥抗凝作用，故称经口抗凝药，有双羟香豆素（Dicoumarol）、华法林（Warfarin，苄丙酮香豆素）和醋硝香豆素（Acenocoumarol）等，它们的药理作用相同。

[药动学]

华法林经口吸收完全，1 h 后就能在血浆中检测到，24～48 h 到达高峰，与血浆蛋白的结合率为 90%～99%，$t_{1/2}$ 为 10～60 h，主要在肝脏及肾脏中代谢。双羟香豆素吸收不固定，与血浆蛋白结合率为 90%～99%，$t_{1/2}$ 为 10～30 h。醋硝香豆素 $t_{1/2}$ 为 8 h，还原型代谢物也可抗凝，$t_{1/2}$ 为 20 h。

[药理作用]

是维生素 K 的拮抗剂,起效部位为肝脏,可以阻止维生素 K 从环氧化物变为氢醌型,导致维生素 K 不能重复使用,影响含 Glu 残基的凝血因子 Ⅱ、Ⅶ、Ⅸ、Ⅹ 的羧化作用,导致这些因子保持在没有凝血活性的前体阶段,以干扰凝血。但不影响已活化的上述因子,因此抗凝效果起效较慢,通常在 8～12 h 后起效,1～3 d 达峰值,停药后抗凝效果可继续保持几天。双羟香豆素抗凝效果慢且持久,维持 4～7 d。华法林起效较快,维持 3～5 d。经口抗凝药的半衰期与作用时间。

表 10-2　经口抗凝药的半衰期与作用时间

药　　物	每日量/mg	$t_{1/2}$/h	T_{max}/h	持续时间/d
华法林	5～15	10～60	24～48	3～5
醋硝香豆素	4～12	8	34～48	2～4
双羟香豆素	25～150	10～30	36～72	4～7

[临床应用]

用途与肝素相同,可防止血栓的形成与发展。也可作为心肌梗死辅助用药。经口有效,作用时间较长。但作用出现缓慢,剂量不易控制。也适于风湿性心脏病、髋关节固定术和人工置换心脏瓣膜等手术后防止出现静脉血栓。

[不良反应]

剂量应根据 PT 稳定在 25～30 s(正常值为 12 s)。过量会导致出血,维生素 K 可对抗,必需时输新鲜血浆或全血。禁忌证同肝素。其他不良反应有胃肠反应、过敏等。

10.3　抗血小板药

血小板的黏附、聚集和释放是血栓形成的关键步骤。有三大类物质可调节血小板功能：(1) 血小板以外来源的物质如儿茶酚胺、胶原、凝血酶和 PGI_2 等能作用于血小板膜上的受体；(2) 由血小板产生的如 ADP、PGD_2、PGE_2 和 5-HT 等也作用于血小板膜表面受体；(3) 由血小板产生的作用于血小板内部的物质如 PG 内环氧化物、TXA_2、cAMP 和 cGMP 等。根据调节血小板功能的环节,抗血小板药主要分为影响血小板代谢酶的药如环氧合酶抑制剂(阿司匹林)、TXA_2 合成酶抑制剂(奥扎格雷)、腺苷活化酶(PGI_2)、磷酸二酯酶抑制剂(双嘧达莫)、ADP 拮抗剂(噻氯匹定和氯吡格雷)和血小板 GPⅡb/Ⅲa 受体拮抗剂(阿昔单抗)等。

10.3.1　阿司匹林

阿司匹林(Aspirin)可与 COX 活性部位丝氨酸发生不可逆的乙酰化反应,使酶失活,抑制花生四烯酸代谢,减少对血小板有强烈促聚集作用的 TXA_2 的生成,抑制血小板的功能。COX 的抑制,也抑制血管内皮产生 PGI$_2$,后者也抑制血小板。但阿司匹林不可逆地抑制血小板中的 COX,只有血液循环中出现新的血小板才可恢复。而血管内皮细胞中 COX 因 DNA 合成而恢复得更快。因此,每日经口 75 mg 的阿司匹林即可达到抗血小板的最大效果。经证实,阿司匹林对血小板功能亢进而引起血栓栓塞性疾病有效。对于急性心肌梗死或不稳定性心绞痛患者,阿司匹林可降低复发率和死亡率;对一过性脑缺血也可降低发病率和死亡率。

10.3.2 双嘧达莫

也称潘生丁(Persantin),对血小板有抑制作用。通过抑制 PDE,增加 cAMP,亦可抑制腺苷摄取,从而激活血小板中的腺苷酸环化酶,使 cAMP 浓度增加。单用作用不强,与华法林合用防止心脏瓣膜置换术术后血栓的产生。

10.3.3 前列环素

PGI$_2$ 可激活腺苷酸环化酶,而增加 cAMP 浓度,不仅可以阻止多种诱导剂引发的血小板聚集和分泌,也可以舒张血管,抑制血栓产生。PGI$_2$ 极不稳定,$t_{1/2}$ 仅为 2～3 min,采用静脉滴注,用于急性心肌梗死,外周闭塞性血管等疾病。

10.3.4 噻氯匹定

为强效血小板抑制剂,能抑制 ADP、胶原、凝血酶和血小板活化因子等因素引发的血小板聚集。经口吸收良好,临床使用 24～48 h 起效,3～5 d 达峰值,$t_{1/2}$ 为 24～33 h。可预防急性心肌梗死,一过性脑缺血和中风,也可以治疗间歇性跛行、稳定型心绞痛等。

10.4 纤维蛋白溶解药

凝血中产生的纤维蛋白,经纤溶酶作用从精氨酸—赖氨酸键上分解成可溶性产物,使血栓溶解。纤维蛋白溶解药(Fibrinolytic Drugs)激活纤溶酶以加速纤溶,也称溶栓药(Thrombolytic Drugs),可医治急性血栓栓塞性疾病,若血栓产生已久并已经机化,则不易起效。现在使用的纤溶药主要不足为对纤维蛋白无特异性,溶解血栓同时会引起严重出血。较新的纤溶药 t - PA,scu - PA 有部分的特异性,但用于人体依然会出现出血并发症,$t_{1/2}$ 也短。为提高特异性以减弱出血并发症,同时加长 $t_{1/2}$,采用生物工程学方法研制开发高效而特异的新纤溶药的研究工作在不断发展中。

10.4.1 链激酶

链激酶(Streptokinase, SK)产自 C 组 β 溶血性链球菌,属于蛋白质,可结合纤溶酶原,形成的 SK - PLG 复合物可推动游离的 PLG 向 PL 转化,溶解纤维蛋白。所以,要控制一定剂量以产生最大效应。SK - PLG 复合物与 PL 的最适比值应是 1∶10。静脉和冠脉内注射可减小急性心肌梗死面积,梗死血管血流恢复。可治疗深静脉血栓、肺栓塞、眼底血管栓塞,必须尽早地使用,血栓产生 6 h 内使用能产生最好的效果。严重不良反应会出血,因为被激活的 PL 可溶解病理性及生理性的纤维蛋白。SK 有抗原性,体内若存在 SK 抗体可中和 SK,还会产生过敏反应,活动性出血 3 个月内、有脑出血、近期手术史者、有出血倾向、胃和十二指肠溃疡、严重高血压、癌症和分娩 4 周内患者禁用。

10.4.2　尿激酶

尿激酶(Urokinase, UK)来源于人的肾细胞,从尿中分离得到,没有抗原性。可直接激活 PLG,使 PLG 从 Arg‐Val 处断裂成 PL。UK 在肝、肾灭活。$t_{1/2}$ 为 11～16 min。临床应用同 SK,对脑栓塞的作用显著。但费用高昂,仅 SK 过敏或耐受者使用。不良反应包括出血和发热,比 SK 少,禁忌证与 SK 相同。

10.4.3　组织纤溶酶原激活因子

组织纤溶酶原激活因子(t‐PA)(是较新的纤溶药,是由血管内皮细胞合成释放的含有 527 个氨基酸的 Ser 蛋白酶,它把 PLG 转化为 PL。t‐PA 对循环血液中的 PLG 效果不强,但是对与纤维蛋白结合的 PLG 效果成百倍增加,因此对血栓部位有一定选择性。阿替普酶是借助 DNA 重组技术制得的重组 t‐PA(rt‐PA)。经肝脏代谢,$t_{1/2}$ 为 5～10 min。临床主治心肌梗死、脑卒中、肺栓塞,使用越早效果越好,价格昂贵,出血发生率相对较低,偶见过敏反应、低血压。

10.5　促凝血药

促凝血药可激活凝血的某些凝血因子以防治某些凝血功能低下引起的出血性疾病。

10.5.1　维生素 K

维生素 K(Vitamin K)的基本结构为甲萘醌。K_1 存在于植物中,K_2 由肠道细菌得来或源自腐败鱼粉,两者都有脂溶性。人工合成的 K_3 为亚硫酸氢钠甲萘醌(Menadione Sodium Bisulfite),K_4 为乙酰甲萘醌(Menadione Diacetate),均为水溶性。

[药理作用]

维生素 K 是羧化酶的辅酶,参与合成凝血因子 Ⅱ、Ⅶ、Ⅸ、Ⅹ。这些因子上的 Glu 残基需经肝微粒体酶系统羧化酶作用产生 9～12 个 γ‐羧谷氨酸,才能使这些因子获得与 Ca^{2+} 结合的能力,并结合磷脂表面和调节蛋白,才能具有凝血活性。在羧化反应中,氢醌型维生素 K 转化为环氧型维生素 K,后者可被 NADH 还原为氢醌型,反复进行羧化反应。当维生素 K 不足或环氧化物还原反应被抑制(被香豆素类阻止)时,因子 Ⅱ、Ⅶ、Ⅸ、Ⅹ合成止于前体状态,凝血酶原时间延长,产生出血。维生素 K 对凝血因子合成的作用机制如图 10‐5 所示。

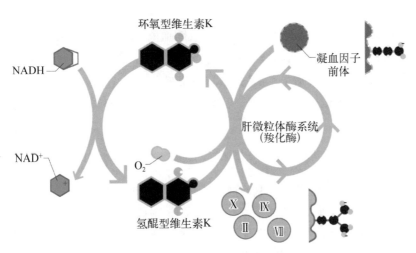

图 10-5　维生素 K 对凝血因子合成的作用机制

[临床应用]

用于维生素 K 不足所导致的出血,如梗阻性黄疸、胆瘘,慢性腹泻引起的出血,新生儿出血,香豆素类、水杨酸钠等引起的出血,长期使用广谱抗生素应作适当补充,以免维生素 K 缺乏。

[不良反应]

维生素 K_1 静脉注射过速会导致潮红、呼吸困难、胸痛、虚脱。大剂量维生素 K_3 可使新生儿、早产儿产生溶血及高铁血红蛋白症。葡萄糖-6-磷酸脱氢酶缺乏的病人也可出现溶血。

10.5.2　抗纤维蛋白溶解药

抗纤溶剂(Antifibrinolysin)可竞争性对抗 PLG 激活因子,高浓度也可抑制 PL 活性。治疗纤溶亢进引起的出血,如肺、肝、脾、前列腺、甲状腺、肾上腺等手术时的异常出血,经口吸收良好,也可注射使用。临床常用的有氨甲苯酸(Aminomethylbenzoic Acid)、氨甲环酸(Tranexamic Acid)等。剂量过大会产生血栓,引起心肌梗死。

10.5.3　凝血因子制剂

(1) 凝血酶

凝血酶(Thrombin)提取自猪血、牛血,精制的凝血酶无菌制剂。作用对象是血液中的 FIB,将其转化为纤维蛋白,从而止血。另外,也可推动上皮细胞的有丝分裂而加快伤口愈合。多用于治疗止血困难的小血管、毛细血管及实质性脏器出血,也可治疗外伤、手术、口腔、泌尿道及消化道等部位的出血。

(2) 鱼精蛋白

鱼精蛋白(Protamine)包含强碱性基团,在体内可结合强酸性的肝素,组成稳定的复合物。这种直接拮抗作用使肝素不能发挥抗凝作用,用于治疗因注射肝素过多导致的出血。

（3）酚磺乙胺

酚磺乙胺(Etamsylate)也称止血敏,可以收缩血管,减小毛细血管通透性,促进血小板聚集和黏附,促进血小板凝血物质释放,减少凝血时间。静脉注射后可维持 4～6 h,主要以原型从肾脏排泄。可防治手术前后的出血,也可针对血小板功能不良、血管脆性增加导致的出血。不良反应包括恶心、头痛、皮疹、低血压等,偶见过敏性休克。

10.6　抗贫血药

贫血是指循环血液中红细胞数量或血红蛋白含量长期少于正常值的疾病。临床常见三种类型:(1)缺铁性贫血,由于血液损伤过量或 Fe 吸收贫乏引起,主要表现为红细胞体积小,血红蛋白含量低;(2)巨幼细胞贫血,由叶酸和维生素 B_{12} 不足引起,主要表现为红细胞体积大,血红蛋白含量高,白细胞及血小板也不正常;(3)再生障碍性贫血,由感染、药物、放疗等因素导致骨髓造血功能障碍引起,表现为红细胞、粒细胞和血小板减少。抗贫血药主要根据贫血的类型对应不同的药物辅以治疗。

10.6.1　铁剂

常用的有硫酸亚铁(Ferrous Sulfate)、枸橼酸铁铵(Ferric Ammonium Citrate)和右旋糖酐铁(Iron Dextran)等。

[药动学]

经口铁剂和食物中外源性铁都以 Fe^{2+} 形式从十二指肠和空肠上段吸收。胃酸、维生素 C、食物中果糖、半胱氨酸等利于铁的还原,易于吸收。胃酸不足和食物中高磷、高钙、鞣酸等物质使铁发生沉淀,阻碍其吸收,四环素等与 Fe 络合,也阻碍吸收。食物中肉类的血红素中铁吸收最好,蔬菜中较差。通常食物中铁吸收率为 10%,成人每日需要补充 1 mg 铁,所以每天食用食物中的铁 10～15 mg 即可满足机体的需要。铁的吸收同体内储存的铁量相关,吸收进入肠黏膜的铁依据机体需要可直接进入骨髓以造血,也可以结合肠黏膜去铁蛋白以铁蛋白(Ferritin)形式储存其中。

体内铁的转运依靠转铁蛋白(Transferrin),它属于 β_1 糖蛋白,分子量为 76 000,有 2 个结合铁的部位。胞浆膜上存在转铁蛋白受体,铁-转铁蛋白复合物结合受体,借助受体参与的胞饮作用进入细胞,随后脱去铁,去铁的转铁蛋白被排出细胞反复利用。铁基本依靠肠黏膜细胞掉落以及胆汁、尿液、汗液而排出体外,每日约 1 mg。

[临床应用]

针对缺铁性贫血,效果极佳。经口铁剂 7 天,血液中网织红细胞便增多,10～14 d 达峰值,2～4 周后 Hb 显著变多,但通常 1～3 月才可达正常值。为恢复体内储存的铁量,在 Hb 正常后仍要以二分之一的剂量继续服用 2～3 月。

$FeSO_4$ 吸收良好,价格便宜,为常用药。枸橼酸铁铵为三价铁,吸收不佳,但可制成糖浆用于小儿。右旋糖酐铁常注射使用,适用对象仅为少数严重贫血但无法经口者。

[不良反应]

经口铁剂会刺激胃肠道,导致恶心、腹痛、腹泻,饭后服用刺激会减弱。也会导致便秘,因铁与肠腔中 H_2S 结合,降低了 H_2S 对肠壁的刺激。小儿误服 1 g 以上铁剂会导致急性中毒,出现坏死性胃肠炎、呕吐、腹痛、血性腹泻、休克、呼吸困难、死亡。可用磷酸盐或碳酸盐溶液洗胃以急救,并向胃内注入特殊解毒剂去铁胺以结合剩余的铁。

10.6.2　叶酸类

叶酸(Folic Acid)的三个构成成分是蝶啶核、PABA 和 Glu,广泛出现在动、植物性食品中。动物细胞自己不能合成叶酸,所以人体只能直接从植物中摄取叶酸。

[药理作用]

食物中叶酸和叶酸制剂进入体内发生还原和甲基化反应,产生具有活性的 5-甲基四氢叶酸($5-CH_3H_4PteGlu$)。进入细胞后 5-甲基四氢叶酸给维生素 B_{12} 提供甲基转化为甲基 B_{12},自己转为四氢叶酸(FH_4),FH_4 可结合多种一碳单位为四氢叶酸类辅酶,传递一碳单位,参与体内许多生化代谢,分别有:(1) 嘌呤核苷酸的从头合成;(2) 从尿嘧啶脱氧核苷酸(dUMP)合成胸腺嘧啶脱氧核苷酸(dTMP);(3) 促进某些氨基酸的互变。叶酸的体内代谢及作用示意图如图 10-6 所示。当叶酸不足时,会导致上述反应障碍,其中最显著的是 dTMP 合成困难,引起 DNA 合成困难,影响细胞的有丝分裂。由于不太影响 RNA 和蛋白质合成,提升血细胞 RNA : DNA 比例引发巨幼细胞贫血,阻碍消化道上皮增殖,出现舌炎、腹泻。

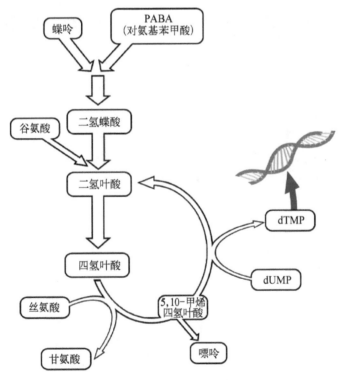

图 10-6　叶酸的体内代谢及作用示意图

[临床应用]

叶酸可治疗各种巨幼细胞贫血。由于营养匮乏或婴儿期、妊娠期对叶酸的需求增多引起的营养性巨幼细胞贫血,主要用叶酸进行治疗,维生素 B_{12} 辅助疗效更佳。对于氨甲喋呤、乙氨嘧啶等引发的巨幼细胞贫血,因 FH_2 还原酶被抑制,FH_4 生成困难,因此需要甲酰四氢叶酸钙(Calcium Leucovorin)治疗。此外,对维生素 B_{12} 不足引起的"恶性贫血",叶酸仅能调整异常血象,无法改善神经损害症状,因此主要用维生素 B_{12} 辅以叶酸治疗维生素 B_{12} 不足引起的"恶性贫血"。叶酸对缺铁性贫血则没有作用。

10.6.3　维生素 B_{12}

维生素 B_{12}(Vitamin B_{12})为含钴复合物,普遍存在于动物内脏、牛奶、蛋黄中。钴原子带有各种配体,如—CN,—OH,—CH 和 $5'$-脱氧腺苷基,对应着氰钴胺、羟钴胺、甲钴胺和 $5'$-脱氧腺苷钴胺等各种维生素 B_{12}。其中甲钴胺和 $5'$-脱氧腺苷钴胺在体内可作为辅酶。药用为氰钴胺和羟钴胺,性质稳定。

[体内过程]

维生素 B_{12} 必须结合胃壁细胞分泌的糖蛋白(内因子)以防止被胃液消化。胃黏膜萎缩引起的"内因子"不足会阻碍维生素 B_{12} 吸收,出现"恶性贫血"。吸收后有 90% 贮存于肝,少量经胆汁、胃液、胰液排入肠内。其中小部分吸收入血液,主要经肾排出。

[药理作用]

维生素 B_{12} 是细胞分裂和保持神经组织髓鞘完整所必需的。体内维生素 B_{12} 主要涉及下列两个代谢过程。

维生素 B_{12} 是 5-甲基四氢叶酸同型半胱氨酸甲基转移酶促使同型半胱氨酸转化为甲硫氨酸和 5-甲基四氢叶酸转为 FH_4 的反应中所必需的,同时使 FH_4 循环利用。若维生素 B_{12} 不足,会阻止叶酸代谢循环,引发叶酸缺乏症。

甲基丙二酰辅酶 A 变位酶催化甲基丙二酰辅酶 A 转变为琥珀酰 CoA,后者可以进入三羧酸循环。脱氧腺苷 B_{12} 是甲基丙二酰辅酶 A 变位酶的辅助因子,但维生素 B_{12} 不足会导致此反应无法进行,甲基丙二酰辅酶 A 积累会合成异常脂肪酸,并进入中枢神经系统,这可能是维生素 B_{12} 贫乏导致神经损害症状的原因。

[临床应用]

主要运用于恶性贫血和巨幼细胞贫血的治疗。也可辅助治疗神经系统疾病(如神经炎、神经萎缩等)和肝脏疾病。

10.7　生血药

10.7.1　造血生长因子

造血生长因子属于糖蛋白,能刺激骨髓造血干细胞的增殖、分化。临床上主要包括促红细胞生成素、粒细胞集落刺激因子、粒细胞—巨噬细胞集落刺激因子、IL－11 和血小板生成素等。

1. 促红细胞生成素

[药理作用]

促红细胞生成素(Erythropoietin，EPO)属于糖蛋白，分子量为 34 000～39 000 u，在成人体内主要由肾脏分泌，在胎儿和围生期新生儿体内主要由肝脏分泌。临床上使用的 rhEPO 是采用 DNA 重组技术合成的重组人促红素。EPO 与骨髓红系细胞表面特异性的 EPO 受体结合，刺激红系细胞的增殖和分化，也能促进骨髓释放网织红细胞，还可引起血管收缩性高血压，增加铁吸收，刺激血管生成，保护神经元缺血性损伤。

[临床应用]

用于所有因素引起的贫血，如慢性肾病引起的贫血，疗效确切。也用于改善透析患者的贫血，肿瘤、化疗及某些免疫性疾病、风湿性关节炎、艾滋病、严重寄生虫病所致的贫血，还能推进骨髓移植患者造血功能的恢复。由于铁是合成血红蛋白的原料，因此伴有铁缺乏的患者不敏感。适当补充一定量的铁和叶酸，EPO 的疗效会增加。

[不良反应]

常见有血细胞比容和血红蛋白增加，诱导血压升高和血栓形成，少见过敏反应。

2. 促白细胞生成药

(1) 粒细胞集落刺激因子

粒细胞集落刺激因子(Granulocyte Colony-Sitmulating Factor，G－CSF)属于糖蛋白，由血管内皮细胞、单核细胞和成纤维细胞合成。能促进中性粒细胞成熟；刺激成熟的粒细胞从骨髓释出；提升中性粒细胞的趋化和吞噬功能。对巨噬细胞、巨核细胞影响很小。现用的 G－CSF 为基因重组产品。皮下注射 5～10 μg/kg，4～6 h 达血浓峰值，超过 10 μg/kg，血药浓度可维持 16 h。静脉滴注(60 μg/kg，20～30 min 滴完)，$t_{1/2}$ 为 0.75～7.2 h。1987 年开始治疗肿瘤化疗、放疗导致的骨髓移植和自体骨髓移植。也可用于再生障碍性贫血、骨髓再生不良和 HIV。能增加中性粒细胞降低感染的概率。患者耐受良好，骨骼会有轻微疼痛，一直静脉滴注会引发静脉炎，须在化疗药物应用前或后 24 h 应用。

(2) 粒细胞/巨噬细胞集落刺激因子

粒细胞/巨噬细胞集落刺激因子(Granulocyte-Macrophage Colony-Stimulating Factor，GM－CSF)在 T-淋巴细胞、单核细胞、成纤维细胞、血管内皮细胞中都可合成。它与 IL－3(Interleukin 3)共同作用于多向干细胞和多向祖细胞等细胞分化较原始的细胞，从而刺激粒细胞、单核细胞、巨噬细胞和巨核细胞等细胞的集落形成和增生。对 RBC 的增生也有间接影响。可提高成熟中性粒细胞的吞噬功能和细胞毒性作用，然而会减弱其能动性。临床应用的也为其基因重组产品。临床应用同 G－CSF，也可治疗血小板减少症。不良反应包括皮疹、发热、骨及肌肉疼痛、皮下注射部位红斑。第一次静脉滴注时会有潮红、低血压、呼吸急促、呕吐等症状，应通过吸氧和输液来缓解症状。

3. 促血小板生成药

血小板减少症为临床常见病,常见于肿瘤放疗、化疗和骨髓移植患者,也见于特发性血小板减少性紫癜、骨髓增生异常综合征及慢性肝病等。血小板生成素和白介素-11是内源性调节血小板生成的主要物质。

(1) 白细胞介素-11(Interleukin-11,IL-11)

[药理作用]

IL-11由骨髓成纤维细胞和基质细胞产生,是65 000~85 000 u 分子量的蛋白质,对特异性细胞表面细胞因子受体产生作用,提高外周血小板和中性粒细胞的数量。药用为重组人 IL-11,皮下注射的 $t_{1/2}$ 为 7~8 h。

[临床应用]

主要应用于血小板减少症,也可治疗非骨髓肿瘤化疗诱发的血小板减少。

[不良反应]

常见水潴留、心动过速,可见疲劳、头痛、眩晕、稀释性贫血、呼吸困难和低钾血症等,均为可逆性的反应。

(2) 重组血小板生成素

[药理作用]

血小板生成素(rhTPO)主要由肝细胞、肾近曲小管细胞、骨髓间质细胞等产生,分子量为 45 000~75 000 u,是含 322 个氨基酸的糖基化蛋白。TPO 对特异性细胞表面因子受体产生作用,刺激原巨核细胞系祖细胞生长,也刺激成熟巨核细胞和血小板聚集。rhTPO 为重组人血小板生成素。

[临床应用]

rhTPO 主要适用于实体瘤化疗药物诱发的血小板减少。用于慢性特发性血小板减少症,特别是对甾体药物和 Ig(免疫球蛋白)不敏感患者以及脾切除患者。

[不良反应]

会出现过敏,偶有发热、肌肉酸痛、头晕等。罕见情况下可出现骨髓网硬蛋白增加而导致骨髓纤维化、严重出血等。

10.7.2　促血液成分生成的辅助性药物

(1) 维生素 B_4(Vitamine B_4)

也称磷酸氨基嘌呤、磷酸腺嘌呤,是核酸和某些辅酶的组成成分,参与体内 RNA 和DNA 的合成。可促进白细胞生成,尤其是白细胞不足时作用更显著。临床上适用于放疗、化疗、苯中毒等诱发的粒细胞减少症。治疗量下未见明显不良反应。

(2) 肌苷(Inosine)

也称次黄嘌呤核苷,该药能直接穿过细胞膜变成肌苷酸及磷酸腺苷,参与体内蛋白质的合成;活化丙酮酸氧化酶系,提高辅酶 A 的活性,促进肌细胞能量代谢,改善缺氧状态下的细胞代谢。主治白细胞减少症及血小板减少症。主要不良反应包括胃部不适,静脉注射会引发颜面潮红、过敏反应。

（3）利可君（Leucogen）

该药为半胱氨酸衍生物,经口后在十二指肠碱性条件下与蛋白结合形成可溶性物质立即吸收入肠,能提高骨髓造血系统的作用。主治肿瘤放、化疗导致的白细胞减少和血小板减少症。

（4）鲨肝醇（Batilol）

该药物属于 α-正十八碳甘油醚,存在于动物体内,多存在于骨髓造血组织。能促进白细胞的增殖,提升抗放射线的作用,对抗苯中毒和细胞毒类药物对造血系统的作用。主治所有因素导致的白细胞减少症,如放射性、抗肿瘤药物等所致的白细胞减少症,偶尔出现口干、肠鸣音亢进。

10.8　血容量扩充药

失血过多或失血浆（如烧伤）会降低血容量,引起休克。快速补足以扩大血容量是抗休克的基本方法。除补充全血和血浆外,也可以使用人工合成的血容量补充剂,对其基本要求为可以保持血液胶体渗透压;排泄较慢;无毒、无抗原性。目前最常用的是右旋糖酐和人血清白蛋白等。

10.8.1　右旋糖酐

右旋糖酐（Dextran）属于葡萄糖的聚合物,由于聚合的葡萄糖分子数目差异,可以得到各种分子量的产物。临床应用的包括中分子量（平均分子量为 70 000）,低分子量（平均分子量为 40 000）和小分子量（平均分子量为 10 000）右旋糖酐。分别称右旋糖酐 70,右旋糖酐 40 和右旋糖酐 10。

［药理作用］

右旋糖酐分子量较大,难以穿透血管,会增加血浆胶体渗透压,进而增加血容量,保持血压。效果强度同保持时间按中、低、小分子量依次缩小。低分子和小分子右旋糖酐可抑制血小板和 RBC 聚集,减弱血液黏滞性,也可以抑制凝血因子 Ⅱ,以预防血栓形成并改善微循环。它们还有渗透性利尿作用。

［体内过程］

右旋糖酐 70 在血液中存留较长,24 h 约排出 50%,效果保持 12 h。右旋糖酐 10 则仅维持 3 h。

［临床应用］

各类右旋糖酐主治低血容量休克,包括急性失血、创伤和烧伤性休克。低分子右旋糖酐因具有改善微循环的功能,有更佳的抗休克效应。低、小分子右旋糖酐也可以治疗弥散性血管内凝血,血栓形成性疾病,如脑血栓形成、心肌梗死、心绞痛、血管闭塞性脉管炎、视网膜动静脉血栓等。

[不良反应]

少数病人使用会导致皮肤过敏,极少数会产生过敏性休克。因此第一次使用应周密观察 5～10 min,如出现症状,应立刻停药,进行快速抢救。用量过大可出现凝血障碍。血小板减少症和出血性疾病禁用。心功能不全病人慎用。

10.8.2　人血清白蛋白

人血清白蛋白(Human Serum Albumin)的作用是提高血容量和保持血浆胶体的渗透压,能结合阴离子和阳离子输送物质,也可以将有毒物质输送到解毒器官。白蛋白还可以作为氮源为组织提供营养。

人血清白蛋白临床上适用于失血创伤、烧伤引起的休克;脑水肿和损伤诱发的颅内压提升;肝硬化和肾病导致的水肿或腹水、低蛋白血症;新生儿高胆红素血症;心肺分流术、烧伤的辅助治疗,血液透析的辅助治疗和成人呼吸窘迫综合征。

不良反应包括寒战、发热、颜面潮红、皮疹、恶心、呕吐等,输注过速会引起肺水肿,偶尔出现过敏反应。

第 11 章　抗病原微生物药理学

11.1　概述

适用于全部病原微生物(病毒、细菌、真菌、立克次体、螺旋体、支原体和衣原体)、寄生虫和癌细胞引发疾病的药物治疗都叫作化学治疗(Chemotherapy,化疗)。化疗药分为抗病原微生物药和抗肿瘤药。抗病原微生物药是针对治疗由病原微生物引起的传染病的药,基本分为抗菌、抗真菌、抗病毒和抗寄生虫药。本章重点介绍抗菌和抗真菌药。

从 1940 年首种抗病原微生物药青霉素问世到现在,抗生素的开发和探索发展快速。刚开始在土壤样品中找新菌种,自微生物培养液中提取抗生素,然后开始通过化学方法半合成和全合成抗生素,β-内酰胺类抗生素品种如青霉素、半合成青霉素及头孢菌素等快速进展;1970 年代末,喹诺酮抗病原微生物药出现及其新衍生物的不断研发,使这类药的抗菌范围变大,抗菌效果提升;其他如氨基糖苷类和大环内酯类通过结构修饰,都产生了新品种。随着抗生素探索的进步,其起效原理和细菌的耐药原理探索亦达到了分子生物学水平。

磺胺未出现前因为没有特定药,西医面对炎症觉得特别麻烦,特别是流行性脑膜炎、肺炎、败血症等,因为没有特定药。1932 年,德国化学家合成出百浪多息(Prontosil),它含有某些可以消毒的成分,因此曾被偶尔用以治疗丹毒等症状。但是在实验中,试管内此药没有显著的杀菌效果,因此医学界没有注意它。同年,德国生物化学家杜马克在测试时得出,百浪多息对感染溶血性链球菌的小白鼠发挥极佳作用。接着,他尝试了兔、狗,并成功了。与此同时,他的孩子患上了链球菌败血病,情况糟糕,他焦急不安,决定应用百浪多息,最终成功救回孩子。让人疑惑的是百浪多息仅在体内才杀死链球菌,试管内无法成功。巴黎巴斯德研究所的特雷富埃尔和他的同事得出结论,百浪多息必然在体内转化为成功对抗细菌的另一种物质。因此他们开始分析百浪多息的有效成分,最终分离到氨苯磺胺。1937 年得到磺胺吡啶,1939 年得到磺胺噻唑,1941 年得到磺胺嘧啶……如此,医生便能在"人丁兴旺"的"磺胺家族"中选择出针对治疗所有感染的药。1939 年,杜马克成为诺贝尔医学或生理学奖得奖者。

1850 年后,开始从微生物中提取抗病原微生物药。1880 年,德国科学家尝试在临床上使用可杀死炭疽菌和霍乱菌的绿脓杆菌,但没有成功。1920 年,两个比利时的科学家从放线菌中成功分离出放射霉素甲,然而由于药用价值不足而放弃了。

1928 年,47 岁的亚历山大·弗莱明是英国圣玛丽学院细菌学讲师。那时因为葡萄球菌为广泛传播并强烈影响人类健康的病原菌,所以他同时也在探索这种病菌。到秋天,弗莱明在一株污染了青霉菌的葡萄球菌培养皿中发现,青霉菌的分泌物能够杀死葡萄球菌,并称此类有强大杀菌能力分泌物物质为"青霉素"。1939 年,英国牛津大学病理学家弗洛里和德国生物化学家钱恩花了 1 年多时间探索青霉素的药理作用和分离纯化技术后,最后提纯了青霉素的结晶。随后青霉素开始临床试验。在美国政府和企业家的帮助下,建立了纯粹的青霉素研究实验室,解决了制约青霉素产量的两大问题(其一是找到能生产高质量、多数量的青霉素菌种;其二是要改进培养液的营养,保证青霉素加速繁殖),成功地实现了青霉素的批量生产。这项科学发现和应用拯救了数百万人。将人类的平均寿命增加了约 10 年,推动了 20 世纪药学和医学的发展。1945 年,弗莱明、弗洛里和钱恩三人,借助对青霉素发现利用所做的杰出贡献,一起获得了诺贝尔生理学或医学奖。

从那时起,抗病原微生物药的探索和生产快速进步。链霉素(1944 年)、氯霉素(1947 年)、金霉素(1948 年)、土霉素(1950 年)、红霉素(1952 年)、卡那霉素(1957 年)、庆大霉素(1964 年)等被普遍使用的重要抗生素接连出现,在抗菌治疗中发挥了极大的作用。1959 年巴彻勒等和 1961 年 E. A. 亚伯拉罕等分别探索出青霉素和头孢菌素的母核(化学结构的重点构成),为半合成青霉素和头孢菌素奠定地基,然后是一连串半合成的新青霉素和头孢菌素,在耐酸、耐酶和抗菌谱等方面颇有优势。四环素、氯霉素、利福平、卡那霉素和大环内酯类抗生素也进行结构修饰,产生多种有较强效果或特异性能的半合成新品种。

由于微生物耐药性问题的日益增加,且微生物对同种作用机制或类似化学结构的抗生素产生交叉耐药性,新作用机制或新结构化合物的研发是破解现有抗生素耐药性的重要方法之一。利用新知识、借助新手段、构建新模型进行高通量筛选,可得到有新作用机制的天然产物,然后通常由于活性、毒性、溶解性、生物利用度等问题,需对其采用一定结构修饰,以优化为新药。

11.2　抗菌药物的常用术语

抗菌药是可抑制或杀灭病原菌的药物,分为抗生素和合成抗菌药。

抗生素(Antibiotics)源自真菌、细菌或其他生物,可消灭或妨碍其他微生物的东西。包括天然抗生素和人工半合成抗生素,前者源自微生物,后者由天然抗生素结构修饰所得,为半成品。

抗菌谱(Antibacterial Spectrum):抗菌药的抗菌范围。广谱抗菌药对多种病原微生物发挥作用,如四环素和氯霉素,对 G^+、G^- 起作用,也对某些原虫起作用;窄谱抗菌药只作用于一种细菌或局限于某属细菌,如异烟肼只对结核分枝杆菌发挥作用,对其他菌没有作用。

抗菌活性(Antimicrobial Activity)物抑制或消除病原菌的能力。体外抗菌活性多体现为最低抑菌浓度(Minimal Inhibitory Concentration, MIC)和最低杀菌浓度(Minimal Bactericidal Concentration,MBC)。MIC 为体外培养细菌 18~24 h 后能抑制培养基内病

原菌生长的最低药浓度。MBC 为消灭培养基内细菌或将细菌数降低至 99.9% 的最低药浓度。

抗生素后效应（Post Antibiotic Effect，PAE）是细菌暴露于高于 MIC 的某种抗生素后，去除抗生素使浓度小于 MIC 甚至为 0 时，细菌不能恢复正常繁殖的现象。也许同靶位恢复正常功能、细菌恢复生长时间增加相关。

首次接触效应（First Expose Effect）为抗菌药首次接触细菌时抗菌效果强大，后续接触时效果比首次弱，或连续接触后抗菌效果无显著提升，必须隔相当长时间（数小时）以后，才可继续发挥作用。

杀菌药（Bactericidal Drugs）可抑制病原菌生长繁殖，也可杀灭病原菌。如青霉素类、头孢菌素类等。

抑菌药（Bacteriostatic Drugs）只可抑制细菌生长繁殖但并不杀灭病原菌。如四环素类、磺胺类等。

化疗指数（Chemotherapeutic Index，CI）可衡量化疗药是否有效和安全，借助化疗药的半数致死量（LD_{50}）与治疗感染动物的半数有效量（ED_{50}）的比值来判断：LD_{50}/ED_{50}，或用 5% 的致死量（LD_5）同 95% 的有效量（ED_{95}）的比值来表示：LD_5/ED_{95}。CI 越大，说明药物毒性越小，临床应用价值越大。

11.3 抗菌药物的作用机制

抗菌药的原理通常有 4 种：抑制细菌细胞壁生成，抑制核酸的复制与修复，抑制蛋白质生成，提高细胞膜通透性。抗菌药的作用机制见图 11-1。现在临床普遍应用的常为前 3 种，然而大部分抗真菌药的原理常为第 4 种。

11.3.1 抑制病原微生物细胞壁的合成

这种药包括磷霉素、环丝氨酸、杆菌肽、β-内酰胺类和糖肽类。因为细胞壁的生物合成期类似于病原微生物生长繁殖时期，因此也叫繁殖期杀菌剂。但人体细胞无细胞壁，所以此类药对人等哺乳动物毒性低。

细菌细胞壁保护细菌免受低渗环境影响，承受 5～25 个大气的渗透压，让细菌在低渗环境难以破裂；细胞壁在保持细菌固有形态中扮演着关键角色；可以让水和直径小于 1 nm 的可溶性小分子随意穿过，但会精密控制其他物质的交换和分布。

细菌细胞壁主要成分为肽聚糖（Peptidoglycan），也叫黏肽（Mucopetide）。细胞壁的坚硬属性有赖于肽聚糖的存在，合成肽聚糖为原核生物独特的作用。肽聚糖是 N-乙酰葡萄糖胺（NAG）和 N-乙酰胞壁酸（NAM），通过 β-1,4 糖苷键交叉联结而成的多糖支架。NAM 分子与四肽侧链相连，然后肽桥或肽链将肽链联系起来，产生高机械强度的网状结构。各种细菌细胞壁的肽聚糖支架均相同，四肽侧链的构成和交联方式随菌种而异。

G^+ 的四肽侧链氨基酸是 L-Ala-D-Glu-L-Lys-D-Ala，新产生的肽链末端多

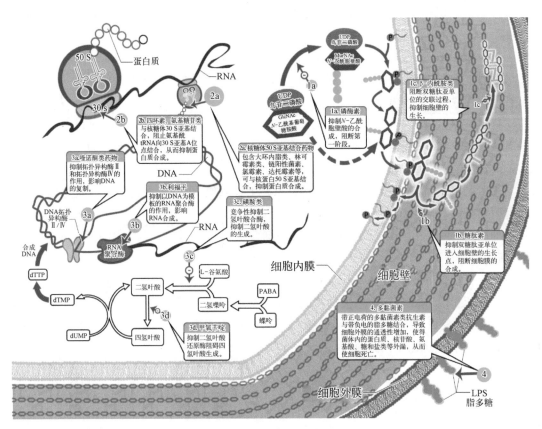

图 11-1　抗菌药的作用机制

一个 D-丙氨酸残基。肽桥为 5 个甘氨酸组成的肽链,一端同侧链第 3 位上的赖氨酸连接,另一端依靠转肽酶催化,脱去另一条五肽侧链末端 D-丙氨酸,而与侧链第四位 D-丙氨酸交联。X 射线看出:肽聚糖的多糖链是一条较硬且螺旋状卷曲的长杆,正因螺旋卷曲,其上存在的肽链向四方延伸,一定程度上阻碍了交联,邻近的尚有机会交联。然而葡萄球菌的肽桥较长且可延展,肽链即使不靠近也可交联,交联率可到 90%,产生坚固致密的 3D 网状结构。G^- 大肠杆菌的四肽侧链中第三位的氨基酸替换为二氨基庚二酸,通过肽链直接同邻近四肽侧链中的 D-丙氨酸相连,交联率不高,不存在五肽交联桥,产生平面 2D 结构,从而产生比 G^+ 葡萄球松散的结构。

肽聚糖与预制板类似,多糖骨架与肽侧链连接,五肽连接可固定住挨着的四肽侧链,产生 3D 网状的"肽—聚糖"全部,向细菌细胞壁提供机械强度。

干扰细胞壁产生的抗病原微生物药会引起病原微生物细胞壁损伤。因为病原微生物体内渗透压高,处于低渗环境的水分会通过细胞膜进入细胞内,使病原微生物细胞被过多的水分撑大并不断膨胀,最终导致病原微生物细胞破裂死亡。

同细菌等病原微生物的差异在于,真菌细胞壁的主要组分为甘露聚糖、几丁质、α-葡聚糖和 β-葡聚糖等,而非肽聚糖,此差异为探索有毒性差异的抗真菌药贡献了基础思路和方法。美国默克公司研发的半合成刺白菌素 B 衍生物 caspofungin(MK-0991),是首

个作为 β-葡聚糖合成酶抑制剂治疗曲霉感染的药。作为该酶的非竞争性抑制剂,可抑制其生物活性,且不影响核酸和甘露聚糖的合成。然而此药有另一种次级作用,如减少麦角甾醇和羊毛甾醇成分的合成和增加几丁质的合成。因为含此类结构的化合物对于很多对唑类药产生耐药性的真菌抗菌活性较好,同时只妨碍低等真核生物细胞壁 β-葡聚糖合成酶,较少影响高等生物,因此其临床作用低毒高效。多氧霉素和日光霉素均可以抑制真菌细胞壁的产生,其中多氧霉素 D 为真菌细胞壁几丁质合成酶的高效抑制剂,其化学结构类似于组成几丁质的二磷酸尿嘧啶核苷- NAG,其竞争性抑制作用强烈。日光霉素的结构与多氧霉素相差不大,它借助二肽渗透酶到达靶细胞内部,可抑制真菌几丁质的合成。最近探索显示,其能作为抗真菌药出现在临床。

11.3.2 改变病原微生物细胞膜的通透性

病原微生物细胞的细胞膜是细胞内外边界,这层独特的膜包裹住细菌的细胞质。细胞膜为半透性薄膜,围绕着细胞质,柔软、脆弱、弹性十足,厚 $7\sim 8$ nm,约为细胞干重的 10%。借助质壁分离、鉴别性染色、原生质体破裂等手段处理,即可用光学显微镜看到细胞膜,也可借助电子显微镜观察细菌超薄切片表明有细胞膜的存在。细胞膜的主要化学组分有磷脂($20\%\sim 30\%$)、蛋白质($50\%\sim 70\%$)和少量糖类(如己糖)。其中蛋白质种类多达 200 余种。

细胞膜不仅可以分隔内外环境,也有其他的作用。细胞膜主要由脂质,多糖和蛋白质组成。这些结构的特定性质,能协助病原微生物选择性地透过物质。例如细胞膜上的某些特殊的蛋白,宛如跨海隧道,是某些重要物质出入细菌的高速公路;再例如,某些细胞膜上的微孔,宛如城墙上的射击孔,可借助它分泌细胞内部产生的水解酶,进而水解大分子为小分子从而利于吸收。细胞膜的选择透过性,可同细胞壁一起完成病原微生物体内外的物质互换。其作用在于维持渗透屏障、运输营养物质和排泄菌体内废物、参与细胞壁的产生。

可以想象的是,一旦破坏了病原微生物细胞膜这种选择透过性,通透性将增加,将菌体内胞浆中的关键营养物质(如核酸、氨基酸、酶、磷酸、电解质等)排出,给病原微生物带来严重损伤。

属于此作用方式的抗病原微生物药主要有多肽类和多烯类等。他们为静止期杀菌剂,对人体细胞膜也有损害,因此毒性较大。

多肽类抗病原微生物药主要有多黏菌素 B 和硫酸多黏菌素 E 等。多黏菌素类化学结构中存在带正电的游离氨基,与 G^- 病原微生物细胞膜上磷脂带负电的磷酸根反应,破坏胞浆膜。多黏菌素类属于缓慢作用杀菌剂,主要作用于细菌细胞膜,当碰到敏感菌,其化学结构中的游离氨基(带正电)与细菌细胞膜上磷脂的磷酸根(带负电)反应,提高膜的通透性,引起细胞内的重要物质如氢基酸、嘌呤、嘧啶、K^+ 等排出,也会影响核质和核糖体的功能,细菌对本品较难产生耐药性,其他的抗生素不交叉耐药。

多烯类抗病原微生物药主要有两性霉素 B、制霉菌素和曲古霉素等。可与真菌细胞膜上的类固醇结合,损伤细胞膜,引起细胞内重要物质外漏致死;细菌细胞膜没有类固醇,因此对细菌无效。动物细胞的胞浆膜上存在微量类固醇,使用两性霉素 B 过久或过多会引发溶血性贫血。咪唑类抗真菌药抗病原微生物效果类似于两性霉素 B,选择性抑制真菌细胞色素 P-450 依赖性的 14-α-去甲基酶,引起 14-α-甲基固醇过多,细胞膜麦角固醇无法产生,引起细胞膜通透性变化,引起胞内重要物质丢失致死。

2003 年上市的达托霉素,其作用原理与 β-内酰胺类、氨基糖苷类、糖肽类和大环内酯类等其他类完全不同,从多方面破坏 G⁺ 菌细胞膜的功能从而灭菌,然而并不进入胞浆。其靶标为细胞膜上的达托霉素结合蛋白(DBPs),机理是抑制糖肽的合成,抑制脂磷壁酸产生以影响细胞膜的性质。而且,达托霉素可以降低胞膜电位,引起后续胞内 RNA 和 DNA 产生的紊乱,最后抑制细菌的生长。达托霉素作用过的金葡菌电镜扫描结果显示,它能在细胞发生自溶之前立刻将其灭掉,从而避免因细胞磷壁酸,肽聚糖和 DNA 的释放导致的炎症反应影响机体。

11.3.3　干扰病原微生物蛋白质的合成

蛋白质属于复杂的有机化合物,曾叫"朊"。氨基酸分子呈线性排列构成蛋白质,相邻的氨基酸残基的—COOH 和—NH₂ 结合生成肽键。其中氨基酸序列由相应基因编码决定。遗传密码编码了 20 种"标准"氨基酸,此外在蛋白质中,部分氨基酸残基也会在翻译后进行修饰而改变结构,以激活或调控蛋白质。通常,数个蛋白质聚集起来产生稳定的蛋白质复合物,发挥某一特定功能。同其他生物大分子(如多糖和核酸)一样,蛋白质是生物体不可缺少的组成成分,介入了细胞生命活动的所有步骤。酶是最常见蛋白质之一,催化生化反应,对生物体的代谢至关重要。

蛋白质是生命的重要物质基础,为生命体的三大构成成分(蛋白质、脂肪、碳水化合物)之一,是人体组织更新和修复的重要原料,没有蛋白质就没有生命。它与生命及所有种类的生命活动息息相关。生命体中所有细胞和关键部位均有蛋白质的介入。蛋白质由 20 多种氨基酸构成,因为氨基酸数量和排列的差异,所以人体中蛋白质数目超过 100 000 种。它们的组成、作用有很大不同,构成了多样和复杂的生命。

蛋白质属于细胞中的主要功能分子。大部分生物分子依靠蛋白质进行调控,某些特定 RNA 除外。它同时为细胞中数量最多的分子之一,例如,蛋白质占大肠杆菌细胞干重的 50%,但别的大分子如 DNA 和 RNA 仅各自占 3% 和 20%。

生物依据 DNA 转录产生的 mRNA 带有的遗传信息形成蛋白质的过程为蛋白质合成。mRNA 以密码形式携带遗传信息,只有合成蛋白质后方可表达性状,所以称蛋白质合成为转译或翻译。蛋白质合成分为三步:活化氨基酸并结合 tRNA,肽链的产生(起始、延伸和终止)和加工新生肽链为成熟蛋白质。其中心环节是肽链的合成。核糖体、mRNA、tRNA、氨酰 tRNA 合成酶、可溶性蛋白质因子等 200 多种生物大分子在此过程中必不可少。

干扰病原微生物合成蛋白质的抗病原微生物药,常见药有氨基糖苷类、四环素、氯霉素、林可霉素和大环内酯类抗生素等。氨基糖苷类抑制所有步骤；红霉素、林可霉素抑制蛋白质合成的延长步骤。氨基糖苷类抗生素对静止期病原微生物的杀灭效果甚佳，属于静止期杀菌剂。红、氯、林可、四环素可立刻抑制病原微生物的生长，称为快速抑菌剂。

氨基糖苷类抗生素可在 3 个位点抑制蛋白质合成的开始步骤：（1）专一性抑制 30S 起始复合体的形成，例春日霉素；（2）抑制 70S 起始复合体的形成且导致 fMet - tRNA 和 70S 起始复合体分离，如链霉素、卡那霉素、新霉素、巴龙霉素、庆大霉素等；（3）抑制 70S 起始复合体的抗生素亦可引起错误编码。链霉素等抗生素引起错误编码是由于存在错误编码的活性中心——去氧链霉胺或链霉胺。其错误编码的产物打乱了 mRNA 上密码子同 tRNA 上反密码子的结合，干扰了蛋白质合成，提供不正确的氨基酸，让产生的蛋白不能按预期发挥应有的功能，某不正常蛋白插进细胞膜，干扰了细胞膜的渗透性，从而促进氨基糖苷类物质进入细菌体内。

抗生素如大环内酯类—林可类—链阳性药素类和氯霉素是 Ⅰ 类蛋白质合成抑制剂，大环内酯类抗生素可逆的连接上 50S 核糖体亚单位，抑制肽链的延伸，进而抑制 50S 中肽酰转移酶的功能，阻止了 P 位上的肽酰 tRNA 同 A 位上的氨基酰 tRNA 连接为肽键。

病原微生物细胞产生蛋白质的过程类似于哺乳动物细胞，同时两者差异也明显，着重表现在核糖体的结构和蛋白质、DNA 构成的差异。病原微生物核糖体是 70S，由 30S 和 50S 亚基组成；哺乳动物核糖体是 80S，由 40S 和 60S 亚基组成。所以选择性抑制细菌蛋白质合成是抗菌药的靶标之一。肽脱甲酰基酶抑制剂和噁唑烷酮类抗菌剂是近年来新型全合成抗菌药的探索热点，它们都作用于细菌蛋白质的合成。

肽脱甲酰基酶为病原微生物蛋白质产生的关键酶，N - 甲酰化的甲硫氨酰 tRNA 是蛋白质合成的第一个原料，此反应后，肽链在核糖体的 P 位点继续增长，肽脱甲酰基酶将合成的 N - 甲酰化甲硫氨酰多肽中甲酰基去除，合成甲硫氨酰多肽，然后继续反应，合成出成熟多肽。上述肽脱甲酰基酶介入的反应属于病原微生物蛋白质产生不可缺少的步骤，所以肽脱甲酰基酶现在属于病原微生物药探索的新目标，肽脱甲酰基酶抑制剂也许带有不错选择性的抗病原微生物活性。现存在的肽脱甲酰基酶抑制剂的普遍结构通常具备 3 个部分：连接金属离子的药效团；可取代甲硫氨酸侧链的取代基 P1，其完美连接于酶的疏水腔；酶底物侧链恰当的替代基团 P2 和 P3。肽脱甲酰基酶抑制剂依据其药效团划为 N - 羟基甲酰胺类和异羟肟酸类。

噁唑烷酮类抗病原微生物药为磺胺类和氟喹诺酮类之后另一种原理不同的合成抗病原微生物药，代表药吗啉噁酮在 2000 年推出。此类药在细菌蛋白质合成的初期起效，目标为 50S 亚基，通过阻断 fMet - tRNA 同 50S 亚基 P 位点连接，以抑制 70S 复合物的合成，最终阻碍病原微生物蛋白质的合成。

细菌蛋白质的合成分为 3 个时期：（1）起始期；（2）肽链延长期；（3）终止期。噁唑烷酮类抗菌剂在第 1 时期起效，50S 亚基为其目标，借助抑制 50S 亚基 P 位点同 N - fMet - tRNA 连接，抑制 70S 复合物的产生，抑制细菌蛋白质的产生。四环素类抑制活化氨基酸和 tRNA 的复合物同 30S 的 A 位连接，氯霉素和林可霉素与大环内酯都在第 2 时期起效。肽脱甲酰基酶抑制剂同氨基糖苷在第 3 时期起效。

11.3.4　抑制病原微生物核酸代谢

核酸和蛋白质在生物体活动时尤为关键,是自然界中十分复杂的生物大分子。核酸是所有生命体生长、繁殖的遗传信息,针对病原微生物核酸代谢的抗病原微生物药抑制病原微生物生长分裂,以灰黄霉素、利福平、氟胞嘧啶和喹诺酮类等药为代表。

灰黄霉素通过干扰真菌核酸的合成而抑制其生长,它的化学结构和嘌呤核糖苷相似,进入体内后与新生的角蛋白结合,其效果也许同妨碍真菌细胞核酸的合成,最终抑制真菌生长相关。

氟胞嘧啶为抑菌药,高浓度时杀菌,原理是药借助真菌细胞的渗透系统进入细胞里,转化成氟尿嘧啶,取代尿嘧啶介入真菌的 DNA,因此抑制核酸合成,最终妨碍真菌的生长。

利福平是半合成广谱杀菌剂,同依赖于 DNA 的 RNA 多聚酶的 β 亚单位紧密结合,抑制细菌 RNA 的合成,抑制该酶同 DNA 连接,结合 RNA 转录过程。

喹诺酮类药的作用机制主要是通过抑制 DNA 拓扑异构酶来干扰 DNA 的合成,最终抑菌和杀菌。细菌 DNA 拓扑异构酶包括酶 I、II、III、IV,分为两种类型:第一类包括拓扑异构酶 I、III,主要介入 DNA 解旋;第二类包括拓扑异构酶 II、IV,其中酶 II 也叫 DNA 促旋酶,参与 DNA 超螺旋的合成,拓扑异构酶 IV 参与细菌子代染色质传递至子代细菌。然而拓扑异构酶 I、III 不受喹诺酮类药影响,此类药的主要目标为拓扑异构酶 II、IV。G^- 中拓扑异构酶 II 为喹诺酮类主要目标,但 G^+ 中拓扑异构酶 IV 为主要目标。人体细胞中缺乏上述靶标酶,所以喹诺酮类药对细菌细胞具有选择性。拓扑异构酶 II 通过暂时切断 DNA 双链,推动 DNA 复制过程中形成的超螺旋松解,也可使松弛 DNA 链形成超螺旋立体结构。喹诺酮类药嵌入断开的 DNA 链中,产生 DNA-拓扑异构酶-喹诺酮类复合物,干扰 DNA 拓扑异构变化,干扰细菌 DNA 复制、转录、从而杀菌。

11.3.5　其他作用机理

此类抗病原微生物药是除了上述四类之外的药,种类不一,简要逐一介绍一下。

(1) 磺胺类药,为人类首个研发出的抗病原微生物药,代表药为氨苯磺胺(Sulfadiazine, SD)和其衍生物。此种药为 FH_2 合成酶抑制剂,通过妨碍病原微生物的叶酸代谢以抑制其生长繁殖。FH_2 是人和微生物体内代谢都不可缺少的,然而来源不同。人体自食物中摄取 FH_2,所以磺胺类药对人体不起作用。但磺胺类药可作用于必须自己产生 FH_2 的病原微生物。

(2) 磺胺增效剂类药,重点药是甲氧苄啶(TMP)。TMP 单独使用易产生耐药性。同磺胺药合用,会共同干扰病原微生物的叶酸代谢,其中磺胺药干扰 FH_2 合成酶,抑制二氢叶酸合成;同时 TMP 干扰 FH_2 还原酶,干扰 FH_2 转化成 FH_4 从而干扰核糖核酸的合成,抑制细菌生长,甚至成倍提升磺胺药的抑菌效果,达到杀菌效果,且会减少耐药菌株的产生。临床主要同磺胺药合用治疗呼吸道、泌尿道和软组织感染,例如支气管炎、肺炎、菌痢、脑膜炎、中耳炎、肾盂肾炎、肠炎和伤寒等。

（3）增强中性粒细胞的趋化、吞噬和杀菌能力的抗病原微生物药,代表药物包括头孢地嗪、亚胺培南等。这些药普遍提升吞噬细胞的趋化、吞噬和杀菌效果,可增强与吞噬细胞氧化依赖杀菌系统相关的氧化反应、呼吸爆发,且与非氧依赖杀菌系统有协同作用,进一步提升吞噬细胞的吞噬杀菌作用。

11.4　细菌耐药性的产生机制

超级细菌的产生让细菌耐药性成为目前社会公共卫生重点问题。超级细菌（Superbug）,是对大部分抗菌药均耐药的细菌,例如,耐甲氧西林金黄色葡萄球菌、产金属 β-内酰胺酶的大肠埃希菌和肺炎克雷伯菌。

细菌耐药性是指在常规治疗量下细菌对药物的敏感度减小甚至消失,引发药物的作用减弱或无效。

11.4.1　细菌耐药性的种类

依照产生原因将细菌耐药性分为两类：天然耐药性（也称固有耐药）（Intrinsic Resistance）、获得性耐药（Acquired Resistance）。

固有耐药菌株的耐药基因位于细菌的染色质,此基因借助细菌繁殖传递到下一代细胞。链球菌对氨基糖苷类固有耐药,肠道 G^- 杆菌对青霉素固有耐药,铜绿假单胞菌对大部分抗菌药都不敏感。

获得性耐药菌株的耐药基因主要位于染色质外的质粒,此基因借助质粒在细菌间传播,引起耐药性的传递。如许多细菌产生的水解 β-内酰胺基因则通过该方式传播。从遗传学角度看,耐药菌株在不接触抗菌药后可能丢失该质粒。质粒上的耐药基因会转移到染色质上从而形成固有耐药。

11.4.2　细菌耐药性的产生机制

细菌耐药性的原理有产生灭活酶、改变或保护药物靶点、减少药物积聚、改变代谢途径、形成牵制作用和形成生物膜等。

1. 产生灭活酶

灭活酶为细菌耐药性产生的普遍机制。灭活酶通过破坏抗菌药结构,让抗菌药在未到达靶标时被酶破坏而失去抗菌活性,包括水解酶和合成酶两种,基因存在于质粒或染色质上。

（1）水解酶：现在发现的水解酶都是水解 β-内酰胺类抗生素,所以这些酶都叫作 β-内酰胺酶（β-lactamase）。水解青霉素的酶叫作青霉素酶,水解头孢菌素的酶就叫作头孢菌素酶,破坏 β-内酰胺类抗生素的具有与靶点结合的 β-环的内酰胺键,导致抗生素结构破坏而丧失抗菌作用。

(2) 合成酶:又称钝化酶。能催化某些基团同抗菌药的—OH 或—NH$_2$ 结合,使抗菌药失活,例如,对氯霉素耐药的 G$^+$ 和 G$^-$ 杆菌能产生乙酰转移酶,将氯霉素变成乙酰氧化氯霉素,即无活性分子。

2. 改变或保护药物靶点

抗菌药的作用靶点是细菌生长繁殖中重要的和必需的结构和分子,抗菌药通过干扰上述结构和分子发挥抗菌作用。耐药菌通过基因表达的改变,引起药靶点数量和结构的改变或者产生保护药物靶点的蛋白质,使得抗菌药的作用降低,表现出耐药性。

3. 减少药物积聚

分为药进入减少和外排增加,是由于细菌外膜通透性降低和主动外排系统的增强。

(1) 减少药进入。通过减小细菌外膜通透性或加厚细胞壁。敏感细菌能借助干扰外膜通道蛋白数量与结构甚至不表达通道蛋白以减小外膜通透性以产生耐药性。例如:金黄色葡萄球菌肽聚糖合成增多,细胞壁变厚,妨碍糖肽类抗生素与靶标结合,引起糖肽类抗生素的效果减弱甚至消失。

(2) 增强主动外排系统。细菌具有固有的外排系统(也叫外排泵),能把有害物质包括药物排出菌体。因为外排泵的底物选择性不高,所以常常引起多重耐药。

4. 其他

(1) 改变代谢途径:对磺胺类耐药的细菌能自行获得外源性叶酸,或提高对氨基苯甲酸产量。

(2) 牵制机制:β-内酰胺酶与青霉素类、头孢菌素类等牢固结合,将其阻滞在胞质外间隙,导致药物不能进入靶位发挥作用。

(3) 形成生物膜:细菌生物被膜是多细菌生长过程中黏附在固体表面形成的独特膜状结构,可阻止抗菌药进入被膜内的细菌,最终出现耐药性。

11.4.3　耐药基因的转移方式

耐药基因的转移方法分为垂直转移和水平转移。

固有耐药菌的耐药基因位于细菌的染色质,该基因能借助细菌的繁殖递给下一代细菌,即垂直转移。获得耐药性细菌的耐药基因位于染色质外,借助水平转移方式在细菌间传播,可转移的 DNA 片段包括质粒、转座子、整合子。

11.5　抗生素及其常用药物

11.5.1　β-内酰胺类抗生素

β-内酰胺类抗生素(β-lactam Antibiotics)为临床普遍使用的一类抗生素,有青霉素、头孢菌素、碳青霉烯类、单环类、头霉素类、氧头孢烯类,杀菌作用强、毒性小、临床疗效好。

　　此类药除单环类外,都包含 β-内酰胺环和噻唑环。青霉素类母核是 6-氨基青霉烷酸,头孢菌素母核是 7-氨基头孢烷酸,其侧链的差异形成多种不同的抗菌谱和抗菌效果及各种临床药理学特性的抗生素。常见的 β-内酰胺类抗生素的化学结构如图 11-2 所示。

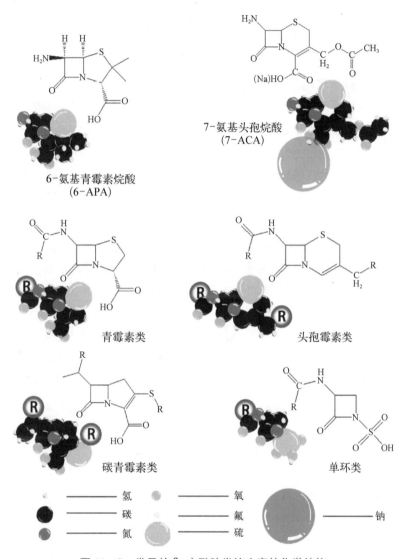

图 11-2　常见的 β-内酰胺类抗生素的化学结构

1. 青霉素类

　　为最早应用于临床的抗生素,其杀菌效果好、毒性小、价格便宜、使用方便,目前依然是解决敏感菌引起所有感染的首选药物,分为天然青霉素和半合成青霉素。

　　(1) 天然青霉素

　　青霉素(Penicillin)也称苄青霉素(Benzylpenicillin),是天然青霉素。常用其钠盐或钾盐,其晶粉在室温下稳定,易溶于水,水溶液在室温下不稳定,20℃保存 24 h,抗菌效果明显减弱,同时会产生有抗原性的降解产物,因此青霉素需现配现用。

[药动学]

经口易被胃酸和消化酶影响,只有少量吸收。肌注或皮下注射会提高吸收速度,通常15~30 min达血药浓度峰值,并迅速下降。常用剂量只维持有效血药浓度3~8 h。吸收后在体内分布广泛,但难以穿透血脑屏障。然而若中枢神经系统或其他组织发炎,透入脑脊液的量可略提高。苄青霉素 $t_{1/2}$ 短,种属间的差别不大。被吸收进入血液循环后,在体内不易被破坏,主要以按原型随尿排泄,服用1 h内随尿排出绝大部分半药。

[药理作用及临床应用]

本品抗菌作用很强,低浓度抑菌,高浓度杀菌。对繁殖期正大量合成细胞壁的细菌效果好,但对细胞壁合成完成、处于静止期的细菌作用弱。苄青霉素主要抑制转肽酶的转肽作用从而抑制细胞壁的合成,产生如原生质体或球状体等细胞壁损伤的细胞,它们在不利的渗透压环境下极易破裂而死亡。临床经验表明苄青霉素对 G^+ 和 G^- 球菌、G^+ 杆菌、放线菌和螺旋体等高度敏感,普遍用作首选药。通常细菌难以出现耐药性,金黄色葡萄球菌例外。

[不良反应]

青霉素的毒性不大。不良反应除局部刺激外,主要是为过敏反应。主要临床症状有流汗、兴奋、不安、肌肉震颤、呼吸困难、心率加快、站立不稳,有时出现荨麻疹,眼睑、头面部水肿,阴门、直肠肿胀和无菌性蜂窝织炎等,严重时休克,救治不及时会迅速死亡。

(2)半合成青霉素

因为天然青霉素不耐酸导致无法经口、不耐青霉素酶、抗菌谱窄且易导致过敏反应,其临床使用有一定局限。为应对上述不足,对青霉素进行化学修饰得到很多半合成的青霉素。因此,半合成青霉素是满足临床对药物剂型的要求和细菌流行病学变化、细菌耐药性变化的产物。

1)苯唑西林(Oxacillin)

属于半合成耐酸、耐酶杀菌性抗生素。

[药动学]

本品耐酸,不易被分解,经口可吸收,30%~33%能于肠道吸收;空腹经口本品1 g,血药浓度于0.5~1 h达峰值,为11.7 mg/L,剂量增大,血药浓度也增大。食物会干扰其于胃肠道的吸收。本品蛋白结合率为93%。于肝、肾、肠、脾、胸水和关节腔积液处都能达有效作用浓度,于腹水和痰液处浓度不高。不易穿透血脑屏障,能穿透胎盘到胎儿体内,也会小部分分泌到乳汁。约49%在肝脏代谢,经口后23%~30%随尿排泄。10%经胆道排泄。

[药理作用及临床应用]

经口和注射都可吸收。机制同苄青霉素,然而对苄青霉素敏感的阳性球菌的抗菌效果弱于苄青霉素,相差10倍,金黄色葡萄球菌形成的青霉素酶无法对其产生影响,对产酶金黄色葡萄球菌有作用。适用于耐苄青霉素的金黄色葡萄球菌和表皮葡萄球菌的周围感染,通常不适用于中枢感染。主要用于耐青霉素葡萄球菌引发的所有感染,例败血症、心内膜炎、烧伤、骨髓炎、呼吸道感染、脑膜炎、软组织感染等,亦可用于治疗化脓性链球菌或肺炎球菌同耐青霉素葡萄球菌引起的交叉感染。

[不良反应]

过敏反应：与苄青霉素有交叉过敏反应；肝毒性：转氨酶升高或引起非特异性肝炎；大剂量静脉给药可引起惊厥；血液学异常。

2）阿莫西林（Amoxicillin）

属于半合成耐酸广谱杀菌性抗生素。

[药动学]

在胃酸中稳定，经口后可吸收 74%～92%，食物可干扰吸收快慢，然而不干扰吸收量。可到达脑脊液，脑膜炎时的药浓度是血清浓度的 10%～60%。血浆蛋白结合率为20%～25%。

[药理作用及临床应用]

大部分类似于氨苄西林，对肠球菌属和沙门氏菌效果比氨苄西林好两倍。细菌对本药和氨苄西林有强烈的交叉耐药性。临床主要治疗敏感菌引起的呼吸道感染（如支气管炎、肺炎）、伤寒、泌尿道感染、皮肤软组织感染和胆道感染等。

[不良反应]

主要包括胃肠道反应、皮疹、转氨酶增加等，通常不强烈；经口前务必进行青霉素的过敏检测，对青霉素过敏禁用。

2. 头孢菌素类

头孢菌素类又称先锋霉素，是将冠头孢菌培养液中分离得到的有效成分头孢菌素 C进行结构修饰产生的一组衍生物，超过 60 个种类，超过世界上抗生素产量的 60%，依据发明时间顺序和抗菌性能的差异可分一、二、三、四、五代（表 11-1）。头孢菌素各代抗菌谱和抗菌活性特点以及细菌流行病学、耐药性情况密切相关，因此代数的增加并不表示新一代产品各方面都比上代好。头孢菌素类与青霉素类结构差别不大，所以抗菌机制差别不大，然而具有抗菌范围较广、耐青霉素酶、作用强、毒性小、过敏反应少等优点。需要注意的是头孢菌素类含同青霉素相差不大的 β-内酰胺环，然而其母核是7-NH_2头孢烷酸，即使没有青霉素过敏反应多，但同青霉素有一定交叉过敏性：对青霉素过敏者有 10%～30%会对头孢菌素过敏，但对头孢菌素过敏者绝大部分对青霉素过敏。

表 11-1　第一～五代头孢菌素代表药物

	注 射 用	经 口	注射和经口
第一代头孢菌素	头孢噻吩、头孢唑啉、头孢乙氰、头孢匹林、头孢硫脒、头孢西酮等	头孢氨苄、头孢氢氨苄等	头孢拉定
第二代头孢菌素	头孢呋辛、头孢孟多、头孢替安、头孢尼西、头孢雷特等	头孢呋辛酯、头孢克洛	

续　表

	注　射　用	经　口	注射和经口
第三代头孢菌素	头孢噻肟、头孢唑肟、头孢曲松、头孢地嗪、头孢拉定、头孢哌酮、头孢匹胺、头孢甲肟、头孢磺啶等	头孢克肟、头孢特仑酯、头孢他美酯、头孢布烯、头孢地尼、头孢泊肟酯、头孢妥仑匹酯等	
第四代头孢菌素	头孢匹罗、头孢吡肟、头孢拉定		
第五代头孢菌素	头孢罗膦、头孢匹罗		

[药动学]

经口头孢氨苄和头孢羟氨苄都能于胃肠道吸收。头孢菌素肌注可迅速吸收,约 30 min 时血药浓度达峰值。第三代头孢菌素通过脑脊液的作用较佳。头孢菌素主要借助肾小球过滤和肾小管分泌排泄,丙磺舒同头孢菌素竞争性拮抗,推迟其排泄。若肾功能不良,$t_{1/2}$ 明显增加。

[药理作用及临床应用]

头孢菌素的抗菌谱与广谱青霉素类似,对 G^+、G^- 和螺旋体起作用。第一代对 G^+(包括耐药金葡菌)效果比二、三、四代好;对 G^- 效果不好,对绿脓杆菌无效;对 β-内酰胺酶稳定,且无法同青霉素一样很好抵抗厌氧菌。第二代对 G^+ 的效果类似于第一代或略降低,然而对 G^- 的效果优于第一代;对厌氧菌有一定作用,然而对绿脓杆菌无效;较能耐受 β-内酰胺酶。第三代特征是对 G^- 的效果优于第二代,特别是绿脓杆菌、肠杆菌属、厌氧菌;然而对 G^+ 的效果不如一、二代;对 β-内酰胺酶有很高的耐受性。第四代不仅保留了第三代对 G^- 较强的抗菌效果,且抗菌范围更宽;对 β-内酰胺酶影响,血浆 $t_{1/2}$ 长,对肾没有毒性。临床主要针对耐药金葡菌和部分 G^- 杆菌。第五代对 G^+ 菌活性较弱,对大部分 β-内酰胺酶稳定,但可被超光谱的 β-内酰胺酶或产金属 β-内酰胺酶分解,临床主要应用于耐甲氧西林金黄色葡萄球菌或耐万古霉素金黄色葡萄球菌引起的感染。

[不良反应]

过敏反应主要是皮疹;同青霉素偶尔出现交叉过敏现象;肌注会刺激局部,引起注射点痛感。

3. 其他 β-内酰胺类

(1) 碳青霉烯类

抗菌谱广,对 β-内酰胺酶稳定、抗菌效果极强、毒性小。结构类似于青霉素类的青霉环,区别为噻唑环上的 S 原子变为 C 原子,同时 C_2 和 C_3 之间为不饱和双键;而且,第 6 位羟乙基侧链呈反式。由于此结构独特的基团,此类物质同一般青霉烯的顺式结构有明显差异,其抗菌谱广且抗菌活性极强、对 β-内酰胺酶高度稳定,同时具有抗生素后效应。由于对 β-内酰胺酶稳定且毒性小,成为针对强烈细菌感染最主要的抗菌药之一,临床普遍使用亚胺培南。

碳青霉烯类的抗菌机制为与 PBPs 连接,亚胺培南同 PBP2 亲和力强。此类药诱导 G^- 外膜脂多糖/内毒素释放的能力较低,特别是亚胺培南诱导脂多糖/内毒素外排的能力最低,比三代头孢还要弱。

碳青霉烯类抗生素不良反应较少,过量使用时会引发神经毒性,例头痛、耳鸣、听觉短暂丧失、肌肉痉挛、神经错乱、癫痫等。肾脱氢酶在体内会妨碍亚胺培南使其丧失活性,所以务必同肾脱氢酶抑制剂西司他丁依照 1∶1 制备成复方制剂进而产生效果。亚胺培南-西司他丁,优势为广谱、强效、耐酶,主要用于多重耐药菌感染,三、四代头孢菌素和复合制剂作用不理想的细菌导致的重症感染。

(2)头霉素类

具有头孢菌素母核,是链霉菌产生的头霉素 C 通过半合成修饰侧链而制得。国内主要应用的药物是头孢西丁、头孢美唑。组织分布广泛,头孢西丁较头孢美唑更易透过血脑屏障,以原型自肾脏排泄。

抗菌效果和抗菌谱与二代头孢菌素类似,所以通常被当作第二代头孢菌素,然而抗菌效果都不如头孢菌素。头霉素类对 G^+ 的作用明显不如第一代头孢菌素,对 G^- 作用较好,对大肠埃希菌、流感嗜血杆菌、奇异变形杆菌、沙门军属、志贺菌属、肺炎克雷伯菌、产气杆菌等 G^- 杆菌,卡他莫拉菌、奈瑟军属等 G^- 球菌和甲氧西林敏感的葡萄球菌、链球菌、白喉棒状杆菌等 G^+ 效果都十分理想,对厌氧菌如脆弱类杆菌效果较强。

(3)氧头孢烯类

其结构与第三代头孢菌素相差不大,母核中的 S 原子为 O 原子所取代,第 7 位 C 上存在反式甲氧基,抗菌效果和抗菌谱与第三代头孢菌素相差不大,所以通常被当作第三代头孢菌素,然而此类药对厌氧菌作用较强。代表药包括拉氧头孢、氟氧头孢。

药物体内分布范围广,然而拉氧头孢更容易穿过血脑屏障,脑脊液内的浓度可达有效水平。拉氧头孢、氟氧头孢对厌氧菌和需氧 G^- 的抗菌效果相差不大,前者对 G^+ 效果微好。主要治疗上述敏感菌感染和厌氧菌同需氧菌的混合感染。

(4)单环类

结构中仅含 β-内酰胺环,所以叫单环。已上市的药为氨曲南。

肌注或静脉滴注、吸入使用。肌肉注射或静脉滴注给药能分布到全身组织和体液中,脑膜炎时脑脊液内可达有效浓度,60%~70%以原型从肾脏排泄,12%从肠道排出。

临床主要治疗敏感的 G^- 引起的呼吸道感染、肺部感染、尿路感染、腹腔感染、骨和关节感染、脑膜炎、皮肤和软组织炎症及妇科感染、淋病;吸入给药用于治疗铜绿假单胞菌感染引起的囊肿性纤维化,可减轻患者的呼吸系统症状,然而对 7 岁以下儿童的安全性和有效性还不清楚。

4. β-内酰胺酶抑制药及其复方制剂

β-内酰胺酶抑制药可以抑制 β-内酰胺酶,保护抗生素中的 β-内酰胺环不被水解而失去抗菌活性。

目前与 β-内酰胺类合用的 β-内酰胺酶抑制药有了好几代,代表药包括克拉维酸、舒巴坦、他唑巴坦,本身几乎没有抗菌活性,然而同青霉素类、头孢菌素配为复方制剂,可提升抗菌效果。常用组合包括克拉维酸＋阿莫西林、克拉维酸＋替卡西林、舒巴坦＋氨苄西林、他唑巴坦＋哌拉西林、舒巴坦＋头孢哌酮。

11.5.2　大环内酯类抗生素

大环内酯类抗生素为链霉菌产生的含 14、15 和 16 元大环内酯环,具有抗菌活性的抗生素。此类抗生素到现在已有三代,第一代大环内酯类抗生素能经口,体内分布范围广,对大部分 G^+、部分 G^- 和厌氧菌都起作用,可用于对 β-内酰胺类抗生素过敏和耐药病人,以红霉素为代表。然而第一代是抑菌剂,其不足是抗菌谱窄,不耐酸,胃肠道反应和肝受损多见。相比第一代,第二代半合成大环内酯类好处是抗菌范围大、生物利用度大、$t_{1/2}$ 长、对酸稳定、不良反应少、抗生素后效应显著,代表药包括阿奇霉素、罗红霉素和克拉霉素。第三代大环内酯类抗生素,叫作酮内酯类抗生素,此类抗生素抗菌效果显著,较少出现耐药性,未来其临床应用前景好。

本类药的共同特点是:① 抗菌范围小,稍大于青霉素,主要作用于需氧 G^+ 和 G^- 球菌、厌氧菌、军团菌、衣原体和支原体等;② 细菌对本类不同药物间有部分交叉耐药性;③ 碱性条件下抗菌效果较强,用于尿路感染时应碱化尿液;④ 经口不耐酸,酯化会促进经口吸收;⑤ 血药浓度低,组织中浓度略大,痰、皮下组织和胆汁中显著大于血药浓度,然而穿透血脑屏障不多;⑥ 主要通过胆汁排泄,参与肝肠循环;⑦ 毒性较小。经口后的主要副作用包括胃肠道反应,静脉注射会导致血栓性静脉炎。

（1）红霉素（Erythromycin）

红霉素是大环内酯类广谱抗病原微生物药。

[药动学]

经口红霉素碱会被胃酸破坏。依托红霉素和琥乙红霉素耐酸,经口吸收甚佳,1～2 h 达血药浓度峰值,维持有效浓度时长约 8 h。大多数于肝内代谢灭活,主要经胆汁排泄,部分经肠重吸收,只有约 5% 从肾脏排出。肌注吸收迅速,然而注射部位可产生痛感和肿胀。

[药理作用及临床应用]

红霉素的机制是与细菌核蛋白体的 50S 亚基结合,干扰转肽作用和信使核糖核酸移位,从而抑制蛋白质合成。红霉素通常发挥抑菌效果,高浓度对敏感菌可杀灭。抗菌范围同青霉素相似。对 G^+ 的抗菌效果好;对部分 G^- 效果较差;对某些支原体、立克次氏体、螺旋体也有效果;对青霉素耐药的金葡菌也敏感。大环内酯类的原理都一样,妨碍细菌蛋白质的合成。临床主要治疗对青霉素耐药的金葡菌引起的轻、中度感染和对青霉素过敏的患者。

[不良反应]

毒性小,然而刺激性强,肌注会引起局部炎症,宜采用深部肌注;静注速度不能过快,且需防止漏出血管经口或静脉给药均可引起胃肠道反应。

（2）阿奇霉素

阿奇霉素是唯一半合成的 15 元大环内酯类抗生素。

［药动学］

经口吸收快，组织分布广、血浆蛋白结合率低，细胞内游离浓度较同期血药浓度高 $10\sim100$ 倍，$t_{1/2}$ 长达 $35\sim48\ \mathrm{h}$，为大环内酯类中最长者，每日仅需给药一次。该药大部分以原型由粪便排出体外，少部分经尿排泄。

［药理作用及临床应用］

主要特点是抗菌谱较红霉素广，增加了对 G^- 菌的抗菌作用，对红霉素敏感菌的抗菌活性与红霉素相当，对 C 菌明显强于红霉素，对某些细菌表现为快速杀菌作用，而其他大环内酯类为抑菌药。

［不良反应］

不良反应轻，绝大多数患者均耐受，轻、中度肝肾功能不良者可以应用，且药代动力学特征无明显改变。

11.5.3　林可霉素类抗生素

包括林可霉素和克林霉素。前者源自链丝菌，后者为前者 7 位 OH 变为 Cl 的半合成品。两者抗菌谱和抗菌机制相同。其中因为后者抗菌效果更好，经口吸收好且效果佳，不良反应比前者少，因此临床较为常用。

（1）林可霉素（Lincomycin）

林可霉素是林可胺类广谱抗病原微生物药。

［药动学］

经口无法全部吸收。猪经口的生物利用度是 $20\%\sim50\%$，约 1 h 血药浓度达峰值。肌注吸收良好，$0.5\sim2\ \mathrm{h}$ 血药浓度到达峰值。广泛分布于各种体液和组织，包括骨骼和胎盘。经口后约 50% 的林可霉素于肝脏中代谢，代谢物仍有活性。原药和代谢物借助胆汁、尿同乳汁排泄。

［药理作用及临床应用］

林可霉素抑制细菌的蛋白质产生。抗菌谱与大环内酯类相似；对 G^+ 抗菌效果较好；也可抑制破伤风梭菌、产气荚膜芽孢杆菌、支原体；对 G^- 无效。临床重点治疗葡萄球菌、链球菌、肺炎链球菌产生的呼吸道感染、骨髓炎、关节和软组织感染、胆道感染和败血症。亦治疗某些厌氧菌感染。外用治疗 G^+ 化脓性感染。

［不良反应］

会引起消化道反应。例如恶心、呕吐、舌炎、肛门瘙痒等，使用会诱发伪膜性肠炎；也会诱发过敏反应，例如皮疹、荨麻疹、多形性红斑和白细胞减少、血小板减少等；会导致氨基转移酶升高、黄疸等；尚有耳鸣、眩晕等副作用。

（2）克林霉素（Clindamycin）

克林霉素是半合成林可胺类广谱抗病原微生物药。

［药动学］

克林霉素经口吸收优于林可霉素，较林可霉素早达峰值，生物利用度为 87％。血浆蛋白结合率大，为 90％，组织分布广，在骨组织尤其是骨髓中浓度高，但不透过血脑屏障，$t_{1/2}$ 约为 2.5 h，肝中代谢灭活，90％经尿排泄。

［药理作用及临床应用］

抗菌谱与林可霉素相似，然而抗菌效果好，抗菌效力比林可霉素强。临床主要治疗骨髓炎、厌气菌导致的腹腔和妇科感染、呼吸系统感染、胆道感染、心内膜炎、中耳炎和败血症等。

［不良反应］

胃肠道反应，胃部难受、恶心、呕吐等，偶尔会出现伪膜性肠炎；出现过敏反应性皮疹、一过性氨基转移酶升高等。

11.5.4 四环素类抗生素

四环素类药源自放线菌，为广谱抗菌药，母核相同（氢化骈四苯），仅取代基有所不同。此类药为两性物质，在酸性溶液中稳定，在碱性溶液中易降解，因此临床通常采取其盐酸盐。

四环素类包括天然品和半合成品。天然品包括四环素、金霉素、土霉素和地美环素等，半合成品包括美他环素、多西环素和米诺环素，也叫作第二代四环素类抗生素。金霉素稳定，不良反应多，只可眼科外用。多用四环素、土霉素、米诺环素和多西环素等。

（1）四环素（Tetracycline）

［药动学］

经口易吸收但不完全。由于四环素为金属螯合剂，含金属离子的食物和药物均可抑制其吸收。吸收后分布广泛，易渗入胸水、腹水、乳汁中，然而难以穿透血—脑脊液屏障，可沉积在骨、骨髓、牙齿和牙釉质中。主要以原型经借助肾小球滤过排泄，小部分药从胆汁进入肠道排泄，消除半衰期为 6～9 h。

［药理作用及临床应用］

与细菌核糖体 30S 亚基的 A 位点结合，阻止氨基酰-tRNA 于此连接，从而阻止肽链的延伸和细菌蛋白质的合成。四环素类抑制细菌蛋白质合成的机制如图 11-3 所示。不仅 G^+、G^- 和厌氧菌，大部分立克次体属、支原体属、衣原体属、非典型分枝杆菌属、螺旋体亦对该产品敏感。还有一些放线菌属、炭疽杆菌、单核细胞增多性李斯特菌、梭状芽孢杆菌、奴卡菌属等对该产品敏感。对淋病奈瑟菌有部分抗菌效果。对弧菌、鼠疫杆菌、布鲁菌属、弯曲杆菌、耶尔森菌等 G^- 抗菌效果甚佳。由于其他高效抗菌药的不断出现以及四环素耐药菌株的日益增加和本药特殊的不良反应，四环素已不再作为治疗细菌感染的首选药。

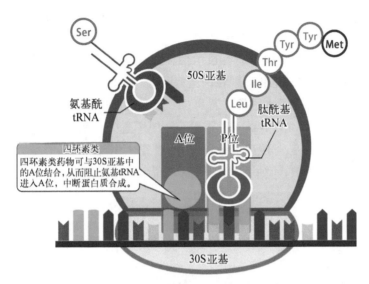

图 11-3　四环类素抑制细菌蛋白质合成的机制

[不良反应]

经口后易引起恶心、呕吐、腹痛、腹泻、食欲减退。

局部刺激性大,可引起食管溃疡;对于年老体弱患者、婴儿及合用糖皮质激素的肿瘤患者,常诱发三重感染;能与骨骼、牙齿中的钙结合,形成"四环素牙";引发肝毒性、肾毒性、变态反应以及血象改变。

(2) 土霉素(Terramycin)

土霉素是抑菌性四环素类广谱抗生素。

[药动学]

经口吸收不完全;吸收后于体内分布广泛,可渗入胸腔、腹腔和乳汁;也可穿透胎盘屏障参与胎儿循环;在脑脊液中浓度小,累积在胆、脾,骨骼和牙齿(四环素牙)最多。药物在肝内浓缩,借助胆汁排出,胆汁药浓度是血中的 10～20 倍;大多数借助胆汁进到肠道,进而反复使用,产生"肝肠循环",最终提高药在体内的维持时间;主要通过肾小球滤过排泄,胆汁和尿中浓度大,提高治疗胆道和泌尿道感染的效果。

[药理作用及临床应用]

特异性结合细菌核糖体 30S 亚基的 A 位点,妨碍肽链的延伸和细菌蛋白质的合成。抗菌范围同四环素相似,大部分 G+、G− 菌、立克次体、沙眼衣原体、放线菌和螺旋体等都较敏感,对伤寒杆菌基本没有作用。临床主要治疗痢疾、斑疹伤寒、沙眼、结膜炎、肺炎、中耳炎、疖疮和皮肤化脓感染等。

[不良反应]

消化系统:胃肠道反应,例如恶心、呕吐、上腹不适、腹胀、腹泻,偶尔出现胰腺炎、食管炎和食管溃疡,常出现在服药后马上卧床的病人。肝毒性:一般是脂肪肝变性,妊娠期妇女、原有肾功能受损的病人常出现肝毒性,然而肝毒性也可出现于其他病人。过敏反应:常出现斑丘疹和红斑,也会有荨麻疹、血管神经性水肿、过敏性紫癜、心包炎和系统性红斑狼疮,表皮剥脱性皮炎很少。偶有过敏性休克和哮喘发生。血液系统:少数产生溶血性贫血、血小板、中性粒细胞和嗜酸粒细胞都降低。中枢神经系统:偶见良性颅内压提升,产生头痛、呕吐、视神经盘水肿等。肾毒性:原有肾功能严重受损的病人也许会有氮质血症严重、高磷酸血症和酸中毒。二重感染:使用过久会引起耐药金黄色葡萄球菌、G^- 杆菌和真菌等的消化道、呼吸道和尿路感染,严重者引起败血症。会沉积于牙齿和骨骼,引起牙齿各种变色黄染、牙釉质发育不好和龋齿,且会引起骨骼发育不良。

(3) 脱氧土霉素(Doxycycline Hydrochloride)

脱氧土霉素是半合成四环素类广谱抗病原微生物药。

[药动学]

经口后吸收迅速,生物利用度大,有效血药浓度维持时间长,分布范围广,可到达胞内。原型药多数通过胆汁进入肠道重吸收,肝肠循环明显。在肝内多数通过结合或络合方式灭活,然后经胆汁分泌进肠道,跟粪便一起排泄。

[药理作用及临床应用]

抗菌谱同四环素相似,然而对大部分细菌如溶血链球菌、肺炎球菌、部分 G^-、霍乱弧菌等的抗菌效果比四环素和土霉素好。多同甲氧苄啶合用,用于敏感菌诱发的上呼吸道感染、胆道感染、尿路感染,如老年慢性支气管炎、蜂窝组织炎等。

[不良反应]

多出现恶心、呕吐等胃肠道现象。偶见药疹和二重感染。

11.5.5　氯霉素类抗生素

氯霉素(Chloromycetin)

氯霉素是半合成广谱抑菌性抗病原微生物药。

[药动学]

经口吸收好(75%~90%)。经口给药 15 mg/kg 后 2~3 h 血药达峰值,即 10~20 μg/mL。静脉滴注相当剂量血药浓度最高值稍大于上值。蛋白结合率约为 50%,$t_{1/2}$ 约为 3 h。有效血药浓度保持 6~10 h。肌注用药,吸收较慢,主要滞留于局部。然而琥珀氯霉素的水溶性好,肌注吸收迅速,除去同样快。氯霉素吸收后立刻分布在机体所有组织和体液,易穿过血脑屏障和胎盘屏障。主要在肝脏代谢,90%同葡萄糖醛酸结合,少量降解为芳香胺失去活性,代谢产物和 8%的原型药自尿中排泄。

[药理作用及临床应用]

为脂溶性,进入细菌细胞内,且同细菌核糖体的 50S 亚基可逆性结合,抑制肽链延伸(干扰转肽酶发挥作用),进一步抑制肽链延伸,进一步抑制蛋白质合成。氯霉素抑制细菌蛋白质合成的机制如图 11-4 所示。氯霉素对 G^+、G^- 细菌都产生抑制作用,对后者效果更佳。对

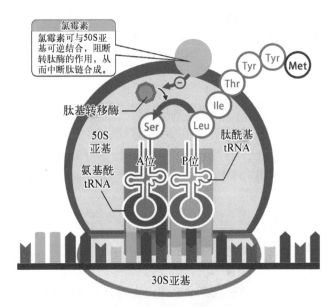

图 11-4 氯霉素抑制细菌蛋白质合成的机制

伤寒杆菌、流感杆菌、副流感杆菌和百日咳杆菌的效果优于其他抗生素,对立克次体感染如斑疹伤寒也有效,然而对 G$^+$ 球菌的效果弱于青霉素和四环素。对少数衣原体和立克次氏体有一定效果,然而对绿脓杆菌没有作用。临床用于敏感伤寒菌株导致的伤寒感染、流感杆菌感染、重症脆弱拟杆菌感染、脑脓肿、肺炎链球菌或脑膜炎球菌性脑膜炎且对青霉素过敏的病人。

[不良反应]

主要抑制骨髓造血作用。抑制肝微粒体药酶,显著减缓其他药的代谢,增强其他药的作用,也可增强其毒性。也可产生胃肠道反应和四环素类相差似的二重感染。

11.5.6 氨基糖苷类抗生素

由氨基醇环和氨基糖分子构成,通过配糖键结合为苷,因此而得名。其包括两大类:一类源自天然,源自链霉菌和小单孢菌,例如链霉素、卡那霉素、妥布霉素、新霉素、庆大霉素、小诺米星、西索米星等;另一类是人工半合成品,比如奈替米星、异帕米星、依替米星等。由于氨基糖和氨基环醇构成,决定了这类药物具有一些共性。

(1) 链霉素(Streptomycin)

链霉素是氨基糖苷类广谱抗病原微生物药。

[药动学]

经口难吸收,多数以原型随粪便排泄。肌注吸收迅速而完全,30~45 min 血药浓度达峰值,有效药物浓度保持 6~12 h。主要分布在细胞外液、易透入胸腔、腹腔,发炎时透入量增多,难以进入脑脊液。主要经肾小球滤过排泄,24 h 内排出 50%~60%。

[药理作用及临床应用]

与结核杆菌菌体核糖核酸蛋白体蛋白质结合,抑制结核杆菌蛋白质合成,从而杀灭或抑制结核杆菌生长。其抗结核杆菌的效果在氨基糖苷类中最强,可用于大部分G^-杆菌和G^+球菌。临床主要用于敏感菌诱发的急性感染,大肠杆菌诱发的腹泻、乳腺炎、子宫炎、败血症、膀胱炎等。

[不良反应]

过敏反应有皮疹($0.3\%\sim11\%$),症状有斑丘疹、荨麻疹、红斑、麻疹样皮疹、猩红热样皮疹、天疱疮样皮疹、湿疹样皮疹、紫癜和血管神经性水肿等。严重者过敏性休克,还会并发急性溶血性贫血、血红蛋白尿、休克、急性肾功能衰竭等;第八对脑神经损伤,造成前庭功能和听觉障碍;神经肌肉的阻断作用,筒箭毒样的作用,引起呼吸抑制、肢体瘫痪和骨骼肌松弛等。

(2)卡那霉素(Kanamycin)

卡那霉素是氨基糖苷类广谱抗病原微生物药。

[药动学]

经口吸收较差。肌注吸收迅速且完全。体内主要分布在各种组织和体液中,于胸、腹腔中的药浓度较高,胆汁、唾液、支气管分泌物和脑脊液中含量低。主要从肾脏排出,$40\%\sim80\%$以原型随尿排泄。

[药理作用及临床应用]

药理作用与链霉素相似。抗菌谱与链霉素相差不大,然而抗菌效果略强;对大部分G^-起作用,如大肠杆菌、变形杆菌、沙门氏菌、巴氏杆菌等;对结核杆菌和耐青霉素的金葡菌也起作用,对绿脓杆菌无效。临床经口用于敏感菌诱发的肠道感染和肠道手术前准备,且可降低肠道细菌生成氨的作用,可防治肝硬化消化道出血患者的肝昏迷;肌注用于敏感菌引起的系统感染,如肺炎、败血症、尿路感染等。

[不良反应]

胃肠道反应,胃部不适、恶心、呕吐等,少数会出现伪膜性肠炎;引起过敏反应性皮疹、暂时性丙氨酸氨基转移酶升高等。

(3)新霉素(Neomycin)

新霉素是氨基糖苷类广谱抗病原微生物药。

[药动学]

本品在胃肠道很少吸收很少。

[药理作用及临床应用]

药理作用与链霉素相似。对G^-、G^+和结核杆菌等效果较好。其中大肠杆菌高敏感,金葡菌、炭疽杆菌、白喉杆菌、产气杆菌、变形杆菌和痢疾杆菌等敏感程度略降低,绿脓杆菌基本不敏感。细菌对本品和链霉素、卡那霉素、庆大霉素相互出现交叉耐药性。经口基本不吸收,用于治疗腹泻,对大肠杆菌诱发的小儿腹泻效果好。也针对腹部和肠道手术前使用。局部使用作用良好,对敏感菌引起的皮肤黏膜感染例脓疮、疖、溃疡和烧伤等作用显著。

［不良反应］

在氨基糖苷类中,新霉素毒性超强,通常不能注射用药。

（4）丁胺卡那霉素(Amikacin Sulfate)

丁胺卡那霉素是半合成的氨基糖苷类广谱抗病原微生物药。

［药动学］

经口吸收不良。肌注吸收迅速且完全。血药浓度于 $0.5\sim1\,h$ 达峰值。主要经肾脏排出,尿中浓度较大。

［药理作用及临床应用］

药理作用与链霉素相似。抗菌谱与庆大霉素相似。对庆大霉素、卡那霉素耐药的绿脓杆菌、大肠杆菌、变形杆菌、克雷白杆菌等有效;对金葡菌亦有较好作用。临床用于敏感菌诱发的肾盂肾炎、尿路感染、呼吸道和肺部感染、败血症等。

［不良反应］

对肾与听觉的毒性与卡那霉素相似,区别在本品毒性略小,用药过多,诱发神经肌肉接头的抑制与卡那霉素相差不大。少数患者会出现头痛、口麻等过敏症状。

11.5.7　其他抗生素

（1）多黏菌素 B(Polymyxin B)

多黏菌素 B 是多肽类窄谱杀菌性抗病原微生物药。

［药动学］

经口不吸收。注射后主要随尿排泄,但在 12 h 内只排出很少量,随后能达到 $20\sim100\,\mu g/mL$。停药 $1\sim3\,d$ 内,仍然有药排泄。

［药理作用及临床应用］

通过改变细菌胞浆膜通透性发挥抗菌效果。对 G^- 杆菌,例如大肠杆菌、绿脓杆菌、副大肠杆菌、肺炎克雷白杆菌、嗜酸杆菌、百日咳杆菌和痢疾杆菌等有抑菌或杀菌效果。临床上主要用于敏感菌诱发的感染和绿脓杆菌诱发的泌尿系统感染、脑膜炎、败血症、烧伤感染和皮肤黏膜感染等。

［不良反应］

多见对肾脏的破坏,肾功能不全者需减量。静注也许会抑制呼吸,通常不采用。鞘内注射量每次应低于 5 mg,避免对脑膜或神经组织的影响。

（2）硫酸多黏菌素 E(Polymyxin E Sulfate)

硫酸多黏菌素 E 是多肽类窄谱杀菌性抗病原微生物药。

［药动学］

经口基本不吸收,吸收后于体内分布较差,持续时间短。经口 8 h 后组织中只有微量分(胆汁例外),16 h 后全部组织均无残留。注射后体内分布广,$0.5\sim1\,h$ 在主要组织中均达峰值,然而很难进入胸腔、关节腔和感染灶,亦难以透入脑脊液。6 h 后除血液、气管、唾液腺、肾、尿液外其他部位都无法测到,24 h后除气管、肾、尿液外其他部位亦无法测出。蛋白结合率不高。主要通过肾排出,肾功能不全者体内易蓄积。

[药理作用及临床应用]

属于慢效杀菌剂,主要作用于细菌细胞膜,其结构中游离的氨基(带正电)和细菌细胞膜上磷脂的磷酸根(带负电)反应,提高膜通透性,引起细胞内的重要物质,如氢基酸、嘌呤、嘧啶、K^+等外漏,也会影响核质和核糖体的功能,细菌对本品很难出现耐药性。对 G^- 抗菌效果好,敏感菌包括绿脓杆菌、大肠杆菌、肠杆菌属、克雷伯氏菌属、沙门氏菌属、志贺氏菌属、巴斯德氏菌和弧菌等。临床用于 G^- 杆菌(大肠杆菌等)诱发的肠道感染,绿脓杆菌感染(败血症、尿路感染、烧伤和外伤创面感染)。

[不良反应]

吸收后,对肾脏和神经系统毒作用显著,剂量偏高或疗程偏长,以及注射用药和肾功能不全时有中毒危险。

(3) 杆菌肽(Bacitracin)

杆菌肽是多肽类窄谱杀菌性抗病原微生物药。

[药动学]

一般局部使用基本不吸收,然而较大剂量灌入体腔或用于大手术创面时可有微量吸收。经口给药后胃肠道基本无吸收,多数在 2 d 内随粪便排出。肌注易吸收,然而肾脏毒性大,不宜用于全身性感染。

[药理作用及临床应用]

靶标是细胞壁,亦干扰原生质体,同时损害胞浆膜,影响其渗透性。对 G^+ 有杀菌效果,对耐药的金葡菌、肠球菌、链球菌,对螺旋体和放线菌亦起作用;不受周围脓、血、坏死组织和组织渗出液的干扰。临床主要治疗金葡菌、溶血性链球菌、肺炎球菌等敏感菌引起的皮肤软组织和眼部感染。

[不良反应]

用于全身时,会出现强烈肾毒性反应,肾小管损伤最严重,肾小球的滤过作用亦被抑制,使用 3～4 d 可出现尿的异常,5～7 d 到最高值,持续使用,会稍有改善。蛋白尿、管型尿出现后,肾功能亦降低,严重者会出现急性肾小管坏死和死亡。也有过敏反应,皮肤局部瘙痒、皮疹、红肿和其他刺激现象,通常不严重。偶有局部使用引发严重全身过敏现象。局部使用软膏亦出现小部分患者过敏的现象。

11.6　人工合成抗菌药

人工合成抗菌药为全部由人工合成的可抑制或杀灭微生物的药,主要有喹诺酮类、磺胺类、硝基咪唑类和硝基呋喃类。其中氟喹诺酮类药发展最快,现成为临床医治细菌感染性疾病的关键药。

11.6.1　喹诺酮类抗菌药

1. 喹诺酮类抗菌药的共性

喹诺酮类抗菌药是指含有 4-喹诺酮(或称吡酮酸)母核的人工合成抗菌药,通常依据研发时间和抗菌范围分为四代。第一代以 1962 年研制的萘啶酸为代表,因疗效不佳,副作用大,现已被淘汰。第二代是 1973 年合成的吡哌酸等,抗菌范围由 G⁻ 扩大到部分 G⁺,并且对铜绿假单胞菌起作用,抗菌活性也有所提高,但血药浓度较低,仅限于 G⁻ 引起的泌尿道和消化道感染的治疗,现较少应用。第三代为 1980 年后陆续研发的氟喹诺酮类药,如诺氟沙星、环丙沙星、氧氟沙星、左氧氟沙星、洛美沙星、氟罗沙星、司帕沙星等。主要特征为 4-喹诺酮母核 6 位 C 上加进 F 原子,同时于侧链上引进哌嗪环或甲基唑环,使其在第二代药的基础上,血药浓度显著增加,组织和体液内分布范围更广,$t_{1/2}$ 更长,同时抗菌范围扩大到 G⁺ 球菌、军团菌、衣原体、支原体和分枝杆菌,抗菌效果亦明显增强。第四代为 20 世纪 90 年代后期以来研制的新氟喹诺酮类药,例莫西沙星、吉米沙星、加替沙星等。与之前的区别为抗菌效果和药动学性能等都明显变好,既保持抗 G⁻ 的高活性,又明显提高抗 G⁺ 活性,同时对厌氧菌、支原体、衣原体等亦起效。第四代由于对目前耐药性最严重的肺炎链球菌效果较为显著,也叫作"呼吸道喹诺酮类药"。

[构效关系]

喹诺酮类药分子结构的基本骨架都是氮(杂)双并环结构(图 11-5),成分是 4-吡啶酮-3-羧酸和六元环。其 3 位—COOH 和 4 位—C═O 是与 DNA 回旋酶和拓扑异构酶 Ⅳ 结合的关键部位,也是发挥抗菌效果必需的重要结构。在双并环的不同位取代为不同基团,可直接影响其产物的抗菌活性和药动学性能。

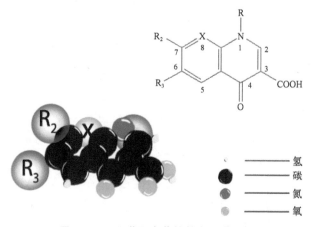

图 11-5　喹诺酮类药的基本化学结构

[药动学]

喹诺酮类抗菌药多数经口吸收迅速而完全,1~2 h 内达峰值,除了环丙沙星、诺氟沙星,别的药物的生物利用度可达 $80\%\sim95\%$。在组织和体液分布范围广,左氧氟沙星的组织穿透性强,于细胞内可达有效治疗浓度。喹诺酮类药小部分通过肝代谢或通过粪便排泄,大部分主要以原型通过肾脏排泄。氟罗沙星血浆的 $t_{1/2}$ 为 13 h,诺氟沙星和环丙沙星较短。喹诺酮类抗菌药也可与铁、镁,锌等二价和三价阳离子螯合,因此需避免与含这些离子的食物或药同服。喹诺酮类药的重点药动学特性如表 11-2 所示。

表 11-2　喹诺酮类药的重点药动学特性

药品名称	经口剂量	血药峰浓度 /(μg/mL)	生物利用度/%	$t_{1/2}$/h	血浆蛋白结合率/%	消除途径
诺氟沙星	400 毫克/次,一日 2 次	1.5	30~40	3~4	10~15	肝、肾
环丙沙星	500 毫克/次,一日 2 次	2.5	49~70	3~5	20~40	肝、肾
氧氟沙星	200 毫克/次,一日 2 次	3.0	95	5~7	20~25	肾
左氧氟沙星	500 毫克/次,一日 2 次	5.7	99	5~7	30~40	肾
洛美沙星	400 毫克/次,一日 2 次	3.0~5.2	90~98	8	10	肾
加替沙星	400 毫克/次,一日 2 次	4.0	96	7~14	20	肾
莫西沙星	400 毫克/次,一日 2 次	3.1	90	12	35~50	肝、肾
吉米沙星	320 毫克/次,一日 2 次	1.6	85	5~7	60~70	肾及其他

［药理作用］

喹诺酮类抗菌药抗菌范围大,抗菌效果好,对繁殖期和静止期的细菌杀菌效果都较强。最早应用的有萘啶酸和吡哌酸,仅用于泌尿道和消化道感染,但效果不差、耐药性发展快,应用日趋减少。第三代不仅对 G^-,如大肠埃希菌、变形杆菌、伤寒沙门菌、沙门菌属、志贺菌属的部分菌株等效果增强,对铜绿假单胞菌亦有效,同时抗菌范围扩大到金黄色葡萄球菌、肺炎链球菌、溶血性链球菌、肠球菌等 G^+ 球菌,衣原体、支原体、军团菌和结核分枝杆菌。第四代基于第三代,抗菌范围继续扩大,对一些厌氧菌、G^+ 和铜绿假单胞菌的抗菌效果显著增加,并具有明显抗生素后效应。细菌对本类抗菌药同其他抗菌药间没有交叉耐药性。

［抗菌作用机制］

喹诺酮类药抗 G^- 的主要机制为抑制细菌的 DNA 回旋酶,进而干扰细菌的 DNA 复制。DNA 回旋酶为 2 个 A 亚基和 2 个 B 亚基结合的四聚体,A 亚基先切断正超螺旋后链,B 亚基结合 ATP 并催化其水解,DNA 前链通过缺口退后,A 亚基封上缺口,形成 DNA 负超螺旋。喹诺酮类药作用于 DNA 回旋酶的 A 亚基,通过抑制其切口和封口作用以阻碍细菌 DNA 形成,最后致死(图 11-6)。

抑制拓扑异构酶Ⅳ为喹诺酮类药抗 G^+ 的主要机制。拓扑异构酶Ⅳ是 2 个 C 亚基和 2 个 E 亚基结合而成的四聚体,负责把子代的 DNA 解环连,喹诺酮类抑制拓扑异构酶Ⅳ,干扰子代 DNA 解环连进而抑制 DNA 复制(图 11-7)。

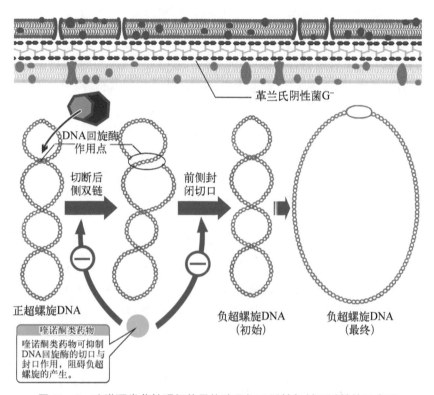

革兰氏阴性菌G⁻

DNA回旋酶
作用点

切断后
侧双链

前侧封
闭切口

正超螺旋DNA

负超螺旋DNA
（初始）

负超螺旋DNA
（最终）

喹诺酮类药物
喹诺酮类药物可抑制
DNA回旋酶的切口与
封口作用，阻碍负超
螺旋的产生。

图 11-6 喹诺酮类药妨碍拓扑异构酶Ⅱ切口活性与封口活性的示意图

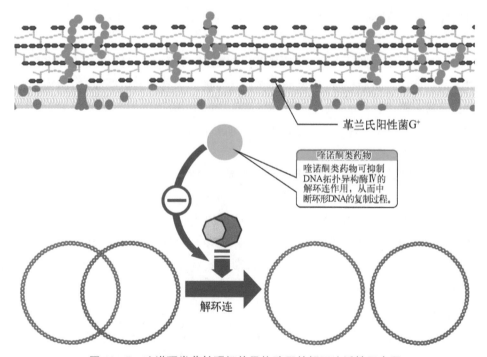

革兰氏阳性菌G⁺

喹诺酮类药物
喹诺酮类药物可抑制
DNA拓扑异构酶Ⅳ的
解环连作用，从而中
断环形DNA的复制过程。

解环连

图 11-7 喹诺酮类药妨碍拓扑异构酶Ⅳ的解环连活性示意图

另有研究表明,喹诺酮类的抗菌作用也许同抑制细菌 RNA 和蛋白质合成、引发菌体 DNA 错误复制有关。

[临床应用]

用于敏感病原菌诱发的泌尿生殖道感染、肠道感染、呼吸道感染和 G⁻ 杆菌诱发的各种感染,骨、关节、皮肤软组织感染。

(1) 泌尿生殖道感染:治疗多种细菌,如肠球菌属、铜绿假单胞菌和许多肠杆菌科的细菌等诱发的单纯性、复杂性尿路感染,细菌性前列腺炎、尿道炎和宫颈炎。

(2) 肠道感染:治疗多种细菌例弯曲菌属、志贺菌属和沙门菌属诱发的腹泻、胃肠炎和细菌性痢疾,亦对耐药菌株伤寒、副伤寒和其他沙门菌属感染和大肠埃希菌诱发的旅行性腹泻有效。

(3) 呼吸道感染:多用于肺炎链球菌、流感嗜血杆菌、卡他莫拉菌诱发的支气管炎和鼻窦炎,包括克雷伯菌属、大肠埃希菌和铜绿假单胞菌等 G⁻ 杆菌和金黄色葡萄球菌诱发的肺炎和支气管感染。可代替大环内酯类抗生素以治疗嗜肺军团菌和其他军团菌诱发的感染。左氧氟沙星可有效治疗肺炎链球菌、肺炎衣原体、肺炎克雷伯菌属或肺炎支原体诱发的肺炎。

(4) 骨骼系统感染:治疗 G⁻ 杆菌引发的骨髓炎和骨关节感染。

(5) 皮肤软组织感染:治疗 G⁻ 杆菌引发的五官科和外科伤口感染。

(6) 其他:培氟沙星治疗化脓性脑膜炎和由克雷伯菌属、肠杆菌属、沙雷菌属引发的败血症;亦用以 β-内酰胺类针对全身性感染的替代药。

[不良反应]

喹诺酮类药由于抗菌范围大、疗效显著、使用方便等原因,在抗菌领域扮演着关键角色。但该类药使用过多后,其不良反应和滥用产生的危害亦越来越明显,给病人身体健康和生命安全带来隐患。

(1) 胃肠反应:常见食欲低下、胃部难受、消化不良、恶心、腹泻等症状,同剂量相关。普遍轻微,停药即可消失。

(2) 中枢神经系统反应:少数病人引发烦躁、失眠、焦虑、头痛、头晕等,强烈者引发精神异常、抽搐甚至惊厥等。有中枢神经疾病和癫痫患者禁用。

(3) 过敏反应:会引发药疹、皮肤瘙痒和血管神经性水肿,少量病人引发光敏性皮炎、强烈者引发皮肤糜烂、脱落,停药后可恢复。用药期间不能照射阳光和紫外线。

(4) 其他:在动物实验中发现,此类药有潜在致畸作用并影响幼儿关节发育,故孕妇与 16 岁以下儿童不宜应用。

[耐药性]

随着喹诺酮类抗菌药的普遍使用,细菌对该类药引发的耐药性越来越强烈。其中大肠埃希菌、肺炎链球菌、葡萄球菌、淋病奈瑟球菌和伤寒沙门菌耐药性显著提高,且部分新的耐药菌株接连出现,例如耐甲氧西林金黄色葡萄球菌、耐万古霉素肠球菌、耐青霉素肺炎链球菌等。

喹诺酮类抗菌药耐药机制同抗菌靶点突变密不可分,细菌染色质上,喹诺酮类耐药决定区的基因突变,为耐药性出现的最主要机制。另一方面,质粒介导的耐药性、细菌细胞膜通透性改变、主动外排机理、细菌生物被膜的出现都为出现喹诺酮类药耐药性产生的因素。

2. 常用药

(1) 诺氟沙星(Norfloxacin)

诺氟沙星是喹诺酮类广谱抗病原微生物药。

[药动学]

空腹时经口吸收迅速但不完全,占给药量的 30%～40%。经口和肌注吸收都较快,1～2 h 达血药浓度峰值,但吸收不完全。广泛分布于各组织、体液中。经口剂量的 1/3 随尿排泄,80% 是原型。$t_{1/2}$ 较长。血浆蛋白结合率是 10%～15%,血消除半衰期为 3～4 h,肾功能减退时会增加到 6～9 h。肾脏和肝胆系统是主要排泄途径,26%～32% 以原型排泄小于 10% 以代谢物随尿排泄,随胆汁和粪便排泄的药物占 28%～30%。

[药理作用及临床应用]

作用于病原微生物 DNA 螺旋酶的 A 亚单位,妨碍 DNA 的合成和复制而致死。特别对需氧 G⁻ 杆菌的抗菌效果强,对下列细菌在体外有良好效果:肠杆菌科的多数细菌,包括枸橼酸杆菌属、阴沟肠杆菌、产气肠杆菌等肠杆菌属、大肠埃希菌、克雷伯菌属、变形菌属、沙门菌属、志贺菌属、弧菌属、耶尔森菌等。诺氟沙星体外对多重耐药菌也有效。对青霉素耐药的淋病奈瑟菌、流感嗜血杆菌和卡他莫拉菌也起效。临床用于敏感菌引起的消化系统、呼吸系统、泌尿道感染和支原体病等。

[不良反应]

多见胃肠道反应,症状有腹部难受或疼痛、腹泻、恶心或呕吐。中枢神经系统反应包括头昏、头痛、嗜睡或失眠。过敏反应包括皮疹、皮肤瘙痒,偶见渗出性多形红斑和血管神经性水肿。少数患者出现光敏反应。偶尔出现:① 癫痫发作、精神失常、急躁不安、意识障碍、幻觉、震颤;② 血尿、发热、皮疹等间质性肾炎;③ 静脉炎;④ 结晶尿,常出现在高剂量使用的情况;⑤ 关节疼痛。少数病人会出现血清氨基转移酶升高、血尿素氮增高及周围血象白细胞减少,常轻微,且呈一过性。

(2) 环丙沙星(Ciprofloxacin)

环丙沙星是喹诺酮类广谱抗病原微生物药。

[药动学]

250 mg 和 500 mg 后,血药浓度峰值分别为 1.45 mg/L 和 2.56 mg/L,生物利用度为 49%～70%。静滴本品 100 mg 后,血药浓度峰值为(2.53±1.03) mg/L。体内分布范围广,于水泡液、前列腺、肺和泌尿生殖道组织、痰液中都能达到有效作用浓度。本品的消除半衰为 3.3～4.9 h,随尿以原型排泄,29%～44%(经口)和 45%～60%(静滴),一些以代谢物随尿排泄。胆汁内浓度超过血药,随粪便排泄的药物占 15%～25%。

[药理作用及临床应用]

作用于细菌细胞 DNA 螺旋酶的 A 亚单位,干扰 DNA 的合成和复制而杀菌。抗菌范围大,作用佳,基本对全部细菌的抗菌作用都比诺氟沙星和依诺沙星大 2～4 倍,对肠杆菌、绿脓杆菌、流感嗜血杆菌、淋球菌、链球菌、军团菌、金黄色葡萄球菌发挥抗菌效果。临床用于敏感菌引起的呼吸道、泌尿道、消化道、皮肤软组织等的感染和胆囊炎、胆管炎、中耳炎、副鼻窦炎、淋球菌性尿道炎等。

[不良反应]

主要是胃肠道反应(3%～4%)、中枢神经系反应(2%)、过敏反应(0.5%～1.0%)和实验室检测异常(3%～4%),偶见癫痫乃至惊厥(过量多出现)。不良反应大多不严重,因此一般不影响治疗。诺氟沙星引起的结晶尿、关节痛或僵直、光敏感、视力障碍等亦少出现在本药。会导致轻微胃肠道刺激或难受、恶心、胃灼热、食欲低下。伴随微弱神经系统症状、眩晕、思睡、头疼、不安、停药即可解决。个别病例可引起肝损害。停药后症状消失(恢复正常)。可引起肾损害,尿素氮升高。亦出现白细胞和血小板减少,嗜酸性粒细胞升高,口腔腐烂。过敏时导致上呼吸道黏膜肿胀、喉头水肿、窒息、皮肤血管炎、关节和肌肉痛。

(3) 安妥沙星(Antofloxacin)

安妥沙星是喹诺酮类广谱抗病原微生物药。

[药动学]

健康人每次经口 200～500 mg,血最大作用浓度是 1.89～4.32 mg/L,$t_{1/2}$ 是 20 h,48 h 后随尿排出量约为 50%。

[药理作用及临床应用]

抗菌效果同左氧氟沙星相似,对耐甲氧西林金黄色葡萄球菌的效果优于环丙沙星、氧氟沙星、司巴沙星和洛美沙星效果的 8～16 倍。对 A、B 组链球菌的效果优于环丙沙星、洛美沙星等 2～8 倍。对大部分 G^- 效果同环丙沙星、氧氟沙星、司巴沙星和洛美沙星相差不大或更好。对脆弱拟杆菌的抗菌效果亦优于环丙沙星、氧氟沙星和司巴沙星。第 Ⅱ、Ⅲ期临床试验确定可医治慢性支气管炎骤然严重、社区获得性肺炎、肾盂肾炎、皮肤化脓性感染等,有效率超过 85%。

[不良反应]

主要是消化道现象,小概率病人出现皮疹、转氨酶微弱升高等。

(4) 莫西沙星(Moxifloxacin)

莫西沙星是氟喹诺酮类广谱抗病原微生物药。

[药动学]

经口生物利用度为 90%,达峰时间为 0.5～4 h。经口后吸收迅速而完全。$t_{1/2}$ 达 12 h。不经细胞色素 P450 酶代谢。降低药间相互作用的概率。于肾代谢 45%,肝代谢

52%,肾功能减退和轻症肝功能不全的病人无须改变用量。

[药理作用及临床应用]

体外对 G^+、G^-、厌氧菌、抗酸菌和非典型微生物如支原体、衣原体和军团菌具有良好抗菌效果。主要用于上呼吸道和下呼吸道感染的患者,如急性窦炎、慢性支气管炎急性发作、社区获得性肺炎、皮肤和软组织感染。

[不良反应]

多见恶心、腹泻、眩晕、头疼、腹痛、呕吐。

(5) 吉米沙星(Gemifloxacin)

吉米沙星是第四代氟喹诺酮类抗病原微生物药。

[药动学]

经口 320 mg,血药浓度最高是 2.33 mg/L,生物利用度是 85%,$t_{1/2}$ 是 5.94 h。肾清除率约为 9.06 L/h,25%～40%以原型随尿排泄,另有少量随粪便排泄。

[药理作用及临床应用]

同时作用于细菌回旋酶和拓扑异构酶Ⅳ,因而加强了抗菌活性。抗链球菌效果强大用于呼吸道感染,对青霉素中度敏感和耐药的肺炎链球菌的 MIC 是 0.03 mg/L。还可用于大环内酯类耐药肺炎链球菌,效果为莫西沙星的 2～4 倍,为环丙沙星的 16～32 倍。对甲氧西林耐药的表皮葡萄球菌、溶血葡萄球菌的 MIC 是 0.03～2 mg/L,效果为莫西沙星的 2～4 倍,为环丙沙星的 8～32 倍,对肠球菌。G^-、厌氧菌、非典型病原体发挥良好的效果。治疗呼吸道感染、尿路感染、鼻窦炎、中耳炎和其他组织感染。

[不良反应]

主要出现轻度的头晕、恶心、皮疹等,红斑皮疹。

11.6.2 磺胺类抗菌药

1. 磺胺类抗菌药的共性

为最早用于全身性感染的人工合成抗菌药,抗菌谱广,曾广泛应用于临床,如今多数替换为抗生素和喹诺酮类药。然而某些磺胺类药于流行性脑脊髓膜炎、鼠疫等感染性疾病疗效显著,在抗感染药中依然占有一定地位。

磺胺类药的基础结构是对氨基苯磺酰胺,分子中存在苯环,对位氨基和磺酰胺基,如图 11-8 所示。

[抗菌谱]

磺胺类药抗菌范围广,对大部分 G^+ 和 G^- 菌效果好。

敏感菌包括脑膜炎奈瑟菌、溶血性链球菌、肺炎链球菌、淋病奈瑟菌、鼠疫耶尔森菌。

中度敏感菌包括大肠埃希菌、志贺菌、变形杆菌、流感嗜血杆菌、伤寒沙门菌、肺炎克雷伯菌、布鲁菌、铜绿假单胞菌;沙眼衣原体;疟原虫。

无效菌有立克次体、螺旋体、支原体。

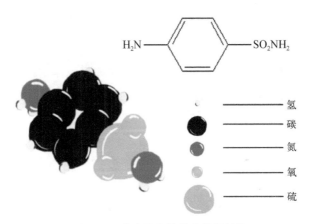

图 11-8　磺胺类药的基本化学结构

[抗菌原理]

细菌生长繁殖过程中必须有叶酸介入,磺胺药敏感菌无法直接利用周围环境中的叶酸,必须以蝶啶、对氨基苯甲酸为原料,经二氢蝶酸合酶催化产生二氢蝶酸,接着与 Glu 生成 FH_2,然后 FH_2 还原酶将其转变成 FH_4。FH_4 活化后,成为一碳基团载体的辅酶介入核酸的合成。磺胺药结构同 PABA 相差不大,同 PABA 竞争性妨碍二氢蝶酸合酶,阻碍 FH_2 合成,进一步阻碍核酸合成,结果抑制细菌的生长繁殖,磺胺类药和 TMP 的抗菌作用机制如图 11-9 所示。

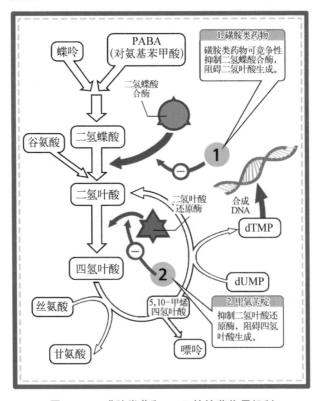

图 11-9　磺胺类药和 TMP 的抗菌作用机制

PABA 同二氢蝶酸合酶的结合能力优于磺胺药数千倍,因此运用磺胺药时需首剂加倍,使血药浓度迅速到达有效抑菌浓度。脓液和坏死组织中存在许多 PABA,局麻药普鲁卡因在体内可水解得到 PABA,这些情况都能降低磺胺药的抗菌效果。

[耐药性]

磺胺类药敏感菌,于体内外都能产生耐药性,而且出现一种药的耐药性后,往往可能产生对其他的药的交叉耐药性,然而其他的抗菌药对耐磺胺类菌仍有效。细菌对磺胺类药的耐药性通过基因突变或质粒介导产生。耐药性通常是不可逆的,其机制可能是:(1) 细菌二氢蝶酸合酶突变或质粒转移后,同磺胺类药物的结合减弱,无法有效地同 PABA 竞争;(2) 部分耐药菌对磺胺类药的通透性减弱;(3) 细菌更换代谢途径直接利用外源性叶酸等。

[药动学]

用于全身性感染的磺胺药经口吸收快而完全,通常经口 2～4 h 后血药浓度达峰值;用于肠道感染类的磺胺药经口无法吸收,在肠内浓度高,经解离恢复游离—NH_2 后起效。肠道方便吸收的磺胺药分布范围广,血浆蛋白结合率是 $25\%～95\%$。磺胺药主要于肝通过乙酰化代谢成没有活性的物质,也可与葡萄糖醛酸结合。主要从肾脏以原型、乙酰化物、葡萄糖醛酸结合物的样子排出。经口给药不易吸收的磺胺药主要通过肠道排泄。

[临床应用]

(1) 全身性感染:选用经口易吸收的磺胺类,用于流感嗜血杆菌诱发的中耳炎、脑膜炎奈瑟菌诱发的脑膜炎、葡萄球菌和大肠埃希菌诱发的简单泌尿道感染。能取代青霉素治疗青霉素过敏病人的链球菌感染和风湿热复发。也能同 TMP 合用治疗复杂性泌尿道感染、呼吸道感染、肠道感染和伤寒等。

(2) 肠道感染:选用经口难吸收的磺胺类,如柳氮磺吡啶,经口或栓剂用药无法吸收,同结缔组织亲合力强。用于溃疡性结肠炎和节段性回肠炎等。

(3) 局部应用:磺胺醋酰钠穿透力强,眼药水或眼药膏可有效治疗细菌性结膜炎和沙眼。磺胺嘧啶银乳膏局部应用能防治小面积、烧烫伤微弱继发创面感染,能完美降低烧伤脓毒症。

[不良反应]

(1) 肾脏损害:沉淀于尿中,尤其在中性或酸性 pH 条件下快速沉淀诱发结晶尿、血尿或尿路阻塞,导致肾脏损害。适度提高饮水量和碱化尿液,可减小药浓度和加速离子化以预防结晶尿。

(2) 过敏反应:局部使用或长效抑制时会出现。多见皮疹、药热,多在几天(周)内产生;偶尔发生剥脱性皮炎、多形红斑等。全部磺胺类和衍生物之间存在交叉过敏,有过敏史者禁用。

(3) 血液系统反应:长期使用会妨碍骨髓造血功能,引起血小板、粒细胞减少甚至再生障碍性贫血,用药期间需定期监测血常规。葡萄糖-6-磷酸脱氢酶不足的病人易发生溶血性贫血。

（4）神经系统反应：少数病人有头晕、头痛、精神萎靡、步态不稳等现象，使用时应避免进行高空作业和驾驶。

（5）其他：经口导致恶心、呕吐、上腹部难受和食欲低下，饭后服药或同服 $NaHCO_3$ 能缓解症状。引起肝损害和急性损害，肝损害者避免使用。因为磺胺类药同胆红素竞争血浆蛋白结合位点，引起游离胆红素增多。新生儿肝功能不完善，所以常出现高胆红素血症和新生儿黄疸，偶发核黄疸。所以不适用于新生儿、2 岁以下的婴儿和临产前的孕妇。

2. 常用药

（1）磺胺嘧啶（Sulfadiazine，SD）

经口易吸收，但吸收较缓慢，血药浓度达峰时间为 3～6 h，$t_{1/2}$ 为 8～13 h，属于磺胺类中血浆蛋白结合率最低（38%～48%）和血脑屏障透过率最高的药，脑脊液内的浓度可达血药浓度的 80%，从而对流行性脑脊髓膜炎有突出疗效，多作首选药。同乙胺嘧啶合用于弓形虫病。然而此药鲜少溶于尿，易引起结晶尿，所以需同服等量的 $NaHCO_3$ 碱化尿液，同时增加饮水摄入量，以减少结晶尿对肾脏的损伤。同 TMP 合用产生协同抗菌效果。

（2）磺胺甲恶唑（Sulfamethoxazole，SMZ）

经口后吸收与排泄均较慢，分布广泛，可进入血脑屏障、胎盘屏障和乳汁中。$t_{1/2}$ 为 10～12 h，一次给药后有效浓度可维持 10～24 h，于脑脊液浓度比 SD 小，仍用于预防流行性脑脊髓膜炎。尿液中浓度同 SD 相差不大，因此可用于大肠埃希菌等敏感菌引起的泌尿道感染。主要同 TMP 一起发挥协同抗菌作用。

（3）柳氮磺吡啶（Sulfasalazine）

经口吸收少，生物利用度为 10%～20%，于小肠远端和结肠浓度大，本身没有抗菌活性，于肠道分解释放出可发挥作用的磺胺吡啶和 5-氨基水杨酸，前者有轻度抗菌效果，后者有抗炎和免疫抑制作用。用于炎症性肠病，即克罗恩病（Crohn 病）、强直性脊柱炎和溃疡性结肠炎。长期使用不良反应较多，如胃肠道反应、过敏反应、贫血等，也会导致男性精子减少或不育症。

11.6.3　甲氧苄啶

合成的磺胺类增效剂、广谱抗病原微生物药。

［药动学］

TMP 经口吸收迅速而安全，1～4 h 血药浓度达峰值。因为脂溶性较大，可分布于各种组织和体液中，并超过血中浓度。主要随尿排泄，3 d 内排泄约 80%，其中 80%～90% 为原型。少量随胆汁、唾液和粪便排泄。$t_{1/2}$ 为 8～10 d。

［药理作用及临床应用］

抗菌谱同磺胺药相差不大，可抑制 FH_2 还原酶，然而细菌会出现耐药性，很少单用。磺胺药抑制二氢叶酸合成酶。两者一起能给细菌的叶酸代谢带来双重抑制，所以抗菌效果显著加强(几倍或十几倍),且降低抗药菌株的产生。抗菌谱同磺胺类相差不大但作用更强。于大部分 G⁺ 和 G⁻ 都可起效,其中较敏感的包括溶血性链球菌、葡萄球菌、大肠杆菌、变形杆菌、巴氏杆菌和沙门氏菌等。对绿脓杆菌、结核杆菌、丹毒杆菌、钩端螺旋体没有作用。临床多用 1∶5 比例与 SMD、SMM、SMZ、SD、SM2、SQ 等磺胺药合用。存在 TMP 的复方药主要治疗:链球菌、葡萄球菌和 G⁻ 杆菌诱发的呼吸道、泌尿道感染和蜂窝织炎、腹膜炎、乳腺炎、创伤感染等。

[不良反应]

不良反应以恶心、呕吐、头痛、瘙痒、皮疹等多见,较大剂量长期使用可发生白细胞、血小板减少或贫血等。

11.6.4　硝基咪唑类

（1）甲硝唑(Metronidazole)

硝基咪唑类药,又名灭滴灵。其机制为甲硝唑分子中的硝基在细胞内无氧条件下被还原成—NH₂(细胞毒物质),从而抑制病原体 DNA 合成,起抗厌氧菌作用。甲硝唑对脆弱类杆菌极其敏感,对破伤风梭菌、滴虫、阿米巴原虫及贾第鞭毛虫杀灭作用很强,然而对需氧菌或兼性需氧菌没有作用。经口吸收不错,血浆蛋白结合率是 10%～20%,分布范围广,可进入感染病灶和脑脊液,$t_{1/2}$ 为 8～14 h。临床主要治疗厌氧菌诱发的感染,如口腔、腹腔、女性生殖道、下呼吸道、骨和关节感染。对幽门螺杆菌引起的消化性溃疡和耐四环素艰难梭菌感染引起的假膜性肠炎作用独特。也是医治阴道滴虫病和阿米巴病的首选药。不良反应轻,有胃肠道反应、过敏反应、外周神经炎等。

（2）替硝唑(Tinidazole)

硝基咪唑类药,为继甲硝唑后开发出的作用强、疗程短、$t_{1/2}$ 久、耐受性好的抗滴虫和抗厌氧菌药。同甲硝唑比较,其吸收快,血药浓度高,保持时长长。$t_{1/2}$ 是 12～14 h,经口给药 1 次,有效血药浓度能持续 72 h。分布范围广,对血脑屏障的透过率比甲硝唑大。替硝唑对各种常见的致病厌氧菌和滴虫杀灭效果都显著,其活性优于甲硝唑 2～4 倍,对阿米巴痢疾和肠外阿米巴病的效果同甲硝唑相当,但毒副作用显著少于甲硝唑。主要用于各种厌氧菌感染,如败血症、骨髓炎、腹腔感染、盆腔感染、肺支气管感染、肺炎、鼻窦炎、皮肤蜂窝织炎、牙周感染和术后伤口感染;可做结肠直肠手术、妇产科手术和口腔手术等的术前预防使用;用于肠道和肠道外阿米巴病、阴道滴虫病、贾第鞭毛虫病等疾病;亦取代甲硝唑用于幽门螺杆菌引起的胃窦炎和消化性溃疡。不良反应少且轻微,偶见消化道反应,少数出现眩晕感、口腔金属味、皮疹、头痛或白细胞降低。

11.6.5　硝基呋喃类

（1）呋喃妥因(Nitrofurantoin)

又名呋喃坦啶。经口吸收迅速,并被机体组织迅速代谢失活,经肾排泄,故血药浓度低,$t_{1/2}$ 仅为 20 min。但尿液能达到有效抗菌浓度。为广谱杀菌剂,对葡萄球菌、肠球菌、淋病奈瑟菌、大肠埃希菌、志贺痢疾杆菌、伤寒沙门菌等抗菌效果好。临床主要治疗敏感菌诱发的急性下尿路感染、慢性菌尿症和反复发作的慢性尿路感染,对上尿路感染作用差。不良反应以胃肠反应较常见,与食物同服可增加其吸收并减少这些症状。剂量太高或肾功能减退时会引起外周神经炎。先天性 G-6-P 脱氢酶不足者、新生儿和妊娠期妇女使用时易引起溶血性贫血,所以禁用。偶见皮疹、药热、哮喘等过敏现象。

(2) 呋喃唑酮(Furazolidone)

属于人工合成的硝基呋喃类抗病原微生物药。经口给药只吸收 5%,成人顿服 1 g,血药浓度达 1.7～3.3 mg/L,在肠道内保持较高的药物浓度。部分吸收药物随尿排出。对 G^+ 和 G^- 都有抗菌效果,包括沙门菌属、志贺菌属、大肠杆菌、肺炎克雷伯菌、肠杆菌属、金葡菌、粪肠球菌、化脓性链球菌、霍乱弧菌、弯曲菌属、拟杆菌属等,特定浓度对毛滴虫、贾第鞭毛虫也有效。其机制是干扰细菌氧化还原酶从而干扰细菌的正常代谢。临床上用于治疗敏感菌引起的细菌性痢疾、肠炎、霍乱,也用于治疗伤寒、副伤寒、贾第鞭毛虫病、滴虫病等。同制酸剂等药合用治疗幽门螺杆菌引起的胃窦炎。每天剂量超过 0.4 g 或总量大于 3 g 时,会出现精神障碍和多发性神经炎。

11.7　抗结核病药

结核病源自结核分枝杆菌感染,为慢性传染病。近年来在世界范围内有复燃之势,目前仍是危害人们身体健康、造成人们死亡的重要传染病。通常将抗结核病药划成两类:(1) 一线抗结核病药,有异烟肼、利福平、利福定、利福喷汀、乙胺丁醇、吡嗪酰胺和链霉素等,该类药疗效好且毒性小;(2) 二线抗结核病药,有对氨基水杨酸、卡那霉素、乙硫异烟胺、丙硫异烟胺、卷曲霉素、利福喷丁、左氧氟沙星、环丙沙星、司氟沙星和丁胺卡那霉素等,此类药抗菌效果不好,毒性大,用于一线抗结核病药耐药性或无法耐受的病人。

11.7.1　常用的抗结核病药

(1) 异烟肼(Isoniazid,INH)

异烟肼是异烟酸的酰肼类化合物,易溶于水,性质稳定。杀菌活性强、不良反应少、价格便宜、经口方便,是治疗所有结核病的首选药。

[药动学]

经口或注射用药吸收快而完全。经口给药后 1～2 h 血药浓度到峰值,生物利用度约为 90%,血浆蛋白结合率低于 10%。广泛分布在全身所有体液和组织,脑脊液和胸水浓度也较高。能进到关节腔,胸、腹水和纤维化或干酪化的结核病灶中,能穿过胎盘屏障到胎儿体内,脑膜炎患者脑脊液中的药浓度同血药浓度相差不大,还能进到细胞内对已被吞噬的结核杆菌起效。异烟肼主要在肝内代谢,被乙酰化酶乙酰化成乙酰异烟肼和异烟酸等,代谢产物同少量原型药随肾排泄。

异烟肼的乙酰化代谢速率呈多样性,由病人遗传基因决定,种族和个体差异显著。异烟肼包括快、慢、中间型 3 类代谢型。快代谢人尿中乙酰化异烟肼多,慢代谢人尿中的游离异烟肼多。快代谢型 $t_{1/2}$ 为 0.5～1.5 h。快代谢型者代谢产物乙酰异烟肼血中浓度较高,且能继续代谢为有肝毒性的酰化剂,常造成肝损害。

[抗菌作用]

对结核分枝杆菌选择性高,抗菌作用好。其机制为与菌体的 β-酮脂酰载体蛋白合成酶形成复合体,抑制分枝杆菌细胞壁独特的重要成分分枝菌酸的合成,破坏了细胞壁的结构完整性和对菌体的屏障保护效果,导致结核分枝杆菌死亡。也能通过抑制分枝杆菌的 DNA 合成或抑制菌体的某些酶,诱发菌体代谢紊乱致死。

分枝菌酸属于结核杆菌独有的,所以异烟肼对别的细菌不起效。单用易发生耐药,其耐药机制可能是结核分枝杆菌中的药物靶位发生基因突变,使异烟肼不能与靶位结合来发挥作用,也许因为菌体细胞膜对药的通透性降低,降低到菌体内的药已出现耐药性。异烟肼同别的抗结核药没有交叉耐药性,同别的抗结核病药合用可推迟耐药性的出现。

[临床应用]

异烟肼为治疗所有结核病的首选药,如肺、淋巴、骨、肾、肠等结核,结核性脑膜炎、胸膜炎及腹膜炎等。单独使用异烟肼可用于治疗早期轻症肺结核及预防与活动性肺结核病人接触的人群。规范化治疗各种结核病时,须同其他一线抗结核药联合应用,防止或推迟耐药性的出现。对于急性粟粒性结核和结核性脑膜炎需加大用量,必要时可静脉滴注。

[不良反应]

1) 神经毒性。常在慢乙酰化病人中出现。① 周围神经炎:过大药量长期使用多发生,特别是孕妇和糖尿病患者更易发生。儿童对异烟肼耐受量挺高,通常用量难出现。② 中枢神经反应:会产生头痛、眩晕、失眠、记忆力衰弱等,提高用量时会产生惊厥、癫痫发作。癫痫及精神病患者慎用。引发神经毒性,也许因为异烟肼的结构同维生素 B_6 相似,提高后者排泄,引发维生素 B_6 缺乏所致。所以,使用药量过高时,需及时补充维生素 B_6。

2) 肝毒性。异烟肼会损伤肝细胞,增加氨基转移酶,严重时会致肝细胞坏死,特别常出现在嗜酒者、快代谢型病人和同利福平共用时。异烟肼于体内由乙酰化代谢后也许产生带肝毒性的代谢物,然而具体原因还不清楚。使用期间需定期检查确定肝功能,肝功能不良病人慎用。

3) 其他。偶见发热、皮疹等过敏现象;也可诱发胃肠道反应、粒细胞、血小板减少和溶血性贫血等。

(2) 利福平(Rifampicin,RFP)

是利福霉素类半合成广谱抗病原微生物药。

[药动学]

经口吸收好,服用后 1.5～4 h 血药浓度到峰值。成人一次经口 600 mg 后血药浓度最高是 7～9 mg/L,6 个月到 5 岁儿童每次经口 10 mg/kg,血药浓度最高是 11 mg/L。在大多数组织和体液中分布良好,脑脊液也不例外,脑膜发炎时脑脊液内药浓度提高;在唾液中亦可达有效治疗浓度;本品可穿过胎盘。蛋白结合率为 80%~91%。饭后经口使药的吸收降低 30%,消除 $t_{1/2}$ 是 3~5 h,多次用药会缩短,变成 2~3 h。在肝脏内可诱导微粒体氧化酶的作用而迅速去乙酰化,转化为带抗菌作用的代谢物去乙酰利福平,水解为没有作用的代谢物随尿排泄。主要通过胆和肠道排出,能参与肠肝循环。60%~65%通过粪便排泄,6%~15%按原型、30%以活性代谢物经尿排泄,7%以没有作用的 3-甲酰衍生物形式排泄,也能通过乳汁排泄。

[药理作用及临床应用]

与依赖于 DNA 的 RNA 多聚酶的 β 亚单位紧密结合,抑制病原微生物 RNA 的产生,对结核分枝杆菌和一些非结核分枝杆菌(麻风分枝杆菌等)在宿主细胞内外都起杀菌效果。利福平对需氧 G^+ 抗菌效果好,有葡萄球菌产酶株和甲氧西林耐药株、肺炎链球菌、其他链球菌属、肠球菌属、李斯特菌属、炭疽杆菌、产气荚膜杆菌、白喉杆菌、厌氧球菌等。于需氧 G^- 如脑膜炎奈瑟球菌、流感嗜血杆菌、淋病奈瑟球菌效果也显著。利福平对军团菌属效果不错,可抑制沙眼衣原体、性病淋巴肉芽肿及鹦鹉热等病原体。

[不良反应]

消化道反应常见,经口给药后会引起厌食、恶心、呕吐、上腹部难受、腹泻等胃肠道反应,发生率是 1.7%~4.0%,但均能耐受。肝毒性是主要不良反应,发生率为 1%。变态反应用大剂量间歇疗法后偶见"流感样症候群"。其他病人经口后,大小便、唾液、痰液、泪液等呈橘红色。偶见白细胞降低、PT 降低、头痛、眩晕、视力障碍等。

(3) 乙胺丁醇(Ethambutol)

该药为 1961 年人工合成的乙二胺衍生物,水溶性好,对热稳定。

[药动学]

经口吸收良好,生物利用度较高,经口后 2~4 h 到峰值。分布范围广,用于脑膜炎时,当血药浓度为 15%~50%时,达到脑脊液中的药物有效浓度。该药 50%~75%以原型通过肾脏排出,约 20%随粪便排出,血浆 $t_{1/2}$ 是 3~4 h。肾功能不全病人会发生蓄积中毒,需降低用量。

[抗菌作用]

对于细胞内外的繁殖期结核分枝杆菌选择性抑制效果好,对于其他病原体基本没有作用。抗结核分枝杆菌效果低于异烟肼、利福平和链霉素,对于大部分耐异烟肼和链霉素的结核分枝杆菌依旧有效果。抗菌原理:与菌体内 Mg^{2+} 结合,抑制结核分枝杆菌的 RNA 合成。也可抑制分枝杆菌的阿拉伯糖基转移酶,阻止分枝杆菌细胞壁成分阿拉伯聚糖的聚合反应,影响菌体细胞壁的合成。单用能缓慢地产生抗药性,与其他抗结核药没有交叉抗药性。

[临床应用]

主要与利福平、异烟肼等合用治疗各种结核病,特别是初治和复治病人的初始强化治疗期。

[不良反应]

主要不良反应有球后视神经炎,如弱视、红绿色盲和视野缩小。发生概率与使用量成正比,每天 15 mg/kg 的常用量较少发生,但每天 25 mg/kg 时较易发生。使用时需定期做眼科检查,一旦出现需马上停药,可自行恢复正常。年幼有色觉障碍者慎用。少数病人会产生皮疹、药热等过敏症状。

（4）吡嗪酰胺（Pyrazinamide）

为人工合成的烟酰胺类似物,微溶于水、性质稳定。

[药动学]

经口易吸收,1～2 h 后到峰值。分布范围广,在肝、肺、胆汁和脑脊液内药物浓度与血浆药物浓度接近。主要在肝脏代谢成有活性的产物吡嗪酸,并进一步转化成没有活性的羟基代谢物。代谢产物（30%～60%）和一些原型药（4%～14%）通过肾脏排出,血浆 $t_{1/2}$ 是 8～11 h。

[抗菌作用及临床应用]

在酸性条件下抗结核分枝杆菌效果更好,主要杀灭巨噬细胞和单核细胞里的缓慢繁殖菌群。吡嗪酰胺会被巨噬细胞或单核细胞摄取,被吡嗪酰胺酶转化为吡嗪酸起效。抗菌作用的机制涉及多个靶点及途径,如抑制能量产生、抑制反式翻译及抑制持续生存所需的泛酸盐/辅酶 A 等。单独使用易出现耐药性,同其他的抗结核病药没有交叉耐药性,与异烟肼和利福平共用协同效果明显。

临床用于抗结核病的联用方案。吡嗪酰胺是短效（6 个月）联用策略里必需的关键药,在细胞内杀灭缓慢繁殖菌群,能防止或降低停药后复发。

[不良反应]

长期大量使用会损害肝,症状有氨基转移酶升高、黄疸、肝细胞坏死等。结核病联用方案中,主张小剂量、短程使用吡嗪酰胺,并定期检查肝功能。肝功能异常者慎用或禁用。还会导致高尿酸血症、胃肠道反应、过敏现象等。有通风病史者慎用。

（5）链霉素（Streptomycin）

属于氨基糖苷类抗菌药,首个出现在临床的抗结核病药。对结核分枝杆菌抑制效果较强,对快速繁殖菌群有效,抗结核效果略低于异烟肼和利福平。由于极性大,穿透力差,只分布于细胞外液,不易进入巨噬细胞和结核病灶的厚壁空洞及干酪样坏死组织内,也不易透过血脑屏障。对细胞内、厚壁空洞及干酪样坏死病灶内的结核分枝杆菌作用较弱,对结核性脑膜炎效果差。单用常出现耐药性,长期使用出现耳毒性。临床上主要与其他抗结核病药联合用于初期结核病人的强化治疗。

11.7.2　其他抗结核病药

（1）对氨基水杨酸（Para-aminosalicylic acid，PAS）

经口吸收迅速完全,分布范围广,不易进入巨噬细胞和脑脊液内。主要通过肝脏代谢,原型药和乙酰化代谢产物通过肾排泄。

PAS 可竞争性抑制 FH_2 合成酶,对结核分枝杆菌抑制效果不强,不单独用于结核病。出现耐药性较慢,同别的抗结核药合用,能增强作用和推迟耐药性的出现。

不良反应较多,多见胃肠道反应,皮疹、发热、关节痛、白细胞减少症和肝肾损害等,禁止和利福平合用。

（2）丙硫异烟胺(Protionamide)

该药化学结构、抗结核病效果和临床应用都与乙硫异烟胺相差不大,同乙硫异烟胺存在交叉耐药性。胃肠道反应略轻于乙硫异烟胺,病人更易耐受,能取代乙硫异烟胺。

（3）利福喷丁(Rifapentine)

是半合成利福霉素衍生物,砖红色结晶性粉末。经口给药易吸收,分布范围广,原型药和代谢物主要通过粪便排出,部分通过尿排出。抗菌范围和原理与利福平相同。对结核分枝杆菌、麻风分枝杆菌、大部分 G^+ 和 G^-、部分病毒、衣原体等抗菌效果都较强。其抗结核分枝杆菌的效果是利福平的 $2\sim10$ 倍,同利福平存在完全交叉耐药性。主要同别的药合用治疗结核病,也可用于麻风病。多见胃肠道反应、皮疹等,偶见头痛、头晕、氨基转移酶升高。孕妇、肝功能不良者慎用。

（4）卡那霉素(Kanamycin)

是氨基糖苷类抗生素,抗菌范围和原理与链霉素相同,不良反应较多。临床同其他抗结核病药合用,仅用于对第一线抗结核病药存在耐药性的结核病病人。

11.8　抗真菌药

抗真菌药为可以抑制或杀灭致病真菌的药,用于真菌感染性疾病。1903 年,Beurmann 探索出 KI 可治疗孢子丝菌病,之后将近 100 年,科学家不断探索解决真菌病的办法。1939 年,英国科学家获取了首个现代抗真菌抗生素——灰黄霉素。20 世纪 50 年代,陆续发现制霉菌素和两性霉素 B。20 世纪 60 年代,开始研究唑类化合物,特别是氟康唑、伊曲康唑、伏立康唑、泊沙康唑等一组唑类抗真菌药出现,促进抗真菌病药出现关键性进展。

真菌感染包括浅部真菌感染和深部真菌感染。前者比较常见,源自不同癣菌,主要损害皮肤、毛发、指(趾)甲等,发生率大、危险性低。后者源自白色念珠菌、新型隐球菌、球孢子菌和荚膜组织胞浆菌等,主要损害内脏器官和深部组织,发生率低然而危害性高,不易医治、死亡率高。尤其现在广谱抗菌药使用越来越多,糖皮质激素、抗肿瘤药和器官移植中免疫抑制剂使用越来越多和艾滋病的扩散等,深部真菌感染的发病率还在继续提高,临床务必投入密切关注。

11.8.1　抗生素类抗真菌药

（1）两性霉素 B(Amphotercin B)

为源自结节链霉菌的七烯类化合物,无臭无味,有引湿性,日光照射会破坏失效。两性霉素 B 的化学结构如图 11 - 10 所示。

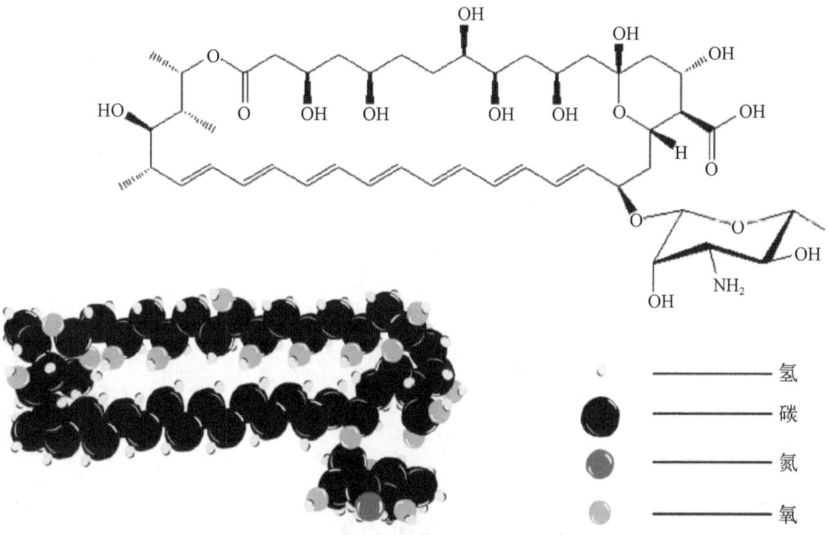

图 11 - 10 两性霉素 B 的化学结构

[药动学]

经口和肌注都难吸收。一次静脉滴注,有效浓度能保持 24 h 以上,蛋白结合率超过 90%,很难穿过血脑屏障。血浆 $t_{1/2}$ 约为 24 h,消除缓慢,主要在肝脏代谢,代谢产物及约 5% 的原型药缓慢经尿排出,停药 2 个月尿中仍可检出微量药。

[作用机制]

结构中存在一条多烯疏水侧链和一条多羟基的亲水侧链,前者可以与真菌细胞膜上的毛角固醇反应,产生固醇—多烯复合物。通常此复合物于细胞膜上产生大量亲水性的微孔,提高细胞膜的透过性,促进细胞内小分子物质和电解质外漏,而杀灭真菌。但最新的研究发现,两性霉素 B 可吸附麦角固醇,在细胞膜外侧形成多聚物,使脂质双层中的麦角固醇含量减少而发挥抗菌活性。细菌细胞膜无固醇,所以细菌不受影响。另有研究显示,两性霉素 B 也能借助氧化损伤以抗真菌。

[临床应用]

属于广谱抗真菌药,对大部分深部真菌如假丝酵母属、新生隐球菌、粗球孢子菌、荚膜组织胞浆菌、皮炎芽生菌、申克孢子丝菌、曲霉、毛霉效果良好,高浓度有杀菌作用。首选用于上述真菌的内脏或全身性感染,如真菌性肺炎、脑膜炎、心内膜炎及尿路感染等,需静脉给药。经口用于治疗胃肠道真菌性感染。局部外用治疗眼科、皮肤科和妇科的真菌性感染。

[不良反应]

静脉滴注不良反应多,症状有发热、寒战,有时有呼吸困难、血压减少。长时间使用,约有 80% 以上的病人会产生不同程度的肾功能损害,如蛋白尿、管型尿、血尿、血尿素氮或肌酐值增加等。也会出现贫血、头痛、恶心、呕吐、全身难受、体重减少、注射局部静脉炎等。偶见血小板减少或略有白细胞减少。使用时需随时监测心电图、肝肾功能和血象变化。

（2）灰黄霉素（Griseofulvin）

[药理作用和临床应用]

抗真菌范围小，对所有浅部真菌例小孢子癣菌、毛癣菌、表皮癣菌等妨碍效果好，对深部真菌和细菌没有作用。临床用于治疗各种癣病，于头癣效果最佳，于体癣、股癣、手足癣感染。

很难穿过表皮角质层，外用没有作用。经口吸收后分布在皮肤、毛发和指甲等组织的角质部位，同角蛋白连接以抑制真菌入侵，防止新生的头发、指甲染病。但于已感染的病灶没有作用，需一直使用到被感染的毛发或指甲等自行掉下即可停止，因此使用时间长。

[不良反应]

多出现头痛、恶心、腹泻、皮疹等；也可致周围神经炎、共济失调、眩晕等神经系统反应以及血象改变如白细胞减少、单核细胞增多等。动物实验表明有致畸作用。能提高乙醇作用，因此使用时禁酒。由于疗程久，所以需隔段时间对病人进行血常规和肝肾功能检查。

（3）制霉菌素（Nystatin）

为多烯类抗生素，其体内过程、抗菌效果同两性霉素 B 基本相同，可抑制白色念珠菌和隐球菌等所有真菌，对阴道滴虫亦起作用。经口给药不易吸收，毒性较大，不注射使用。主要局部治疗皮肤、口腔和阴道念珠菌感染和阴道滴虫病。经口治疗胃肠道真菌感染。较大剂量经口会产生恶心、呕吐、腹泻等，局部使用会产生过敏性接触性皮炎；个别患者阴道应用后可引起白带增多。制霉菌素性质不稳定，遇热、光、氧易分解，应避光保存在 5℃以下的密闭容器中。

11.8.2　唑类抗真菌药

是合成的广谱抗真菌药，分为咪唑类和三唑类。前者含酮康唑、咪康唑、克霉唑、益康唑和联苯苄唑等，主要局部用药。后者含氟康唑、伊曲康唑和伏立康唑等，都能经口给药用于全身真菌感染。

（1）氟康唑（Fluconazole）

为现阶段临床应用最广的抗真菌药，经口吸收完全，生物利用度不受食物和胃液酸度的影响。90%以原型由肾脏排出，$t_{1/2}$ 约为 25 h。氟康唑在阴道组织、唾液、皮肤和甲板可达到杀菌浓度，脑脊液中药浓度是血浆的 50%～90%，为广谱抗真菌药，临床用于假丝酵母病（食管、口腔、阴道）。对大部分真菌（隐球菌、粗球孢子菌和假丝酵母等）性脑膜炎用为首选药。氟康唑对荚膜组织胞浆菌病、皮炎芽生菌病、申克孢子丝菌病和癣病亦起作用，然而作用不如伊曲康唑。与其他咪唑和三唑类都不作用于曲霉病和毛霉病。三唑类药里,本药的不良反应最少,耐受性好。会引起恶心、呕吐等轻微消化系统反应;少数病人出现头痛、腹痛和皮疹;偶见表皮掉落性皮损、脱发和肝炎。

(2) 伊曲康唑(Itraconazole)

作用优于氟康唑和酮康唑,副作用比酮康唑小,抗菌范围大于氟康唑。经口吸收迅速,生物利用度和血药浓度的个体区别较大。血浆蛋白结合率超过 90%。组织中结合率大,皮肤中的药浓度比血浆大 4 倍,停药后药在甲板的有效治疗浓度仍能维持几个月。脑脊液中几乎检测不出原型药和代谢产物。主要在肝代谢,羟化代谢产物仍存在生物效应,同时血中羟化代谢产物的浓度大于母体药浓度约 2 倍。$t_{1/2}$ 约为 36 h。临床用于非脑膜炎性组织胞浆菌病;也用于口咽部、食管或阴道假丝酵母感染和无法耐受碘类的皮肤孢子丝菌病病人;能局部或经口治疗甲癣、灰黄霉素耐药癣病和广泛的杂色曲菌癣病。每天服用 200 mg 时,耐受性较好。不良反应少,会出现胃肠道反应、低钾血症和皮肤过敏等。偶见肝毒性,大部分不良反应能借助剂量降低来缓解。

(3) 酮康唑(Ketoconazole)

为首个经口用于真菌感染疾病的唑类药,为广谱抗真菌药,抗菌范围同氟康唑类似,其体外抗真菌效果比氟康唑好,然而体内抗真菌效果比氟康唑差。酮康唑有严重的肝毒性,也因抑制皮质激素和睾酮的合成,产生男性乳房发育,因此目前已不再经口用药,只局部用于敏感菌诱发的皮肤、毛发、指(趾)甲感染和阴道假丝酵母病。

(4) 克霉唑(Clotrimazole)

经口吸收不好,不良反应多而且强烈,当前临床上只用于局部用药。临床治疗表浅部真菌病、皮肤黏膜和阴道假丝酵母感染。含片仅用于口腔假丝酵母病。

(5) 咪康唑(Miconazole)

也叫双氯苯咪唑,经口吸收不好,静脉用药不良反应多,因此主要作为外用抗真菌药治疗皮肤癣菌和假丝酵母诱发的皮肤黏膜感染。制成乳剂(2%)、喷雾剂、粉剂和洗剂以用于局部,药易进入皮肤角质层,效果维持 4 天以上,吸收率小于 1%,效果比克霉唑和制霉菌素好。

11.8.3　其他类抗真菌药

(1) 特比萘芬(Terbinafine)

[药动学]

经口吸收好,生物利用度超过 70%,经口 2 h 内血药浓度达峰值。分布范围广,在皮肤角质层、甲板和毛发等处积累至较高浓度。长期连续用药时,皮肤中的药物浓度是血药浓度的 1.75 倍;停药后,于甲板的高浓度仍可维持数月。主要在肝代谢,代谢物主要通过肾脏排泄,血浆 $t_{1/2}$ 为 16~17 h。

[临床应用]

经口或外用治疗大多数癣病。经口用于体癣、股癣和手足癣;皮肤假丝酵母病用药需 1~2 周;指甲癣 4~6 周;趾甲癣 12 周。还能外用治疗体癣、股癣和花斑癣。

[不良反应]

不良反应少且轻微,主要为消化道反应。偶见暂时性肝损伤和皮肤过敏现象。

(2) 阿莫罗芬(Amorolfine)

为吗啉类抗真菌药,通过选择性抑制固醇14位还原酶和7～8位异构酶,干扰14-去甲基羊毛固醇合成麦角固醇,引起麦角固醇减少,次麦角固醇蓄积,引起胞膜结构和功能损伤,发挥杀灭真菌效果。为广谱抗真菌药,对假丝酵母、红色毛癣菌、指(趾)间毛癣菌、石膏样毛癣菌、表皮癣菌、小孢子菌、帚霉、链格孢菌、分枝孢子菌效果好,对曲霉、镰孢菌、毛霉效果不好。全身给药没有作用,仅用于局部甲癣和真菌性皮肤感染。作用于甲癣应每周局部使用1～2次;用于成人指甲癣要连续使用6个月;用于成人趾甲癣要连续使用9～12个月。治疗其他表浅部真菌感染应每天局部使用1次,1～2个月不间断。不良反应可发生率低,约为1%,主要症状是局部轻微的烧灼感。

(3) 氟胞嘧啶(Flucytosine)

是嘧啶类抗深部真菌药。经口吸收迅速,可进入脑脊液。抗真菌作用不及两性霉素B。单用会引起耐药性,主要与两性霉素B合用治疗白色念珠菌、新型隐球菌等深层真菌感染。不良反应较少,症状有恶心、呕吐、腹泻和皮疹等。

第 12 章　寄生虫病与病毒药理学

寄生虫病(Parasitic Diseases)是指因寄生虫侵入人体而引起的疾病。寄生虫病是传染性疾病的重要组成部分。由于其病原寄生虫种类繁多,其中不少可在人兽之间自然地传播,从而引起人兽共患寄生虫病,所以人体寄生虫不仅危害人类健康,而且还会严重影响畜牧业发展,造成巨大经济损失,是一个不可忽视的公共卫生问题。

12.1　抗寄生虫药物的发展简史

寄生虫病防治药是用于预防或治疗由肠虫、血吸虫、丝虫、疟原虫、阿米巴原虫及滴虫等寄生虫所引起的疾病的药物。其药物种类因寄生虫的种类及寄生的部位不同各异。理想的抗寄生虫病药物既能选择性地高效抑杀寄生虫,又不会威胁人体安全。

我国人体寄生虫与寄生虫病的研究具有悠久的历史,最早可追溯至公元前秦汉时代,古医学文献中涉及寄生虫的形态、生活史、致病原因等内容,有的沿用至今且仍然具有发展意义。

在发现疟原虫之前,世界上有些地区已经有了抗疟药物。在西方,最早的抗疟药应是印第安人发现的一种树皮。传说有一位印第安人患了疟疾,寒热交作,口干舌燥,便在一个小池塘边喝了许多水。水味苦涩,但不久就退烧而痊愈了。他发现许多金鸡纳树浸泡在池塘里,使得水味苦涩。从此,印第安人得知苦水源于金鸡纳树皮,遂采用金鸡纳树皮来治疗寒热病。

金鸡纳树皮虽然治好了许多疟疾病人,但其有效成分一直不清楚。1820 年药学家分离出金鸡纳树皮的主要生物碱——奎宁(Quinine)。1826 年,法国药师佩勒蒂那和卡文图从金鸡纳树皮中提取奎宁和辛可宁生物碱。之后 2 个多世纪奎宁在治疗和预防疟疾中起到了重要作用。金鸡纳树皮含 30 多种生物碱,其中主要为奎宁,其次为奎尼丁、辛可尼丁、辛可宁等。奎宁为抗疟特效药,能消灭各种疟原虫的裂殖体,终止疟疾的发作,对间日疟疗效尤好。这为抗寄生虫药物向现代药物学发展打开了一扇窗户。自此之后的一百多年,即 1944 年化学合成的奎宁研制成功,这与磺胺等近代化学合成药物一起揭开了抗寄生虫药物的新时代。

从 1891 年 Ehrlich 应用染料亚甲蓝抗疟疾治疗开始,迄今出现了各种各样用于化学治疗的抗寄生虫药物。1925 年,德国人经过反复研究,合成了扑疟喹啉(Plasmochin),开辟了疟疾化学治疗的新纪元。十多年以后又先后找到了阿的平(Mapacrine)和氯喹

(Chloroquine)。后来又合成了伯氨喹啉(Primaquine)。临床上的大量应用,证明氯喹和伯氨喹啉具有相当的优越性。在 1949 年又增加了一种疟疾预防药物,即乙胺嘧啶(Pyrimethamine)。

在发现染料类物质具有治疗作用后,砷化合物被用于控制锥虫病、丝虫病和阿米巴病。此后一些非砷类重金属化合物如锑剂、锡、锌等用于治疗黑热病、血吸虫病和丝虫病等。但因这些药物毒性较大而渐被淘汰。随着奎宁、磺胺等化学合成抗寄生虫药的出现,该类药物成为化学治疗药物中发展最早的一类。

随着现代医学的发展,新技术和方法的应用,抗寄生虫病药物不断更新,化学合成及半合成药物成为抗寄生虫药的主流和研究方向,已研制出一些高效、低毒的抗寄生虫药。如我国研制的青蒿素及其衍生物和磷酸咯萘啶(Pyronaridine)治疗耐氯喹恶性疟疾;国外研制的甲氟喹(Mefloquine)具有长效抗疟原虫的特点;吡喹酮(Praziquantel)已作为广谱杀吸虫、绦虫药物;苯并咪唑类药物如阿苯达唑(Albendazole)、甲苯达唑(Menbendazole)为高效、安全的抗肠道蠕虫的药物,前者对旋毛虫病、囊虫病、包虫病也有一定疗效。另外,伊维菌素(Ivermectin)具有高效、低毒、抗虫谱广等特点,是继苯并咪唑类抗蠕虫药后的另一种具开发前景的药物。

当今抗寄生虫新药研发的手段主要有以下几种。(1)化学合成药物,通过前体药物的筛选,或结合构效关系的研究进行新结构化学实体药物的创制是一条必由之路,如正在开发的新药硝唑尼特、帕托珠利等。(2)开发新型抗生素,主要利用现代生物技术开发新型杂合抗生素;激活抗生素产生菌的沉默基因生产新的抗生素;改善原有抗生素的结构开发新的半合成抗生素。如正在开发的多杀霉素等。(3)利用基因工程开发基因工程药物。

12.2　抗寄生虫药物的分类及作用机理

自 1820 年发现奎宁以来,抗寄生虫药物取得了很大发展。它们为人类的健康生活、社会的持续发展发挥了重要的作用。最早应用的药物多为植物性制剂如槟榔、绵马、鱼藤等,现在都用人工合成的广谱、高效、低毒的抗寄生虫药。

因为寄生虫种类复杂,抗寄生虫药物的分类也比较混乱。根据杀虫谱分为抗原虫药和抗蠕虫药两大类。可细分为抗疟药、抗阿米巴病药、抗滴虫药、抗血吸虫病药、抗丝虫病药、驱肠虫药等。根据作用机理与作用靶标可以分为影响寄生虫膜功能类抗寄生虫药物,影响寄生虫能量代谢类抗寄生虫药物,影响寄生虫蛋白质代谢类抗寄生虫药物,影响寄生虫核酸代谢类抗寄生虫药物,影响寄生虫内自由基变化类抗寄生虫药物,影响寄生虫神经系统抗寄生虫药物以及影响寄生虫微管类抗寄生虫药物等,其主要的作用机理如下。

12.2.1　影响寄生虫能量代谢类抗寄生虫药物

此类药物通过扰乱或终止能量代谢的某一环节或多个环节,干扰寄生虫正常的代谢活动,进而抑制或杀死寄生虫,达到预防与治疗寄生虫病的目的,例如磷酸甘油氧化酶为寄生虫所特有,是化学治疗中的重要靶标。

M－氯苯异羟肟酸是一种能够抑制甘油磷酸氧化酶的抗锥虫药物。锥虫以外源糖类作为能量来源,葡萄糖以糖酵解途径进行代谢。苏拉明(Suramin)是磷酸甘油循环中甘油磷酸脱氢酶和甘油磷酸氧化酶的抑制剂,从而抑制了虫体的糖代谢。美拉砷(Melarsen)是一种三价砷化合物杀锥虫药,其杀虫机制是能抑制糖酵解过程的几个酶,包括丙酮酸激酶、甘油激酶和甘油磷酸氧化酶。氯硝柳胺原主要抑制绦虫线粒体内 ADP 的无氧磷酸化,阻碍产能过程,也抑制葡萄糖摄取,从而杀死其头节和近端节片的虫卵,但不能杀死节片中的虫卵。

12.2.2　影响寄生虫膜功能类抗寄生虫药物

寄生虫膜是其抵御外界不利因素的重要保障,同时还是某些寄生虫物质转运的重要途径。

磺酰胺类能干扰寄生虫体膜的物质运输,是第一类抗家禽球虫的药物,40 年来共发现了 30 多种有效衍生物。这种多醚类的离子载体抗菌药剂,影响离子穿膜运动,使寄生虫对糖类的吸收受到抑制。

两性霉素 B(Amphotericin B)是一种多烯抗生素,体外试验表明有抗前鞭毛体的活性。两性霉素 B 对杜氏利什曼原虫(L. donovani)前鞭毛体的首要作用位点是膜表面,使膜通透屏障变化而达到杀虫作用。

苯并咪唑(Benzimidazole)类是一种广谱的抗蠕虫药物,能有效地干扰蠕虫对低分子量养分的吸收。苯并咪唑类药物能够抑制蠕虫对葡萄糖的吸收,并减少糖原的贮藏。苯并咪唑能与绦虫的外皮细胞或肠细胞质的微管结合,并使微管逐渐消失,引起膜表面的损伤,导致虫体对养料吸收的降低。

12.2.3　影响寄生虫蛋白质代谢类抗寄生虫药物

蛋白质是一切生命的物质基础。一切细胞的原生质都以蛋白质为主,动物的细胞膜及细胞间质也主要由蛋白质组成,用于更新和修补组织细胞,参与物质代谢及生理功能的调控。许多抗生素可阻断寄生虫蛋白质代谢。四环素通过作用于布氏锥虫细胞质中的核糖体抑制其蛋白质的合成。其他核糖体抑制剂如林可霉素、利福平等,对体外培养的恶性疟原虫蛋白质合成有很强的抑制作用。

氯喹能在伯氏疟原虫体内积累并抑制蛋白质的合成。安锥赛(Antrycide)能取代锥虫细胞膜核糖体中的 Mg^{2+} 和多胺类并使之凝集失活,从而阻断蛋白质的合成。乙胺嘧啶等能明显抑制缬氨酸与 tRNA 的酯化反应,妨碍疟原虫蛋白质的合成。

12.2.4　影响寄生虫核酸代谢类抗寄生虫药物

核酸是一切生物细胞的基本成分,对生物体的生长、发育、繁殖、遗传及变异等重大生命现象起主宰作用。核酸已成为众多疾病预防与治疗的靶标。

奎宁能与疟原虫的 DNA 结合,形成复合物,抑制 DNA 的复制和 RNA 的转录,从而抑制原虫的蛋白合成,进而发挥抗疟作用。4-氨基喹啉类能明显抑制核酸前体物掺入疟原虫的 DNA 和 RNA;氯喹能通过静电引力进入 DNA 的碱基对中,并结合成稳定的化合物。

脱氧寡聚核苷酸是最新发现的一种有前途的寄生虫化疗药物,它与双、单链 DNA 或 RNA 结合后,能抑制限制性内切酶对切点或甲基化位点的识别,干扰转录调节,抑制 DNA 和 RNA 酶的活性,阻碍 mRNA 前体的剪接,使之失效。

12.2.5　影响寄生虫体内自由基变化类抗寄生虫药物

自由基是含有一个不成对电子的原子团。其对机体的损伤主要有:使脂质过氧化而破坏细胞膜和细胞器膜;与蛋白质巯基或色氨酸残基反应,导致蛋白质功能或酶活性丧失,引起蛋白质分子聚合和交联;破坏核酸的结构、攻击嘌呤与嘧啶基,导致变异的出现与蓄积等。

治疗阴道毛滴虫的甲硝唑在厌氧条件下可抑制阿米巴原虫的氧化还原反应,使寄生虫体内的 NO_2^- 转变为 $NO_2\cdot$,使原虫氮链发生断裂而杀伤虫体。Buthione Sulphoxime (BSO)作为一种特定的谷氨酰半胱氨酸合成酶抑制剂,可引起锥虫谷胱甘肽的降低,从而对感染锥虫的小鼠发挥治疗作用。

12.2.6　影响寄生虫微管类抗寄生虫药物

微管在细胞内起支撑作用,能够维持细胞形态,辅助细胞内运输,与其他蛋白共同装配成纺锤体、基粒、中心粒、鞭毛、纤毛神经管等结构。

苯并咪唑能与绦虫的外皮细胞或肠细胞质的微管结合,并使微管逐渐消失,阻碍分泌囊泡间的运输,引起膜表面的损伤,导致虫体对养料吸收的降低。甲苯达唑能够选择性地使线虫的线粒体被抑制,使肠细胞中的微管消失,抑制虫体对葡萄糖的摄取,减少糖原量,减少 ATP 生成,妨碍虫体生长发育。

12.2.7　影响寄生虫神经系统抗寄生虫药物

多数寄生虫同高等动物一样也存在自己的神经系统。γ-氨基丁酸(GABA)是寄生虫重要的神经递质。而 GABA 的非正常释放会对寄生虫造成不利影响,甚至直接导致寄生虫的死亡。因而,GABA 便成为抗寄生虫药物的靶标之一。

伊维菌素能明显地增强蠕虫神经系统的突触小体释放 GABA。GABA 具有抑制神经传导的功能,其释放增多可提高蠕虫体突触后细胞的正常休止电位,使神经细胞难以将刺激传递给肌肉,肌细胞不能收缩,以致虫体麻痹而被排出体外。

阿维菌素也可以刺激节肢动物释放 GABA,干扰神经生理活动,而 GABA 对节肢动物的神经传导有抑制作用。螨类和昆虫幼虫与药剂接触后即会出现麻痹症状,不活动不取食,最终导致死亡。

12.2.8　其他类抗寄生虫药物

影响寄生虫吸附或附着能力的抗寄生虫药物。此类药物可以降低寄生虫的吸附能力或使虫体丧失吸附能力,从而脱落至血液流入肝脏等处被清除。如乙胺嗪中的哌嗪部分可抑制微丝蚴神经-肌肉传递,导致虫体发生弛缓性麻痹而不能附着或失去活动能力,并使血液中的微丝蚴迅速集中到肝脏的微血管中,被吞噬细胞所消灭。而酒石酸锑钾能麻痹血吸虫体肌肉及吸盘,使其失去吸附能力,随血液流入肝脏而被肝内白细胞、网状内皮细胞吞噬;并能使虫体生殖系统变性,常用于血吸虫病治疗。

干扰虫体内离子平衡类抗寄生虫药物。如吡喹酮可增加虫体对 Ca^{2+} 的通透性,干扰虫体内 Ca^{2+} 平衡,从而影响虫体正常的代谢活动。

12.3　主要抗寄生虫药物的介绍

12.3.1　抗疟药

1. 青蒿素

本品为倍半萜内酯类抗寄生虫药物。我国科学家屠呦呦因创制新型抗疟药青蒿素和双氢青蒿素被授予 2015 年诺贝尔生理或医学奖。

[药动学]

本品经口后由肠道迅速吸收,0.5～1 h 血药浓度达高峰,4 h 后下降一半,72 h 后血中仅含微量。它在红细胞内的浓度低于血浆中的浓度。吸收后分布于组织内,以肠、肝、肾中的含量较多。本品为脂溶性物质,故可透过血脑屏障进入脑组织。在体内代谢很快,代谢物的结构和性质还不清楚。主要从肾及肠道排出,24 h 后可排出 84%,72 h 后仅少量残留青蒿素衍生物青蒿琥酯,半衰期为 0.5 h。

[药理作用及临床应用]

青蒿素通过产生自由基发挥抗疟作用,可对恶性疟原虫红内期的生物膜产生严重破坏作用,或与原虫蛋白结合,使之死亡。通过破坏卡氏肺孢子虫膜系结构,引起滋养体胞浆及包囊内出现空泡、线粒体肿胀、核膜破裂、内质网肿胀、囊内小体溶解破坏等超微结构的改变,发挥抗卡氏肺孢子虫肺炎作用。青蒿素通过其结构中的活性基团过氧桥影响虫体的糖代谢,发挥抗血吸虫作用。临床上适用于间日疟、恶性疟的症状控制以及耐氯喹虫株的治疗,也可用以治疗凶险型恶性疟。亦可用以治疗系统性红斑狼疮与盘状红斑狼疮。

[不良反应]

少数病例出现食欲减退、恶心呕吐、腹泻等胃肠道反应,但不严重。水混悬剂对注射部位有轻度刺激。个别人一过性转氨酶升高、轻度皮疹,少数人有恶心、呕吐、腹泻等,可自行恢复。

2. 氯喹

本品为喹啉类抗寄生虫药物。

[药动学]

经口本品后 1～2 h 血中浓度达峰值。约 55% 的药物在血中与血浆成分结合。血药浓度维持较久,半衰期为 2.5～10 d。氯喹在红细胞中的浓度为血浆内浓度的 10～20 倍,而被疟原虫侵入的红细胞内的氯喹浓度,又比正常的高约 25 倍。氯喹在肝中进行代谢转化,其主要代谢产物是去乙基氯喹,此物仍有抗疟作用。其排泄速度可因尿液酸化而加快,碱化而降低。氯喹约 8% 随粪便排泄,也可由乳汁中排出。

[药理作用及临床应用]

(1) 抗疟作用

氯喹对各种疟原虫的红细胞内期裂殖体均有较强的杀灭作用,能迅速有效地控制疟疾的临床发作。氯喹具有在红细胞内尤其是被疟原虫入侵的红细胞内浓集的特点,有利于杀灭疟原虫,具有起效快、疗效高的特点。通常用药后 24～48 h 内临床症状消退,48～72 h 血中疟原虫消失。药物大量分布于肝、肺等内脏组织,缓慢释放入血,加之在体内代谢与排泄缓慢,故作用持久。

本品对疟原虫红细胞内期裂殖体起作用,可能干扰了疟原虫裂殖体 DNA 的复制与转录过程或阻碍了其内吞作用,从而使虫体由于缺乏氨基酸而死亡。氯喹还能抑制磷酸掺入疟原虫的 DNA 与 RNA,减少核酸的合成,从而干扰疟原虫的繁殖。此外氯喹还能干扰脂肪酸进入磷脂,调节谷氨酸脱氢酶和己糖激酶等。

(2) 抗肠道外阿米巴病作用

氯喹在肝脏中的浓度高,能杀灭阿米巴滋养体。仅用于甲硝唑无效或禁忌的阿米巴肝炎或肝脓肿。对肠内阿米巴病无效,应与肠内抗阿米巴病药合用,以防止复发。经口吸收迅速,肝中的浓度高于血浆浓度 200～700 倍,肠壁的分布量很少。

(3) 免疫抑制作用

大剂量氯喹能抑制免疫反应,偶尔用于类风湿性关节炎、系统性红斑狼疮等免疫功能紊乱性疾病。

[不良反应]

氯喹用于预防用途时,不良反应罕见。偶见粒细胞减少和角膜浸润或视网膜受影响所引起的视力障碍,其发生与血药浓度有关。大剂量应用时可导致视网膜病,应定期进行眼科检查。大剂量或快速静脉给药时,可致低血压;给药剂量过大可发生致死性心律失常。

3. 奎宁

本品为喹啉类抗疟药物。

[药动学]

本品经口后吸收迅速而完全,蛋白结合率约为 70%。吸收后分布于全身组织,以肝脏浓度最高,肺、肾、脾次之,骨骼肌和神经组织中最少。一次服药后 1～3 h 血药浓度达到峰值,半衰期为 8.5 h。奎宁在肝中被氧化分解,迅速失效,其代谢物及少量原型药(约 10%)均经肾排出,服药后 15 min 即出现于尿中,24 h 后几乎全部排出。

[药理作用及临床应用]

本品能与疟原虫的 DNA 结合,形成复合物,抑制疟原虫 DNA 的复制和 RNA 的转录,从而抑制其蛋白合成,作用较氯喹弱。奎宁还能降低疟原虫的耗氧量,干扰其糖代谢。在血液中,一定浓度的奎宁可导致被寄生的红细胞早熟破裂,从而阻止裂殖体成熟。临床上用于治疗耐氯喹虫株所致的恶性疟,也可用于治疗间日疟。

[不良反应]

黑矇是最严重的不良反应,最明显的症状是视野缩小及视力丧失,停药后可恢复。在早期应用星状神经节封闭治疗黑矇有效。急性奎宁中毒时,首先出现瞳孔扩大,对光反应存在,个别病例的瞳孔可出现蠕动样运动,随后视力完全丧失,多数患者是一过性的,少数为永久性失明。

奎宁经口味苦,刺激胃黏膜,引起恶心呕吐,顺应性差。每日用量超过 1 g 或连用较久,常致金鸡纳反应,此与水杨酸反应大致相似,有耳鸣,头痛,恶心,呕吐,视力、听力减退等症状,严重者产生暂时性耳聋,停药后常可恢复。奎宁过量时常见耳鸣,连续长期应用可致永久性听力障碍。奎宁静脉滴注时应慢速并密切观察患者心脏和血压的变化。

4. 伯氨喹

本品为喹啉类抗寄生虫药物,主要用于控制疟疾的复发和传播。

[药动学]

本品经口后在肠内吸收快而完全,生物利用度约为 96%。主要分布在肝组织内,其次为肺、脑和心等组织。半衰期为 3.7～7.4 h,大部分在体内代谢,仅 1% 由尿中排出,一般于 24 h 内完成。有效血药浓度维持时间短,需每天给药。

[药理作用及临床应用]

本品能抑制线粒体的氧化作用,使疟原虫摄氧量显著减少。疟原虫红外期在肝实质细胞内发育会消耗辅酶Ⅱ,伯氨喹可干扰辅酶Ⅱ的还原过程,使辅酶Ⅱ减少,严重地破坏疟原虫的糖代谢及氧化过程。临床上适用于防治间日疟、三日疟的复发和传播以及防止恶性疟的传播。

[不良反应]

本品毒性反应较其他抗疟药高。超过 30 mg/d 时,易发生疲倦、头晕、恶心、呕吐、腹痛等不良反应;少数人可出现药物热,粒细胞缺乏等,停药后即可恢复。大剂量(60～120 mg/d)时,可致高铁血红蛋白血症伴有发绀。服用伯氨喹前,应仔细询问有关病史并检测 G-6-PD 脱氢酶的活性以免发生急性溶血。

5. 乙胺嘧啶

本品为氨基嘧啶类抗寄生虫药物,主要用于病因性预防。

[药理作用及临床应用]

本品可抑制疟原虫的二氢叶酸还原酶,进而干扰疟原虫的叶酸正常代谢,对恶性疟及间日疟原虫红细胞前期有效,常用作病因性预防药。此外,也能抑制疟原虫在蚊体内的发育,故可阻断传播。临床上用于预防疟疾和休止期抗复发治疗。此外,本品能杀灭弓形虫,常与磺胺嘧啶合用于弓形虫病的治疗。

[不良反应]

长期大量应用会出现叶酸缺乏症状,如恶心、呕吐、腹痛、腹泻等,偶可出现巨幼细胞贫血、白细胞缺乏症等。本品可透过血胎屏障并可进入乳汁,引起胎儿畸形、干扰叶酸代谢。

常用抗疟药的比较如下(表12-1)。

表 12-1   常用抗疟药的比较

药 物	药 理 作 用	临 床 应 用
青蒿素 氯喹 奎宁	对各种疟原虫红内期的裂殖体有杀灭作用。 奎宁更适用于脑型恶性疟	控制症状发作
伯氨喹	对间日疟红外期的子孢子有较强的杀灭作用,杀灭各种疟原虫的配子体	控制复发和传播
乙胺嘧啶	杀灭各种疟原虫红外期的裂殖子	预防

12.3.2   抗阿米巴病药

1. 双碘喹啉

[药理作用及临床应用]

该药在肠道吸收较少,在肠腔中浓度较高,能有效地杀灭肠腔内的阿米巴滋养体。临床可用于轻型或无症状阿米巴痢疾。也可用于阴道滴虫病。

[不良反应]

服后可引起胃肠不适,也可引起皮疹、头痛、甲状腺肿大,对碘过敏及肝、肾功能不良者禁用。

2. 甲硝唑

详见抗滴虫药。

3. 氯喹

详见抗疟药。

4. 巴龙霉素

本品为氨基糖甙类抗阿米巴药。

[药理作用及临床应用]

本品能有效地抑制阿米巴原虫的共生性细菌(大肠杆菌),使阿米巴原虫生长繁殖发生障碍,并直接杀灭阿米巴滋养体。临床上主要用于肠阿米巴病、细菌性痢疾及细菌性肠道感染,也可治疗绦虫病。

[不良反应]

偶有恶心、食欲不振、腹泻、腹痛等胃肠道反应。对肾脏有毒性。伴有头痛、头晕等中枢神经症状。耳、肾毒性大,故一般不宜用作全身应用。

12.3.3　抗滴虫药

甲硝唑

本品为硝基咪唑类抗寄生虫药物。

[药动学]

经口或直肠给药后吸收迅速,血药浓度达峰时间为 $1\sim3$ h,生物利用度为 95% 以上,血浆蛋白结合率为 20% ,吸收后广泛分布于各组织和体液中,且能通过血脑屏障。本品主要在肝脏代谢,代谢产物与原型药经肾排出。

[药理作用及临床应用]

(1)抗阿米巴作用

甲硝唑对肠内、肠外阿米巴滋养体有强大杀灭作用,治疗急性阿米巴痢疾和肠道外阿米巴感染效果显著。

(2)抗滴虫作用

甲硝唑是治疗阴道毛滴虫感染的首选药物,经口后可分布于阴道分泌物、精液和尿液中,对阴道毛滴虫有直接杀灭作用,且对阴道内的正常菌群无影响,对男女感染患者均有良好的疗效。

(3)抗厌氧菌作用

甲硝唑对革兰阳性或革兰阴性厌氧杆菌和球菌都有较强的抗菌作用,对脆弱类杆菌感染尤为敏感。常用于厌氧菌引起的产后盆腔炎、败血症和骨髓炎等的治疗,也可与抗菌药合用防止妇科手术、胃肠外科手术时的厌氧菌感染。

(4)抗贾第鞭毛虫作用

甲硝唑是治疗贾第鞭毛虫病的有效药物,治愈率达 90% 。

[不良反应]

本品经口有苦味、金属味感。 $15\%\sim30\%$ 病例出现不良反应,以消化道反应最为常见,包括恶心、呕吐、食欲不振、腹部绞痛等;神经系统症状有头痛、眩晕,偶有感觉异常、肢体麻木、共济失调、多发性神经炎等,大剂量可致抽搐。甲硝唑干扰乙醛代谢,导致急性乙醛中毒,服药期间和停药后不久,应严格禁止饮酒。孕妇禁用。

12.3.4　抗血吸虫病药

1. 吡喹酮(Pyquiton)

本品为广谱抗寄生虫药物。

[药动学]

本品经口生物利用度低,半衰期为 $0.8 \sim 1.5\,h$,首关消除多,血液中代谢物的浓度高于原药浓度 100 余倍。24 h 内 70% 以羟化代谢物形式从尿中排出,余下大部分被肝脏代谢后从胆汁排泄。静脉注射生物利用度最高,达峰时间最短。但体内消除快,有效血药浓度为 4 h。

[药理作用及临床应用]

本品主要通过 5 - HT 样作用使宿主体内血吸虫、绦虫产生痉挛性麻痹脱落,对多数绦虫成虫和未成熟虫体都有较好效果,同时能影响虫体肌细胞内钙离子通透性,使虫体肌细胞内钙离子含量大增,虫体麻痹脱落。临床上对日本血吸虫病以及绦虫病、华支睾吸虫病、肺吸虫病等均有效,也用于预防血吸虫感染。

[不良反应]

服用首剂 1 h 后可出现腹部不适、头痛、眩晕、嗜睡等,服药期间避免驾车和高空作业。偶见发热、疹痒、荨麻疹、关节痛、肌痛等,一般无须处理,于停药数小时至 $1 \sim 2$ 日即消失。成年病人服药后大多心率减慢,儿童则多数心率增快。

2. 呋喃丙胺(Furapromide)

[药动学]

本品经口后主要由小肠吸收。

[药理作用及临床应用]

本品对血吸虫糖代谢有明显影响,通过抑制糖酵解,阻断虫体能源供应,使虫体麻痹,起到了直接杀虫作用。临床用于治疗血吸虫、姜片虫和华支睾吸虫病。

[不良反应]

常见为腹痛、腹泻、恶心、呕吐、食欲减退和阵发性肌痉挛。少数晚期血吸虫病人,可发生精神障碍,表现为记忆力减退、性格变异、情绪失常,多在停药后逐渐消失。

12.3.5 抗丝虫病药

1. 枸橼酸乙胺嗪(Diethylcarbamazine Citrate)
本品为抗丝虫药物。

[药理作用及临床应用]

本品对易感微丝蚴有两种作用:一为抑制肌肉活动,使虫体固定不动,促进虫体由其寄居处脱开;二为改变微丝蚴体表膜,使之更易遭受宿主防御功能的攻击和破坏。临床上主要用于班氏丝虫、马来丝虫和罗阿丝虫感染,也用于治疗盘尾丝虫病。

[不良反应]

用于治疗盘尾丝虫和罗阿丝虫感染时,应从小剂量开始,以减少因虫体破坏而引起的副作用。在重度罗阿丝虫感染者采用乙胺嗪治疗后可发生脑病和视网膜出血等。

2. 卡巴肿(Carbarsone)
本品为肿剂类抗丝虫病物。

［药理作用及临床应用］

本品能直接杀灭阿米巴滋养体，对于肠外阿米巴病无效。又可用于阴道滴虫病及丝虫病，仅对丝虫成虫有效。

［不良反应］

偶有皮疹、荨麻疹、恶心、呕吐及腹泻。出现严重症状时应停药。严重反应为体重减轻及多尿，偶有剥脱性皮炎、粒细胞缺乏症及胃炎、肝炎等。

12.3.6　驱肠虫药

1. 阿维菌素（Avermectins）

本品属于大环内酯类的广谱驱肠虫药。由于美国科学家威廉·C·坎贝尔和日本科学家大村智在阿维菌素的研发过程中做出的杰出贡献，因此他们获得了 2015 年诺贝尔生理或医学奖。阿维菌素可以显著降低河盲症以及淋巴丝虫病发病率，同时对其他寄生虫疾病也具有明显的治疗效果。

［药动学］

本品施药后 2～3 d，杀虫效果达最高，残效期为 7～15 d。

［药理作用及临床应用］

本品可以干扰节肢动物的神经生理活动，抑制其神经传导，对昆虫和螨类具有触杀和胃毒作用，同时伴有微弱的熏蒸作用。使用本品后昆虫及螨类的幼虫、成虫均会出现麻痹症状，停止进食和活动，2～4 d 后出现死亡。临床上适用于杀螨、杀线虫感染。

［不良反应］

出现中毒症状，早期的症状是瞳孔放大、运动能力失调以及肌肉震颤。

2. 磷酸哌嗪（Piperazine Phosphate）

本品属于哌嗪类驱蛲虫及蛔虫药物。

［药动学］

本品经口后经胃肠道迅速吸收，其中部分经过体内机体代谢，其余部分由肾脏排泄，在 24 h 内几乎能够完全排出体外，但个体差异性大。

［药理作用及临床应用］

本品对蛔虫肌肉具有麻痹作用，其作用机制可能是哌嗪在蛔虫的神经肌肉接头处通过阻断乙酰胆碱（ACh）对蛔虫肌肉的兴奋作用，进而发挥抗胆碱作用，故蛔虫被麻痹并脱离寄生的部位，然后随肠道蠕动排出体外。临床主要用于蛔虫和蛲虫感染。

［不良反应］

本品副作用轻而且毒性较低，偶尔可引起恶心呕吐、头痛异常、腹痛腹泻以及荨麻疹等症状，但是停药后可即刻消失。过敏患者可导致流泪流涕、咳嗽哮喘、眩晕嗜睡等症状。

3. 阿苯达唑（Albendazole）

本品属于咪唑类广谱驱虫药。

[药动学]

本品在水中不溶解,在肠道内缓慢吸收。原药经过肝脏代谢生成具有活性的产物丙硫苯咪唑-亚砜,其为杀虫剂的主要成分。该药物可透过血脑屏障,在体内分布于肝、肾、肌肉,经口吸收 2.5~3 h 后血药浓度达到峰值。在 24 h 内原药及其中间代谢产物有 87% 可以经过尿液排出,有 13% 可以经过粪便排出,而且在体内无蓄积作用。

[药理作用及临床应用]

本品中间代谢产物亚砜对肠道线虫具有选择抑制性,对寄生虫肠壁细胞微管系统的聚合具有不可逆性的抑制作用,导致内源性糖原耗尽,同时能够阻止三磷酸腺苷的产生,最终抑制虫体的生存和繁殖。临床上常用于驱除蛔虫、蛲虫、钩虫、绦虫、鞭虫等。

[不良反应]

可能引起恶心呕吐、头昏腹泻、四肢乏力等症状。少数患者血清转氨酶可能出现升高的情况,停药后即可恢复正常水平。禁用于两岁以下儿童及孕妇和肝肾功能不全者。

4. 氯硝柳胺(Niclosamide)

本品属于酚类抗寄生虫药物。

[药动学]

本品经口不易被人体吸收,并且在肠道中能够保持高浓度。

[药理作用及临床应用]

本品为水杨酰胺类衍生物,临床上通常用以驱除猪肉绦虫、牛肉绦虫以及短膜壳绦虫。该药物的驱虫机制为药物进入虫体细胞内,通过抑制线粒体氧化磷酸化过程,导致机体直接供能物质 ATP 的生成量减少,最终抑制虫体的生长发育。

[不良反应]

表现为头痛发热、胃肠不适、胸闷乏力、瘙痒等。

12.4   病毒性疾病及抗病毒药物的发展史

病毒(Virus)属于非细胞型微生物,基本特征是体积微小,结构简单,而且其必须进入活细胞体内随细胞增殖,以 DNA 或者 RNA 复制的方式进行繁殖。病毒由于缺少完整的酶系统以及核糖体等细胞器,不能自主合成自身所需要的物质和能量,故这些特征决定了它具有高度的寄生性。其必须通过入侵易感的活体宿主细胞,然后依赖于宿主细胞的原料、能量以及酶系统来复制病毒自身的核酸,并依靠宿主细胞的核糖体等细胞器表达出病毒所需要的蛋白质。

目前世界上已发现的病毒达到 4 000 多种,其中 400 余种病毒与人类疾病相关,病毒的分类如图 12-1 所示。由于病毒感染产生的疾病种类繁多,由病毒引发的疾病已成为威胁人类健康的主要疾病之一。

抗病毒药物(Antiviral Drugs)研究始于 20 世纪 50 年代,1959 年 William Prusoff 合

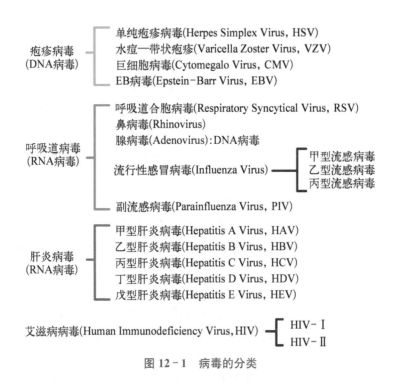

图 12-1 病毒的分类

成了碘苷(Idoxuridine，IDU)，然后将其制成眼药水用于治疗 HSV 角膜炎，这是最早应用于临床的抗病毒药物。但是由于其抗病毒作用机制不明确，缺少选择性，因此最终没有将其用于全身性抗病毒治疗。阿糖腺苷(Vidarabine)是 20 世纪 70 年代成功研制开发出的第一个通过静脉给药的抗病毒药物，其主要用于 HSV 脑炎、VZV 感染以及新生儿 HSV 疾病的治疗。20 世纪 80 年代研制出了以阿昔洛韦(Acyclovir，ACV)为代表的核苷类抗病毒药物，这是抗病毒治疗药物研究进程中的一个大的发展，此后通过干扰病毒的 DNA 合成来达到抗病毒作用的药物进入了研制与开发阶段。20 世纪 90 年代初，AIDS 在全球范围广泛传播，促进了反转录病毒 HIV 生物学的研究以及抗 HIV 药齐多夫定(Zidovudine，AZT)等药物的研制，极大地推动了抗病毒药的发展。20 世纪 90 年代中期开发出了 HIV 蛋白酶抑制剂，其可以将 HIV 转变为一种慢性可治疗的疾病。病毒的增殖必须在活体宿主细胞体内进行并依赖宿主细胞的酶系统，因此大多数抗病毒药物在发挥治疗作用的同时对人体产生较大的毒性，这也是抗病毒药物发展缓慢的原因之一。此外，长期使用抗病毒药物容易导致耐药性的产生，降低药物治疗疗效，使得病情复发，这是抗病毒药物临床治疗及新药开发过程中的一个重要问题。

12.5 抗病毒药物的分类

按抗病毒谱，可以将抗病毒药物分为：抗流感及呼吸道病毒药物(如奥司他韦、扎那米韦等)、抗疱疹病毒药物(如阿昔洛韦、膦甲酸钠等)、抗肝炎病毒药物(如拉米夫定、阿德福韦酯、恩替卡韦等)、抗人类免疫缺陷病毒(HIV)药物(如齐多夫定、奈韦拉平等)。

12.5.1　抗流感及呼吸道病毒药物

呼吸道病毒是指能够侵犯并引起呼吸道局部病变,或者仅以呼吸道为侵入门户,然后引起呼吸道以外的组织器官发生病变的一大类病毒。呼吸道病毒主要包括流感病毒、副流感病毒、腮腺炎病毒、麻疹病毒等。流感病毒根据核蛋白和基质蛋白特性及其基因特性可分为甲(A)、乙(B)、丙(C)3型。根据甲型流感病毒的表面结构及其基因特性不同其又可以分为15个亚型(H1~H15)。

目前,有两类抗流感病毒药物正式上市:一类是神经氨酸酶(NA)抑制剂,以达菲(即奥司他韦)为代表,该类药物对甲型和乙型流感病毒引起的流感均可治疗;另一类是离子通道阻断剂,以金刚烷胺(Amantadine)为代表,该类药物仅对甲型流感病毒具有预防和治疗效果。

1. 神经氨酸酶抑制剂

神经氨酸酶是流感病毒包膜上一种重要的糖蛋白,它不仅能够破坏宿主细胞细胞膜上的病毒特异性受体,致使宿主细胞细胞膜破裂,使得病毒释放出来;它还能够防止新生病毒发生自身凝集,并增强病毒的扩散能力和感染能力。对于甲型和乙型流感病毒神经氨酸酶抑制剂均具有抑制作用。它既能够抑制神经氨酸酶的活性,抑制流感病毒从被感染的细胞表面释放出来,同时能够促进病毒发生凝集,进而抑制病毒扩散,最终达到抗流感的作用。

(1) 奥司他韦(Oseltamivir)

商品名是达菲(Tamiflu),强效的、高选择性的NA抑制剂。

[药动学]

本品经口给药,在胃肠道内容易被吸收,至少约75%的药物被吸收进入机体,然后在肝脏和肠道中的肝、肠酯酶的作用下转化为活性代谢产物,进入体循环。在肺、气管、支气管肺泡灌洗液、中耳、鼻黏膜等部位其活性代谢产物都有分布。本品主要以活性代谢产物的形式被机体清除,超过99%的活性代谢产物由肾脏排泄。肾清除率为18.8 L/h,肾小球滤过率为7.5 L/h。经放射性物质标记过的药物经口给药后,检测到由粪便排泄的药物剂量不超过20%。

[药理作用及临床应用]

本品主要通过干扰甲型或乙型流感病毒的增殖以及抑制流感病毒从被感染的宿主细

胞表面释放出来的药理作用,最终达到治疗流行性感冒的目的。本品可以缩短流感患者 30%的病程,同时使得患者病情减轻 38%左右。使用奥司他韦的患者与未使用任何抗病毒药物的患者相比,死亡风险降低了 19%;如果在患者发病 48 h 内使用该药物,病死率可降低 50%。

对于体重为 40~78 kg 的患者,目前临床上建议使用奥司他韦标准剂量(75 mg,2 次/天);对于体重≥79 kg 的患者,需要使用较高的剂量(150 mg,2 次/天)。美国疾病控制与预防中心(CDC)推荐,对于所有婴幼儿及儿童患者,经口奥司他韦进行治疗时,小于 1 周岁的患者推荐治疗剂量为 3 mg/kg,2 次/天。由于肾功能发育不成熟,早产儿经口奥司他韦时机体清除较慢,因此早产儿使用奥司他韦时药物浓度应该低于足月儿推荐的剂量。

［不良反应］

主要表现为胃肠道反应、恶心、呕吐以及上腹部不适,不良反应发生率仅为 5.18%,通常发生于首次服用该药物时。

(2) 扎那米韦(Zanamivir)

扎那米韦是首个应用于临床的抗流感病毒 NA 抑制剂。

［药动学］

本品经口给药,一次给药 10 mg 后 1~2 h 内有 4%~17%的药物能够被机体吸收,药物的峰浓度范围为 17~142 ng/mL。本品血浆蛋白结合率低于 10%,在 24 h 之内能够以药物原型经过肾脏排出体外,目前尚未检测到其代谢产物。血清半衰期为 2.5~5.1 h 不等。

［药理作用及临床应用］

本品对甲型和乙型流感病毒表面的神经氨酸酶具有选择性抑制作用,并且能够抑制流感病毒的增殖复制。本品经口生物利用度极低,因此只能通过局部给药。常用剂型包括喷雾剂、雾化剂以及干粉气溶剂等。本品对于 12 岁以上的青少年患者以及成年患者均适用。

［不良反应］

对于具有哮喘或慢性阻塞性肺疾病的患者使用本品治疗无效,甚至有可能导致危险。其他不良反应包括头痛、腹泻、恶心、呕吐、眩晕等。发生率低于 2%,多为轻度反应。对于 12 周岁以下儿童以及老人,该药的不良反应尚不明确。

（3）帕拉米韦(Peramivir)

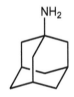

也被称为 RWJ2270201,属于新型 NA 抑制剂。帕拉米韦分子具有多个活性基团,能够作用于流感病毒神经氨酸酶分子上的多个活性位点,抑制神经氨酸酶的活性,进而抑制宿主细胞中的病毒颗粒复制增殖以及释放,最终对流感能够起到有效地预防和缓解的作用。帕拉米韦对各种流感病毒株的复制以及传播过程均有有效的抑制效果。帕拉米韦具有多种优点,不仅耐受性较好,而且毒性小。与扎那米韦和奥司他韦相比,帕拉米韦对甲型和乙型流感病毒的抗病毒活性更好,因此它是一个新型的具有潜在应用价值的抗流感药物。

2. M_2 离子通道阻断剂

此类药物的抗病毒机制是以流感病毒内的基质蛋白 - 2(M_2)为作用靶点,通过阻断 H^+ 通道来实现对流感病毒增殖的抑制作用,因此该类药物被称为 M_2 离子通道阻断剂。主要包括金刚烷胺(Amantadine)和金刚乙胺(Rimantadine)两类药物。

（1）金刚烷胺(Amantadine)

本品主要用于甲型流感病毒引起的呼吸道感染的预防及治疗。

［药动学］

本品通过经口给药,在胃肠道中能够迅速且完全吸收。药物吸收后主要分布于唾液和鼻腔分泌液中,肺内的药物含量要高于血清中的含量。可通过胎盘及血脑屏障。药物半衰期对于肾功能正常者是 11~15 h,对于肾功能衰竭者是 24 h,而长期透析的病人可达 7~10 d。经口后 2~4 h 血药浓度达峰值,约为 0.3 $\mu g/mL$。患者每日服用该药,2~3 d 内可达稳态的血药浓度,其值为 0.2~0.9 $\mu g/mL$。体内药物主要通过肾脏进行排泄,90%以上以药物原型经肾小球滤过,通过尿液排出体外,部分药物可通过再吸收进入机体,在酸性尿中药物排泄率加快,也有少量经过乳汁进行排泄。

［药理作用及临床应用］

本品能够阻断甲型流感病毒外膜的 M_2 离子通道,通过抑制核衣壳的释放,进而阻止病毒入侵机体。本品主要用于由甲型流感病毒引起的流感的预防及早期治疗,当与灭活的甲型流感病毒疫苗联合使用时,该药物可以使身体产生预防性抗体。

[不良反应]

主要包括恶心、小腿无休止乱动、精神病性发作(激动、躁狂、出现幻觉、精神错乱等)以及惊厥。服用剂量超过 200 mg,不良反应发生的概率将会大大增加。常见并发症有踝部水肿和网状青斑,约 90% 的患者会发生网状青斑,尤其女性发生概率更高。而踝部水肿和网状青斑都可能导致严重的全身性改变。本品还具有轻度的心脏毒性。轻度的不良反应包括口干、眼花、嗜睡、失眠以及皮疹等症状,与使用抗胆碱药物相似。本品出现光过敏反应比较罕见。

(2)金刚乙胺(Rimantadine)

本品是金刚烷胺的衍生物。

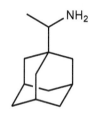

[药动学]

对于 20~40 岁的健康成年人,单一剂量 100 mg 盐酸金刚乙胺经口吸收后,在 (6 ± 1) h 后可达到高峰。该剂量在上述人群的体内半衰期为 (25.4 ± 6.3) h,而对于 71~79 岁的健康人群使用该剂量药物,体内消除半衰期为 (32 ± 6) h。金刚乙胺经口吸收后,大部分在肝脏发生代谢,在血浆中能够检测到三种羟基代谢产物。而以药物原型的形式经肾脏的排泄量仅为用药剂量的 25%。

[药理作用及临床应用]

本品对甲型流感病毒株引起的感染具有预防作用,但是对暴露于甲型流感病毒后的免疫反应不具有抑制作用。本品特别适用于老年人、慢性病人、胰管黏稠物阻塞症患者、免疫缺陷患者等高危人群。

[不良反应]

主要包括恶心呕吐、腹痛腹泻、食欲不振等胃肠道副反应;神经过敏、失眠、头晕头痛、注意力不集中、老年人步态失调等神经系统性障碍;以及四肢无力、口干等不良症状。以上不良反应在继续用药后均可消失。

12.5.2 抗疱疹病毒药物

人类疱疹病毒分为单纯疱疹病毒 I 型(Herpes Simplex Virus - I , HSV - I)、单纯疱疹病毒 II 型(Herpes Simplex Virus - II , HSV - II)、水痘—带状疱疹病毒(Varicella Zoster Virus, VZV)、巨细胞病毒(Cytomegalo Virus, CMV)、EB 病毒(Epstein-Barr Virus, EBV)。其可以侵入人体的多种组织并引起皮肤、黏膜、生殖、淋巴以及神经系统

或者肝脏、肺等器官的感染。其具有潜伏性强,易形成隐性或急性慢性的局部或全身性感染等多种特征。感染疱疹病毒后患者通常无症状或者发生急、慢性临床症状,经过一段时间症状消失后,病毒于组织中潜伏,通常在机体抵抗力下降时容易复发。

病毒 DNA 聚合酶是抗疱疹病毒药物的作用靶点。已上市的该类药物多为无环核苷。其磷酸化需要病毒激酶催化完成,如 HSV 和 VZV 编码的胸苷激酶(Thymidine Kinase,TK)或 CMV 编码的蛋白激酶等,但对于缺乏病毒激酶或变异的病毒则没有抑制作用。

1. 核苷类抗疱疹病毒药物

此类药物能够与病毒 DNA 合成所必需的核苷酸共同竞争 DNA 聚合酶上的结合位点,从而对病毒 DNA 聚合酶或逆转录酶的活性具有抑制作用。该类药物能够掺入病毒 DNA 链中,导致病毒 DNA 合成终止,从而达到抗病毒的作用效果。相比较于正常机体细胞,此类药物对病毒 DNA 聚合酶的抑制作用要强若干倍,而且此类药物还具有毒性较低、能迅速有效地阻断病毒 DNA 合成增殖以及方便服用等优点。

(1) 阿昔洛韦(Aciclovir)

本品属于开糖环核苷类抗疱疹类病毒药物。

[药动学]

本品经口吸收,吸收率仅为 15%～37%。其生物利用度较低,通过静脉滴注血药浓度可明显提高。药物血浆蛋白结合率较低,容易透过生物膜,在脑脊液和眼球房水中药物浓度可达到血浆浓度的 1/3～1/2。本品主要以药物原型通过肾脏排出,部分经过肝脏代谢。

[药理作用及临床应用]

本品主要用于由 HSV 所导致的初发性或复发性皮肤感染、黏膜感染、外生殖器感染以及免疫缺陷者等各种感染的患者。该药物在降低死亡率、减少发病率等方面均优于阿糖腺苷,是 HSV 脑炎治疗的首选药物。其还可用于治疗带状疱疹病毒、EB 病毒及免疫缺陷患者并发带状疱疹、水痘等感染性疾病,对于 CMV 仅在高浓度时才具有抑制作用。

[不良反应]

偶尔可出现头晕头痛、呕吐等症状,经口几乎没有毒性,静脉注射耐受性好,仅有 1% 的病人在高剂量静脉注射时会出现神经系统性障碍。突击性进行大剂量注射容易导致急性肾小管坏死。

（2）更昔洛韦（Ganciclovir）

本品对病毒 DNA 聚合酶具有竞争性抑制作用,通过嵌入病毒 DNA 的末端从而抑制 DNA 链的复制延长,进而达到治疗的效果。本品抑制病毒复制增殖的方式具有两种:一种是其三磷酸盐（GTP）对病毒中三磷酸脱氧鸟苷与 DNA 聚合酶的结合进行竞争性地抑制,从而达到抑制病毒 DNA 复制的作用效果;另一种是可以直接掺入病毒 DNA 中,进而阻碍病毒 DNA 链的延长,达到抑制 DNA 复制的效果,并且随着 GTP 在 CMV 感染细胞中的积累,此作用更为明显。更昔洛韦是 CMV 严重感染治疗的首选药物。

[药动学]

本品主要以药物原型通过肾小球滤过排出体外。对于肾功能正常的患者,按照体重以 5 mg/kg 的剂量进行持续注射,1 h 后测得其体内半衰期为 2.9 h,药物平均清除率为 3.64 mL/(min·kg)。对于肾功能严重受损的患者,通过血液透析可以降低 50% 的药物浓度。

[药理作用及临床应用]

本品主要用于免疫功能低下或缺陷患者引起的巨细胞病毒感染以及接受器官移植者或接受白血病化疗后产生的巨细胞病毒感染等多种原因引起的 CMV 感染以及因 CMV 感染导致出现的视网膜炎、胃肠炎、肺炎、肝脏及中枢神经系统性等感染的免疫缺陷患者的治疗。其对 CMV 及乙肝病毒感染的治疗疗效比目前应用的一般药物要高。

[不良反应]

最为常见的表现为白细胞及血小板减少,偶尔出现恶心呕吐、腹泻腹痛、胃肠道出血、贫血、发热、乏力、浮肿、感染、皮疹、肝功能异常、心律失常、高/低血压等。视网膜剥离可发生在伴有 CMV 感染性视网膜炎的 AIDS 患者身上。注射给药可出现疼痛、静脉炎、感染症状。

（3）伐昔洛韦（Valaciclovir）

本品是阿昔洛韦的药物前体,与阿昔洛韦具有相同的抗病毒谱。

[药动学]

本品经口给药,迅速吸收后在机体内转化为阿昔洛韦。其经口生物利用度是阿昔洛韦的 3~5 倍,约为(67±13)%。本品进入体内后,广泛分布于多种组织器官中,其中浓度较高的是胃、肝、肾、淋巴结、小肠以及皮肤组织,而在脑组织中的药物浓度最低。

[药理作用及临床应用]

本品经口吸收后迅速转化为阿昔洛韦发挥抗病毒活性,其在体内的抗病毒活性比阿昔洛韦更高。本品主要用于 VZV、HSV-Ⅰ、HSV-Ⅱ感染的治疗,包括初发性及复发性生殖器疱疹病毒感染的治疗。

[不良反应]

偶尔可出现头晕头痛、食欲减退、恶心呕吐、口干口渴、腹痛腹泻、胃肠不适、关节肿痛、皮肤瘙痒、白细胞下降、尿素氮轻度升高以及蛋白尿等症状,长期给药可出现月经紊乱、痤疮、失眠等症状。

2. 非核苷类抗疱疹病毒药物

膦甲酸钠(Foscarnet Sodium)

本品是焦磷酸盐的类似物,其直接作用在核酸聚合酶的焦磷酸结合部位,对生物体内 RNA 和 DNA 聚合酶具有非竞争性抑制作用,因此能够阻断病毒复制增殖。本品无须被细胞或病毒中的激酶激活,因此能够较好抑制阿昔洛韦等核苷类似物耐药的病毒株。其经口生物利用度差,静脉给药效果较好。主要用于带状疱疹病毒感染以及 CMV 和阿昔洛韦耐药的单纯疱疹病毒感染的治疗。常见不良反应:头痛发热、恶心腹泻、视觉异常、骨髓抑制、肾功能异常、电解质紊乱等。

12.5.3　抗肝炎病毒药物

病毒性肝炎是由肝炎病毒引起的感染性疾病,常以损害肝脏为主,容易转化成慢性肝炎,最终可发展成为肝硬化和肝癌。其传播途径与艾滋病相类似,主要通过血液、母婴和性接触 3 种途径进行传播。导致病情恶化的主要因素是肝炎病毒的持续存在以及不断的复制增殖,因此使用抗肝炎病毒药物是治疗慢性肝炎的主要手段。通过持久抑制肝炎病毒的复制或者彻底清除肝炎病毒,可以减弱或阻止肝脏炎症、纤维化病变及坏死,进而阻止病变向肝功能失代偿、肝功能衰竭、肝硬化以及肝癌的发展。目前临床上使用的抗肝炎病毒药物主要分为干扰素和核苷类似物两大类。

1. 干扰素

(1) 普通干扰素-α(IFN-α)

IFN-α 的抗病毒作用较强,临床广泛用于病毒性肝炎的治疗,是目前慢性乙型肝炎和丙型肝炎的主要治疗药物。其抗病毒作用机制是通过激活细胞内 $2'-5'$-寡核苷酸合成酶来催化寡核苷酸合成,从而激活内源核酸内切酶,进而对病毒 mRNA 的信息传递起到抑制作用,最终阻止病毒在宿主细胞体内的复制繁殖。IFN-α 还对细胞表面的人白细胞抗原Ⅰ类和Ⅱ类分子的表达具有增强作用,通过细胞网络调节肿瘤坏死因子以及白细胞介素等物质的水平,进而促进细胞毒性 T 淋巴细胞的增殖,激活巨噬细胞和自然杀伤细胞来攻击靶细胞,最终达到抗病毒的作用效果。治疗过程中的不良反应主要表现为流感样症状、精神神经系统症状、骨髓抑制现象、诱发一些自身免疫性疾病等,停药后这些症状可得到缓解。

（2）聚乙二醇干扰素（PEG - IFN - α）

PEG - IFN - α 是由 4 个大分子 PEG 与 IFN - α 相连接,该化合物降低 INF - α 的免疫原性并保护其不被酶分解。它具有更长的半衰期,更慢的排泄速度,能够在更长的时间内保持恒定的有效血液浓度,并且更有效地降低血液病毒水平。在慢性丙型肝炎的治疗中,PEG - IFN - α 的半衰期显著延长,肾脏的排泄时间减慢,因此被称为"长效 IFN"。PEG - IFN - α 与普通 IFN - α 具有类似的副反应,表现为流感样症状、中性粒细胞下降,但一般均具有耐受性。

（3）复合干扰素（Consensus Interferon，CIFN）

复合干扰素属于Ⅰ型非天然的干扰素,通过对多种天然 IFN - α 结构序列扫描后,将每个高频率位点上的氨基酸进行重组制成的一种新型干扰素。

2. 核苷类似物

核苷类似物在人体内可以通过磷酸化转化成三磷酸核苷类似物,其能够抑制病毒 DNA 聚合酶和逆转录酶的活性,且核苷能竞争性地掺入病毒 DNA 链,阻止 DNA 链的合成以及延长,最终抑制病毒的复制增殖进而发挥抗病毒作用。

（1）拉米夫定

本品是第一个用于乙型肝炎治疗的经口核苷类似物抗肝炎病毒药物。

［药动学］

本品经口给药,吸收良好,生物利用度达到 80%～85%。其主要经过肾脏进行清除,清除半衰期为 5～7 h,血浆蛋白结合率较低。其药物代谢动力学在治疗剂量范围内呈线性关系。肾功能不全患者拉米夫定的排泄会受到影响,但是拉米夫定的药物代谢过程不受肝脏损害的影响。

［药理作用及临床应用］

本品能够抑制乙型肝炎病毒依赖 RNA 的 DNA 多聚酶的生物活性,阻碍 HBV DNA 的合成,同时对机体 T 细胞的低反应状态具有逆转作用,使其活性恢复,从而能够保护正常肝细胞。

[不良反应]

本品耐受性较好。常出现上呼吸道感染样症状、腹痛、腹泻、头痛、恶心等不良反应，症状通常较轻并可自行解除。

（2）阿德福韦酯

本品为腺嘌呤核苷类似物，对 HIV、HBV 及疱疹病毒具有较强的抗病毒作用。

[药动学]

本品经口给药，生物利用度约为 59%。其在 0.1～25 μg/mL 的浓度范围时体外与人血浆或血清蛋白结合率不大于 4%。

[药理作用及临床应用]

本品在体内迅速完全代谢转化为阿德福韦，代谢产物可与 dATP 发生竞争。其通过抑制 HBV 逆转录酶或整合到病毒 DNA 链，使病毒 DNA 复制终止。本品主要用于由 HBV 活动复制和血清氨基酸转移酶持续升高所引起的肝功能失代偿的成年慢性乙型肝炎患者的治疗。

[不良反应]

本品有肾毒性。不良反应主要包括谷丙转氨酶（ALT）升高、流感样症状、腹痛、腹泻、恶心、腹胀、皮疹等。

（3）恩替卡韦（Entecavir）

本品是 $2'$-戊环脱氧鸟嘌呤核苷类似物，主要用于成人血清转氨酶持续增高并伴有病毒复制活跃的慢性乙型肝炎感染的治疗。

[药动学]

本品经口给药,吸收迅速,0.5～1.5 h 达到峰浓度。药物清除半衰期约为 128～149 h。其主要通过肾脏以药物原型进行清除,清除率为 62%～73%。

[药理作用及临床应用]

本品不仅能够抑制 HBV 病毒多聚酶的启动,同时对前基因组 mRNA 逆转录成负链以及 HBV DNA 合成正链也具有抑制作用。本品主要用于治疗病毒复制增殖活跃、肝脏组织学显示有活动性病变以及 ALT 持续升高的慢性成人乙型肝炎。

[不良反应]

本品的不良反应常见于头痛、疲劳、眩晕、恶心。

12.5.4 抗人类免疫缺陷病毒药物

人类免疫缺陷病毒(Human Immunodeficiency Virus,HIV)是一种能够感染人类免疫系统细胞的 RNA 病毒。HIV 分为 HIV-Ⅰ 和 HIV-Ⅱ 两型。多数国家的 HIV 感染是由 HIV-Ⅰ 造成的,并且感染 HIV-Ⅰ 后超过 90% 的患者会在 10～12 年发病成为艾滋病(AIDS)。目前上市的抗 HIV 药物主要包括四大类:核苷类逆转录酶抑制剂(Nucleoside Reverse Transcriptase Inhibitors,NRTIs)、非核苷类逆转录酶抑制剂(Non-nucleoside Reverse Transcriptase Inhibitors,NNRTIs)、蛋白酶抑制剂(Protease Inhibitors,PIs)及整合酶抑制剂。

1. 核苷类逆转录酶抑制剂(NRTIs)

此类药物是逆转录酶的竞争性抑制剂,可以抑制病毒 DNA 链的延长,阻碍 HIV 的复制增殖。该类药物仅对尚未感染 HIV 的易感细胞具有防止其感染的作用,但不能治疗已感染的细胞。

(1)齐多夫定(Zidovudine,AZT)

本品是临床上第一个获得批准用于 HIV 感染及 AIDS 治疗的胸腺嘧啶核苷类化合物。

[药动学]

本品经口生物利用度为 65%。可以通过血脑屏障,是最容易进入脑脊液的双脱氧核苷类药物。本品血浆半衰期为 3～4 h,进入机体后主要被肝中的葡萄糖醛酸化,然后随尿液排出。

[药理作用及临床应用]

本品是 HIV 逆转录酶的竞争性抑制剂,在细胞内能够被相关激酶逐步磷酸化,成为具有活性的胸苷三磷酸进而发挥作用。本品不仅能够防止成人 HIV 感染,而且能够抑制 HIV 传播,降低母婴传播的概率。

[不良反应]

在临床研究中,本品最为常见的不良反应包括胃肠道反应(如恶心、呕吐、腹泻),头晕头痛,贫血无力,白细胞、血小板减少等。

(2) 司他夫定(Stavudine)

本品是胸苷类似物,主要用于 HIV-Ⅰ感染的治疗。

[药动学]

本品经口给药,吸收良好,生物利用度可以达到 100%。单次给予 40 mg 该药后,血浆半衰期为 1.6～2 h,约 40% 的量以药物原型的形式经尿液排出,剩余部分参与机体代谢。

[药理作用及临床应用]

本品主要用于抑制对齐多夫定耐药的 HIV-Ⅰ病毒株。临床上主要用于治疗对去羟肌苷、齐多夫定等药物不耐受或者经过治疗无效的艾滋病以及其相关综合征。

[不良反应]

主要表现为感官神经末梢病变、肝毒性、贫血等与剂量相关的毒性反应,以及恶心、呕吐、头晕等症状。

2. 非核苷类逆转录酶抑制剂(NNRTIs)

奈韦拉平(Nevirapine)为新型的非核苷类 HIV-Ⅰ逆转录酶抑制剂。

[药动学]

本品经口给药,能够在胃肠道迅速被吸收,生物利用度能达到 90%。主要经尿液排出。

[药理作用及临床应用]

本品对 HIV-Ⅰ逆转录酶具有选择性抑制作用,而对 HIV-Ⅱ逆转录酶无明显作用。其在单独使用、与核苷类逆转录酶抑制剂或蛋白酶抑制剂类药物联合使用时均具有有效而持久的抗 HIV-Ⅰ活性,主要用于治疗 AIDS。

[不良反应]

最常见为皮疹,其他有发烧、恶心、头痛等不良反应。

3. 蛋白酶抑制剂(PIs)

(1) 沙奎那韦(Saquinavir)

本品是第一个蛋白酶抑制剂类药物,其具有高选择性。

[药动学]

本品与食物同时服用时,生物利用度为 4%,达峰时间是 3～4 h,最大血药浓度为 0.035～0.127 μg/mL,血浆蛋白结合率超过 90%,药物消除半衰期为 13.2 h,主要通过粪便排出。

[药理作用及临床应用]

本品对病毒多聚蛋白的分解具有抑制作用,形成不成熟的非感染性病毒颗粒。本品与其他的抗逆转录病毒药物联合使用可以用于治疗 HIV 感染。

[不良反应]

最常见于腹泻、腹部不适以及恶心,多为轻度症状。

(2) 茚地那韦(Indinavir)

[药动学]

本品生物利用度为 65%,达峰时间是 0.8～1 h,最大血药浓度为 8.98 μg/mL,与血浆的蛋白结合率为 60%～61%,药物消除半衰期为 1.8 h。约 85% 的药物随粪便排出,15% 由尿液排出。

[药理作用及临床应用]

通常单独使用或者与核苷类逆转录酶抑制剂、非核苷类逆转录酶抑制剂联合使用用于治疗 HIV 感染。

[不良反应]

一般的不良反应为头痛、腹泻、脂肪代谢紊乱、高脂血症、肾结石等症状。

(3) 奈非那韦(Nelfinavir)

本品属于非肽类 HIV 蛋白酶抑制剂,通过采用蛋白质结构技术来设计合成的药物。

[药动学]

本品与食物同服时,其生物利用度为 43%,而空腹服用时的生物利用度为 29%。单剂量或多剂量服用的达峰时间为 2~4 h,与血浆蛋白结合率超过 98%,约有 95% 的药物随粪便排出。

[药理作用及临床应用]

本品对 HIV－Ⅰ 具有良好的抑制作用,能够选择性地抑制 HIV 蛋白酶的活性。临床上本品可以单独使用,当与其他种类的抗 HIV 药物联合使用时具有更佳的作用效果。

[不良反应]

常见于头痛、乏力、腹泻、高脂血症等症状。

第13章 肿瘤药理学

癌症是世界范围内的主要公共卫生问题,并且是威胁人类健康的第二大疾病。几十年来癌症发病率一直在增加,全球癌症年报显示,2018 年,全球预计新发癌症病例为1 810 万例,死亡病例 960 万例,全球癌症死亡率最高的 5 种癌症依次是肺癌、结直肠癌、胃癌、肝癌和乳腺癌。在中国,每天平均有超过 1 万人被确诊癌症,每分钟有 7 人患癌。中国的总体癌症 5 年生存率仅为 30.9%,大部分都是较难治疗的癌症类型,如肺癌、胃癌、肝癌、大肠癌以及食管癌。

13.1 肿瘤治疗的病理药理学基础和研究概况

13.1.1 肿瘤性质的定义和基本特征

肿瘤是由人体内成熟的或发育中的正常细胞,在内因或/和外因的长期影响下,某一部位的细胞群体过度增殖或异常分化而形成的新组织。与正常组织不同,其在局部形成的肿块不会根据正常细胞的代谢规律生长。肿瘤细胞表现出异常的形态、功能和代谢,其生长和增殖不受约束和控制,并且能够破坏正常组织器官的结构,影响其功能。恶性肿瘤细胞也可以渗入周围区域,甚至扩散到其他远端组织器官继续繁殖,对机体的正常运作及健康构成巨大威胁。

根据肿瘤细胞生长繁殖的特点,可大致分为两类。

(1) 增殖细胞群。它指的是在增殖周期中细胞的持续增殖,这是肿瘤生长的指标。在肿瘤的整个细胞群中,该部分增殖细胞所占的比例称为生长比率。快速生长中的肿瘤具有高生长比率和药物敏感性。相反,肿瘤生长速度缓慢,表现出对药物不敏感。一般来说,早期肿瘤的生长速度高于晚期肿瘤,因此化疗药物对早期肿瘤有较好的疗效。细胞在一个增殖周期中要经历四个阶段:G1 期(DNA 合成前期),S 期(DNA 合成期),G2 期(DNA 合成后期)和 M 期(有丝分裂期)。

(2) 非增殖细胞群。① G0(静止)期细胞,这类细胞暂时不进入增殖周期,但具备增殖能力,属于此期的细胞对化疗药物非常不敏感,也是肿瘤形成和复发的源头。当处于细胞周期中的细胞被药物杀死后,这类细胞会解除静息状态,进行补给。② 无增殖能力或已分化的细胞,在肿瘤中这部分细胞很少。③ 死亡细胞,后两种类型的细胞群不是静态的,而是相对活跃的。

2000 年,Douglas Hanahan 和 Robert A. Weinberg 在 *Cell* 上撰写题为 *The*

Hallmarks of Cancer 的综述,阐明了肿瘤细胞的 6 个基本特征,即自给自足的生长信号,抗生长信号的不敏感,回避凋亡,潜力无限的复制能力,持续的血管生成,组织浸润和转移。2011 年 3 月,他们在 *Cell* 上对该综述进行升级,题目为 *Hallmarks of Cancer: The Next Generation*。整篇综述阐述了近几年肿瘤学中的研究热点和进展(例如细胞自噬、肿瘤干细胞、肿瘤微环境等),并且将肿瘤细胞的 6 个特征扩增到 10 个,新增加的 4 个特征分别为避免免疫摧毁,促进肿瘤炎症,细胞能量异常,基因组不稳定和突变。并且将过去的回避凋亡调整为抵抗细胞死亡。

13.1.2　肿瘤发生发展的机制

肿瘤或癌症不是一种单一的疾病,而是各种疾病的组合,发病机制复杂,具有不同的临床病理表现和预后。虽然克服癌症仍然是一项艰巨的医学工作,但研究表明其发生和发展是一个长期的、多因素、多基因的突变,它经历了多步骤的逐步进化过程。经过长期的实践临床观察和流行病学的调查发现,物理、化学和生物是导致人类多种恶性肿瘤的三大因素。

1. 物理因素

电离辐射、热辐射和紫外线可直接破坏人体细胞的 DNA 结构,进而导致 DNA 片段化、多基因突变、原癌基因被激活和抑癌基因的失活。还会改变细胞代谢方式和细胞特性,使得正常细胞发生癌变。

2. 化学因素

化学致癌物是最常见的,迄今已发现 1 000 多种,80％左右的人类肿瘤与化学致癌物相关。由饮食中的黄曲霉毒素、苯丙毒素类、尼古丁和亚硝酸盐为代表的化学致癌物都具有一个或多个亲电子基团。这些物质反复进入消化道可破坏消化道黏膜上皮细胞的膜结构,引发应激反应、非特异性免疫反应和消化道炎症。病毒或细菌的继发感染,引起免疫反应和感染性胃肠道炎症。由于反复感染损伤,进而发展成为慢性胃肠道炎症,即癌前病变。在化学、生物致病因子和自由基的长期损害下,它促进炎症细胞的过度增殖、变异和坏死,进而形成炎性肿块、息肉、溃疡等癌前病变。

3. 生物因素

细菌、寄生虫等生物可以直接破坏细胞膜结构,刺激机体的防御系统,引发特异性免疫反应和急性炎症。若病原体长时间不能清除或反复感染,就会继而变成慢性炎症。炎症细胞在病原体和自由基的刺激下,长期过度增殖,变性和坏死,可逐渐形成炎性结节或肿块、溃疡等癌前病变。

根据致癌物在肿瘤发展中的作用,可分为致癌因素、促癌因素和抗癌因素。

(1) 致癌因素

是直接损伤细胞,引发炎症、癌前病变和肿瘤形成的物质。例如,物理、化学和生物因素直接损害细胞并导致癌症。

(2) 促癌因素

是促进肿瘤发生发展的因素。如长期高糖、高脂饮食,饮酒和患有心血管疾病都会导致人体血液中的氧含量降低,引发多器官缺氧,低氧环境诱发肿瘤的形成和进展。再如,吸烟是导致肺癌的因素,并且它也促进其他类型肿瘤的发生和发展。

（3）抗癌因素

可由长期健康饮食、坚持运动、促进血液循环、增强个体免疫力而产生。

13.1.3 抗肿瘤新药的研究概况

传统的抗肿瘤药物作用于 DNA 复制和细胞分化,尽管它们具有严重的副作用,但其在治疗某些癌症方面仍然非常有效。为了减少药物副作用并增加其特异性,已经开发了一些靶向癌相关蛋白信号转导途径的药物,然而这些药物由于其耐药性导致其在应用上受到限制。如今,作用于不同细胞机制的小分子抗癌药物正在兴起,其靶标包括染色体修饰、热休克蛋白、蛋白激酶、分子伴侣等。这些靶标对于癌细胞的影响远胜于对正常细胞。抗肿瘤药物大体可分为三代。

1. 第一代抗肿瘤药物

第一代抗肿瘤药物是偶然发现的,例如,第一种修饰 DNA 的药物源于芥子气,战争中被芥子气毒害的幸存者患有白细胞减少症,1943 年人们使用芥子气衍生物氮芥来治疗淋巴瘤。

在 20 世纪,这些药物的使用（如数量、时间和方案）仅基于临床观察。后来,人们逐渐摸索出了这些化疗药物治疗肿瘤的作用机制,包括干扰 DNA 完整性、干扰 DNA 复制、作用于有丝分裂中的微管,进而抑制肿瘤细胞有丝分裂等。这些早期的抗肿瘤药物（如铂衍生物、拓扑异构酶抑制剂、核苷类似物、紫杉醇和长春新碱）现仍普遍使用于临床,成功治疗睾丸癌和各种儿童白血病,但它们并不是对所有类型的癌症都有效。

重要的是,这些化疗药物也会造成继发性恶性肿瘤,特别是在用这些药物初步治疗儿童白血病和睾丸癌之后。此外,这些药物还存在很高的细胞毒性,对肿瘤细胞和正常细胞缺乏选择性,在杀死增殖周期中的癌细胞的同时,也抑制一些快速生长中的正常细胞（如肠上皮细胞、心肌细胞和周围神经细胞）。这就是为什么早期的化疗药物被认为是"肮脏"的。

2. 第二代抗肿瘤药物

第一代抗肿瘤药物的局限性促进了具有靶向性的第二代抗肿瘤药物的诞生。一些经历了基因遗传改变的靶标对癌细胞的生长至关重要。靶标蛋白主要参与多种信号转导途径,主要是基因融合产物、获得性突变和过表达的致癌基因。在过去的十年间,几种针对信号分子的药物已被批准上市,引发了癌症治疗的革命。这些具有靶向性的新一代药物也被称为"智能"药物。代表性药物包括 BCR‐ABL 激酶抑制剂伊马替尼,该药物于 2001 年被批准用作治疗慢性脊髓白血病。其他信号分子靶标包括 RAS‐RAF‐MEK‐ERK 通路,表皮生长因子受体（EGFR）家族,Hedgehog 信号转导途径和 JAK‐STAT 途径等。

另一类第二代抗肿瘤药物是单克隆抗体,其靶标是癌细胞上的膜表面受体,其表达水平高于正常细胞。代表性药物是酪氨酸激酶抑制剂曲妥珠单抗,其对 HER2 过度表达的乳腺癌具有良好的治疗效果。单抗—药物组合物(ADCs)也代表了第二类抗肿瘤药物,它结合了第一代的优点和第二代的特异性。

3. 第三代抗肿瘤药物

上述第二代抗肿瘤药物存在局限性,科研工作者深刻分析了经典化疗药物背后的机理。这些化疗药物主要针对三种对肿瘤细胞增殖和存活至关重要的分子机制,分别是DNA复制、DNA修复和细胞分化。

第三代抗肿瘤药物的研发不再以干扰DNA复制和细胞分化为主导,而是靶向对肿瘤细胞生长更重要的其他细胞机制。此外,新型抗肿瘤药物不再靶向单一的信号途径分子,而应同时靶向肿瘤细胞存活和生长所需的且相对于正常细胞更加依赖的多个细胞机制,比如靶向蛋白折叠、蛋白酶体功能或染色质修饰等。

在过去十几年,已经阐明了几种在癌细胞中起重要作用的细胞机制,它们对肿瘤细胞的增殖和存活有着与DNA复制一样的作用,且同时存在着较好的选择性,即对正常细胞不那么重要。因此,当它们被抑制时会产生很好的抗肿瘤作用,而不影响正常细胞的功能。

13.1.4　展望

靶向治疗癌症一直是研究领域的热门话题,其应用前景十分广阔。靶向药物有血管生成抑制剂、酪氨酸激酶抑制剂、mTOR信号通路阻断剂以及表观遗传途径干预等。靶向抗癌药物对正常细胞的作用相对较小,因此具有良好的临床应用价值。

13.2　抗肿瘤药物的分类

13.2.1　根据抗肿瘤药物的来源分类

近50年来,抗肿瘤药物的研究和开发取得了很大进展。目前临床肿瘤治疗中使用的药物约有130种。根据其来源,大致可分为化学合成药物、植物来源药物、微生物来源药物(抗肿瘤抗生素)和生物技术药物等。

1. 化学合成药物

化学合成药物是指在化学理论指导下根据化学定律研究和生产的化学合成药。它的特点是对疾病的治疗效果快且明显。然而,人体是一个复杂的系统,化学合成药缺乏对人体本身结构分子水平的分析及人体各部分相关联的整体综合考察。因此,尽管治疗效果显而易见,但治疗特征存在局限性,常伴有不同程度的副作用。

目前的经典化疗具有骨髓和免疫抑制方面的副作用和远期的毒副作用,给患者带来极大的痛苦。因此,关于如何减少抗肿瘤药物的副作用,减轻患者的痛苦并发挥患者自身机体抵抗肿瘤的作用,科研工作者将注意力转向植物来源的天然药物活性成分以及能增强患者免疫功能的药物。目前,从植物中开发的抗癌药物有喜树碱、多糖、内酯、紫杉醇、活性肽和萜类化合物等。

2. 植物来源药物

来源于植物的抗肿瘤药物,其有效成分中以生物碱占多数,其作用机理可分为以下三类。

(1) 作用于微管和微管蛋白

肿瘤细胞相较于正常细胞具有异常的增殖能力,可以快速增殖并恶化,其有丝分裂过程频繁,细胞周期显著短于正常细胞。微管是存在于真核细胞中细胞骨架的重要成分,并且可以组装成其他结构,例如中心体、纺锤体和神经管等。微管在细胞生长、维持形态和信号转导中起重要作用,尤其是在有丝分裂期间。由于微管在有丝分裂中的重要作用,它已成为抗癌药物的有力靶标。作用于微管的抗肿瘤药物也是临床治疗中最有效的一类药物。近年来,新开发的微管蛋白抑制剂利用了微管动力学特征,以两种方式作用于微管:① 抑制微管聚合并阻碍纺锤体的形成,例如秋水仙碱类化合物和作用于秋水仙碱位点的各种化合物,长春花碱类化合物(Vinca Alkaloids)和作用于长春花碱位点的各种化合物;② 促进微管聚合,抑制细胞分裂,使细胞分裂阻滞于有丝分裂期(G_2/M 期),最终以细胞凋亡的形式诱导肿瘤细胞死亡,如埃博霉素、紫杉醇等化合物。

紫杉醇(Taxinol)

该产品是一种促进微管聚合并抑制细胞有丝分裂的抗肿瘤药物。

[药动学]

静脉滴注消除半衰期为 $5.3 \sim 17.4$ h,血浆蛋白结合率为 90%,主要通过肝脏代谢。

[药理作用及临床应用]

紫杉醇是从紫杉树皮中分离和纯化的天然产物。它促进微管的组装并抑制其解聚,从而影响细胞有丝分裂和增殖。紫杉醇对多种人肿瘤细胞系具有明显的细胞毒作用,如结肠癌、黑色素瘤、卵巢癌、白血病等。紫杉醇在体外的抗肿瘤活性强于氟尿嘧啶和顺铂。紫杉醇抗肿瘤的主要机制:它与微管蛋白的 β 亚基结合,促进微管蛋白聚合,形成微管并抑制其解聚,并具有稳定微管的功能。它允许细胞产生两个异常的微管结构:微管束和星状体。紫杉醇诱导的星状体是可逆的,与细胞毒作用无关。在紫杉醇敏感细胞中,微管束的形成是不可逆的,并与细胞毒性有关。在紫杉醇耐药的细胞中,微管束形成是可逆的。因此,紫杉醇阻止有丝分裂所必需的微管网络的动力学重组,抑制纺锤体的形成,导致染色体断裂及 G_2/M 期的细胞阻滞。

[不良反应]

过敏反应;骨髓抑制,中性粒细胞减少;神经毒性;心血管毒性等。

(2) 作用于拓扑异构酶

喜树碱和鬼臼毒类。包括喜树碱、羟喜树碱、鬼臼乙叉甙,干扰 DNA 的复制。临床上用于膀胱癌、结直肠癌、原发性肝癌等非常有效。主要不良反应是消化道反应,表现为恶心、呕吐和腹泻。

伊立替康(Irinotecan)

该产品是一种半合成喜树碱衍生物,可特异性抑制 DNA 拓扑异构酶 I。

[药动学]

在剂量范围 50～350 mg/m^2 内,伊立替康吸收面积(AUC)随剂量呈线性递增。静脉滴注本品 1 h 内,活性代谢产物 SN-38 达到其最大浓度。伊立替康与血浆蛋白的结合率为 30%～68%,显著低于 SN-38 与血浆蛋白的结合率(约为 95%)。

[药理作用及临床应用]

本品为半合成喜树碱的衍生物特异性抑制 DNA 拓扑异构酶 I,体内被代谢为有活性的 SN-38。SN-38 和伊立替康可诱导单链 DNA 损伤,阻断 DNA 复制,产生细胞毒性,具有时间依赖性并特异性地作用于 S 期。用于晚期大肠癌患者的治疗。联合 5-氟尿嘧啶和亚叶酸治疗未接受过化疗的晚期大肠癌患者,或作为单一药物,治疗 5-氟尿嘧啶化疗方案失败的患者。单药治疗中,剂量为 350 mg/m^2,静脉滴注 30～90 min,每三周一次。联合治疗中,给予 5-FU/亚叶酸(FA)治疗两周,推荐剂量为 180 mg/m^2,每两周一次,连续静脉滴注 30～90 min,然后滴注 5-FU 和亚叶酸。持续使用,直至发生客观病变或不可承受的毒副作用。

[不良反应]

胃肠道反应:迟发性腹泻是一种剂量限制性毒性反应,一旦发生,应立即应对治疗。出现第一次稀便,患者需开始饮用大量含电解质的饮料,并立即接受抗腹泻治疗。推荐高剂量洛哌丁胺(首次服用 4 mg,然后每两小时服用 2 mg),持续到最后一次稀便结束后 12 h,中途不得更改剂量。该药有麻痹性肠梗阻的风险,所有患者以此剂量用药不得少于 12 h,也不得连续用药超过 48 h。当腹泻合并严重的中性粒细胞减少症时,使用广谱抗生素干预治疗。中性粒细胞减少症是剂量限制性的、可逆的和非蓄积的。急性胆碱能综合征的主要症状为早发性腹痛和腹泻、结膜炎、鼻炎、低血压、血管舒张、出汗、寒战、全身不适、头晕、视力障碍等症状,应用阿托品后有所改善。

(3)抑制肿瘤细胞 DNA 合成

三尖杉酯碱和靛玉红。用于治疗血液疾病,如急性或慢性粒细胞白血病。不良反应有轻微的消化道反应,如恶心和呕吐;血液毒性表现为全血细胞减少,应注意血液监测。

3. 微生物来源药物

微生物衍生的抗肿瘤药物来源广泛,包括陆生、海洋和共生微生物。研究人员从这些微生物中提取得到了不同类型的抗肿瘤活性物质,其中许多已在临床上应用并取得了显著成果。海洋微生物有三种主要的抗肿瘤活性物来源,即海洋放线菌、海洋细菌和海洋真菌。

(1)海洋放线菌

放线菌是一种比其他微生物更富含生物活性物质的生物资源,也是海洋微生物中抗肿瘤代谢产物的重要来源。海洋放线菌包括小单孢菌、链霉菌、红球菌、诺卡氏菌等稀有菌属。在临床应用中使用的大多数微生物药物来源于放线菌的次级代谢产物,并且新发现不断涌出。在由放线菌产生的药物中,抗菌药物较多,其次为抗肿瘤药物。

海洋放线菌 ACMA006 属于链霉菌属,其发酵液对多种肿瘤细胞具有很强的细胞毒性,可诱导肿瘤细胞凋亡,有良好的抗肿瘤活性。从发酵液中分离出两种抗肿瘤活性化合物,放线菌素 D 及放线菌素 D 衍生物,其能够激活凋亡程序,诱导肿瘤细胞凋亡,进而杀死肿瘤细胞。

(2) 海洋细菌

海洋细菌是海洋微生物抗肿瘤活性物质的另一重要来源。主要集中在假单胞菌、别单胞菌、芽孢杆菌、弧菌、肠杆菌和微球菌。日本研究人员分离出一种黄杆菌属的海洋细菌 *Uliginosum* 代谢产生的杂多糖 Marin-actan。它可以增强免疫功能,抑制肿瘤细胞在动物体内的扩散,可以作为传统化疗药物的佐剂。

(3) 海洋真菌

美国研究人员成功地从加勒比海绿藻 *Penicillus Capitatus* 表面分离出真菌杂色曲霉,并获得了四种倍半萜硝基苯酯化合物,其中 9α,14-二羟基-6β-对硝基苯甲酸肉桂酯对 NCI 里 60 种人类肿瘤细胞群的平均 IC_{50} 值为 1.1 mg/L,对 5 种肾癌细胞有选择性毒性,平均 IC_{50} 值为 0.51 mg/L。

海洋微生物含有丰富的抗肿瘤代谢物,且结构新颖,它们多为生物碱类、萜类和大环内酯类化合物,主要来源于海洋放线菌和海洋真菌。特别是海洋真菌由于其复杂的代谢途径和多种类代谢物而受到研究人员越来越多的关注。

4. 生物技术药物

生物技术药物是运用 DNA 重组技术或其他创新生物技术生产的治疗药物。如纤溶酶原激活剂、细胞因子、生长因子、融合蛋白、重组血浆因子、受体、疫苗、单克隆抗体和干细胞治疗技术等。小分子抗体的优点:分子质量小,免疫活性低;容易进入实体瘤周围的微循环;无 Fc 片段,难以与具有 Fc 受体的非靶细胞结合;构建流程较简单,易于改造;可在细菌中表达,易于大量生产。小分子抗体的缺点:与抗原结合活性相对较弱,半衰期短等。

13.2.2　根据抗肿瘤药物的作用机制分类

抗肿瘤药物作用机制有细胞生物学机制和生化作用机制两方面。

1. 细胞生物学机制

几乎所有肿瘤细胞都具有共同的特征,即与细胞增殖有关的基因被激活,且与细胞分化有关的基因被抑制。因此,肿瘤细胞处于不受机体束缚的无限增殖状态。从细胞生物学角度来看,诱导肿瘤细胞分化,抑制肿瘤细胞增殖或引起肿瘤细胞死亡的药物均可发挥抗肿瘤作用。

2. 生化作用机制

(1) 影响核酸生物合成:① 阻止叶酸辅酶形成;② 阻止嘌呤类核苷酸形成;③ 阻止

嘧啶类核苷酸形成;④ 阻止核苷酸聚合。

(2) 破坏 DNA 的结构和功能。

(3) 抑制转录,阻止 RNA 合成。

(4) 影响蛋白质合成与功能:影响纺锤丝形成;干扰核蛋白体功能;干扰氨基酸供应。

(5) 影响体内激素平衡。

根据临床上目前使用的抗肿瘤药物的作用机制,可大致分为以下几类。

1. 直接作用于 DNA 的药物

(1) 氮芥类。具有活跃的双氯乙基基团,如环磷酰胺(CTX)、氮芥、苯丁酸氮芥和异环磷酰胺(IFO)。其中,环磷酰胺是一种需要被激活才能起作用的前体药物。目前,其临床广泛用于白血病、淋巴瘤、多发性骨髓瘤,对乳腺癌和肺癌等也有一定的疗效。

除了消化道反应、骨髓抑制和脱发外,该药还可引起充血性膀胱炎,患者出现血尿。临床使用该药时应鼓励患者多喝水,从而补水和利尿,减少充血性膀胱炎发生。它还可以与尿路保护剂美司钠(Meissner)结合使用。

(2) 亚硝脲类。最早的结构是 N-甲基亚硝脲(MNU)。之后合成了一系列添加了氯乙基基团的化合物,其中包括尼莫司汀(ACNU)、司莫司汀(BCNU)、洛莫司汀(CCNU)、甲基 CCNU 等。链佐星已不再于临床中使用。其中,ACNU、BCNU、CCNU 可以通过血脑屏障,临床上用于治疗脑瘤和颅内转移瘤。主要不良反应为消化道反应和迟发性骨髓抑制。

(3) 乙烯亚胺类。在研究氮芥作用的过程中,发现氮芥以乙烯亚胺的形式发挥烷化作用。因此,合成了 2,4,6-三乙烯亚胺三嗪化合物(TEM),并证明其在临床上具有抗肿瘤效果,但目前用于临床的只有噻替哌。该药用于治疗卵巢癌、膀胱癌和乳腺癌。主要不良反应是骨髓抑制,应定期监测患者血象。

(4) 甲烷磺酸酯类。目前临床常用的只有白消安(马利兰),它主要用于慢性粒细胞白血病。不良反应为消化道反应及骨髓抑制。

(5) 其他。具有烷化作用的达卡巴嗪、丙卡巴肼和六甲嘧胺等。环氧化合物,由于其严重不良反应,已被停用。

2. 金属铂配合物

金属铂配合物的作用靶标是增殖细胞的 DNA,其具有像烷化剂一样的双功能基团,可以与细胞中的碱基结合,使 DNA 分子链内和链间交叉键联,因此丧失功能不能复制。高浓度时也抑制 RNA 及蛋白质的合成。包括顺铂、卡铂和奥沙利铂。顺铂配合物在进入肿瘤细胞后水解成水合物,水合物在体内与 DNA 的两个鸟嘌呤碱基 N7 位点配合形成封闭的五元螯合环,从而破坏了两条多聚核苷酸链上嘌呤基和胞嘧啶之间的氢键,干扰了DNA 的正常双螺旋结构,因局部变性而失活,失去了复制的能力。反式铂配合物则无此作用。

广泛的抗肿瘤谱,适用于多数实体瘤,如头颈部癌、睾丸肿瘤、卵巢癌、骨肉瘤和乳腺癌。通过联合用药,作为黑色素瘤、非小细胞肺癌、食道癌、肝癌、甲状腺癌和膀胱癌的首选药物。顺铂的主要不良反应是严重的消化道反应、肾脏毒性,其次是听觉神经毒性,都与使用剂量有关。

奥沙利铂(Oxaliplatin,LOHP)

第三代铂类抗癌药物,二氨环己烷的铂类化合物。

[药动学]

以 130 mg/m² 的剂量连续滴注 2 h,血浆总铂达到峰值(5.1±0.8) mg/(mL·h),模拟的曲线下面积为(189±45) mg/(mL·h)。在输液结束时,50％的铂与红细胞结合,另外 50％存在于血浆中。25％的血浆铂呈游离态,另外 75％的血浆铂与蛋白质结合。在给药第五天后,蛋白质结合的铂逐步增加并稳定在 95％左右。药物清除分为两个时相,清除相半衰期约为 40 h。给药 48 h 内,尿液中排出多达 50％的药物(6 天后清除 55％的药物)。从粪便排出的药量有限(给药 11 天后仅排出 5％的药物)。

[药理作用及临床应用]

与其他铂类药相同,即 DNA 是靶点,铂原子与 DNA 形成交联以拮抗其复制和转录。与氟尿嘧啶(5-FU)联合应用具有协同作用;体外和体内研究表明与顺铂无交叉耐药性。对大肠癌和卵巢癌有良好的疗效,对非小细胞肺癌、胃癌、非霍奇金淋巴瘤和头颈部肿瘤有一定疗效。

[不良反应]

神经毒性主要表现为感觉迟钝,遇冷加重。偶见可逆性急性咽喉异常。胃肠道反应通常是轻度、中度腹泻。

3. 抗肿瘤抗生素

抗肿瘤抗生素是由具有抗肿瘤活性的微生物衍生的,是在抗感染抗生素研究基础上发展起来的。寻找抗结核药过程中发现了放线菌素 D(ACD)。ACD 是第五个被发现的有效抗肿瘤药物,也是第一个抗肿瘤抗生素。

抗肿瘤抗生素通过不同作用机制影响 DNA、RNA 和蛋白质的合成,引起细胞变异,影响细胞分裂并导致细胞死亡。分为以下几类药物:

蒽环类抗肿瘤抗生素,放线菌素类抗肿瘤抗生素,博莱霉素类抗肿瘤抗生素,丝裂霉素类抗肿瘤抗生素,其他抗肿瘤抗生素。

丝裂霉素(Mitomycin)

该产品是从放线菌培养液中分离出的抗肿瘤药物。

[药动学]

每位患者单次静脉注射丝裂霉素(MMC)2～30 mg。荷瘤小鼠静脉给予 MMC 8 mg/kg,于 5 min 后检测主要组织内浓度,以肺内浓度＞皮肤上的浓度＞肾脏内浓度＞肌肉内浓度＞心脏内浓度＞小肠内浓度＞脾脏内浓度＞肿瘤内浓度＞胃内浓度＞肝脏内浓度的顺序分布。推测主要在肝脏和肾脏中代谢。患者单次静脉注射 MMC 10～30 mg,4 h 内尿液中排泄的原型药物为 4.3％～8.8％。

[药理作用及临床应用]

从结构上看,三种有效基团分别是苯醌、乌拉坦及乙烯亚氨基。它通过还原酶活化在细胞中起作用,可使 DNA 解聚,同时阻碍 DNA 复制。高浓度时也抑制 RNA 和蛋白质合成。主要作用于 G1 晚期和 S 早期。其在酸性和缺氧条件下也有作用。耐药性主要由细胞膜通透性降低引起,导致细胞内药物浓度降低;降解加快和选择突变机制。联合化疗:氟尿嘧啶、阿霉素、丝裂霉素(FAM)主要用于胃肠道肿瘤。

[不良反应]

本品的毒性与其他烷化剂类似,主要表现为骨髓抑制和消化道反应。此外,它对肾脏和肺也有毒。个别患者发热、乏力、肌肉痛及脱发。用药期间应严格检查血象。该产品具有局部刺激作用,不可漏出血管。

4. 干扰 DNA 合成的药物

干扰 DNA 合成的药物又称为抗代谢抗肿瘤药物,通过抑制 DNA 合成所需的叶酸、嘌呤、嘧啶和嘧啶核苷代谢途径,从而抑制肿瘤细胞的存活和复制,导致肿瘤细胞死亡。

抗代谢类药物作用于核酸合成的不同方面,根据其功能可分为以下几类:

胸苷酸合成酶抑制剂,二氢叶酸还原酶抑制剂,DNA 多聚酶抑制剂,核苷酸还原酶抑制剂,嘌呤核苷酸合成抑制剂。

5-氟尿嘧啶(5-fluorouracil,5-FU)

[药动学]

经口吸收不规则,常静脉给药。分布于全身,肿瘤中浓度较高,易于进入脑脊液。由肝脏代谢灭活,转化为 CO_2 和尿素,分别由肺和尿排出。

[药理作用及临床应用]

氟尿嘧啶是一种细胞周期特异性抗肿瘤药物,对增殖细胞具有明显的杀伤作用,主要作用于 S 期细胞。同时,它可以延缓 G1 期细胞向 S 期的迁移,并发生自限现象。它通过多种途径和多种代谢产物干扰肿瘤细胞的核酸代谢。主要途径有转化为 5-氟-2-脱氧尿嘧啶核苷酸,抑制胸苷核苷酸合成酶,阻断脱氧尿苷核苷酸向脱氧胸苷核苷酸的转化,进而抑制 DNA 合成。此外,以三磷酸氟尿嘧啶核苷(伪代谢物)的形式渗入 RNA 中,通过阻止尿嘧啶和乳清酸渗入 RNA 来抑制 RNA 合成。它影响蛋白质的合成,从而抑制肉芽组织的增殖并防止瘢痕形成。近年来,已发现 5-FU 的活性代谢产物 5-氟尿嘧啶脱氧核苷和甲基四氢叶酸可与胸腺嘧啶核苷合成酶形成三联复合物,抑制胸腺嘧啶核苷合成酶的活性,从而抑制 DNA 合成。临床经验表明,它对消化道肿瘤和乳腺癌特别有效。对卵巢癌、宫颈癌、膀胱癌等也有效。

[不良反应]

胃肠道反应包括恶心、呕吐、食欲不振、口腔炎、腹痛和腹泻。在严重的情况下,可能会出现血性腹泻或便血。骨髓抑制可引起白细胞和血小板减少。

5. 抗有丝分裂的药物

抗有丝分裂的药物作用于微管,阻止染色体移动到两极中心体并抑制肿瘤细胞的分裂和增殖。在所有真核细胞的胞质中都发现了微管,它的组装和崩解对细胞的正常生理活动,尤其是细胞分裂很重要。对这些过程的任何影响都将直接导致异常细胞分裂甚至细胞凋亡。由于肿瘤细胞比正常细胞分裂更快且更频繁,因此对作用于微管的药物特别敏感。这使得微管成为抗肿瘤药物的有效靶标。根据作用机制,药物对微管的作用可分为两类:促进微管蛋白聚合和抑制微管蛋白聚合。

用于微管和微管蛋白的抗肿瘤药物有长春花碱和紫杉类。长春花碱、长春新碱、长春花碱酰胺、去甲长春花碱、紫杉醇、泰索帝。

抑制微管蛋白聚合,会阻碍纺锤体微管的形成,使有丝分裂阻滞于中期。它还可以作用于细胞膜,干扰细胞膜对氨基酸的转运,抑制蛋白质的合成,进而导致肿瘤细胞死亡。它具有广谱的抗肿瘤作用,主要用于治疗各种实体瘤。长春花碱类药物的不良反应是血液毒性、消化道反应、恶心和呕吐、周围神经毒性。它还可能在使用过程中引起局部刺激、组织坏死。紫杉醇类药物的主要不良反应是过敏反应,在用药前先询问有无过敏史,服用抗过敏药物预防。慢慢滴注 3~4 h,同时仔细观察生命体征,注意过敏反应,一经发现立即停药。紫杉醇给药时应使用聚丙烯输液器,不能使用聚乙烯输液器。

13.2.3　根据抗肿瘤药物的分子靶点分类

传统的抗肿瘤药物通过影响 DNA 合成,进而抑制细胞有丝分裂发挥作用,这些抗肿瘤药物缺乏选择性,毒副作用大。随着生命科学的发展,与肿瘤发生发展相关的生物学机制逐渐得到认识,抗肿瘤药物的研究开始走向以靶向药物设计为目标的道路。因而一些新的高选择性药物层出不穷。分子靶向治疗(Molecular Targeted Therapy)与激素治疗、免疫治疗和细胞毒化疗共同构成了现代抗癌药物治疗的主要治疗途径。肿瘤分子靶向治疗是指在分子细胞水平,针对主要的致癌相关分子设计相应的治疗药物,当药物进入体内时能特异性靶向并结合致癌分子。与传统的细胞毒药物不同,分子靶向治疗主要针对病变细胞,具有特异性,可以减少对正常组织的损伤,因此毒副作用(骨髓抑制、脱发和肾功能损害等)显著降低。

抗肿瘤药物靶向治疗可分为三个层次。第一层次,药物被定向运输到肿瘤发生部位,例如临床使用的介入治疗,这是一种器官水平的靶向治疗,也称为被动靶向治疗。第二层次,利用肿瘤细胞摄取或代谢等生物学特征,将药物定位到要消灭的肿瘤细胞上,即细胞靶向,其具有主动性和定向性。例如,通过利用肿瘤细胞抗原性质的差异,制备单克隆抗体与毒素或抗癌物的偶联物,将其聚集在肿瘤细胞膜表面以杀伤死细胞。第三层次,分子靶向利用肿瘤细胞和正常细胞之间分子生物学差异,包括基因、酶、信号转导、细胞周期、细胞融合、吞饮和代谢特性,将抗癌药物定位到靶细胞内的生物大分子或小分子上,从而抑制肿瘤细胞的生长和增殖,使其最终死亡。

肿瘤分子靶向药物因其强烈的特异性和良好的耐受性而在肿瘤治疗中变得越来越重

要。市场上有许多类型的分子靶向治疗剂,包括单克隆抗体和小分子激酶抑制剂。从1997年首个利妥昔单抗上市到目前为止,靶向治疗时代已走过了20余年,抗肿瘤靶点也变得多样化。肿瘤细胞特异性分子靶标的药物开发已成为现代抗肿瘤药物发展的主流趋势。

随着分子生物学和分子病理学研究的不断深入,对肿瘤发生发展过程中各种分子事件的认识也在不断完善。药物对肿瘤细胞作用的分子机制得到进一步阐明,抗肿瘤药物研究的分子靶点日益增多。目前抗肿瘤药物筛选的靶点主要涉及细胞周期调节、细胞死亡途径、侵袭和转移、耐药性、血管生成和肿瘤抗原等。

1. 激素类抗肿瘤药

激素类药物是以人体或动物激素(包括具有相同激素结构和作用原理的有机物)为有效成分(活性成分)的药物。激素类药物作为一种快速有效但副作用严重的药物,一直备受争议。然而,近年来的一些研究表明,它可以和一些药物联合使用,以减少激素的强烈副作用。激素类药物在各种疾病领域都有很好的效果。除了一些传统的抗肿瘤激素外,一些新的进展包括抗雌激素、抗雄激素、LH-RH激动剂/拮抗剂和芳香化酶抑制剂等激素类药物广泛用于临床治疗。

(1) 抗雌激素类药物

抗雌激素治疗是雌激素受体依赖型乳腺癌内分泌治疗的重要手段之一。这类药物在细胞水平上与雌二醇竞争结合到雌激素受体上,在细胞质内形成雌激素配体—受体的二聚体复合物,然后进入细胞核并影响DNA和mRNA的合成,从而抑制癌细胞的增殖并达到治疗乳腺癌的目的。同时,一些抗雌激素类药物也可用于治疗卵巢癌和其他癌症。

他莫昔芬是一种非激素类抗癌药物。因其能够阻断雌激素受体介导的细胞增殖活性,呈现拮抗雌激素的作用,故被广泛用于治疗恶性肿瘤,如雌激素依赖型乳腺癌和卵巢癌。然而,在治疗期间容易发生他莫昔芬耐受性,因此加强其治疗功效是必须解决的问题。研究发现,生长抑素与他莫昔芬联合可有效抑制人乳腺癌细胞的体外生长。常见的不良反应主要是胃肠道反应和中枢神经系统。

(2) 抗雄激素类药物

抗雄激素药物通过与睾酮或双氢睾酮竞争结合至雄激素受体,进而促进细胞凋亡,抑制前列腺癌(PCa)细胞的生长。

氟他胺(Flutamide)也称为氟他米特,是一种非甾体类抗雄激素药物,可与雄激素竞争肿瘤部位的雄激素受体,妨碍细胞对雄激素的摄取并抑制雄激素与靶器官的结合。其与雄激素受体结合后形成的复合体可进入细胞核内与核蛋白结合,从而抑制肿瘤细胞的生长。临床上,它对前列腺癌或良性前列腺肥大患者有很好的疗效。氟他胺除了有抗雄激素作用外,无任何其他激素的作用,因此副作用较少。然而一些研究表明它具有一定的肝毒性,可能导致肝肾功能衰竭。最近的研究还发现,氟他胺通过下调NF-κB和上调Caspase-3抑制细胞增殖,且促进凋亡来治疗乳腺癌。

（3）芳香化酶抑制剂

芳香化酶抑制剂（Aromatase Inhibitors，AI）可以抑制肾上腺、肝、脂肪和乳腺癌组织中的芳香化酶，抑制芳香化酶利用雄烯二酮和睾酮产生雌激素，从而降低血中雌激素水平并抑制雌激素依赖型癌细胞的生长。

依西美坦（Exemestane）是一种不可逆的甾体芳香化酶灭活剂，其结构类似于芳香化酶的天然底物雄烯二酮。依西美坦是芳香化酶的伪底物，可通过不可逆地结合该酶的活性位点而使其失活，从而显著降低绝经妇女血液循环中的雌激素水平，然而，对肾上腺中皮质类固醇和醛固醇的生物合成没有显著影响。依西美坦是第三代非甾体类 AI 药物，可有效治疗绝经后 ER 阳性转移型乳腺癌患者。其不良反应是轻微的，偶见于治疗期前十周。不宜用于绝经前妇女以及与抗雌激素类药物联用。

（4）LH-RH 拮抗剂

LH-RH 是由下丘脑分泌的肽类激素，每隔 90 min 从下丘脑释放一次。与脑垂体的 LH-RH 受体结合产生并释放黄体生成素（LH）和卵泡刺激素（FSH）。LH-RH 拮抗剂可抑制 FSH 的产生和释放，降低体内雌二醇或睾酮的含量，从而达到治疗乳腺癌、子宫肌瘤和前列腺癌等肿瘤的目的。

戈舍瑞林是一种合成的促黄体生成素释放激素类似物，长期使用可抑制垂体中促黄体生成素的分泌。研究表明，戈舍瑞林不直接作用于肿瘤的 LH-RH 受体。它适用于可用激素治疗的前列腺癌，亦适用于可用激素治疗的绝经前期及绝经期妇女的乳腺癌。但是女性患者使用促黄体生成素释放激素激动剂后，可导致骨骼矿物质密度下降。

2. 诱导肿瘤细胞分化

肿瘤细胞分化诱导治疗的基本特点是它不直接杀死肿瘤细胞，而是诱导肿瘤细胞分化成正常细胞或接近正常细胞，即在一些化学制剂的作用下，一些肿瘤细胞具有与正常细胞相似的表型，且一些肿瘤细胞恢复了正常细胞的某些功能，这些制剂被称为分化诱导剂，使用分化诱导剂促进体内肿瘤细胞分化以治疗癌症的方法，被称为分化诱导疗法。目前，国内外文献资料对癌细胞分化有不同的叫法，例如逆转、表型逆转、逆向转化、正常化、脱癌、去恶性等，均表达出肿瘤细胞趋向于正常细胞发展。分化诱导疗法的引入打破了曾经的观点，即一旦它成了癌细胞，便永远是癌细胞。癌细胞分化诱导疗法作为一种新的癌症治疗方法，近年来研究非常活跃，已成为国际癌症研究的新热点。

（1）分化诱导机理

分化诱导机理研究的立足点是：① 癌细胞具有分化潜能；② 正常细胞的分化是有序、有限制和有选择的；③ 癌细胞出现分化缺失、分化阻断和分化异常。因此，正常分化是正常细胞和恶性细胞之间的分界线。目前认为分化诱导的机理为分化诱导剂诱导癌细胞向终末阶段分化并最终趋于死亡。主要表现为：① 重新启动并表达细胞分化基因组，恶性基因被抑制或失活，两者的结果均导致细胞结构或功能正常化；② 通过影响癌细胞膜表面逆转癌细胞恶性表型，主要阻断或抑制癌细胞内表达升高的增殖表型相关受体；③ 细胞死亡程序在细胞分化机制开始的同时启动，一些细胞表现为先分化后凋亡，一些则是分化与凋亡同时发生,代表此类分化诱导剂的是维甲酸和砷剂。死亡是大多数细胞的最终归宿,而癌细胞在某种程度上是永生化的细胞,这意味着其丧失了正常死亡的机制。

(2) 分化诱导剂种类

分化诱导剂的种类很多,随着越来越多的人参与分化诱导领域的研究,更多的分化诱导剂得到认可。

最早研究的分化诱导剂是二甲基亚砜(DMSO),极性化合物的代表,此外还有丁酸、乙酰氨、甲基甲酰胺(NMF)、二甲基甲酰胺(DMF)、六亚甲基二乙酰氨(HMBA)、六氢吡啶和三乙基糖等。

研究最广泛且临床有效的分化诱导剂——维甲类(Retinoids),是指维生素 A 的天然和合成衍生物,包括视黄醇、视黄醛、维甲酸(Retinoic Acid,视黄酸)、维胺酸、维胺酯等。其中维甲酸被广泛研究,其包括:全反式维甲酸、13-顺式维甲酸、9-顺式维甲酸、芳香维甲酸等。

3. 生长因子与细胞信号转导分子

细胞的活性由外部信号控制,外部信号被转导到细胞内部,在细胞内引起一系列反应。细胞内有多种经典信号转导途径,包括丝裂原活化的蛋白激酶(MAPK)信号转导通路。在肿瘤生长、转移过程中起重要作用的一些生长因子及其受体都是通过 MAPK 信号转导通路发挥作用的。

(1) MAPK 抑制剂

抑制 MAPK 信号转导通路在体外可使肿瘤细胞恢复到非转化的表型,体内则能抑制肿瘤的生长。已在多种人肿瘤细胞中检测到激活的 MAPK 表达水平增加,包括乳腺癌、恶性胶质瘤、肾、结肠、肺肿瘤。异常的细胞信号转导导致恶性肿瘤快速增殖和无限生长。针对 MAPK 信号转导的各个环节开发了 MAPK 通路特异性抑制剂,理论上可以从根本上预防和治疗恶性肿瘤。鉴于 MAPK 途径作用广泛,涉及从免疫反应、神经细胞功能到卵母细胞成熟的信号传递过程,因此评估 MEK 抑制剂对正常生理活动的潜在负效应很重要。

(2) 蛋白酪氨酸激酶(PTK)抑制剂

PTK 能催化 ATP 上的磷酸基团转移到许多重要蛋白质的酪氨酸残基上使其磷酸化,从而激活各种底物酶,影响细胞生长、增殖和分化。真核细胞的生长因子如 EGF、PDGF、胰岛素受体和许多癌基因的表达产物都具有 PTK 活性。PTK 活性在多种肿瘤细胞中异常上升,因此 PTK 是非常重要的抗肿瘤靶标。目前,PTK 抑制剂主要包括黄酮、肉桂酰胺、苯乙烯等。来源于天然产物的有三羟异黄酮,薰衣草素 A,除莠霉素 A 等;其中三羟异黄酮是 PTK 的双底物竞争性抑制剂;除莠霉素 A 则是一种不可逆的共价抑制剂;这种特殊的作用方式为开发新型 PTK 抑制剂提供思路。合成的 PTK 抑制剂有酪氨酸磷酸化抑制剂,其基于三羟异黄酮和酪氨酸的结构,然后开发各种结构上不同的抑制剂。迄今为止,已经显示许多 PTK 抑制剂具有抗癌活性,且一些可诱导白血病细胞分化。

PTK 抑制剂与其他抗癌药物联合疗法也取得了成果。小分子肽类受体酪氨酸激酶(RTK)抑制剂的研究取得了重大进展,如具有 RTK 活性的表皮生长因子(EGF)受体小分子肽类抑制剂 PD158780、PD169540、CL387785、ZD1839、CP358744、CGP59326、CGP59326 - A 在体内外试验中显示出很强的抗肿瘤活性,已准备进入临床试验。PD - 166285 是一种具有 RTK 活性的血小板衍生生长因子(PDGF)受体小分子肽抑制剂,其可显著延长荷瘤裸鼠的生存时间。SU - 101 已进入Ⅲ期临床试验,且因其能增加细胞毒类抗肿瘤药物 BCNU 的功效,准备将两种药物联用于Ⅱ期临床试验。

(3) **法尼基转移酶(FTase)抑制剂**

Ras 蛋白存在于多种肿瘤中,它是三磷酸鸟苷(GTP)的结合蛋白,用于调节细胞的有丝分裂。Ras 蛋白在细胞增殖和恶性转化中起重要作用,其必须与胞浆膜结合才能发挥生物学作用,胞浆到胞膜需要 Ras 蛋白的翻译后修饰,即从半胱氨酸残基法尼基化开始,法尼基 3 个 C 末端的氨基酸残基被蛋白酶水解,法尼基的结合使分子插入胞浆膜中变得容易,这是 Ras 成熟必需的第一步。近年发现,FTase 是一种与 Ras 蛋白的异戊二烯化修饰密切相关的酶。抑制 FTase 活性且阻止 Ras 蛋白的法尼基化可以有效地抑制肿瘤细胞的增殖。临床前和临床研究中的 FTase 抑制剂(FTIs)可分为:① 法尼基二磷酸(FPP)竞争性 FTase 抑制剂(FPP Competitive FTIs):FPP 是 FTase 的底物之一,并被 FTase 的 α 亚基识别,法尼基转移到受体肽上需与 Mg^{2+} 配位,这一机制为设计 FTIs 提供了思路。这类 FTIs 如手霉素 A、L - 704272、BMS - 186511、J - 104871 等正在进行临床前研究;② CAAX-competitive FTIs:FTase 催化的法尼基反应在 C 端具有 CAAX 序列(其中 C 为半胱氨酸,A 常为脂肪类氨基酸,X 常为甲硫氨酸、丝氨酸、丙氨酸、谷氨酸)的 Ras 蛋白,如 K - RasB、K - RasA、N - Ras、H - Ras 等。基于 CAAX 的结构特征与酶构象上的适应性,已经设计并合成了具有 FTase 识别与结合的 Ras 蛋白 C 端 CAAX 序列四肽结构特征的肽模拟物,如 L - 739749、L - 739550、L - 744832、L - 745631、FTI - 276、FTI - 277、Sch - 44342、Sch - 54329、Sch - 66336、Sch - 59228 等。可抑制具有 H - Ras、K - Ras 和 N - Ras 突变的恶性肿瘤。其中 Sch - 66336 已进入临床Ⅰ期研究。

(4) PI3K 抑制剂

磷脂酰肌醇- 3 -激酶(PI3K)是一种细胞内磷脂酰肌醇激酶,其在介导细胞生长、发育、分裂、分化和凋亡等过程中发挥重要作用,因此 PI3K 抑制剂的开发已成为当前抗癌新药研究的热点之一。迄今为止,已有 20 多种新型 PI3K 抑制剂因其良好的抗肿瘤作用而进入临床试验阶段。此外,PI3K 抑制剂与其他药物的联合疗法也取得突破进展,因此 PI3K 成为很有发展前景的癌症治疗靶点。

皮替利尼(Pictilisib)是一种由 Genentech 公司研发的Ⅰ型 PI3K 抑制剂。皮替利尼诱导细胞凋亡并抑制中枢母细胞和肿瘤细胞的增殖。在 150 mg/kg 的经口剂量下,皮替利尼对动物体内卵巢瘤及神经胶质瘤生长的抑制率分别为 80% 和 98%。动物实验表明,对携带自发性 B 细胞滤泡性淋巴瘤的小鼠每天给药 75 mg/kg,持续 2 周,皮替利尼能诱导肿瘤体积下降约 40%。皮替利尼与 GDC - 0973(一种 MEK 抑制剂)联合给药用于晚期实体瘤患者的临床试验显示其耐受性良好。它对黑色素瘤、胰腺癌、非小细胞肺癌、前列腺癌和子宫内膜癌患者具有一定的临床治疗效果。实体瘤患者的 Ⅰ 期临床试验表明，受试者对皮替利尼的耐受性良好。皮替利尼最常见的副作用为 1～2 级恶心、皮疹和乏力，药代动力学结果显示其体内药物浓度与剂量成正比，剂量用法为每日 1 次。皮替利尼联合阿那曲唑治疗 ER 阳性、HER2 阴性乳腺癌比阿那曲唑单药治疗的抗肿瘤效果更强，为 PI3K 抑制剂和内分泌治疗联用疗法提供了强有力的支持。

艾代拉利司(Idelalisib)是由吉利德科学公司开发的一种高选择性 PI3Kδ 经口给药抑制剂。Herman 等发现，艾代拉利司通过直接作用于 PI3K/AKT 通路，减少 AKT 活化而促进原代培养的慢性淋巴细胞白血病(CLL)细胞凋亡，其促凋亡作用呈现剂量和时间依赖性。由于艾代拉利司杰出的临床表现，其Ⅲ期临床研究未结束就提前获批上市。

4. 靶向抗肿瘤血管的药物

肿瘤的侵袭和转移依赖于周围血管和新生血管，破坏现有血管或阻断新的血管是近年来抗肿瘤血管药物的主要研究热点，以其为机制的抗肿瘤靶向药物层出不穷。原发肿瘤的生长和转移依赖于血管生成。肿瘤的侵袭和转移是肿瘤治疗失败的主要原因。血管生成对于胚胎发育和器官组织生长是必需的，且肿瘤生长和转移也依赖于新生血管以提供氧和营养。近年来，一些靶向抗肿瘤血管生成药物，例如舒尼替尼和贝伐单抗，在临床上已显示出一定的抗肿瘤作用。

以肿瘤血管生成的各个环节及其发生过程中的生化改变为靶点，开发和研究抑制血管生成，有效阻止肿瘤生长和转移的药物。TA 抑制剂是当下新型抗肿瘤药物研究最活跃的领域之一。通常，血管生成抑制剂具有以下 4 种作用途径：① 阻断内皮细胞降解周围基质的能力；② 直接抑制内皮细胞的功能；③ 阻断血管生成因子的合成和释放以拮抗其功能；④ 阻断整合素在内皮细胞表面的作用。TA 抑制剂有很多优点：① 当肿瘤发生时，血管形成已经开始，因此 TA 抑制剂具有较高的特异性；② 血管内皮细胞暴露于血液中，药物可直接发挥作用，临床用量少且疗效高、不良反应小；③ 内皮细胞基因表达相对稳定，不易产生耐药性。目前已有 20 多种 TA 抑制剂进入Ⅰ～Ⅲ期临床试验。

5. 克服耐药性

肿瘤化疗最大障碍之一是肿瘤细胞对药物产生耐受性。1970 年 Beidler 等用仓鼠肺细胞系和骨髓成纤维细胞系，与放线菌素 D(ACTD)接触培养诱导耐药后，不仅对 ACTD 产生耐受，同时对柔红霉素和长春新碱等化疗药产生交叉耐药，后被称为多药耐药性(Multi-drug Resistance，MDR)。MDR 有两种类型：① 肿瘤细胞在治疗的初始阶段对多种抗癌药物具有抗性，即内在或原发耐药；② 在化疗过程中，肿瘤细胞对化疗药物产生耐药，即获得性耐药。容易引起肿瘤细胞 MDR 的药物大多是具有高分子量的天然亲脂性药物，例如蒽环类、长春花碱类和紫杉烷类等。

MDR 的机制相当复杂且多因素，根据耐药肿瘤细胞生物化学改变，分为两大类：① 经典的药物转运耐药机制；② 非经典的多药耐药机制。经典的药物转运耐药机制涉及具有 50 多种蛋白质的 ABC 型膜载体蛋白家族。一些 ABC 转运蛋白能够将抗肿瘤药物排出细胞,从而降低细胞内药物浓度。其中以 P-糖蛋白 P-gp 最具代表性。

肿瘤细胞对化疗药物产生 MDR 是化疗失败的主要原因,因此,逆转 MDR 是克服肿瘤临床耐药、提高化疗效果的重要策略。研究人员已经针对肿瘤细胞不同的耐药机制,进行了各项基础研究以克服耐药性。理想的 MDR 逆转剂应具备以下五个条件:① 安全,对正常组织毒性小;② 在体内及肿瘤组织能达到体外有效浓度;③ 本身具有一定的抗肿瘤活性;④ 稳定,体内半衰期长;⑤ 其代谢物也有效。

P-gp 抑制剂通过抑制 P-gp 的转运活性起作用,其增加抗肿瘤药物在 P-gp 过表达肿瘤细胞内的积累。常见的主要有钙通道阻滞剂(维拉帕米及其衍生物)、吩噻嗪类化合物(三氟拉嗪)、免疫调节剂(环孢霉素 A)等。其中临床研究较多的是环孢霉素 A 和维拉帕米。临床试验中,维拉帕米是第一个逆转 MDR 的药物,其主要作用机制是竞争性与 P-gp 结合,使药物在细胞内积累。免疫抑制剂类药物环孢霉素 A 作用机制是抑制 P-gp。以 P-gp 及其他耐药相关蛋白为作用靶标,设计并合成耐药相关蛋白逆转剂,目前正在研究中的作用于 P-gp 的逆转剂有:① 钙拮抗剂,主要是维拉帕米及其衍生物,抑制 P-gp 合成及其活性,部分药物已用于临床;② 钙调蛋白拮抗剂,包括氯丙嗪等吩噻嗪类衍生物进入临床试验;③ 环孢菌素类,环孢菌素 A 及其结构类似物 PSC833,SDZ280-466 等,其阻断 P-gp,改变抗癌药物的药代动力学,显示出良好的临床应用前景;④ 喹啉类、奎尼丁等已进入临床试验;⑤ 抗雌激素类化合物,其中他莫昔芬研究较深入,他莫昔芬与维拉帕米联用疗效更好。

其他耐药逆转剂有:① 反义核酸与核酶,针对 MDR1 的反义核酸或核酶,影响肿瘤细胞 P-gp mRNA 表达水平,临床应用需要合适的转移载体;② 细胞因子 TNF-α;③ GSH 耗竭剂维生素 K3,丁硫氨酸亚砜胺(BSO);④ 蛋白交联剂等。

6. 上皮细胞—间充质转化(EMT)相关耐药

癌症是人类死亡的主要原因之一。尽管几十年来癌症研究取得了重大进展,但癌症治疗仍面临严峻挑战。化学疗法是癌症治疗的成熟类型之一,并且长期以来一直作为单一疗法或与手术、放疗组合用于治疗癌症患者。然而,化疗药物,包括经典细胞毒性药物和分子靶向药物,都受到耐药性的挑战,药物抗性是癌症治疗失败和癌症相关死亡率的主要原因。在过去 10 年中,科研工作者已经做出巨大努力来开发靶向癌症疗法。许多单克隆抗体药物和小分子,尤其是激酶抑制剂已经开发并进入临床,以期提高抗癌效力。虽然许多靶向治疗药物显示出乐观的早期临床结果,总体存活率有所提高,但大量接受靶向治疗的患者在长期给药后出现耐药性。截至 2019 年 5 月,美国 FDA 已经批准 140 余种抗癌药物上市,且更多的药物正在投入临床研究。耐药性可分为两类:固有耐药和获得性耐药。固有耐药是指在药物治疗之前大部分肿瘤细胞中存在抗性因子,而获得性耐药性源于药物治疗期间产生的药物抗性因子。药物耐药性机制广泛,如药物外排、药物代谢和药物靶点突变等。最近,上皮细胞—间质转化(EMT)因其在癌症抗性中的作用已经受到越来越多的关注。

20 世纪 90 年代初提出了 EMT 与癌细胞耐药性之间的联系。Sommers 等发现两种阿霉素耐药的 MCF-7 细胞系和一种长春花碱耐药的 ZR-75-B 细胞系产生了 EMT 表型。抗阿霉素的 MCF-7 细胞表现出波形蛋白表达显著增加并且钙粘连蛋白表达减少，这是 EMT 的典型特征。并非所有耐药的 MCF-7 细胞均表现出 EMT 表型，这表明在异源癌细胞群中，EMT 细胞在药物存在下具有选择性生长优势。越来越多的人认识到，抗癌药物经常伴随 EMT 发生在不同癌症中，包括胰腺癌、膀胱癌和乳腺癌等。最近，两个研究小组使用基因工程小鼠模型来确认 EMT 和耐药性之间的关联。Fischer 等建立了 EMT 谱系追踪系统来监测小鼠的可逆和瞬时 EMT 过程。该系统允许追踪经历 EMT 的癌细胞，即使在转移后又转变为上皮表型。在用化疗药物环磷酰胺治疗后，在该小鼠模型中原发性肿瘤生长减少了 60%。然而，与上皮型癌细胞相比，原发肿瘤中的 GFP 阳性 EMT 细胞显示出对细胞凋亡诱导的抗性，并且在化疗治疗下细胞数没有显著减少。引人注目的是，在对照组小鼠中，大多数肺转移癌细胞没有经历 EMT，而化疗治疗的小鼠在肺转移区明显具有更多的 EMT 癌细胞。这些数据表明 EMT 在癌症耐药性中起重要作用，并且在化疗后导致癌细胞转移。

促进 EMT 表型的信号转导途径有助于诱导耐药性。例如，一种经过深入研究的 EMT 相关细胞因子 TGF-β 与耐药性有关。Teicher 等发现 TGF-β 中和抗体使得烷化剂抗性肿瘤细胞恢复药物敏感性。进一步的研究表明 TGF-β 可诱导 EMT，进一步诱导耐药性。阿霉素在动物模型中诱导循环 TGF-β 的表达。用阿霉素处理的结肠癌细胞经历 EMT，并且通过下调 Smad4 抑制 TGF/Smad4 信号转导途径逆转阿霉素诱导的 EMT。Wnt 和 Hedgehog 途径也被认为有助于耐药性。Wnt3 过表达激活 Wnt/β-catenin 信号通路并促进 EMT，导致人表皮生长因子受体 2(HER2)过表达，乳腺癌细胞表现出曲妥珠单抗抗性表型。Hedgehog 通路的激活通过在肺癌细胞中诱导 EMT 来介导 EGF 受体酪氨酸激酶抑制剂(EGFR-TKI)抗性。Twist 过表达通过增加多药耐药蛋白 1(MDR1)诱导 EMT 并促进结直肠癌细胞对奥沙利铂治疗的抗性。FOX 转录因子超家族成员似乎对耐药性有不同的影响。FOXC2 和 FOXM1 促进了耐药性，而 FOXF2 抑制了 FOXC2 介导的 EMT。此外，Snail、Slug 和 ZEB1 也被报道与耐药性有关。

早在 20 世纪 90 年代，钙通道阻滞剂维拉帕米在临床试验中作为一种化学增敏剂来逆转耐药性，因为已知这种药物可抑制 MDR1。然而，对于耐药性骨髓瘤患者，维拉帕米对长春新碱、阿霉素和地塞米松联合(VAD)的化疗方案没有显示出有益效果，主要是由于剂量限制性毒性。由于越来越多的证据表明 EMT 在耐药性中发挥重要作用，科学家们开始研究针对 EMT 的药物以克服耐药性。古普塔等通过引入 E-cadherin shRNA 诱导 EMT 细胞并使用该细胞系来鉴定癌症干细胞(CSCs)选择性小分子抑制剂。高通量筛选发现了选择性杀死乳腺癌 CSCs 的抗生素盐霉素。进一步的研究表明，盐霉素可抑制阿霉素诱导的 EMT，并增强肝癌细胞对阿霉素的敏感性。盐霉素还通过降低乳腺癌细胞中药物外排泵的表达和活性来降低阿霉素的耐药性。除了盐霉素之外，EMT 的许多小分子抑制剂已经被鉴定。姜黄素是咖喱中的一种活性成分，通过 miRNA 介导的 EMT 抑制作用显示出对 5-氟尿嘧啶耐药的结直肠癌细胞的敏感。组蛋白去乙酰化酶(HDAC)抑制剂莫西汀可通过恢复非编码微小 RNA miR－203 抑制 ZEB1 表达,进而逆转耐药胰腺癌细胞的 EMT 表型,并恢复细胞对化疗药物多西他赛的敏感性。Namba 等报道 AKT/GSK3β/Snail1 通路驱动的 EMT 是导致胰腺癌细胞获得吉西他滨耐药性的关键信号。抗病毒药物齐多夫定抑制这些信号通路并恢复癌细胞中的吉西他滨的敏感性。齐多夫定与吉西他滨在携带耐吉西他滨胰腺癌异种移植物的小鼠中的联用显著抑制了肿瘤形成并阻止了癌细胞获得 EMT 表型。二甲双胍是一种老式的抗糖尿病药物,在 20 世纪 50 年代早期被意外地发现可以降低血糖水平。它在 20 世纪 90 年代中期被美国 FDA 批准用于治疗Ⅱ型糖尿病。最近,二甲双胍受到肿瘤学家的高度关注,因为它的抗癌和化学预防作用与抗高血糖作用无关。后来,Hirsch 等报道二甲双胍选择性靶向乳腺癌干细胞(BCSCs)。后续研究表明二甲双胍通过靶向 EMT 抑制 CSCs。Vazquez－Martin 表明,二甲双胍通过减少关键的 EMT－TFs(包括 ZEB1、Twist1 和 SNAI2)诱导了 BCSCs 的转录重编程。在肺腺癌中,二甲双胍通过阻断 IL－6/STAT3 通路抑制 EMT。虽然目前还不清楚二甲双胍抑制 EMT 的直接分子靶点,但 AMPK 的激活可能部分参与了该药物的抗 EMT 作用。基于其潜在的抗癌活性以及良好的安全性,二甲双胍在超过 200 项人类癌症治疗临床试验中得到了深入研究。除了这些小分子的开发之外,研究人员正在进行大量的药物筛选工作以鉴定新的 EMT 抑制剂。EMT 和 CSCs 生物学的进展使科学家能够利用先进的筛选平台对小分子进行高通量筛选。Chua 等开发了 EMT 斑点迁移检测系统,该系统适用于高含量筛选,并使用该系统筛选生长因子特异性小分子 EMT 抑制剂。此外,Aref等创造了包含肿瘤细胞球体和邻近的内皮单层的微流体系统,其模拟 3D 肿瘤微环境。该系统被证明对识别在不同类型细胞相互作用的体内肿瘤微环境中有效的 EMT 药物特别有用。

7. 免疫检查点抑制剂

近年来,肿瘤免疫疗法被认为是癌症治疗领域中最成功的方法之一。2013 年,肿瘤免疫治疗在 *Science* 杂志年度十大科学突破中排名第一。肿瘤免疫治疗有两种主要类型:细胞免疫疗法和免疫检查点抑制剂。细胞免疫疗法:患者体内的免疫细胞在体外进行了修饰改造,使这些细胞对抵御癌细胞更有效、更精准。改造后的免疫细胞回输到患者体内后,它们会定向杀死癌细胞。免疫检查点抑制剂:免疫细胞会产生抑制自身功能的分子。肿瘤细胞利用这种机制妨碍免疫细胞并逃脱机体免疫系统的监视和清除。免疫检查点抑制剂类药物,可解除这种自身抑制作用,重新激活免疫细胞使其消灭癌细胞。

免疫检查点疗法(Immune Checkpoint Therapy)是一种通过调节 T 细胞活性来增强抗肿瘤免疫应答的治疗方法。目前,免疫检查点治疗已被添加到由手术、放疗、化疗和靶向治疗组成的"抗癌大军"中。FDA 批准的三种免疫治疗药物之一就是一种抗体类药物,它特异性结合 T 细胞表面的 CTLA－4 受体,该药称为伊匹单抗(Ipilimumab),于 2011年获得批准。国内外的一些研究表明,程序性细胞死亡受体 1(PD－1)及其配体(PD－L1)作为肿瘤免疫治疗的新靶点,其表达水平可以反映一些癌症患者的临床缓存生存期(ORR)和总体生存率(OS)。在肿瘤内,由肿瘤细胞产生的特异性抗原可以靶向并激活抗原特异性效应 T 细胞,且活化的 T 淋巴细胞在其表面表达 PD-1,并产生干扰素诱导 PD-L1 在多种组织中的表达。PD-1/PD-L1 信号通路的激活可诱导抗原特异性效应 T 细胞凋亡。因此,抑制 PD-1/PD-L1 信号通路可成为肿瘤和慢性传染病免疫治疗的重要新靶点,该靶点涉及肿瘤和病毒的免疫逃逸机制,PD-1/PD-L1 信号转导被抗 PD-1/PD-L1 单克隆抗体阻断。恢复 T 细胞免疫杀伤抑制功能可以对肿瘤和慢性传染病产生较好的治疗效果,因此具有良好的应用前景。迄今为止,已有 3 个单克隆抗体药物作为 PD-1/PD-L1 信号通路抑制剂,它们被批准用于治疗转移性黑色素瘤和非小细胞肺癌等。

2017 年 5 月,默沙东的 PD-1 单克隆抗体派姆单抗被批准用于治疗微卫星不稳定性高或错配修复缺陷实体瘤,这是第一个按基因突变而非组织分类的抗肿瘤药物。它是一种高亲和力和选择性的抗 PD-1 人源化 IgG4/κ 型单克隆抗体。它是由 γ-4 重链和人源化小鼠单克隆 κ-轻链通过二硫键连接形成的二聚体。派姆单抗可以阻断免疫检查点 PD-1 受体及其配体 PD-L1 之间的相互作用,长期恢复免疫抑制机制,并发挥 PD-1 途径介导的抑制作用。它已被批准用于治疗晚期黑色素瘤,并已进入非小细胞肺癌的临床 III 期试验阶段。

纳武单抗是一种完全人源 IgG4 靶向单克隆抗体,二聚体结构是由 91.8% 人源化 γ1-重链和 98.9% 人源化 κ-轻链组成。它已被美国 FDA 批准用于已经接受铂类化疗药物治疗的晚期(转移性)非小细胞肺癌患者。与化疗药物多西他赛相比,Nivolumab 可使患者的总生存期延长 3.2 个月。

阿特珠单抗是一种人源化 IgG1 亚型抗体,没有 N-糖基化位点,分子量为 145 ku,临床上用于治疗转移性/复发性膀胱上皮癌。

最近,癌症免疫治疗,利用自身免疫系统对癌细胞的破坏力量,成为实验性癌症治疗的有效工具。免疫系统使我们的身体能够识别和攻击外来物质,从而对抗感染和疾病。它还使我们的身体能够识别异常细胞并通过摧毁它们来迅速做出反应。在现代医学中,作为药物的疫苗在降低全世界的死亡率和发病率方面取得了巨大的成功。接种疫苗最成功的干预措施,用来治疗和预防各种致命的传染性和非传染性疾病。然而,在开发最有效的疫苗方面需要改进,特别是针对一些强大的病原体,如人类免疫缺陷病毒(HIV)、丙型肝炎病毒(HCV)和呼吸道合胞病毒(RSV)。

Paul Ehlrich 在 100 多年前提出使用弱化的肿瘤细胞作为肿瘤疫苗。在过去的 10 年中,使用自身免疫系统对抗癌症的梦想已转向临床应用。在各种临床应用失败之后,美国 FDA 批准两种预防性癌症疫苗加德西(默克公司)和 Cervarix(GSK 公司),显著推动了癌症免疫治疗进程。这一临床成功展示并重振了癌症疫苗的实际潜力。2010 年,Spileucel-T22 作为第一个针对前列腺癌的治疗性癌症疫苗获得批准,癌症疫苗研发领域又获得了另一个重大推进。

Gardasil 和 Cervarix 对各种功能类型的人类乳头状瘤病毒(HPV)有效,例如 6、11、16 和 18 型,它们约占全世界 24 岁以上宫颈癌发病率的 70%。

Cervarix(GSK 公司)由人乳头瘤病毒(HPV)16 型 L1 蛋白和 18 型 L1 蛋白构成,针对所有 4 种类型 HPV。它还含有 TLR - 4 激动剂单磷酰脂质 A(MPLA)作为扩增免疫应答的第二种佐剂。Cervarix 主要针对由 HPV 16 和 HPV 18 引起的感染。最近的报道显示了其对其他一些 HPV 类型的有效性,然而需要更详细的研究来评估其实际影响程度。Cervarix 被批准用于预防 9~25 岁女性中由 HPV 16 和 18 引起的宫颈癌。因此,它是一种具有高耐受性和安全性的二价疫苗。Gardasi 对由 HPV 6、11、16 和 18 型引起的感染有效。因此它是一种非感染性的四价重组疫苗,针对所有四种类型的 HPV 抗体。Gardasil 被批准用于 9~26 岁女性中由 16 和 18 型 HPV 引起的宫颈癌、外阴癌和阴道癌。

Spileucel - T(Provenge,Dendrion)是 2010 年美国 FDA 批准第一种用于晚期转移性前列腺癌的疫苗。Spileucel - T 由前列腺酸性磷酸酶(PAP)组成,PAP 是大多数前列腺细胞与佐剂粒细胞—巨噬细胞集落刺激因子(GM - CSF)一起大量表达的抗原。

8. 抗肿瘤抗体药物

随着生物技术开发系统的成熟,抗体药物已成为最有效的癌症治疗方法之一。随着一些新兴疗法的逐步形成与发展,抗肿瘤抗体药物可以直接将抗体作为靶向载体来递送化疗药物,以充分发挥药物的靶向治疗效果。抗肿瘤抗体药物根据其结构类型可分为四类:抗体,抗体片段,抗体偶联物和抗体融合蛋白。其特点主要表现为:① 可有效利用药物的特异性,充分发挥靶向治疗作用;② 半衰期通常为 2~3 周,该阶段患者的用药次数及用药量减少,易于接受;③ 靶抗原、抗体结构和作用机制等方面显示出多样性特征;④ 具有定靶性,具体指利用基因工程技术生产具有不同治疗效果的抗体药物,或者直接使用特定的靶分子配置相应的抗体,或根据效应分子制成相应的融合蛋白等。

阿柏西普(Aflibercept)是用于治疗湿性黄斑变性和 mCRC 的融合蛋白。阿柏西普的作用机制是通过靶向 VEGF - A,VEGF - B 和胎盘生长因子(PlGF)来阻断肿瘤的血管生成。它还可以阻止这些配体激活 VEGFR - 1 和 VEGFR - 2。作为 VEGF 家族的成员,PlGF 特异性结合 VEGFR - 1 并增强 VEGF - A 表达,其在肿瘤血管生成中起重要作用。PlGF 表达也通过抗 VEGF 疗法在癌症患者中上调,表明 PlGF 也可能在抗 VEGF 治疗的抗性中发挥作用。此外,阿柏西普表现出抑制荷瘤小鼠模型中的肿瘤增殖、血管生成和转移。2012 年 8 月 3 日,Aflibercept 被 FDA 批准用于之前接受过 mCRC 治疗的患者。批准规定,阿柏西普可与亚叶酸(甲酰四氢叶酸)- 5FU -伊立替康联合化疗用于病程进展或表现出对奥沙利铂化疗耐受的 mCRC 患者。在 Ⅲ 期 VELOR 试验中证实了阿柏西普与 FOLFIRI 联合化疗的益处。

西妥昔单抗是一种抗 EGFR mAbs 的嵌合单克隆抗体,与 EGFR 结合并阻断其功能。这种药物作为单一疗法或联合化疗和/或放疗,在临床试验中显示出积极的抗肿瘤活性。2004 年,西妥昔单抗被批准用于对伊立替康化疗无效的 mCRC 患者。2012 年 7 月 6 日,FDA 批准西妥昔单抗联合 FOLFIRI 作为突变阴性(野生型)K - ras 和表达 EGFR 的 mCRC 患者的一线治疗药物。

在过去20年中,基础科学的快速发展使得一部分癌症的治疗手段显著提升。通过高通量测序筛查发现特定患者体内癌细胞的特定突变,这些特定的突变可被认为是患者携带的"癌症分子标志物"。通过设计特异性药物可以实现癌症的"个体化治疗"。

9. 靶向循环肿瘤细胞

由于持续的肿瘤细胞生长和死亡,实体瘤向血流释放大量物质,包括循环肿瘤细胞(CTC)。可以在外周血中采集CTC,使用细胞角蛋白(CK),TTF-1,CD56和VEGFR-2作为CTC检测标记物,它是癌组织活检的非侵入性替代方法,CTC通常被检测为不同的亚群。CTC可能比血清标志物如cyfra21-1或CEA对早期诊断更敏感。已经在转移性非小细胞肺癌的CTC中发现了EGFR突变,ALK重排模式和ROS1重排。了解原发性肺癌CTC转移启动能力将提供针对CTC的特异性辅助治疗,以减少转移并提高生存率。一种计数方法是CellSearch1,并且被FDA批准用于监测患有晚期癌症的患者。可以在分子水平上表征CTC,以确定肿瘤的起源并获得关于肿瘤的生物学信息。

10. 靶向微小RNA

微小RNA(miRNA)是一类长度约为22个核苷酸左右的非编码调节RNA,参与RNA介导的基因沉默。目前,人们已经鉴别出500多个人类miRNA。miRNA是参与细胞分化、增殖、凋亡及心脏、大脑和骨骼肌发育过程的重要调节因子。miRNA参与人体内包括肿瘤发生在内的多种生物学过程。在临床研究中检测患者的miRNA水平具有诊断学价值。许多迹象表明,miRNA可能参与许多人类疾病的形成。因此,使用基因疗法控制miRNA水平来治疗患者已成为极具吸引力的一种新方法。近年来,涌现出许多miRNA高通量检测相关技术,其证明不同癌症组织内miRNA的丰度差异很大。一些证据表明,某些miRNA直接参与癌症的形成和发展。这些miRNA具有类似癌基因的功能,例如miR-17-92簇、miR-155以及miR-21。但部分也具有肿瘤抑制基因的功能,如miR-15a和miR-16-1以及let-7家族成员。miRNA可参与肿瘤干细胞的增殖、分化和细胞凋亡等调控过程,起着促癌基因或抑癌基因的作用。因此,miRNA正成为肿瘤诊断和治疗的新靶点。

11. 肿瘤干细胞

数十年来,抗癌治疗一直由克隆进化(随机)理论指导。该理论认为癌症来源于正常的体细胞,在它们具有增强的增殖、减少的凋亡能力和抑制分化的能力等10个癌症标志物之前,它们至少发生过基因突变。但是,这个古典理论远远不能令人满意。首先,其很难解释人的生命头几年相对于成年后的某些癌症发病率较高的现象。而且有人提出,癌症可能并不仅仅是由于随着年龄的变化而产生的积累。此外,由于分化的体细胞寿命有限,任何给定的细胞在理论上都不可能获得所有必需的突变。癌症干细胞(CSCs)理论的最新研究表明,经典的癌症发生和发展理论可能过于简单。

CSCs理论基于实验证据,即肿瘤中不同癌细胞的状态不同,类似于正常组织,其中一些罕见的未分化CSCs在层次结构顶部负责维持整个肿瘤细胞群。这些细胞与正常干细胞有几个共同特征。第一个属性是自我更新,CSCs是为了持续一生而建立的,并且具有自我更新的能力。第二个属性是不对称分裂,除了自我更新之外,它是造成构成肿瘤大部分的分化子细胞的源头。了解这种现象对癌症治疗非常重要,因为这意味着这些分化子细胞对肿瘤长期维持的贡献可以忽略不计。在肿瘤中,只有 CSCs 能够启动肿瘤,因为它们完全能够进行自我更新和无限复制。第三个属性是 CSCs 抗电磁和化学侵蚀,这主要是因为它们不经常复制,DNA 修复机制的激活增强(导致较低的凋亡率),活性药物效应系统和增加的对抗活性氧的防御。

CSCs 理论并不是一个全新的概念,已累积了数十年的调查和研究。从 CSCs 理论的角度来看,CSCs 是肿瘤复发和转移的主要来源,因为它们通过各种策略赋予对传统电磁和化学损伤的抵抗力。治疗后数月或数年癌症将重新发生。因此,即使对辐射或化疗的初始反应强劲,当前的抗癌治疗(主要针对大量癌细胞)也难以治愈大多数转移性癌症。并且在实验室中,肿瘤中 CSCs 的稀有性表明在动物模型中需要大量的癌细胞来启动肿瘤。

12. 表观遗传学抗癌药物

在过去几年里,癌症中表观遗传失调的证据迅速增加,其中组蛋白和 DNA 修饰在肿瘤生长和存活中起关键作用。这些发现已经获得了药物开发团体的关注,此类抗癌药物经历了第一代 DNA 甲基化(例如 Dacogen、Vidaza)和第二代抑制剂(例如伏立诺他、罗米地辛)。表观遗传信息以多种形式存在于细胞中,包括组蛋白修饰(甲基化、乙酰化、磷酸化等),核小体定位,DNA 甲基化和 miRNA 表达。它们的综合体构成了表观基因组。尚未完全了解特定癌症类型的表观遗传失调。癌症的表观遗传失调可分为三种类型:(1) DNA 改变或组蛋白修饰;(2) 表观遗传中的体细胞改变;(3) 表观遗传蛋白的表达改变。

近年来,表观遗传修饰的主要类型一直是药物开发工作的重点,它们是组蛋白甲基化和乙酰化。催化这些组蛋白翻译后修饰的酶(包括组蛋白甲基转移酶、组蛋白脱甲基酶、组蛋白乙酰转移酶和组蛋白脱乙酰酶)被认为是药物干预的潜在靶标。换句话说,药物发现科学家认为,发现并优化这些活化酶靶点的抑制剂可能作为靶向表观遗传失调的直接手段。

与影响 DNA 的静态体细胞突变不同,表观遗传畸变可能是可逆的,可通过针对过度表达或突变靶标的表观遗传治疗得以恢复。已经开发了针对表观遗传修饰酶的不同药物来阻断或逆转异常的表观遗传修饰,包括组蛋白乙酰转移酶(HATs)、DNA 甲基转移酶(DNMTs)、组蛋白脱乙酰酶(HDACs)、组蛋白甲基转移酶(HMTs)和组蛋白脱甲基酶(HDMs)。迄今为止,这些药物中的一些(例如阿扎胞苷、地西他滨、伏立诺他和罗米地辛)已被美国 FDA 批准用于治疗各种类型的癌症和癌前病变。

13. 癌细胞自噬相关

自噬是一种分解代谢过程,通过回收受损的细胞器和蛋白质,有助于在代谢应激或营养缺乏期间维持细胞生物合成。自噬是所有细胞去除受损或多余的蛋白质和细胞器的关键过程。

　　自噬涉及自噬体对细胞质和部分蛋白质的吞噬作用,其中一些结合溶血、融合和降解。自噬内容物的降解产物用作蛋白质合成和能量生产的供体。自噬存在三种不同的形态:巨自噬、微自噬和分子伴侣介导的自噬。

　　目前提出的化疗耐药性机制中有自噬异常,其存在于许多癌症中,包括血液恶性肿瘤和实体瘤。解除磷酸酶和张力蛋白同系物(PTENs)对 PI3K 途径的抑制激活了 mTOR 并抑制自噬。已经在许多恶性肿瘤中发现了 PTENs 的突变和丢失,包括子宫内膜癌、皮肤癌、前列腺癌和中枢神经系统。最终,PI3K 途径的失调导致 mTOR 的下游活化增加和自噬介导的细胞保护的抑制。

　　许多调节自噬的化合物已被确定,但其中许多化合物仍处于研究的早期阶段。不同的调节化合物针对不同自噬途径中的各个步骤,最终诱导或抑制自噬。mTOR 抑制剂如西罗莫司和依维莫司目前分别用于肾癌和乳腺癌。在正常代谢条件下,mTOR 通过阻止 Atg13 和 ULK1 结合(自噬体形成所必需的复合物)来阻断自噬。蛋白酶体抑制剂(PI)也被证明能够激活自噬。硼替佐米是一种用于治疗多发性骨髓瘤和 T 细胞淋巴瘤的蛋白酶体抑制剂,已证明可增加自噬体和 LC3 - Ⅱ 的早期形成,表明其对自噬的诱导作用。另一类自噬诱导化合物是 HDAC 抑制剂,其导致乙酰化组蛋白的积累,从而促进自噬体形成。伏立诺他,一种 HDAC 抑制剂,体外研究已经证明在癌症中诱导自噬,但确切机制尚不清楚。靶向抗癌治疗的大部分研究都源自伊马替尼,较新的 TKI 试剂在临床实践中对包括白血病、肺癌、肾癌和肝细胞癌在内的许多癌症患者产生了好的疗效。这些化合物在癌症早期阶段诱导自噬,且通过去除受损蛋白质和细胞器而保护细胞。

　　相反,发现自噬抑制化合物是克服晚期肿瘤进展中促存活机制的重要焦点。直接或间接抑制自噬可以消除细胞代谢应激下肿瘤细胞的存活。靶向晚期自噬的方法包括使用溶酶体(Lysosomotropic)试剂。这些药物靶向酸性区域,如溶酶体,但对肿瘤细胞有非特异性,对其他细胞也有一定的作用。临床前研究证明了溶酶体[包括氯喹(CQ)和羟氯喹(HCQ)]间接调节晚期自噬作用。这两种药物广泛用于疟疾、类风湿性关节炎和狼疮的治疗。溶酶体药物穿过溶酶体膜,然后在酸性囊泡内质子化,导致 pH 值升高,预防细胞降解并间接抑制自噬。最近一项克服依维莫司治疗耐药性的临床前研究中描述了一个涉及溶酶体促渗剂的调节实例。该方法包括在 T 细胞淋巴瘤中联合使用 mTOR 抑制剂、AKT 抑制剂和自噬抑制剂。研究结果揭示了 AKT 的再磷酸化作为重新激活 mTOR 并诱导自噬的机制。抑制剂的三重组合在 T 细胞淋巴瘤细胞系中表现出良好的协同效应。

　　早期自噬抑制剂氯喹(CQ)/羟基氯喹(HCQ)和巴佛洛霉素 A1(Bafilomycin A1)主要通过抑制溶酶体功能来靶向晚期自噬。但是,这两组抑制剂存在两个重要问题。首先,所有这些抑制剂均缺乏特异性,因为它们的分子靶标除了自噬外还具有广谱功能。其次,除 CQ/HCQ 以外,大部分这些抑制剂在临床上都不可行,最可能是由于它们的高毒性。因此,具有潜在临床应用的特异性自噬抑制剂的开发已成为一项重要任务。PI3K 可根据其结构和催化变异分为三类:Ⅰ类、Ⅱ类和Ⅲ类 PI3K(也称为 VPS34/PIK3C3)。这三类 PI3K 在自体吞噬中起着不同的作用。证明Ⅰ类 PI3K 减少自噬,而Ⅲ类 PI3K 诱导自噬。

这种相反的观察结果归因于这两类自噬信号转导中的不同催化作用。

由于 PI3K 在自噬调节中的重要意义，Ⅲ 类 PI3K 开始成为自噬抑制的有效药物靶点。VPS34 是 Ⅲ 类 PI3K，通过产生自噬体生物合成所需的磷脂酰肌醇 3－磷酸（PI3P）在自噬中起重要作用。两种双氨基嘧啶类分子（VPS34－In1 和 PIKⅢ，诺华公司）已被开发为 VPS34 的高选择性拮抗剂，是通过基于结构的高通量筛选。在纳摩尔每升水平使用 VPS34－IN 后，体内的 PI3P 水平迅速降低，且不损害细胞中其他激酶如 AKT 和 SGK2 的活性。PIKⅢ 是另一种选择性 VPS34 抑制剂，具有与 Ⅰ 类 PI3K 中未发现的 VPS34 三磷酸腺苷结合位点中有特征的疏水口袋结合的能力。VPS34 中的 ATP 结合口袋比 Ⅰ 类 PI3K 的结合口袋空间结构小。因此，这种化合物抑制 VPS34 的能力比 Ⅰ 类 PI3K 高出 100 倍。考虑到上述特定 VPS34 抑制剂的可用性，还有待进一步的研究的是这些 VPS34 抑制剂如何应用于与自噬相关的人类疾病如癌症，并需要更多的工作（如动物模型和临床试验）来探索其抗肿瘤功能。

第 14 章　免疫系统药理学

14.1　免疫反应

14.1.1　免疫应答

免疫应答(Immune Response)是机体免疫细胞识别抗原、激活其自身增殖和分化并产生作用的过程。它是人体免疫系统用以消除异己、识别敌我、维持身体内环境稳态的一种生理功能。

根据不同的分类方法,免疫应答可被分成以下几种。

1. 按参与细胞分类

根据主导免疫应答的活性细胞类型,免疫应答可被分为以下两类：细胞介导免疫(Cell Mediated Immunity, CMI)和体液免疫(Humoral Immunity)。体液免疫也被称为抗体应答,是 B 细胞介导的免疫应答,其特征在于机体血清中出现循环抗体。

2. 按抗原刺激顺序分类

在抗原第一次刺激机体后,当再次用相同抗原刺激机体时,它可以产生不同的反应效果,据此可将免疫应答分为初次应答(Primary Response)和再次应答(Secondary Response)。通常情况下,再次应答都会比初次应答反应更加激烈、更加迅速。

3. 按应答效果分类

通常,免疫应答的结果是产生免疫分子或效应细胞,其对机体具有抗感染、抗肿瘤等效果,这种免疫应答被称为免疫保护(Immuno Protection)作用；然而,在其他条件下,可导致病理性损伤的不适当,甚至过度的免疫应答被称为超敏反应(Hypersensitivity),包括机体免疫系统对自身的抗原应答响应所引发的自身免疫病。此外,在某些条件下,机体的免疫应答可能不显示出任何明显效应,这种被称为免疫耐受(Immunotolerance)。

4. 根据免疫应答识别的特征、获得形式以及作用机制,可将其分为两类

固有免疫(Innate Immunity)和适应性免疫(Adaptive Immunity)。固有免疫也称为非特异性免疫或者先天性免疫,适应性免疫也可被称为特异性免疫或者获得性免疫。非特异性免疫是遇到病原体后机体产生的快速反应,参与这一应答反应的细胞有肥大细胞、自然杀伤细胞、单核巨噬细胞、中性粒细胞以及异己血液中存在的具有抗菌作用的补体。特异性免疫的主要参与细胞分别为 T 淋巴细胞、B 淋巴细胞以及抗原递呈细胞,它们在非特异性免疫之后发挥清除病原体的作用,最终促进疾病的治愈。

免疫反应可分为三个阶段,即抗原识别阶段、淋巴细胞增殖分化阶段以及抗原清除阶段。首先是巨噬细胞和免疫活性细胞处理和识别抗原,接下来是抗原激活淋巴细胞致使其分化增殖并产生免疫活性物质阶段;最后是致敏 T 细胞或抗体与相应的靶细胞或抗原接触,以产生细胞免疫和体液免疫的效应阶段。免疫应答的特点在于特异性和记忆性,其特异性产生的物质基础是淋巴细胞系统和单核—吞噬细胞系统的协同作用。免疫应答发生的主要部位是外周免疫器,尤其是淋巴结和脾。免疫应答的功能可表现为正常生理性反应,包括抗病原体入侵、损伤,衰老细胞清除,免疫调节,清除癌细胞或病毒感染的细胞;还可表现为异常的病理性反应,包括变态反应、免疫缺陷、自身免疫性疾病、肿瘤发生和病毒持续性感染,在微生物或寄生生物(细菌、酵母、真菌、原生动物等)、移植物、接种疫苗、精子,甚至在宿主自身组织的刺激下也可能会产生这种反应。

14.1.2　免疫病理反应

免疫系统对抗原的适当反应对于机体进行免疫防御、自我稳定以及免疫监视功能是必不可少的。然而,免疫系统任何部分的功能障碍都可能导致免疫病理反应。

1. 变态反应与变态反应的病理改变

在受到抗原刺激使机体产生对自身组织器官免疫损伤的免疫应答称为超敏反应(Hypersensitivity Reaction)或变态反应(Allergic Reaction),其抗原叫变应原或超敏原。变态反应的发生一般包括两个阶段,分别为致敏阶段和发敏阶段。致敏阶段是指某种抗原第一次入侵机体时,免疫活性细胞增殖分化为致敏淋巴细胞或浆细胞的过程,浆细胞可产生特异性抗体。发敏阶段则是指当机体再次接触同一抗原时,抗原作用于相应的致敏淋巴细胞导致其释放多种淋巴因子或者抗原与相应的抗体发生特异性结合而出现异常反应的过程。

根据变态反应的发生机制,可将其分为以下四种类型。

(1) Ⅰ型变态(过敏)反应,也称为速发型变态反应。这种类型的变态反应为急性变态反应,是机体再次接触相同超敏原时所发生的反应。临床常见的疾病类型有过敏性哮喘,青霉素引起的过敏性休克等。其基本特点是发生迅速并且消失迅速,有明显的个体差异和遗传背景,其发生机制是机体再次接触的超敏原与肥大细胞;嗜碱性粒细胞上的 IgE 结合后导致两种细胞脱颗粒致使一系列生物活性物质的释放,最终造成机体生理功能紊乱。通常无组织损伤。

(2) Ⅱ型变态(过敏)反应,也称为细胞毒型变态反应。这种反应是自身组织细胞表面抗原与相应抗体(IgG 或 IgM)结合后,在巨噬细胞,NK 细胞和补体参与下引起细胞溶解和组织损伤的病理性免疫应答。

(3) Ⅲ型变态(过敏)反应,也称为免疫复合物型或血管炎型变态反应。反应过程为可溶性抗原与相应抗体(主要是 IgG 或 IgM)结合形成沉积于局部或全身毛细血管基底膜上的可溶性免疫复合物的病理性免疫应答。这种复合物会吸引白细胞和血小板聚集,最终会造成充血水肿、中性粒细胞浸润和组织坏死。

(4) Ⅳ型变态(过敏)反应,也称为迟发型变态反应。这一过程是由致敏原刺激效应

T 细胞而引起的炎症反应,结果导致单核细胞(巨噬细胞和淋巴细胞)浸润和组织细胞变性坏死。该反应的主要特点是发生缓慢,接触致敏源后 24~72 h 发生;没有明显个体差异,在抗感染免疫清除抗原的同时产生组织损伤。

除了第四种是由细胞免疫介导的变态反应以外,前三种类型都是由抗体介导。实际上机体发生的变态反应通常为两种或三种类型共存,其中一种是显性的,并且相同的一种抗原在不同条件下可能会引起不同类型的过敏(变态)反应。

2. 自身免疫疾病

自身免疫疾病(Autoimmune Diseases,AD)是指机体对自身组织成分产生抗体或致敏淋巴细胞,造成自身组织损伤的疾病。常见的自身免疫疾病有 I 型糖尿病、系统性红斑狼疮、类风湿关节炎等。这类疾病的治疗有一个共同点,就是必须使用免疫抑制剂来抑制对身体的免疫反应。

自身免疫疾病发生的根本机制是机体免疫耐受的终止和破坏。

(1)病因一:隐蔽抗原的暴露和免疫耐受性丢失。通常,机体对自身抗原具有耐受性,但某些情况下可能会导致失耐受,进而引发回避 TH 细胞的耐受、Ts 细胞和 TH 细胞功能失衡、交叉免疫反应、隐蔽抗原释放,最终可能导致疾病的发生。

(2)病因二:遗传因素。一些自身免疫病,例如 SLE、自身免疫性溶血性贫血有家族史。另外一些自身免疫病与 HLA,特别是 II 类抗原。

(3)病因三:微生物因素。包括细菌、支原体和病毒在内的微生物因子可引起自身免疫病。

(4)病因四:激素。自身免疫病在女性中更为常见,这也就说明女性机体分泌的激素可能导致某些自身免疫病。

在目前科技快速进步,生物医药发展迅速的社会中,过去占主导地位的疾病类型,例如生物因素(如细菌感染)和营养不良等相关疾病已大大减少,而心理因素及社会因素导致的疾病已经大量产生,疾病类型及疾病发生范围已经发生了变化,免疫性疾病的增加就是其中之一。

3. 免疫缺陷病和免疫增殖病

(1)免疫增殖病(Immunoproliferative Disease)是由免疫球蛋白生成细胞的异常增殖引起的一类疾病,常见的免疫增殖病包括巨球蛋白血症和多发性骨髓瘤等。这种疾病会导致免疫球蛋白的异常增加。过去多基于增殖细胞的形成和疾病的临床表现来对免疫增殖病进行分类,现在则根据增殖细胞的表面标志对它们进行分类。

(2)免疫缺陷病(Immunodeficiency Disease)是指由于机体免疫系统功能和结构障碍,从而对非自身抗原产生过弱应答甚至是负应答而引起的疾病,包括先天性和获得性免疫缺陷病两种类型。先天性免疫缺陷病,又称原发性免疫缺陷病,多与遗传有关,比较常见的先天性免疫缺陷病有免疫系统遗传基因异常,多发生在婴幼儿。获得性免疫缺陷病又被称为继性免疫缺陷病,没有发病年龄范围限制,并且其发病原因大多是由于严重感染,其中包括直接侵犯免疫系统的感染,恶性肿瘤放射疗法和化学疗法等原因引起的感染。

4. 移植免疫

目前临床进行器官移植的重要障碍是由机体自身免疫系统介导的移植免疫(Graft Rejection)。在非免疫器官的移植时常出现宿主抗移植物反应,此反应是移植物受体对移植物的排斥。相反,在富含免疫细胞的器官移植时,例如在骨髓移植过程中,常出现移植物抗宿主反应,该反应是移植物对受体的组织器官产生的排斥作用。

移植的成功在很大程度上取决于捐赠者与接受者的组织相容性。所谓的组织相容性是指组织或器官移植发生在不同个体间时,移植物与宿主是否能相互耐受。如果能够相互耐受,移植物就能存活,相反,移植物将被排斥或移植物使宿主受损。组织相容性抗原决定了机体的组织相容性。组织相容性抗原分为以下 3 类。

(1)主要组织相容性抗原。免疫原抗性强,由其引起的免疫排斥反应发生强烈而迅速,在移植免疫中起主导作用。

(2)次要组织相容性抗原。免疫原性较弱,由其引发的免疫排斥反应慢而弱。随着组织配型技术的发展,其可以在一定程度上控制主要组织相容性抗原引发的免疫排斥反应。

(3)其他参与排斥反应发生的抗原。这类抗原主要包括人类血型抗原,内皮细胞抗原,组织特异性抗原,种属特异性糖蛋白抗原,SK 抗原。

14.2 免疫抑制剂

免疫抑制剂(Immunosuppressive Agent)是一种抑制机体免疫反应并抑制免疫细胞功能(T 细胞、B 细胞和巨噬细胞的增殖和功能,或影响抗体形成)的药物。

免疫抑制剂主要应用于治疗器官移植排异反应和自身免疫病的治疗。

14.2.1 免疫抑制剂分类

常用的免疫抑制剂主要有以下 6 种类型:糖皮质激素类,钙调磷酸酶抑制剂(神经钙蛋白抑制剂),抗增殖与抗代谢药,多克隆和单克隆抗淋巴细胞抗体,烷化剂类。

免疫抑制剂的开发经历了以下四个阶段:第一代是由肾上腺皮质激素为代表的免疫抑制剂,其中包括糖皮质激素等,其主要功能是溶解免疫活性细胞并阻断细胞分化。第一代免疫抑制剂为非特异性的广谱免疫抑制剂,但是可能会引起代谢紊乱、高血糖、高血脂、高血压的副作用。以环孢素和他克莫司为代表的第二代免疫抑制剂是细胞因子合成抑制剂,这一类的免疫抑制剂是通过影响机体免疫活性细胞功能,特别是阻断其分泌的白细胞介素-2(IL-2)的下游作用来行使其免疫抑制功能,干扰细胞活化。第二代抑制剂主要以淋巴细胞为靶向,所以具有相对特异性。其中环孢素和他克莫司已被 FDA 批准用于临床治疗。第二代抑制剂的主要副作用是肾毒性。以西罗莫司和霉酚酸酯为代表的第三代抑制剂主要是通过抑制 PI3K 相关信号通路来抑制免疫细胞增殖和扩增,同时与第二代抑制剂有协同作用。第四代抑制剂以抗 IL-2 受体单克隆抗体为代表,目前仍处于研发阶段。

14.2.2　常用的免疫抑制剂

1. 糖皮质激素类

糖皮质激素类抑制剂非常通用,并且作用机制复杂。这些药物对多种免疫环节都有抑制作用。糖皮质激素类免疫抑制剂可以抑制免疫应答感应器巨噬细胞的吞噬及加工抗原的能力,除此之外还可以抑制增殖期 T 细胞增殖和 T 细胞依赖性免疫功能,同时对效应器的多种细胞因子产生以及效应器的免疫炎症性反应有抑制作用。糖皮质激素类抑制剂最主要的作用是降低重要促炎细胞因子如 IL-1 及 IL-6 的表达,同时抑制 T 细胞自身增殖和细胞毒性,减弱中性粒细胞和单核细胞趋化性,并减少溶酶体的酶释放。

最开始研发的糖皮质激素类药物主要是作用于器官移植排异反应,也是最早应用于慢性重型肝炎的免疫调节剂,现在是综合治疗的药物之一。然而,由于其广泛的作用范围及较多的副作用,通常不被作为用药第一选择。

泼尼松(Prednisone)

又称为去氢可的松,强的松或者醋酸泼尼松。常用其醋酸酯形式。药物为白色或近白色结晶粉末;无臭,味苦。易溶于氯仿,微溶于丙酮,微溶于乙醇或醋酸乙酯,不溶于水。

[适应证]

该药物临床主要应用于治疗过敏性与自身免疫性炎症性疾病。可用于结缔组织病、重症多肌炎、系统性红斑狼疮、皮肌炎、严重的支气管哮喘、急性白血病、血管炎等过敏性疾病及恶性淋巴瘤的治疗。

[药动学]

经口给药吸收迅速且完全,生物半衰期约为 60 min。泼尼松本身没有生物活性,需要在肝脏内转化为泼尼松才能发挥作用。体内肝脏中的分布最高,其次是血浆、脑脊椎液、胸腹水中也有一定分布,而肾脏和脾脏中较少。代谢后由尿排出。

[药理作用]

肾上腺皮质激素类免疫抑制剂,具有抗炎、抗风湿、抗过敏、免疫抑制作用。

抗炎作用:该产品可减轻和预防组织对炎症的反应,抑制巨噬细胞和白细胞在炎症部位的聚集,抑制吞噬作用,从而减少炎症的表现。免疫抑制作用:包括预防或抑制细胞介导的免疫应答,延迟过敏反应,以及减少 T 淋巴细胞、单核细胞和嗜酸性粒细胞的数目,降低免疫球蛋白结合细胞表面受体能力从而抑制白细胞介素的合成释放,降低 T 淋巴细胞向淋巴母细胞转化,并抑制原发免疫反应的进展。它可减少免疫复合物通过基底膜渗入,并降低补体成分和免疫球蛋白的体内浓度。

[不良反应]

本品大剂量易引发糖尿病、类库欣综合征或消化道溃疡症状,对下丘脑—垂体—肾上腺轴有很强的抑制作用。并发感染为主要的不良反应。

2. 神经钙蛋白抑制剂

神经钙蛋白抑制剂又被称为钙调磷酸酶抑制剂，是临床上有效的免疫抑制剂，其代表药物有环孢素和他克莫司。虽然两者的化学结构和作用靶点均不相同，但都是作用于 T 细胞活化过程中的信号转导通路，通过抑制神经钙调蛋白可以抑制 T 细胞的生长和分化。环孢素 A 及他克莫司的作用机制如图 14-1 所示。

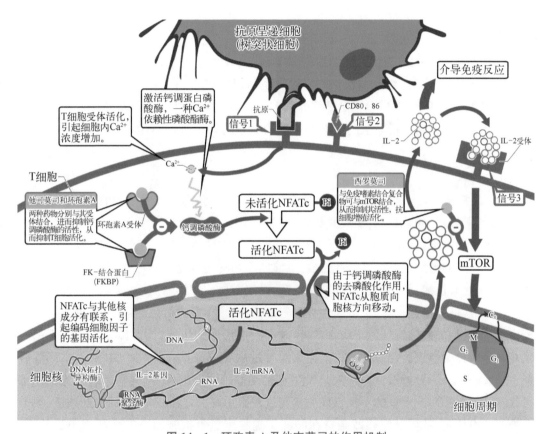

图 14-1　环孢素 A 及他克莫司的作用机制

（1）环孢素（Cyclosporin A）

环孢素又称为环孢多肽 A 或环孢灵。是真菌雪状白僵菌（*Beauverianivea*）代谢产物中的中性环多肽，含有 11 个氨基酸，其中有一个是由 9 个碳组成的含乙烯双键的新氨基酸。在 1972 年偶然发现其具有免疫抑制作用，对治疗排斥反应具有明显的疗效。1980年完成其化学全合成，成为目前最重要的免疫抑制剂之一。

［适应证］

适用于预防和治疗骨髓移植过程中发生的移植物抗宿主反应，它也适用于预防同种异体肾脏、肝脏、心脏、骨髓等器官或组织移植时的排斥反应。它常与其他免疫抑制剂如肾上腺皮质激素联合应用来提高疗效。

[药动学]

经口给药后,吸收不规则并且不完全,而且会因为不同个体而产生比较大的差异。生物利用度约为 30%,但随着治疗时间的延长和药物剂量的增加而增加,对于胃肠功能混乱或者肝病患者吸收可能会产生影响。经口给药后的达到峰值时间约为 3.5 h,全血的药物浓度可为血浆的 2～9 倍,成人的血浆 $t_{1/2}$ 为 10～27 h,而儿童仅为 7～19 h。该产品在血液中的分布为:33%～47%分布于血浆中,淋巴细胞中为 4%～9%,粒细胞中为 5%～12%,红细胞中为 41%～58%。

[药理作用]

环孢菌素是一种新型的 T 淋巴细胞调节剂,虽然促进 T 淋巴细胞的增殖,但是可以特异性抑制辅助 T 淋巴细胞的活性。本药物也可以抑制 B 淋巴细胞活性并且选择性抑制 T 淋巴细胞分泌 β-干扰素和白细胞介素-2。本药物可以明显抑制宿主细胞免疫并且对体液免疫也有抑制作用。该药物能抑制体内抗移植物抗体的产生,因此可以抑制排斥反应。

[不良反应]

(1) 最常见的有胃肠道反应,例如厌食、恶心、呕吐等;还可能存在牙龈增生伴出血、疼痛;大约三分之一的用药者出现肾毒性,可能出现血清肌酐和尿素氮增高,肾小球滤过率减低等肾功能损害,并伴随高血压症状等。(2) 不常见的不良反应有惊厥,原因可能是本药物对肾脏的毒性以及引发低镁血症。此外,本药物还可能引起氨基转移酶增加、胆汁积累、高胆红素血症、手震颤、高血糖、多毛症、高尿酸血症并伴随血小板减少、四肢感觉异常、微血管病性溶血性贫血、下肢痛性痉挛等。据报道,本药物可以促进 ADP 诱导的血小板聚集,并且增加血栓烷 A2(TXA2)的释放和凝血活酶的生成,同时减少前列环素的产生并诱导血栓的形成。(3) 罕见的不良反应有过敏反应、白细胞减少、胰腺炎、雷诺综合征、糖尿病和血尿等(过敏反应一般只发生在接受静脉注射的患者,其临床表现为面颈部发红、呼吸短促等)。严重的不良反应主要与过量服用有关,监测本药物的血药浓度,调节药物的全血浓度,就可以使药效维持在能够实现临床免疫抑制而不发生严重不良反应。据报道,如果二次服药前测得全血药物谷浓度为 100～200 ng/mL,就可以实现上述效果。一旦发生不良反应,应立即进行适当治疗并减少或停用该药物。

(2) 他克莫司(Tacrolimus)

他克莫司作为强效免疫抑制剂,它是分离自链霉菌属中的 23 元大环内酯类化合物,作用机制与环孢菌素非常相似,但其抑制 T 细胞活性的能力比环孢菌素强 10～100 倍。

[适应证]

1) 预防和治疗肝脏或肾脏移植后的移植物排斥反应。2) 其他免疫抑制药物无法控制的肝脏或肾脏移植术后移植物排斥反应可应用该药物进行治疗。

[药动学]

1) 吸收:体内实验表明,他克莫司主要是在胃肠道吸收,特别是上胃肠道。他克莫司经口给药后在 1～3 h 达到血液最高药物浓度(C_{max})。在一些患者体内，他克莫司会持续吸收并形成平坦的吸收曲线。2）肝脏移植患者以 0.15 mg/kg 剂量，每日两次经口给药后，大部分患者 3 天后的血药浓度达到稳定状态。他克莫司的经口生物利用度会因为食物中的中等脂肪含量而降低，因此降低全血中的 AUC（27%）及 C_{max}（50%）和增加 T_{max}（173%）。当在餐中服用他克莫司时，食物会明显降低对药物的吸收率和吸收程度。胆汁不会影响他克莫司的吸收，因此在治疗开始时应给予经口剂量，或者肝脏移植患者在早期治疗阶段就从静脉注射疗法转为经口疗法。曲线下面积与稳态血药浓度之间存在良好的相关性。3）分布及排除：可以用二相法描述他克莫司静脉注射后期的生理分布。他克莫司进入血管后可以强力结合血液中的红细胞，导致该药物在其全血/血浆浓度的分布为 20：1。此药物在血浆中会和血浆蛋白高度结合，主要是与血浆中的人血清白蛋白和 α1-酸糖蛋白结合。4）他克莫司服用后会迅速并且广泛地扩散到体内。由血浆浓度计算出的健康人体药物稳态分布体积约为 1 300 L。由全血中的血药浓度估算出的健康人的他克莫司的平均全身清除率（TBC）比较低，大约为 2.43 L/h。在儿童肝脏移植患者体内，该药物的全身清除率大约为 8.22 L/h，这一清除率大约是成人肝脏移植病人的两倍。在肾脏移植患者体内，该药物的全身清除率为 6.77 L/h。5）研究表明，肝脏移植患者从移植后第 7 天到移植后第 6 个月，他克莫司的平均经口剂量可减少 28%，并且在减少经口剂量的同时，不会影响他克莫司的平均药物谷浓度。这些效应产生的原因应该是清除率和/或生物利用度的变化。他克莫司的半衰期长且不固定。在儿童和成人肝脏移植患者体内该药物的平均半衰期分别为 12.4 h 和 11.7 h，明显比健康志愿者体内的药物半衰期低 3～4倍，而该药物在成年肾脏移植患者体内的平均半衰期为 15.6 h。6）代谢及生物转化：他克莫司由肝脏代谢后清除。

［药理作用］

在分子水平层面上，他克莫司可与细胞性蛋白（FKBP12）形成复合物，加速后者在细胞内蓄积。FKBP12-他克莫司复合物会特异性结合并抑制钙调磷酸酶从而抑制 T 细胞产生钙离子依靠性信号转导途径，从而阻断不连续性淋巴因子基因的转录。他克莫司通过抑制细胞毒性淋巴球的生成来影响移植排斥作用。

［不良反应］

频发肾功能异常（血肌酐升高，尿素氮升高和尿量减少），罕见会发生肾衰；使用该药物治疗后会频发中等程度震颤，头痛，失眠和感觉异常，同时可能还会伴随不安、情绪焦虑和情绪不稳，但不会影响日常活动。

3. 抗增殖与抗代谢药

硫唑嘌呤（Azathioprine）

［适应证］

（1）适用于治疗急慢性白血病，并且对慢性粒细胞白血病短期疗效较好；（2）适用于治疗获得性溶血性贫血、特发性血小板减少性紫癜、系统性红斑狼疮；（3）适用于治疗慢

性类风湿性关节炎,原发性胆汁性肝硬化,慢性活动性肝炎(与自身免疫相关的肝炎);
(4) 适用于治疗甲状腺功能亢进和重症肌无力;(5) 其他使用疾病类型:节段性肠炎、溃疡性结肠炎、多发性神经根炎、狼疮性肾炎、增殖性肾炎、韦格纳肉芽肿病等。

[药动学]

硫唑嘌呤的肠吸收能力优于 6-巯基嘌呤,能更好地被口腔吸收,进入体内后迅速分解为 6-巯基嘌呤,然后分解代谢产生各种氧化的和甲基化衍生物,随尿排出,24 h 尿液排泄 50%～60%,粪便在 48 h 内排出 12%,血液中浓度低,服药后 1 h 达最高浓度,血药浓度在 3～4 h 内减少一半,用药后 2～4 d 方有明显疗效。

[药理作用]

硫唑嘌呤通过转化为 6-巯基嘌呤几乎完全在体内起作用。由于转变过程缓慢,因此发挥药效作用迟缓。该药物能抑制白血病,抑制小鼠病毒感染,抑制脾脏肿胀,使脾脏及血浆中病毒滴度降低。对大鼠长期腹腔内注射给药 4～5 个月显示其体重明显减轻,并有严重贫血和网织红细胞增加。在家兔妊娠的早期阶段给药可导致胎儿畸形,其主要影响胎儿肢体发育。该药物通过干扰 RNA 代谢发挥免疫抑制作用。如果培养基中长时间存在小剂量的该药物,则对致敏淋巴细胞在体外的杀伤作用产生明显抑制。

[不良反应]

与巯嘌呤相似,但毒性稍轻,可引起骨髓抑制、肝损害、胎儿畸形、偶发皮疹和肌萎缩。

4. 增殖信号抑制剂

西罗莫司(Sirolimus)

又称雷帕霉素(Rapamycin)或依维莫司(Everolimus),它是一种大环内酯类免疫抑制剂,结构与他克莫司相似,但两者具有不同的作用机制。

[适应证]

适用于接受肾脏移植的病人来防止发生器官排斥反应,建议与环孢菌素和皮质类固醇类联用。

[药动学]

经口服用西罗莫司后,吸收速率快,单次经口给药后平均峰值时间约为 1 h;在肾移植患者中,多剂量经口给药后的平均峰值时间约为 2 h。高脂肪膳食会增加西罗莫司的吸收,因此建议经口西罗莫司片应在有或没有食物的情况下保持恒定状态。西罗莫司的平均体积(V_{ss}/F_1)为 2.8 L/kg。西罗莫司与人血浆蛋白的结合能力约为 92%,是细胞色素 P450 的底物。它可以通过肠壁和肝脏中的 CYP3 细胞转运到肠腔。因此,作用于这两种蛋白质的药物会影响西罗莫司的吸收和清除过程。抑制 CYP3A 和 P-gp 可增加西罗莫司的药物浓度;诱导 CYP3A 和 P-gp 可降低西罗莫司的浓度。当西罗莫司与上述两种蛋白质的抑制剂或诱导剂组合时,应注意监测药物浓度。西罗莫司主要通过粪便排泄,只有约 2% 通过尿液排泄。

[药理作用]

西罗莫司通过抑制由细胞因子(IL-2、IL-4 和 IL-15)和抗原激发的 T 淋巴细胞的活化和增殖产生药效,它也可以抑制抗体的产生。西罗莫司与 FK 结合蛋白-12(FKBP-12)结合,形成 FKBP-12 免疫抑制复合物。这个复合物可以与哺乳动物的西罗莫司靶分子(mTOR,一种关键的调节激酶)结合并抑制其活性,从而抑制细胞周期从 G1 期向 S 期的发展。

[不良反应]

该药物常见的不良反应包括:淋巴囊肿、外周水肿、腹痛、腹泻、低钾。使用较高剂量药物时常见的不良反应包括:败血症、乳酸脱氢酶升高、痔疮、尿路感染、贫血、血小板减少、高胆固醇血症、高甘油三酯血症。

5. 单克隆和多克隆抗淋巴细胞抗体

(1) 抗淋巴细胞球蛋白(Anti-lymphocyte Globulin，ALG)

又称抗胸腺细胞球蛋白(Anti-thymocyte Globulin，ATG),本质是一种球蛋白,适用于器官移植中的抗免疫排斥反应,对于人同种异体移植治疗具有显著疗效,尤其是针对肾脏移植患者。然而,它也有一定的局限性。

[适应证]

1) 适用于器官移植过程中的抗免疫排斥反应治疗。对于人同种异体移植具有疗效,但是主要针对急性排斥期。硫唑嘌呤和泼尼松的组合可以提高器官或组织移植的成功率。在骨髓移植的情况下,在手术前给予供者与受者抗淋巴细胞球蛋白防止移植物抗宿主反应。2) 自身免疫性疾病。ALG 对自身免疫性疾病如肾小球肾炎、类风湿关节炎、红斑狼疮、重症肌无力等有较好疗效,并且还在难治性皮炎、血管炎、原发性肝炎和交感性眼炎中起作用。

[不良反应]

1) 肌肉内注射可引起局部疼痛、发红、发热、荨麻疹等,甚至出现过敏性休克,静脉注射也可有短期高烧(38~40℃持续 3 h)、发冷,有时伴有关节痛和呼吸急促。静脉滴注不良反应表现为短暂的体温升高与寒战、低血压和心率增快等,一般在 1~2 h 内消退。2) 禁用过敏人群,应谨慎使用急性感染者。3) 使用 ALG 治疗自身免疫性疾病应特别谨慎,因为长期使用机体的免疫调节功能会下降,将利于癌细胞的发展。

(2) 莫罗单抗-CD3(Muromonab-CD3，OKT-3)

鼠单克隆抗体,具有比 ATG 更强的免疫抑制作用。OKT-3 特异性结合 T 细胞表面的 CD3 糖蛋白,阻止抗原结合,从而抑制 T 细胞的活化和细胞因子的释放,从而抑制 T 细胞参与的免疫反应。OKT-3 可以防止器官抑制时的排异反应,主要用于防止肝、肾、心移植时的排异反应,特别是急性排异反应的发生。同时,OKT-3 也可用于骨髓移植前对供体骨髓中去除 T 细胞。

常见的不良反应有细胞因子释放综合征、中枢神经毒性、过敏反应和由于免疫抑制作用引起的副作用。

（3）达克珠单抗(Daclizumab)

一种选择性结合高亲和力 IL-2 受体亚单位（CD25）的人源化单克隆抗体,其在 MS 患者的 T 细胞中表现为异常高水平表达,并且该药的作用机制不会引起广泛和长期的免疫细胞耗竭。

[适应证]

达克珠单抗临床多应用于防止肾移植后的急性排异反应,并且治疗效果较好。

[药理作用]

IL-2 与抗原活化的 T 细胞受体结合并促进 T 细胞的增殖和分化。T 细胞受体至少由 3 个亚单位（α、β、γ）组成,其中只有 α 亚基对 IL-2 有特异性。人源 IL-2Rα 单克隆抗体可以与 IL-2 受体的 α 亚单位高度亲和,阻止 IL-2 介导的 T 淋巴细胞增殖并发挥其免疫抑制作用。

[不良反应]

由于达克珠单抗的人源性特点,过敏反应和首过效应鲜有发生,偶有淋巴细胞增殖障碍,同时,该药物对免疫抑制剂相关的毒副作用发生率和严重程度没有影响。

（4）抗 TNF-α 单克隆抗体(Anti-TNF-α Monoclonal Antibody)

抗 TNF-α 单克隆抗体是一种与 TNF-α 结合的抗体。TNF-α 是在炎症和免疫应答中天然分泌的细胞因子,靶向 TNF-α 的单克隆抗体阻止 TNF-α 与炎症细胞上的 TNF 受体结合,抑制下游炎性细胞因子例如 IL-1、IL-6 及白细胞活化和迁移相关的黏附分子的产生,进而发挥其抗炎、免疫抑制的作用。使用抗 TNF-α 单克隆抗体通常会增加发生肺结核、乙型病毒性肝炎的风险,罹患恶性肿瘤的风险也增加。目前临床上使用的抗 TNF-α 单克隆抗体主要有以下几种类型。

① 阿达木单抗(Adalimumab)

完全人源性的 IgG1,其特异性结合 TNF-α 使之失活发挥药效,该抗体还对 TNF 诱导或调节的生物反应具有调控作用,最终会造成白细胞位移的粘连分子水平发生变化;另外,它具有抗炎作用,临床上用于类风湿关节炎和强直性脊柱炎的治疗。

② 赛妥珠单抗(Certolizumab)

是一种聚乙二醇人源化 Fab 片段的抗 TNF-α 单克隆抗体,以剂量依赖性方式与可溶性人 TNF-α 结合,能阻止 TNF 与炎症细胞上的 TNF 受体结合,从而抑制炎性细胞因子如 IL-1、IL-6 和参与白细胞活化和迁移的黏附分子在下游产生,发挥抗炎免疫抑制作用。临床上多用于克罗恩病和类风湿关节炎患者的治疗。

③ 依那西普(Etanercept)

利用中国仓鼠卵巢（CHO）细胞表达系统产生的人肿瘤坏死因子受体 p75 Fc 融合蛋白,它是全人可溶性受体融合蛋白和可溶性抗肿瘤坏死因子融合蛋白,可以通过抑制 TNF-α 来控制炎症并阻断病情发展的作用。临床用于成人类风湿关节炎、强直性脊柱炎、幼年特发性关节炎和银屑病关节炎等疾病治疗。

④ 戈利木单抗（Golimumab）

人 IgG 单克隆抗体，与 TNF 受体结合并抑制 IL-1、IL-6 等炎性细胞因子及参与白细胞活化和迁移相关的黏附分子的下游产生，它是一个完整的人源 IgG1，不溶解表达 TNF 的细胞。

⑤ 英利西单抗（Infliximab）

一种人鼠嵌合的 IgG1 单克隆抗体，通过识别、结合和阻断患者的 TNF-α，降低其浓度来引发炎症反应。临床多应用于克罗恩病、强直性脊柱炎、斑块型银屑病、溃疡性结肠炎、类风湿关节炎和银屑病关节炎等疾病治疗。

6. 烷化剂类

环磷酰胺（Lfosfamide）

［适应证］

适用于睾丸癌、乳腺癌、肉瘤、卵巢癌、肺癌和恶性淋巴癌等恶性肿瘤治疗。

［药理作用］

该药物在体外没有抗癌活性，并且进入体内后会被肝脏或肿瘤中存在的磷酰胺酶或磷酸酶转化为活化的磷酰胺芥子的作用。该药物的作用机制为交叉联结 DNA，抑制 DNA 合成，并干扰 RNA 的功能，因此该药物属于细胞周期非特异性药物。该药物具有广泛的抗肿瘤谱，可以抑制多种肿瘤发展。

［不良反应］

（1）骨髓抑制：白细胞减少症相较于血小板减少更为常见，最低值是在给药后 1~2 周，更常见的为 2~3 周后恢复。对肝功有影响。胃肠道反应包括食欲减退、恶心和呕吐，通常在停药后 1~3 d 消失。（2）泌尿道反应：该药物可引起出血性膀胱炎，其特点为排尿困难、尿频和尿痛，症状会在服药后几小时或几周内出现，一般情况下在停药后几天内症状消失。（3）中枢神经系统毒性：该毒性与剂量有关，通常表现为焦虑、精神错乱、幻觉等。少见晕厥、癫痫样发作甚至昏迷。（4）罕见的短暂无症状肝肾功能障碍：如果使用高剂量服药，可能会在用药后因为肾毒性产生代谢性酸中毒，罕见心脏和肺毒性。（5）其他反应包括脱发、恶心和呕吐等。注射部位可产生静脉炎。（6）长期用药可能会产生免疫抑制，垂体功能低下，不孕不育症和继发性肿瘤。

7. 其他类

（1）雷公藤多苷

是一种传统的草药，是一种具有强免疫抑制作用及抗炎作用的雷公藤的提取物。雷公藤多苷从 1981 年开始用于风湿病，后来逐渐转入肾病领域，由于其对卵巢具有毒性作用而限制了其广泛应用。

［适应证］

主要适用于祛风解毒、除湿消肿和舒筋活络。该药物具有抗炎作用，可抑制细胞免疫和体液免疫。可用于类风湿性关节炎，类风湿性关节炎伴随的风湿热淤和毒邪阻滞，它还可用于治疗肾病综合征、麻风和自身免疫性肝炎等。

[药理作用]

雷公藤多苷具有很强的抗炎及免疫抑制作用。在抑制免疫功能方面,它可以抑制 T 细胞功能,抑制延迟型过敏反应,抑制 IL-1 的分泌,并通过抑制分裂源及抗原刺激的 T 细胞分裂与繁殖来发挥药效。

[不良反应]

1) 消化系统:口干、恶心、食欲不振、腹胀、呕吐、乏力、黄疸、腹泻、转氨酶升高,在严重的情况下,可能会发生急性中毒性肝损伤和胃出血。2) 血液系统:白细胞、血小板下降,在严重的情况下可能出现粒细胞减少和全血细胞损失。3) 泌尿系统:少尿或多尿、肾水肿、肾功能异常等肾脏损害,在严重的情况下可能会出现急性肾功能衰竭。4) 心血管系统:心悸、血压升高或下降、胸闷、心律失常和心电图异常。5) 生殖、内分泌系统:女子月经紊乱,月经量少或闭经;男子精子数量减少,活力下降。6) 神经系统:头昏、失眠、头晕、嗜睡、神经炎、复视。7) 其他:皮疹、瘙痒、脱发、面部色素沉着。

免疫抑制剂的作用位点总结见图 14-2。

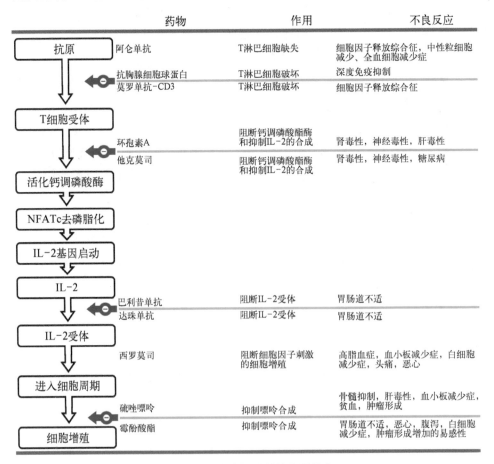

图 14-2　免疫抑制剂的作用位点

14.3　免疫调节剂

免疫调节剂(Immunomodulating Drugs)主要用于增强机体的抗肿瘤抗感染能力并纠正免疫缺陷,这些药物可以激活一种或多种免疫活性细胞,增强机体非特异性和特异性免疫功能,并且使缺陷的免疫功能恢复正常;或具有佐剂作用,增强联用抗原的免疫原性,并加速免疫应答反应诱导;或替换体内缺乏的免疫活性成分以产生免疫代替作用;或者具有对身体免疫功能的双向调节作用,使过低或过高的免疫功能恢复正常。

14.3.1　免疫调节剂分类

临床上常用的药物依其来源分为四类：(1) 微生物来源的药物,卡介苗;(2) 人和动物免疫系统药物,单克隆抗体、转移因子、干扰素、胸腺素、白细胞介素等;(3) 化学合成药物,左旋咪唑、聚肌胞等;(4) 中药及其他,人参、黄芪等中药有效成分等。

14.3.2　常用的免疫调节剂

1. 卡介苗(Bacillus Calmette-Guerin Vaccine, BCG)

卡介苗,也称结核菌苗,它是一种用于预防结核病的疫苗,使用减毒活牛结核杆菌(Mycobacterium Bovis)制成。接种人体后会诱导人体产生轻微感染从而产生对人型结核杆菌的免疫力。

[适应证]

临床上应用于：(1) 出生 3 个月内的婴儿及用 5 IU PPD(PPD 为结核菌素纯蛋白衍化物)或 5 IU 稀释旧结核菌素试验阴性(PPD 或结核菌素试验阴性后 48~72 h,阴性结果为局部硬结在 5 mm 以下)的儿童,皮内接种疫苗以预防结核病;(2) 目前应用于治疗恶性黑色素瘤、或在肺癌、恶性淋巴瘤、急性白血病根治性手术或化疗后作为辅助治疗手段,均有一定疗效;(3) 非特异性卡介苗还用于预防小儿感冒、治疗小儿哮喘性支气管炎以及防治成人慢性气管炎(PPD实验呈阴性者方可使用特异性卡介苗,否则会导致患者感染结核病)。

[药理作用]

结核菌是一种存在于细胞内的寄生菌,因此人体抗结核病的特异性免疫主要是细胞免疫。BCG 疫苗接种是通过人工接种无毒结核菌使人体发生初次感染,并且抗原信息经过巨噬细胞的处理后传递给免疫活性细胞,进而诱导 T 细胞分化并增殖形成致敏 T 淋巴细胞,当结核菌再次感染人体时,抗原迅速激活巨噬细胞和致敏淋巴细胞使它们执行免疫功能并引发特异性免疫反应。致敏 T 淋巴细胞的免疫功能之一是淋巴因子的释放,其中趋化因子(MCF)可以吸引巨噬细胞和中性多核白细胞,使它们向抗原物质与致敏淋巴细胞聚集相互作用的位点移动,巨噬细胞抑制因子(MIF)抑制巨噬细胞和进入炎症区的中性多核白细胞的运动,将它们停留在炎症或病原体集聚的区域,这有利于其发挥作用。MIF 引发巨噬细胞的黏附和吞噬作用的显著增加。巨噬细胞激活因子(MAF)的主要作用是增加巨噬细胞的吞噬和消化能力,并增强巨噬细胞处理抗原的能力,从而增强抗原的免疫原性。因此,在结核菌侵入部位,发生巨噬细胞的诱导凝聚,大量吞噬结核菌。同时分枝杆菌生长抑制因子还能抑制细胞内的结核菌生长,并促进结核菌消化,最后将其消除,形成结核病的特异性免疫。BCG 进入人体后会引起特异性免疫,同时还会产生广泛的非特异性免疫效应,这与 T 细胞本身的直接杀伤作用,T 细胞激活所产生淋巴因子以及体液免疫因子的相互作用有关。

[药动学]

BCG 接种后 4～8 周才会产生免疫力,该免疫作用可维持 3～4 年。

[不良反应]

BCG 接种后 2 周左右可能会出现接种部位局部发红,浸润,化脓或小溃疡的产生,不良反应严重的患者需要采取适当的治疗措施。接种期间可能发生以下反应。

(1) 淋巴结炎症:接种后 1～2 个月,颈部、腋窝和锁骨部位的淋巴结肿大(大于 1.0 cm)。如果集体反应过强,可能会形成淋巴结肿胀明显,形成脓肿或者溃疡,或者可能在接种部位有小的脓疱形成。皮内注射患者的反应往往比画痕法治疗患者的反应更强烈,如果旧结核菌素(OT)测试结果显示阳性的患者,接种后可能会产生比较强烈的反应。

(2) 类狼疮反应:与结核菌菌株剩余毒力有关。

(3) 瘢痕:由于肉芽组织丰富会形成瘢痕,有时呈现瘢痕瘤形态,但此种情况更常见于不做旧结核菌素实验,直接进行皮上划痕接种的患者。

2. 左旋咪唑

最初作为一种广谱驱虫药,但在 1971 年偶然发现其免疫调节方面的药效作用,经过多年研究,目前作为免疫调节剂使用,并且其化学结构完全明确,其结构中的含硫部分和咪唑环是最主要的活性基团。

[适应证]

作为广谱驱肠虫药使用,临床主要应用于驱除蛔虫和钩虫。本药物可以改善和提高患者对细菌和病毒感染的抵抗力。目前作为临床试验用作肺癌或乳腺癌手术后或急性白血病或恶化淋巴瘤化疗后的辅助治疗。除此之外,该药物还可用于自身免疫疾病,如类风湿关节炎、系统性红斑狼疮以及上感、小儿呼吸道感染、菌痢、疮疖、肝炎、脓肿等。对难治性支气管哮喘的实验初步证明,在短期内有较好疗效。

[药动学]

通过差示扫描量热分析法和热重分析法研究了该药物的热分解动力学,从而计算得出该药物的热分解动力学参数;另外,通过结合量子化学计算推断出该药物的热分解机理以及其代谢产物和药物的有效贮藏期;通过热分析方法研究了该药物的热分解过程,研究方法非常简便,结果可靠。

[药理作用]

该药物能有效抑制蛔虫肌肉中琥珀酸脱氢酶的活动,导致肌肉持续收缩和麻痹。

［不良反应］

用药后会偶发头晕、食欲不振、恶心、呕吐、嗜睡、乏力、腹痛、发热、皮疹、发痒等不良反应,若立刻停药可有效缓解。少数患者可能会出现白细胞减少、剥脱性皮炎或肝功损伤的症状。

3. 干扰素(Interferon,IFN-γ)

［适应证］

临床用作病毒感染性疾病的广谱抗病毒药,可以用于治疗例如疱疹性角膜炎、病毒性眼炎、带状疱疹和慢性乙型病毒性肝炎等疾病,该药物对成骨肉瘤有较好疗效,对肾细胞癌、黑色素瘤和乳腺癌有效,但是对肺癌、胃肠道癌和某些淋巴瘤无效。

［药理作用］

IFN-γ可用于调节抗体生成,增加或激活单核-巨噬细胞的功能,增加特异性细胞毒性作用和自然杀伤细胞(NK细胞)的杀伤作用。小剂量的IFN可以有效增强细胞免疫和体液免疫,大剂量给药则对两种免疫呈现抑制作用,IFN的抗肿瘤作用体现在既可以抑制肿瘤细胞生长增殖,又可以调节机体免疫作用。

4. 白细胞介素-2(Interleukin-2,IL-2)

趋化因子家族的一种细胞因子,有多种细胞来源但主要由活化的T细胞产生,是具有多向效应的细胞因子,主要功能表现在促进淋巴细胞生长、增殖和分化;IL-2在机体的免疫应答和抗病毒感染中起到重要作用,并且可以刺激已经被特异性抗原或者促有丝分裂因子激活的T淋巴细胞的增殖;IL-2可以活化T细胞,进而促进T细胞分泌细胞因子;IL-2还可以刺激NK细胞增殖,同时增强NK细胞的杀伤活性,促进其产生细胞因子,同时还可以诱导产生LAK细胞;IL-2促进B细胞增殖和分泌抗体;IL-2激活巨噬细胞。

［适应证］

主要适用于治疗肾癌、黑色素瘤和非霍奇金淋巴瘤。LAK细胞代表一种异质细胞体,其具有单核巨噬细胞、B淋巴细胞和T淋巴细胞特征,对癌细胞具有特异性作用。此外,LAK细胞介导的杀伤作用不同于T淋巴细胞,其杀伤作用不受MHC的约束。

［药理作用］

该药物可以促进T淋巴细胞的增殖与分化,诱导具有细胞毒活性的杀伤细胞,并且可以诱导和增强杀伤性T淋巴细胞、单核细胞和巨噬细胞的活力等。

［不良反应］

常见发热、寒战等反应。(1)消化系统:恶心、腹泻、呕吐、结肠局部坏死或结肠穿孔。(2)呼吸系统:可引起间质性肺水肿或者呼吸性碱中毒。(3)神经系统:可发生行为变化或认知障碍。(4)心血管系统:可能存在低血压,心动过速或者心律失常等症状。(5)血液系统:中性粒细胞可能出现上升情况,但淋巴和单核细胞下降。(6)泌尿系统:少尿、体液潴留或者氮血症。可能会发生内分泌功能障碍,血钙和血磷下降以及维生素C缺乏的症状。

[药动学]

IL-2在体内的药代动力学符合二室模型,在血浆分布中的半衰期为 $6\sim13$ min,β 清除相半衰期为 $30\sim120$ min。肌内注射 IL-2 的生物可利用率为 $15\%\sim64\%$。IL-2 的总体清除率为 120 mL/min,肾脏是 IL-2 的主要清除途径。

5. 沙利度胺(Thalidomide)

[适应证]

控制肿瘤性麻风病。

[药理作用]

该药物具有免疫抑制和免疫调节作用,其药物作用机制为通过稳定溶酶体膜对中性粒细胞趋化性产生抑制作用,从而产生抗炎作用。尚有抗前列腺素、组胺及 5-羟色胺作用等。

[不良反应]

(1)胃肠道不适,包括口干、呕吐、恶心及腹痛等反应。(2)头昏、头痛、嗜睡、皮疹及面部水肿。(3)能致畸胎,孕妇禁用。该药物不能应用于非麻风病患者。

[药动学]

尚不明确。

6. 转移因子(Transfer Factor,TF)

转移因子是通过对健康人白细胞进行提取而获得的多肽小分子和多核苷酸物质,可以作为细胞免疫促进剂使用。转移因子具有获得特异和非特异性细胞免疫功能并促进干扰素释放的能力。

[适应证]

临床用于免疫缺陷患者,如患有细菌或真菌感染、病毒性带状疱疹、乙型肝炎、麻疹、腮腺炎。对恶性肿瘤可作为辅助治疗剂。

[药理作用]

该药物可以将供体的细胞免疫信息转移到未致敏的受体细胞,从而可以获得供体样特异性和非特异性细胞免疫功能,其作用可持续 6 个月,也可以起到佐剂作用,不促进抗体生成。

[不良反应]

存在个别不良反应,例如皮疹、皮肤瘙痒、痤疮和短暂发热。

14.4　肿瘤免疫治疗

14.4.1　肿瘤细胞免疫疗法原理

免疫反应是人体的自我保护的生理反应,它确保机体能够识别"自己物质"和"非己物质",并通过免疫反应排除抗原异物,或者在诱导状态下呈现免疫耐受状态,即对特定抗原异物不活化,以维持机体内环境的平衡和稳定。1909 年,埃利希(Ehrlich)首次发表观点认为机体能够保护自己抵抗癌细胞,从而首次提出了肿瘤免疫的概念。1959 年,Thomas 提出了免疫监视的机制。1970 年,Burnet 对这一理论进行了系统总结,指出胸腺依赖性细胞免疫可以在机体中发挥监视作用,机体通过产生针对出现的肿瘤细胞产生杀伤性 T 细胞来清除肿瘤细胞,同时还指出如果免疫监视功能异常,可能会形成肿瘤。

1. 肿瘤免疫应答

机体对肿瘤的免疫应答可分为体液免疫和细胞免疫,由细胞介导的细胞免疫应答占有主导地位。

参与抗肿瘤细胞免疫的主要细胞有以下几种。(1) NK 细胞。NK 细胞能够溶解原发肿瘤细胞并能消除转移中的肿瘤细胞,防止进一步扩散,这一作用使其成为机体抵抗肿瘤的第一道防线。(2) 细胞毒性 T 淋巴细胞(CTL)。它负责机体对肿瘤细胞的特异性杀伤作用,其特点是要在肿瘤发生一段时间后被激活才能具有抗肿瘤活性。根据 T 细胞和 CTL 膜表面抗原分子的不同可将其分为 3 个亚群:① CD3、CD8 双阳性 αβT 细胞,也被称作 Tc 细胞,可以特异性识别与 MHC Ⅰ类分子形成复合物的抗原;② CD3 阳性 CD4 阳性 αβT 细胞,即 Th 细胞,可以特异性识别与 MHC Ⅱ类分子形成复合物的抗原;③ CD3 阳性 CD4 阴性 CD8 阴性 γδT 细胞,它可以在没有 MHC 限制时具有免疫反应性,所以对具有相同抗原的不同肿瘤细胞均有杀伤作用。CTL 的主要作用机制是通过靶细胞与效应细胞的特异性结合,产生渗透性细胞溶解作用,从而释放淋巴因子诱导靶细胞凋亡来发挥杀伤作用。(3) 巨噬细胞。它可以通过调节抗体并加强吞噬作用,通过非特异性膜受体与肿瘤细胞结合产生细胞溶解作用,或通过分泌抑制肿瘤细胞生长的活性因子来发挥免疫作用。

2. 肿瘤免疫逃逸

虽然高等动物具有复杂、多层次和功能强大的免疫网络,但肿瘤细胞仍能够逃避宿主免疫监视并迅速增殖生长。以免疫监视概念为基础提出的免疫刺激理论(Immunostimulation Theory)认为,在肿瘤早期,机体对肿瘤的特异性免疫反应较弱,肿瘤细胞相对于淋巴细胞占有更大的比例,所以此时免疫反应反而具有刺激肿瘤生长的功能。

现在对于特异性肿瘤免疫逃逸机制有以下几种解释:(1) 肿瘤细胞表面抗原掩饰,其导致机体淋巴细胞不能识别肿瘤细胞表面抗原,因此不能刺激免疫应答;(2) 肿瘤抗原脱落,脱落进入组织液或体液中的肿瘤抗原可以结合效应 T 细胞,阻止其对肿瘤细胞的进一步清除,从而促进肿瘤转移;(3) 抗原调变,肿瘤细胞表面特异性抗原可发生自发调节而表达下调,甚至部分或完全消失,使肿瘤逃避机体免疫;(4) 促进肿瘤生长的封闭因子,这种封闭因子是肿瘤抗原和抗体的复合物,能够阻碍致敏淋巴细胞识别和攻击肿瘤细胞;(5) 由非肿瘤细胞产生的一些免疫抑制物质,如 α 球蛋白、TS 细胞等,对体内的肿瘤免疫具有抑制作用。当免疫反应因此减弱时,肿瘤细胞有可能因免疫刺激而继续生长增殖。

肿瘤免疫的机制非常复杂,它是通过多细胞和多种因子的协同作用实现的。肿瘤可干扰树突细胞的抗原呈递,阻碍 T 淋巴细胞活化和免疫应答以及自身抗原的异常表达,并能够产生有利于其生长的肿瘤微环境和抗凋亡因子,使其能够逃避机体免疫监视。对肿瘤免疫逃逸机制的探究将极大地帮助寻找到有效的肿瘤免疫疗法。

14.4.2　肿瘤细胞免疫疗法研究现状

肿瘤免疫疗法已经在肿瘤治疗领域取得了重大突破,通过调节机体相关免疫机制以及对肿瘤细胞与免疫系统的相互作用的探究,为肿瘤治疗奠定了坚实的基础。许多现有的肿瘤免疫治疗药物也是以上述原理为基础发挥药效,减轻了相应实验模型的肿瘤负荷,拮抗肿瘤的免疫抑制作用并阻断肿瘤免疫逃逸。肿瘤免疫疗法现在已取得可喜的成果。

1. 细胞因子治疗

细胞因子是一种天然免疫调节剂,其作用是传递细胞间信息并协调细胞在身体各种组织中的生理功能。同时它可以诱导受体在产生和调节活性作用水平上发挥免疫作用。随着基因工程技术在生物医学领域的成功应用,许多细胞因子已经能够使用生物技术进行大规模生产,目前已经有大量的细胞因子产品进入市场,细胞因子已经成为最广泛使用以及最有效的抗肿瘤生物调节剂。其中应用最广的细胞因子有以下 3 种。

(1) 白细胞介素,也简称为白介素(Interleukin, IL),是指由白细胞产生的一类可溶性蛋白质或糖蛋白,可参与调节其他细胞反应。目前在已经发现的 10 多种白细胞介素中,科学家对 IL-2 的研究最为深入透彻。IL-2 可以作用于 T 淋巴细胞、B 淋巴细胞、NK 细胞和巨噬细胞表面受体从而增加 Th 细胞的数量和活性,进而增强机体的整体免疫功能,除此之外,IL-2 还可以诱导和增强 CTL 和 NK 细胞作用。IL-2 是体内最主要、最强的 T 细胞生长因子。临床研究还表明,其中 IL-2 对黑色素瘤的治疗效果高达 45%～60%,对肾癌、癌性胸水和胃肠癌或卵巢癌引起的腹水也有较好的治疗效果。

IL-12 是近年来细胞因子研究的热门,IL-12 又被称为 CTL 成束因子或者 NK 细胞刺激因子。具有生物活性的 IL-12 主要来自激活的炎性细胞,例如树突细胞、单核巨噬细胞和其他抗原呈递细胞,虽然 IL-12 也作用于其他类型细胞,但其主要作用靶细胞为淋巴细胞。IL-12 起着确定 Th1 细胞免疫应答的关键作用,它可以有效地促进 IFN-γ 等 Th1 类细胞因子的产生,另一方面又可以有效抑制如 IL-4、IL-13 等 Th2 类因子的产生,从而抑制 Th2 型应答反应。IL-12 是目前最强效的 T 淋巴细胞诱导剂,特别是可以活化 NK 细胞和 T 淋巴细胞产生 IFN-γ 等细胞因子,这也是 IL-12 发挥体内作用的基础途径。IL-12 可以通过多种机制在机体对肿瘤产生的先天性和获得性免疫中起作用,与 IL-2 和 IFN-γ 相比,IL-12 具有更强烈的抗肿瘤效应,并且具有更低的毒副作用。在体外实验中已被证实联合应用 IL-2 和 IL-12 可以明显增强对淋巴细胞的杀伤作用,在体内实验中联合应用这两种药物则会产生更加明显的抗瘤能力。

IL-15 是由多种细胞产生的,具有与 IL-12 相似的生物学作用,但两种白细胞介素并没有同源性序列。IL-15 的靶细胞分布和细胞来源比 IL-2 广,所以在不表达 IL-2 的部位,IL-15 也可以在免疫方面发挥类似于 IL-2 的效应。21 世纪初期,"生命方舟"计划中对 IL-15 的研究取得了很大的突破,科学家发现 IL-15 的生物效应发挥作用的过程中需要 IL-12 受体复合物的参与。实验结果表明,IL-15 可以诱导 T 淋巴细胞增殖,上调 CD25 的表达,显著增强 T 淋巴细胞分泌细胞因子,例如 TNF-α、IFN-γ 和 IL-10 的能力。在肿瘤免疫方面,IL-15 可以诱导 CTL 和 LAK 细胞的活性。当 IL-15 与 IL-2、IL-12 等细胞因子联合作用时可以产生协同作用。当使用 IL-15 来代替 IL-2 与 IL-12 进行联用应用于免疫治疗时可以明显减少药物用量并且减轻药物的毒副作用,更重要的是可以大幅度提高治疗指数。

IL-18 属 IL-1 家族,是一种诱导 γ 干扰素合成的中间分子。IL-18 的主要作用是能够激活 T 淋巴细胞增殖,促进自然杀伤细胞的杀伤活性并且参与细胞因子的生成等,IL-18 能够与白介素-12 产生协同作用。

(2) 干扰素(IFN)是第一种被发现:应用并取得有效疗效的细胞因子,其具体可以分为 IFN-α、IFN-β 和 IFN-γ 3 种,其中 IFN-α、IFN-β 具有相同的受体,研究证明干扰素对淋巴瘤、肾细胞癌、毛细胞性白血病、膀胱癌、恶性黑色素瘤有关。长期应用干扰素有助于防止肝癌术后复发。

IFN-α 是临床实践中使用的第一种基因重组细胞因子,它在治疗血液肿瘤和实体瘤中均有较好疗效。IFN-α 主要起到抗肿瘤、抗病毒和免疫调节的作用。IFN-α 具有很强的免疫调节作用,能够增强机体免疫对病毒感染细胞的杀伤作用,并且能够增强巨噬细胞的吞噬功能和杀伤作用。

IFN-γ 是抑制肿瘤细胞增殖,抗病毒复制,调节淋巴系统功能,增加自身免疫和诱导 NO 的巨噬细胞产生的细胞生长抑制因子。IFN-γ 诱导巨噬细胞和小胶质细胞星形细胞产生一氧化氮合酶(iNOS)从而促进 NO 的合成,其对胶质细胞、星形细胞的作用可能与中枢神经系统的一些疾病发生有关。在完全没有内毒素的环境下,IFN 不能激活 IL-1 转录,并且相反的,它能在转录水平抑制 IL-1 产生,但 IFN-γ 可增加 LPS 诱导的 IL-1 转录翻译和分泌,这一机制对抑制肿瘤组织的增殖非常重要。

(3) 肿瘤坏死因子和造血生长因子。TNF-α 是一种对机体非常重要的细胞生长抑制因子,可引起肿瘤细胞的出血性坏死、肿瘤体积缩小,并且具有抑制肿瘤细胞的增殖和生长的功能,在体外实验中发现,TNF-α 可以直接溶解和抑制肿瘤细胞。联合应用 TNF-α 和 IFN-γ 治疗可以具有更强的抗肿瘤活性,有效消退同源肿瘤,因此适宜剂量的 IFN-γ 和 TNF-α 协同作用可以作为强效抗肿瘤药物。

造血生长因子可以影响造血细胞,参与成熟的造血细胞的功能活化,并且调节干细胞的生长和分化。虽然目前已经证实有超过 20 种细胞因子对机体的造血活性存在影响,但是粒细胞集落刺激因子(G-CSF),促红细胞生成素(EPO)和粒细胞-巨噬细胞集落刺激因子(GM-CSF)已经获得美国 FDA 批准上市。GM-CSF 是集落刺激因子中最重要的造血因子,能够刺激多种造血前体细胞例如巨噬细胞、红细胞、嗜酸系和粒单系等细胞的分化与增殖,并且能够影响成熟髓系细胞的功能。GM-CSF 可以直接应用于肿瘤治疗,也可以在放化疗中起辅助作用,还可以与其他的细胞因子形成融合蛋白,用于肿瘤的免疫治疗。

2. 以树突细胞为基础的肿瘤免疫治疗

树突细胞(Dendritic Cells，DC)是专门负责抗原呈递的细胞，在免疫应答反应中与很多细胞相互作用，成束的 DC 能够有效地刺激 B 淋巴细胞和 T 淋巴细胞，并且活化未致敏淋巴细胞，未致敏淋巴细胞具有许多树突状的凸起，起源于骨髓并且通过血流分布到全身各处。成束的 DC 大量表达 MHC 分子、共刺激分子和黏附分子，可以有效地呈递抗原并高效的激活 T 淋巴细胞的应答。人体内的 DC 分为两种类型，分别为 DC1 和 DC2，这两种类型的细胞分别诱导 TH1 和 TH2 的分化，TH2 可以分泌 IL-4，进而促进 DC1 成熟及 DC2 的前体细胞失活，这一作用可以被 IL-10 增强，被 TH1 分泌的 IFN-γ 阻断。通过 DC1 和 DC2 细胞亚群的负反馈调节可以选择性地抑制 TH1 或 TH2 的单侧长效作用，从而防止免疫偏离(Immune Deviation)所导致的免疫抑制。大量初步临床试验和疾病动物模型实验证明，对于 DC 在体内激活 CD8 阳性 TH 细胞不可或缺的是 MHC Ⅱ类分子以及 CD4 阳性 TH 细胞。由 DC 表达的 CD40，结合 CD4 阳性 TH 细胞表达的 CD40 配体，可以上调共刺激因子的表达和参与细胞免疫启动细胞因子的分泌，进而活化 DC 的抗原提呈功能。最近研究还发现，非成熟 DC 具有吞噬外源性抗原的能力。

3. 过继性细胞免疫治疗

通过体外激活和扩增肿瘤先天性和获得性杀伤细胞来实现抗肿瘤作用，过继性细胞免疫疗法可分为过继性 NK 细胞疗法和过继性 T 细胞疗法。该疗法优势在于它具有快速见效和对身体相对较小的影响。对过继性 T 细胞疗法的研究目前是过继性细胞免疫治疗研究的焦点，但这种治疗对 MHC Ⅰ类分子阴性的肿瘤细胞无效。NK 细胞可通过表达 MHC Ⅰ类抑制性受体，杀伤细胞抑制性受体(KIR)来杀死 MHC Ⅰ类阴性肿瘤。

目前过继性细胞免疫治疗的最成功案例是同种异体骨髓移植后的供体淋巴细胞输注治疗复发性慢性髓细胞性白血病(CML)和 Epstein-Barr 病毒(EBV)相关淋巴瘤。过继性 T 细胞疗法的主要缺点是某些肿瘤的弱抗原性，进而导致与肿瘤特异性抗原高亲和力 T 细胞的缺乏，或者患者化疗后残留在体内的 T 细胞缺乏肿瘤特异性。为了解决这个问题，使用基因修饰 T 细胞来增强抗肿瘤能力是目前研究的热点。例如，Morgan 等对 17 例标准治疗无效的转移性黑色素瘤患者利用逆转录病毒，将 T 细胞黑色素瘤相关抗原 MART-1 特异性的 T 细胞受体(TCR)转染入患者自体 T 细胞，结果显示 15 名患者的基因修饰 T 细胞存活超过 90 天，2 例患者达 CR 并持续超过 18 个月。

4. 单克隆抗体和免疫导向治疗

使用单克隆抗体(Monoclonal Antibody)技术进行抗肿瘤定向治疗是恶性肿瘤的生物学治疗方法之一，设计用以靶向肿瘤抗原的单克隆抗体在临床及临床前期试验中显示对肿瘤治疗具有很好的治疗效果，有希望成为放化疗和骨髓移植等治疗手段后的另一种新的治疗方法，为肿瘤治疗带来新的希望。理想的单克隆抗体应该能够特异性地结合肿瘤抗原，与正常细胞的交叉反应低，它在结合不同的肿瘤细胞时具有特异性的构型构象、相对分子质量以及细胞杀伤作用，它可以根据需要加入具有特定杀伤效果的功能结构域，以确保对肿瘤细胞有靶向的毒性负载，同时，单克隆抗体的抗原性应当很低，确保不会引起人体产生靶向该抗体的抗体，以免药物被快速清除影响疗效。

目前有两种单克隆抗体类药物已经被美国 FDA 批准上市：一种是利妥昔单抗（Rituximab），临床上应用于治疗非霍奇金淋巴瘤、类风湿关节炎继发症、类风湿关节炎、慢性粒细胞白血病和韦格纳肉芽肿的治疗。另一种是赫赛汀（Herceptin），这是第一个针对患者遗传特征而开发的药物，其靶向疾病具有显著的遗传性，该药物的目的群体是HER2 阳性肿瘤患者，目前在临床治疗中多应用于早期及转移性 HER2 阳性乳腺癌的辅助治疗以及 HER2 阳性胃癌或胃食管交界癌的治疗。

免疫定向疗法是杀伤因子与细胞杀伤作用和单克隆抗体形成复合物的组合，并且借助单克隆抗体可以特异性识别肿瘤细胞表面抗原的特征将具有细胞毒性的细胞因子靶向肿瘤病灶、杀伤肿瘤细胞。常用杀伤因子有：放射性核素（^{131}I），毒素和抗肿瘤药物（氨甲蝶呤和阿霉素）。其中放射性核素使用方便、标记简便，易于可视化和检测定位，并且可以破坏违背单克隆结合的邻近肿瘤细胞，因此它们被广泛应用。

5. 肿瘤疫苗治疗

肿瘤疫苗（Tumor Vaccine）是近年来的研究热点之一，其作用原理是将肿瘤抗原（肿瘤细胞、肿瘤相关蛋白或多肽、表达肿瘤抗原的基因等）以多种形式引入患者体内，从而减弱或者克服肿瘤细胞或肿瘤相关抗原引起的免疫抑制并增强免疫原性，激活患者自身的免疫系统，诱导机体的细胞免疫反应和体液免疫反应，最终达到控制或清除肿瘤的目的。2010 年 4 月，Provenge/sipuleucel - T 被美国 FDA 批准可作为治疗晚期前列腺癌用药，这是第一个自体主动免疫疗法药，也是第一种真正的治疗性癌症疫苗。

传统的癌症治疗方法，如手术和放化疗，都有一定的局限性。由于这些治疗的靶向性差，放化疗容易损伤正常细胞并引起不良反应。恶性肿瘤的特征在于它们易于侵袭和复发，因此需要更有针对性和毒性更小的治疗。随着肿瘤基因组学的发展，生物免疫疗法已成为癌症治疗的第四种手段。研究表面免疫系统通过识别肿瘤抗原来区分肿瘤细胞和正常细胞。通过表达特异性免疫原性肿瘤抗原（肿瘤相关蛋白或多肽，表达肿瘤抗原的基因等）的肿瘤疫苗在其他佐剂如细胞因子和趋化因子的帮助下，身体自身的抗肿瘤免疫反应被激活或增强，从而杀死和消除肿瘤细胞。目前，肿瘤疫苗为肿瘤治疗提供了一种新的方法，已成为肿瘤治疗领域的研究热点。

（1）肿瘤细胞疫苗

又称为全细胞疫苗，可以根据细胞来源进一步将其分为两种类型：肿瘤细胞疫苗和树突细胞疫苗。在目前研究水平下，肿瘤特异性抗原还没有变异，所以肿瘤全细胞疫苗在这种情况下显示出了独特的优势。肿瘤全细胞疫苗含有所有肿瘤相关抗原（TAA），并且富含 CD4 辅助 T 细胞 CD8T 细胞的表位，它可以同时表达 MHC Ⅰ和 MHC Ⅱ类限制性抗原，从而产生全面有效的抗肿瘤免疫反应，并且诱导长效记忆 T 细胞的产生。

用于制备肿瘤全细胞疫苗的传统方法是采用物理、化学或生物学方法以治疗选择的自体或同种异体肿瘤细胞，该疫苗保留了免疫原性但无致瘤性。随着现代生物技术的发展，已经实现了将目的基因片段导入肿瘤细胞制备肿瘤疫苗的技术，例如将 MHC - 1 分子和共刺激细胞因子(IL-2、IL-12 和 GM-CSF)引入肿瘤细胞,该方法能够进一步增强肿瘤疫苗的免疫原性。

作为最强大的抗原呈递因子,DC 是触发对肿瘤抗原的强烈免疫应答的关键因素。然而,在肿瘤宿主中,肿瘤 DC 渗透较少并且功能受损,因此体外培养含有肿瘤抗原的宿主肿瘤 DC 以制备 DC 肿瘤疫苗,可以有效地获得在肿瘤宿主中获得强免疫应答的策略。

(2) 肿瘤多肽疫苗

通过使用肿瘤细胞内部异常表达的蛋白或在肿瘤细胞表面洗脱的抗原多肽制备多肽疫苗,通过这种技术制备的多肽疫苗具有高安全性和高特异性的特点。进一步修饰氨基酸残基,改变氨基酸序列或制备热休克蛋白-肽复合物,它可以有效地增加多肽抗原的特异性,还可以避免由于与宿主细胞过于相似而引起的自身免疫。随着生物技术发展,大量肿瘤抗原和多肽表位被发现,更多针对这些抗原及多肽表位的免疫方案的提出和实施,使越来越多的肿瘤多肽疫苗进入临床研究阶段。例如,由韩国公司 KAEL-Gem 癌疫苗 GV1001 和由葛兰素史克(GSK)公司开发的二价子宫颈癌疫苗 Cervarix。此外,与过去仅含有一个或几个表位的经典多肽疫苗不同,过去五年中出现了许多新一代的肿瘤肽疫苗。多价长多肽疫苗含有几种人白细胞抗原(HLA)型限制性分子,它们能够同时引起 CTL 和 T 辅助细胞效应。

(3) 肿瘤核酸疫苗

又称为 DNA 肿瘤疫苗,通常直接将携带编码肿瘤抗原基因的真核表达载体导入组织细胞内并使其在细胞内表达该抗原,进而诱导机体产生相应的特异性免疫应答。一些研究人员将鼠DC细胞经过 IL-4 和 GM-CSF 诱导分化后将编码 MART-1 的 cDNA 导入细胞,之后再进行免疫接种,与以胰病毒作为载体时的免疫效果进行对比,这种技术可以取得更好的免疫效果。DNA 肿瘤疫苗虽然正在迅速发展,但由于其在抗原基因的低表达和诱导弱免疫应答方面的缺陷使它们无法得到广泛的应用。

(4) 肿瘤基因工程疫苗

编码肿瘤特异性抗原的基因通过基因工程技术与重组病毒载体或质粒 DNA 连接,并直接注入人体。在载体本身或者人体基因表达系统的帮助下,这些抗原基因可以持续引起机体特异性的体液免疫应答和细胞免疫应答,这也是其他肿瘤疫苗无法比拟的优势,因此其已成为癌症生物治疗研究的热点。研究表明,细菌蛋白的 DNA 和编码细胞因子与基因工程疫苗的质粒 DNA 融合可以有效增加其免疫原性并引起机体的强烈免疫应答。

(5) 抗独特性肿瘤疫苗

基于抗体介导的细胞毒性(ADCC)理论的单克隆抗体肿瘤疫苗是疫苗开发的新方向,也是一个热门的研究课题。单克隆抗体以高特异性结合相应的抗原并具有良好的分子靶向功能。目前,有两类单克隆抗体抗肿瘤药物:一是抗肿瘤的单抗;二是免疫偶联物,或者被称为抗肿瘤单抗偶联物。单抗药物与肿瘤抗原结合后共同刺激 DC 使其激活,进而激发 CD8 阳性 T 细胞使其发挥免疫应答作用,据报道,单抗药物抗肿瘤治疗已经在黑色素瘤治疗和乳腺癌治疗上获得很大的进展。2011 年 3 月,FDA 批准施贵宝公司的 YERVOY 单药疗法应用于治疗无法进行手术切除或者转移性的黑色素瘤患者的治疗。此外,抗肿瘤单克隆抗体曲妥珠单抗已经是人类 HER - 2 阳性转移性乳腺癌的临床用药,并且取得了良好的治疗作用。

（6）其他

除了上述 5 种肿瘤疫苗外,还有许多制备和修饰肿瘤疫苗的方式,期望能够获得更加明显的免疫效果。例如:将肿瘤相关基因 mRNA 经过改造后直接作为疫苗使用,可以在机体内短期表达,其可以有效避免肿瘤相关抗原长期过表达而导致的恶性转化后果的产生。此外,其他方法包括非基因转导方法用于改变肿瘤细胞的表面结构来提高其免疫原性,使用药物上调肿瘤细胞表面肿瘤相关标志物的表达,将肿瘤疫苗与效应细胞或者佐剂回输结合使用等。

近年来科学家在肿瘤疫苗的研究方面取得了显著进展,临床应用效果也得到了很大提高。肿瘤疫苗已经从早期的非特异性疫苗发展到今天的肿瘤抗原特异性疫苗,从 20 世纪 90 年代早期开始研发的基于基因修饰肿瘤细胞为基础的疫苗,已发展成为以树突细胞为基础的肿瘤抗原特异性疫苗,这种发展和免疫学、分子生物学与基因转移技术的发展密切相关。然而,以往对肿瘤疫苗的期望值过高,我们需要认清的是,在肿瘤治疗中,肿瘤疫苗仅仅是肿瘤特异免疫疗法中的一种,属于肿瘤生物治疗领域,所以我们在现阶段还不能期望只依靠肿瘤疫苗疗法就能治愈晚期肿瘤。如何将特异性免疫治疗与现有的手术和放疗、化疗结合起来,充分发挥综合治疗的优势,将成为研究的热点和重要方向。

6. 其他免疫调节剂治疗

机体的免疫系统具有一定的抗肿瘤的能力,当肿瘤负荷比较小的时候,这种潜能就越大。生物治疗就是基于这样的理论发展起来的。生物治疗药物可以激活人体的天然抗癌能力,如果结合手术和放、化疗等手段,避开这些传统治疗方法的缺点及难点,减轻癌症患者的负担并恢复患者身体环境的平衡,可以改善治疗肿瘤的整体效果。用于抗肿瘤治疗的免疫调节剂通常是可以改变机体免疫应答的免疫促进剂,这类药物能够通过增强机体的免疫功能或者改变机体对肿瘤的生物学效应来产生细胞免疫或者体液免疫介导的抗肿瘤免疫应答。与其他治疗方式相比,该方法的毒副作用较小,其在癌症预防和治疗中的作用越来越受到关注。除了人体产生的天然免疫调节剂之外,从天然产物中提取和合成的免疫调节剂在近几年也得到了极大的发展。

（1）中药来源的免疫调节剂

自 20 世纪 80 年代以来,科学家们对植物多糖产生了浓厚的兴趣,特别是对中药多糖的研究。到目前为止,已发现 100 多种具有免疫调节、抗感染、抗病毒、抗肿瘤和降血糖等各种生理活性的中药多糖,其中一些已经用于肿瘤、肝炎和心血管等疾病的辅助治疗和康复,这些中药多糖最重要的药理作用就是提高机体的免疫能力。

在过去的 20 多年中,科学家对大量来源于草药的多糖及糖缀合物,例如黄芪多糖、猪苓多糖以及牛膝多糖等近 100 种化合物进行了大量的化学和生物活性研究。据报道,这些多糖及糖缀合物具有显著的临床药用价值,例如在免疫调节、抗肿瘤和降血糖等多方面的药理作用。其中比较有名的当属牛膝多糖,它是一种分离自中药牛膝中的小分子多糖化合物,从 1983 年发现其药用价值以来,科学家对它进行了药理学、药学和毒理学的系统研究,并进行了临床预试验。药效学的研究结果表明,牛膝多糖对增强机体免疫功能具有显著作用,其可以增加脾脏内的抗体形成细胞数量以及血清溶血素浓度,并且能够提高血清免疫球蛋白 IgG 的水平;除此之外,牛膝多糖还可以激活巨噬细胞,激活网状内皮系统的吞噬功能,进而促进 TNF-α 和 IL-2 的分泌;另外,牛膝多糖还可以促进淋巴细胞增殖并增强 NK 细胞和 CTL 细胞活性。临床试验结果表明,牛膝多糖在体内具有 CSF 样作用,可显著改善肿瘤患者因放、化疗引起的白细胞下降,恢复率可以达到 97%,治疗也可以恢复放疗和化疗引起的免疫系统的损害。慢性肝炎患者可以通过使用牛膝多糖恢复其肝功能,并能显著改善患者的食欲,改善其疲劳、黄疸等症状。牛膝多糖的毒理学试验表明,该药物几乎无毒,最大耐受性试验超过每剂量 20 g/kg(经口有效剂量为 0.5 g/kg)。连续给予大鼠 5 g/kg 的限制剂量 90 天,测量大鼠的活动、体重、血常规、血液生化、主要器官质量、食物消耗和病理切片,仅有白细胞显著升高且升高的值在正常范围内,未观察到其他毒性。牛膝多糖的纯度超过 98%,易溶于水;生化提取,质量稳定;易被人体吸收;无抗原性。其全分子化学结构已被测定。

另外一种常用中药多糖类药物为枸杞多糖,其免疫活性已经被反复报道,并且已经制成保健品上市,但从化学成分来看,它目前还是一种含有多种化合物的粗提取物。自 1987 年被发现并比较系统地研究了枸杞子中的免疫活性有效成分,便从生药枸杞子中先后分离、纯化得到了 5 种糖肽化合物,被命名为 LbGP1~LbGP5,这 5 种糖肽类化合物均具有很强的免疫活性并且易溶于水,小鼠的有效经口剂量仅为 1~2 mg/kg,而且不同的糖肽具有不同的免疫活性表达模式,其中一些表现为强烈的细胞免疫功能,但另外一些则表现为强力的体液免疫功能,值得注意的是,有的多糖还具有抗脂质过氧化作用,抑制低密度脂蛋白(LDL)的氧化。这些糖肽类化合物的结构分析表明,它们的共同特点是多糖含量高,有的甚至高达 90%。初步的功能与结构关系研究结果表明,这些多糖结构具有共性,它们均以 Ara 为末端,但每种结构又都不相同,有的主链是 β$_1$→4 联结,有的是 β$_1$→6 联结,有的还与色素结合。药理研究还发现,这些枸杞多糖化合物不仅是整个大分子具有免疫活性,它们中的多糖链也具有免疫活性,有些多糖链的免疫作用甚至比整体大分子还要强。

免疫治疗学的基础是利用调节机体的免疫功能来预防和治疗疾病。大量研究表明,中药免疫调节剂在人体内的作用途径主要有以下几种:① 激活 T 淋巴细胞、B 淋巴细胞和巨噬细胞;② 激活补体和网状内皮系统;③ 诱生多种细胞因子。

牛膝多糖的实验也证实了 Besedovskg 于 1977 年提出的神经内分泌免疫调节网络系统,表明神经内分泌系统和免疫系统之间存在着完整的调节网络,在结构与功能上具有密不可分的关系,这种神经网络由多种神经递质、免疫活性物质(如细胞因子)以及激素构成，它们共同维持机体免疫功能，使机体处于敏感稳定的平衡健康状态。

高级结构对中药免疫调节剂的功能影响很大，比一级结构还重要，而决定高级结构的重要因素是多糖链内外的氢键。X 射线分析结果表明，裂褶菌多糖和香菇多糖都有 β-三股绳状螺旋形立体构象。如果在香菇多糖中加入二甲基亚砜或者尿素，使其分子的立体构象改变，那么就会使其丧失活性；另外，主链结构同时有包含 β-1,3 和 β-1,6 侧链的葡聚糖，会存在有些有强活性而有些则完全没有活性的现象出现。如果以 1 mg/kg 剂量给药香菇多糖，其对 S-180 肉瘤的活性抑制几乎为 100%，云芝多糖的肿瘤抑制活性大于90%，猪苓多糖对肺鳞癌的活性抑制大约为 80%。然而与香菇多糖具有相似化学结构的茯苓多糖、昆布多糖化无抗肿瘤活性。如果以香菇多糖 25 倍的给药量给药昆布多糖，给药剂量达到 25 mg/kg，其表现出的抗 S-180 活性只有 1.5%；但如果使用类似于 Smith降解或者过碘酸氧化的方法去除茯苓多糖中的部分 β-1,6 支链，则会获得能够强烈抑制肿瘤活性的次茯苓多糖；接下来如果将次茯苓多糖进行羧甲基化处理，则会更加促进其抑制肿瘤的活性。多糖生物活性的决定因素除了立体构型之外，多糖的取代基、黏度、溶解度、分子量，甚至给药途径和药剂量等也能影响其生物活性。例如分子量约为 90 000 的葡聚糖具有一定的抗肿瘤活性，一旦分子量改变，不管变大还是变小，它的抗肿瘤活性都将会大幅度地迅速降低。除了以上两种因素外，多糖分子中的取代基对多糖的抗肿瘤活性的影响也很大，例如对没有抗病毒活性的牛膝多糖进行化学修饰，将硫酸基团引入多糖分子，就会使新的产物对乙型肝炎病毒具有较强的抗性。另外，溶解度对多糖的活性也有较大影响，例如将不溶于水的 β(1→3)-D-葡聚糖部分羧甲基化后，就会在很大程度上提高其水溶性，并且它的抗肿瘤活性也会随水溶性的增加而增加。除此之外，在实际应用中，多糖的黏度也是很重要的影响因素，例如裂褶菌多糖最开始由于黏度太大，尽管具有较高的抗肿瘤活性，也限制了其临床应用。后续通过解聚大分子部分，降低分子量，其黏度也减小，虽然改变了分子量，但是由于基本功能结构保持不变，其产物仍然具有很强的抗肿瘤活性，所以是非常有应用前景的抗肿瘤药物。

某些动物源性中药也具有调节免疫功能和发挥抗肿瘤作用。例如鲨鱼软骨就可以明显提高荷瘤小鼠巨噬细胞吞噬能力并且增强 NK 细胞活性，在与放化疗或者手术等传统疗法联用时具有抗癌增效作用。

不管是国内还是国外，目前中药免疫调节剂研究领域还有几个重要问题需要解决，等待科学家的深入研究。① 实验药理研究中使用的中药免疫调节剂都是一些粗提取物，其中含有大量的杂质，所以不管是在分子水平上验证阐明其作用机制还是药理作用，都会受到很大影响。② 目前虽然有一些中药免疫调节剂已经在国内应用于临床治疗，但这些药物的化学结构却尚不明确，药物的纯度及质量也难以控制，所以会导致药物效应的再现性很差，这就造成中药免疫调节剂很难符合国际规范，难以进入国际市场。③ 由于中药多糖及多糖复合物的分离纯化以及研究技术受到限制，使其结构测定非常困难，因而许多诸如结构功能关系及活性片段等关键问题无法清晰阐明，所以在未来，对于中药免疫调节剂的研究应当偏重于这一方面。选择具有明确化学结构和可靠药理作用的中药免疫调节剂,在明确的结构构象的基础上进行分子水平药理作用及作用机制研究,不仅能阐明药物结构与功能之间的关系,对于研发符合国际规范的有中国特色的新药有重要的指导意义。

（2）微生物来源的免疫调节剂

微生物一直是免疫调节剂的重要来源,一些早期的细菌产品,如丙酸杆菌和卡介苗等,均有反应特异性差、毒性高的缺陷,随着科技进步,现有的微生物来源的免疫促进剂已经逐渐从细菌粗制品转变为特异性高、化学结构明确并且安全稳定的药物上。

临床研究表明,局部膀胱内注射卡介苗对浅表性膀胱癌有治疗作用。诺卡放线菌壁结构在对胃癌,晚期肺癌和癌性胸水的治疗上有一定效果。链球菌菌体抽提物在肺癌和胃癌中的应用可以使患者的存活率提高1倍以上。丙酸杆菌,也称为短小棒状杆菌,主要用于治疗癌性胸腹水。

在研究细胞酶抑制剂时,人们发现了一小部分具有免疫调节作用的微生物小分子化合物。乌苯美司是一种分离自橄榄网状链霉素发酵液中的多肽,可以增强免疫细胞功能并且能够抑制多种蛋白酶活性。它能够激活患者的巨噬细胞,增强骨髓核细胞以及骨髓末梢血小板和中性粒细胞。临床研究结果表明,它对多种肿瘤患者具有免疫治疗作用,可以缓解肺癌、头颈部癌症、急性白血病、胃癌、食管癌和黑色素瘤等。

（3）人工合成的免疫调节剂

目前用于临床的人工合成特异性免疫制剂主要包括胸腺五肽、左旋咪唑、西咪替丁和环磷酰胺等。左旋咪唑通常作为肿瘤治疗中的辅助药来使用,目的是激发机体免疫机能并恢复患者受抑制的机体免疫系统。在常规治疗剂量下,左旋咪唑能够调节B淋巴细胞、T淋巴细胞和巨噬细胞等免疫效应细胞,使其功能趋于正常,只有在非常高的剂量下,机体对它的反应才会偏离正常水平。左旋咪唑多用于治疗肺癌、头颈部癌、白血病、消化道癌、黑色素瘤和淋巴细胞瘤等,已经证实左旋咪唑与氟尿嘧啶联用可以有效地预防结肠癌术后复发。

胸腺五肽是胸腺分泌物的胸腺素Ⅱ的有效部分。胸腺素Ⅱ是一种单一的多肽化合物,分离自胸腺激素,其结构含有49个氨基酸,但它的关键功能基团是由5个氨基酸组成的肽链,这个片段具有胸腺素Ⅱ的所有生理活性,因此又把这5个氨基酸组成的多肽片段称为胸腺五肽,该药物为白色冻干疏松块状物或粉末。临床上一般使用胸腺五肽注射液,可用于放射治疗和化学治疗后的免疫功能损伤的恶性肿瘤病人。除此之外还可以用于治疗乙型肝炎,重大外科手术及严重感染,自身免疫性疾病,Ⅱ型糖尿病,年老体衰免疫功能低下及更年期综合征。胸腺五肽可以诱导T淋巴细胞的分化,可以选择性地诱导Thy-1-前胸腺细胞转化为Thy-1+的T淋巴细胞,胞内cAMP水平升高介导其T淋巴细胞分化作用。胸腺五肽的另一重要作用是结合成熟外周血T淋巴细胞的特异受体,显著增加胞内cAMP水平,诱发下游胞内反应,这也是其免疫调节功能的生物学基础。

西咪替丁,又被称作甲氰咪胍,是一种H_2受体拮抗剂,对组胺、食物或五肽胃泌素刺激下的胃酸分泌有显著的抑制作用,并降低胃酸酸度。预防和保护由于化学刺激引起的腐蚀性胃炎,并且能够治疗上消化道出血和应激性溃疡。西咪替丁具有抗雄激素作用,对治疗多毛症有重要价值。西咪替丁阻断抑制性 T 细胞的 H_2 受体,可以减弱机体免疫抑制细胞的活性,增强免疫反应,从而达到抑制肿瘤转移及延长肿瘤患者生存期的药效作用。西咪替丁可以阻断心血管系统的 H_2 受体,并且能够抵消组胺引起的心脏正性频率和正性肌力作用,部分具有抑制组胺引起的血管舒张和降压的作用。

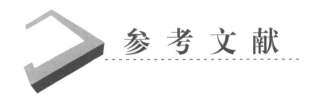

参考文献

［1］陈学通,粟星,黄超,等. 系统药理学：中医药学研究新理论和新技术［J］.世界科学技术—中医药现代化,2018,20(08)：1393－1402.

［2］黄晓晖,谢海棠,史军,等. 现代定量药理学的研究进展及展望［J］.中国临床药理学与治疗学,2009(06)：601－612.

［3］王春华,胡晓,杨翠翠,等. Ⅰ期临床试验中不良事件的因果关系评价［J］.药物不良反应杂志,2019,21(1)：30－35.

［4］Lalonde R L, Kowalski K G, Hutmacher M M, et al. Model-based drug development ［J］. Clinical Pharmacology and Therapeutics, 2007,82(1)：21－32.

［5］Wang J. Comprehensive assessment of ADMET risks in drug discovery ［J］. Current Pharmaceutical Design，2009，15(19)：2195－2219.

［6］Caldwell GW，Yan Z，Tang W. ADME optimization and toxicity assessment in early- and late-phase drug discovery ［J］. Current Topics in Medicinal Chemistry，2009，9(11)：965－980.

［7］Malcolm R，Thomas N T.临床药代动力学与药效动力学［M］.陈东生,黄璞主,译.北京：人民卫生出版社,2012.

［8］Rizk M L，Zou L，Savic R M，et al. Importance of drug pharmacokinetics at the site of action ［J］. Clinical and Translational Science，2017，10(3)：133－142.

［9］刘克辛.临床药物代谢动力学［M］.2版.北京：人民卫生出版社,2014.

［10］陈卫东,肖学凤.中药药物代谢动力学［M］.北京：北京科学技术出版社,2017.

［11］李逐波.体内药物分析及药物代谢动力学［M］.北京：科学出版社,2015.

［12］Zhang K，Yan G，Zhang A，et al. Recent advances in pharmacokinetics approach for herbal medicine ［J］. RSC Advances, 2017, 7(46)：28876－28888.

［13］Wang Y，Chai Y，Zhu Z. Advances on pharmacokinetics of traditional Chinese medicine based on animal model under diseased states ［J］. Journal of Pharmaceutical Practice，2017(2)：3.

［14］Anselmo C D，Sardela V F，Sousa V P，et al. Zebrafish (Danio rerio)：a valuable tool for predicting the metabolism of xenobiotics in humans? ［J］. Comparative Biochemistry and Physiology, Toxicology & Pharmacology, 2018, 212：34－46.

［15］Chen X，Bhadauria V，Ma B. ChIP-seq：a Powerful tool for studying protein-DNA interactions in plants [J]. Current Issues in Molecular Biology, 2018, 27: 171-180.

[16] Kato K, Omura H, Ishitani R, et al. Cyclic GMP-AMP as an endogenous second messenger in innate immune signaling by cytosolic DNA [J]. Annual Review of Biochemistry, 2017, 86: 541-566.

[17] Miyazawa A, Fujiyoshi Y, Unwin N. Structure and gating mechanism of the acetylcholine receptor pore [J]. Nature, 2003, 423(6943): 949-955.

[18] Piir G, Kahn I, Garcia-Sosa AT, et al. Best practices for QSAR model reporting: physical and chemical properties, ecotoxicity, environmental fate, human health, and toxicokinetics endpoints [J]. Environmental Health Perspectives, 2018, 126 (12): 126001.

[19] Sutherland E W. Studies on the mechanism of hormone action [J]. Science, 1972, 177(4047): 401-408.

[20] Thal D M, Glukhova A, Sexton P M, et al. Structural insights into G-protein-coupled receptor allostery [J]. Nature, 2018, 559: 45-53.

[21] Geoffrey B. Non-synaptic transmission at autonomic neuroeffector junctions [J]. Neurochemistry International, 2008, 52(1-2): 14-25.

[22] Richard F, Luigi X C, Michelle A C. 图解药理学[M]. 罗俊, 译. 北京: 科学出版社, 2014.

[23] 万军梅, 李红梅. 药理学[M]. 武汉: 湖北科学技术出版社, 2013.

[24] 朱依谆, 殷明, 王克威, 等. 药理学[M]. 8版. 北京: 人民卫生出版社, 2016.

[25] El-Boghdadly K, Chin K J. Local anesthetic systemic toxicity: continuing professional development [J]. Canadian Journal of Anesthesia, 2016, 63(3): 330-349.

[26] Weir C J, Mitchell S J, Lambert J J. Role of GABA$_A$ receptor subtypes in the behavioural effects of intravenous general anaesthetics [J]. British Journal of Anaesthesia, 2017, 119: i167-i175.

[27] Saari T I, Uusi-Oukari M, Ahonen J, et al. Enhancement of GABAergic activity: neuropharmacological effects of benzodiazepines and therapeutic use in anesthesiology [J]. Pharmacological Reviews, 2011, 63(1): 243-267.

[28] Brodie M J, Besag F, Ettinger A B, et al. Epilepsy, antiepileptic drugs, and aggression: an evidence-based review [J]. Pharmacological Reviews, 2016, 68(3): 563-602.

[29] Schneider L S, Mangialasche F, Andreasen N, et al. Clinical trials and late-stage drug development for Alzheimer's disease: an appraisal from 1984 to 2014 [J]. Journal of Internal Medicine, 2014, 275(3): 251-283.

[30] Yekkirala A S, Roberson D P, Bean B P, et al. Breaking barriers to novel analgesic drug development [J]. Nature Reviews Drug Discovery, 2017, 16(8)：545 - 564.

[31] 刘力生,王文,姚崇华. 中国高血压防治指南(2009 年基层版)(三)[J]. 中国社区医师,2010,27：8.

[32] Flack J M, Sica D A, Bakris G, et al. Management of high blood pressure in Blacks：an update of the International Society on Hypertension in Blacks consensus statement [J]. Hypertension, 2010, 56(5)：780 - 800.

[33] Gaciong Z, Symonides B. Hypertension 2010：what was new for the cardiologist? [J] Expert Opin Pharmacother, 2010, 11(16)：2579 - 2597.

[34] Cravedi P, Ruggenenti P, Remuzzi G. Which antihypertensive drugs are the most nephroprotective and why? [J] Expert Opinion on Pharmacotherapy, 2010, 11(16)：2651 - 2663.

[35] Heinz L, Klaus M, Albrecht Z, et al. Color atlas of pharmacology. 2rd edition [M]. New York：Thieme, 2000.

[36] David E G, Ehrin J A, April W A. Principles of pharmacology：the pathophysiologic basis of drug therapy[M]. 4th edition. Waltham：Wolters Kluwer Health, 2016.

[37] Laurence L B, Randa H D, Björn C K. Goodman & Gilman's：the pharmacological basis of therapeutics [M]. 13th edition. New York：Mc Graw Hill Education, 2017.

[38] Wallace J L, Ferraz J G P. New pharmacologic therapies in gastrointestinal disease [J]. Gastroenterology Clinics of North America, 2010, 39(3)：709 - 720.

[39] 刘建文,李岩,金鑫,等. 药理学[M]. 上海：华东理工大学出版社,2010.

[40] 杨宝峰,苏定冯. 药理学[M]. 8 版. 北京：人民卫生出版社,2013.

[41] Fajt M L, Wenzel S E. Biologic therapy in asthma：entering the new age of personalized medicine [J]. Journal of Asthma, 2014, 51(7)：669 - 676.

[42] Romualdi E, Ageno W. Oral Xa inhibitors [J]. Hematology Oncology Clinics of North America, 2010, 24(4)：727 - 737.

[43] Kuter, David J. Thrombopoietin and thrombopoietin mimetics in the treatment of thrombocytopenia [J]. Annual Review of Medicine, 2009, 60：193 - 206.

[44] Wright G D. Molecular mechanisms of antibiotic resistance [J]. Chemical Communications, 2011, 47(14)：4055 - 4061.

[45] Matte P J, Neves D, Andréa D. Bridging cell wall biosynthesis and bacterial morphogenesis [J]. Current Opinion in Structural Biology, 2010, 20(6)：749 - 755.

[46] Harris A S, Elhassan H A, Flook E P. Why are ototopical aminoglycosides still

first-line therapy for chronic suppurative otitis media? A systematic review and discussion of aminoglycosides versus quinolones [J]. The Journal of Laryngology and Otology, 2016, 130(1): 2 - 7.

[47] Parnham M J, Vesna Erakovic Haber, Giamarellos-Bourboulis E J, et al. Azithromycin: mechanisms of action and their relevance for clinical applications [J]. Pharmacology & Therapeutics, 2014, 143(2): 225 - 245.

[48] Bisacchi G S. Origins of the quinolone class of antibacterials: an expanded "Discovery Story" [J]. Journal of Medicinal Chemistry, 2015, 58 (12): 4874 - 4882.

[49] Hong-Joon S, Yong-Soo K. Treatment of drug susceptible pulmonary tuberculosis [J]. Tuberculosis & Respiratory Diseases, 2015, 78(3): 161 - 167.

[50] Wang J L, Li T T, Huang S Y, et al. Major parasitic diseases of poverty in mainland China: perspectives for better control [J]. Infectious Diseases of Poverty, 2016, 5(1): 67.

[51] Mäser P, Wittlin S, Rottmann M, et al. Antiparasitic agents: new drugs on the horizon [J]. Current Opinion in Pharmacology, 2012, 12(5): 562 - 566.

[52] White N J, Pukrittayakamee S, Hien T T, et al. Malaria [J]. The Lancet, 2014, 383 (9918): 723 - 735.

[53] Tu Y. Artemisinin — a gift from traditional Chinese medicine to the world (Nobel lecture) [J]. Angewandte Chemie International Edition, 2016, 55(35):10210 - 10226.

[54] Dobson J, Whitley R J, Pocock S, et al. Oseltamivir treatment for influenza in adults: a meta-analysis of randomised controlled trials [J]. The Lancet, 2015, 385 (9979): 1729 - 1737.

[55] De Clercq E, Li G. Approved antiviral drugs over the past 50 years [J]. Clinical Microbiology Reviews, 2016, 29(3): 695 - 747.

[56] Nelson P K, Mathers B M, Cowie B, et al. Global epidemiology of hepatitis B and hepatitis C in people who inject drugs: results of systematic reviews [J]. The Lancet, 2011, 378(9791): 571 - 583.

[57] Engelman A, Cherepanov P. The structural biology of HIV - 1: mechanistic and therapeutic insights [J]. Nature Reviews. Microbiology, 2012, 10(4): 279 - 290.

[58] 李玲珺,李霞. 基于微管靶点的抗肿瘤药物研究进展[J]. 中国药师,2017,20(1): 139 - 143.

[59] 房田田,曹开明,程岚军,等. 铂类抗肿瘤药物与蛋白质的作用机理[J]. 中国科学：化学,2017,47(2): 200 - 219.

[60] 张梦泽,陈锦文,胡健,等. 抗血管生成药物作用机制研究进展[J]. 中国药理学与毒理学杂志,2016,30(10): 1120 - 1124.

[61] Sheng J, Srivastava S, Sanghavi K, et al. Clinical pharmacology considerations for the development of immune checkpoint inhibitors [J]. Journal of Clinical Pharmacology, 2017, 57 Suppl 10: S26 - S42.

[62] Hargadon K M, Johnson C E, Williams C J. Immune checkpoint blockade therapy for cancer: an overview of FDA-approved immune checkpoint inhibitors [J]. International Immunopharmacology, 2018, 62: 29 - 39.

[63] Bhullar K S, Lagarón N O, McGowan E M, et al. Kinase-targeted cancer therapies: progress, challenges and future directions [J]. Molecular Cancer, 2018, 17(1): 48.

[64] Yamaoka T, Ohba M, Ohmori T. Molecular-targeted therapies for epidermal growth factor receptor and its resistance mechanisms [J]. International Journal of Molecular Sciences, 2017, 18(11): 2420.

[65] Zheng W, Zhao Y, Luo Q, et al. Multi-targeted anticancer agents [J]. Current Topics in Medical Chemistry, 2017, 17(28): 3084 - 3098.

[66] Gasser M, Waaga-Gasser A M. Therapeutic antibodies in cancer therapy [J]. Advances in Experimental Medicine and Biology, 2016, 917: 95 - 120.

[67] Amelio I, Lisitsa A, Knight R A, et al. Polypharmacology of approved anticancer drugs [J]. Current Drug Targets, 2017, 18(5): 534 - 543.

[68] 蒋金泉,刘特立,夏雷,等. 小分子多肽免疫抑制剂 PET 探针引导肿瘤免疫治疗新进展[J]. 国际肿瘤学杂志,2019,46(8): 449 - 452.

[69] 房昕,于雁,孟庆威,等. 免疫治疗在晚期非小细胞肺癌一线治疗中的研究进展[J]. 肿瘤研究与临床,2019,31(3): 198 - 201.

[70] 杨秋媚. 常用免疫抑制剂及其免疫抑制机理概述[J]. 生物学教学,2019,44(7): 2 - 3.

[71] Lee J, Park N, Park J Y, et al. Induction of immunosuppressive $CD8^+$ $CD25^+$ $FOXP3^+$ regulatory T cells by suboptimal stimulation with staphylococcal enterotoxin C1 [J]. Journal of Immunology, 2017, 200(2): 669 - 680.

[72] Grégory N, Mireille L F, Karen W G. The impact of tumor cell metabolism on T cell-mediated immune responses and immuno-metabolic biomarkers in cancer [J]. Seminars in Cancer Biology, 2018, 52(Pt 2): 66 - 74.

[73] Jin Z, Xiang R, Qing K, et al. The severe cytokine release syndrome in phase I trials of CD19 - CAR - T cell therapy: a systematic review [J]. Annals of Hematology, 2018, 97(8): 1327 - 1335.

[74] Kanji J N, Penner R E, Giles E, et al. Horizontal transmission of hepatitis B virus from mother to child due to immune escape despite immunoprophylaxis [J]. Journal of Pediatric Gastroenterology and Nutrition, 2019, 68(5): e81 - e84.